Molekularbiologische Grundlagen
der Gastroenterologie

Springer
*Berlin
Heidelberg
New York
Barcelona
Budapest
Hongkong
London
Mailand
Paris
Santa Clara
Singapur
Tokio*

H.G. Beger   M.P. Manns   H. Greten (Hrsg.)

Molekularbiologische Grundlagen der Gastroenterologie

Schriftleitung: L. Staib, S. Gansauge, Ulm

Mit 75 Abbildungen und 21 Tabellen

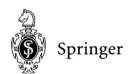

Springer

Prof. Dr.med. HANS G. BEGER
Universität Ulm
Chirurgische Klinik I
Steinhövelstr. 9
89075 Ulm

Prof. Dr.med. MICHAEL P. MANNS
Medizinische Hochschule Hannover
Abteilung Gastroenterologie
Konstanty-Gutschow-Str. 8
30625 Hannover

Prof. Dr.med. HEINER GRETEN
I. Medizinische Universitäts-Klinik
Martinistr. 52
20251 Hamburg

ISBN 3-540-59325-X Springer-Verlag Berlin Heidelberg New York

Die Deutsche Bibliothek – CIP – Einheitsaufnahme
Molekularbiologische Grundlagen in der Gastroenterologie/
H. Beger ... – Berlin; Heidelberg; New York: Springer, 1995
    ISBN 3-540-59325-X
NE: Beger, Hans [Hrsg.]

Dieses Werk ist urheberrechtlich geschützt. Die dadurch begründeten Rechte, insbesondere die der Übersetzung, des Nachdrucks, des Vortrags, der Entnahme von Abbildungen und Tabellen, der Funksendung, der Mikroverfilmung oder der Vervielfältigung auf anderen Wegen und der Speicherung in Datenverarbeitungsanlagen, bleiben, auch bei nur auszugsweiser Verwertung, vorbehalten. Eine Vervielfältigung des Werkes oder von Teilen dieses Werkes ist auch im Einzelfall nur in den Grenzen der gesetzlichen Bestimmungen des Urheberrechtsgesetzes der Bundesrepublik Deutschland vom 9. September 1965 in der jeweils geltenden Fassung zulässig. Sie ist grundsätzlich vergütungspflichtig. Zuwiderhandlungen unterliegen den Strafbestimmungen des Urheberrechtsgesetzes.

© Springer-Verlag Berlin Heidelberg 1995
Printed in Germany

Die Wiedergabe von Gebrauchsnamen, Handelsnamen, Warenbezeichnungen usw. in diesem Werk berechtigt auch ohne besondere Kennzeichnung nicht zu der Annahme, daß solche Namen im Sinne der Warenzeichen- und Markenschutz-Gesetzgebung als frei zu betrachten wären und daher von jedermann benutzt werden dürften.

Produkthaftung: Für Angaben über Dosierungsanweisungen und Applikationsformen kann vom Verlag keine Gewähr übernommen werden. Derartige Angaben müssen vom jeweiligen Anwender im Einzelfall anhand anderer Literaturstellen auf ihre Richtigkeit überprüft werden.

Satz: Best-set Typesetter Ltd., Hong Kong
SPIN: 10499081   23/3134/SPS – 5 4 3 2 1 0 – Gedruckt auf säurefreiem Papier

Vorwort

Die naturwissenschaftliche Grundlage der Medizin bestimmt in zunehmendem Maße das ärztliche Denken bei diagnostischen und therapeutischen Entscheidungen; dies gilt auch in der Gastroenterologie und für Stoffwechselkrankheiten.

In dem großen Bereich der Erkrankungen des Verdauungstraktes brachte die Endoskopie eine ungeheure Erweiterung der diagnostischen und therapeutischen Optionen; eine zweite Erweiterung der klinischen Dimension wird durch die Einführung der molekularbiologischen Methoden und Denkungsweisen in Forschung und Klinik bewirkt. Der auf Therapie orientierte Klinker muß sich daher mit den Methoden und Ergebnissen der Grundlagenforschung, insbesondere aus dem Bereich der Molekularbiologie, auseinandersetzen. Die Vermittlung von Wissen aus der biomedizinischen Grundlagenforschung (Methodenkenntnisse ebenso wie Ergebnisse) sowie von Anwendungswissen aus den Ergebnissen der Grundlagenforschung in die Kliniken ist eine Hauptaufgabe der medizinischen Fachgesellschaften geworden.

Die DEUTSCHE GESELLSCHAFT FÜR VERDAUUNGS- UND STOFFWECHSELKRANKHEITEN hat zu ihrer 49. Tagung in Ulm diese Aufgabe erstmals zum verbindenden Hauptthema gemacht. Durch den hohen Stand der molekularbiologischen Grundlagenforschung in der Gastroenterologie und bei Stoffwechselerkrankungen war es möglich, große gastroenterologische Krankheitsgruppen von molekularbiologischen Erkenntnissen her darzustellen. Das Buch umfaßt Fachreferate zu wichtigen Bereichen der gastroenterologischen Grundlagenforschung, die das wissenschaftliche Programm der 49. Jahrestagung der DEUTSCHEN GESELLSCHAFT FÜR VERDAUUNGS- UND STOFFWECHSELKRANKHEITEN 1994 bestimmt haben. In 41 Beiträgen werden Ergebnisse der Grundlagenforschung und Ansätze zur klinischen Anwendung im Bereich der Molekularbiologie gastrointestinaler Malignome, der viralen Genese des Leberzellkarzinoms, der Interaktion von Hormonen und Zytokinen in der Regulation von gastrointestinalen Funktionen, der molekularen Mechanismen von Stoffwechseldefekten, der Bedeutung von Sauerstoffradikalen und Stickstoffmonoxid in der Gastroenterologie, des Darmes als Immunorgan und der Gentherapie in der Gastroenterologie dargestellt.

Die Verhandlungsthemen wurden unter Mithilfe der in ihrem Forschungsbereich führenden Kollegen zusammengestellt. Für diese Mithilfe bei der Strukturierung der Themen danken wir W. Gerok/Freiburg und A. Ullrich/Martinsried für das Thema "Molekularbiologie gastrointestinaler Malignome", G. Gerken/Mainz und P.H. Hofschneider/Martinsried fur "Virale Genese des Leberzellkarzinoms", W. Creutzfeldt/Göttingen und H. Greten/Hamburg für "Interaktion von Hormonen und Zytokinen in der Regulation von gastrointestinalen Funktionen", S. Matern/Aachen und E. Windler/Hamburg für "Molekulare Mechanismen von Stoffwechseldefekten", C. Niederau/Düsseldorf und M.H. Schoenburg/Ulm für "Die Bedeutung von Sauerstoffradikalen und Stickstoffmonoxid in der Gastroenterologie", W.F. Caspary/Frankfurt und M. Zeitz/Homburg für "Der Darm als Immunorgan" und M. Gregor/Tübingen und M.P. Manns/Hannover fur das Thema "Gentherapie in der Gastroenterologie".

Die Herausgeber haben diese Beiträge des Jahreskongresses der DEUTSCHEN GESELLSCHAFT FÜR VERDAUUNGS- UND STOFFWECHSELKRANKHEITEN 1994 zu einem Buch zusammengefaßt in der Hoffnung, daß die Ergebnisse der biomedizinischen Grundlagenforschung und die Anwendung ihrer Erkenntnisse in der Gastroenterologie und bei Stoffwechselkrankheiten eine hochrangige Bedeutung fur die Weiterentwicklung haben.

Ulm/Hannover/Hamburg, Juni 1995   HANS G. BEGER
MICHAEL P. MANNS
HEINER GRETEN

Inhaltsverzeichnis

Molekularbiologie gastrointestinaler Malignome

Tumor-Wirt-Interaktion (Zytokine)
J. Schmielau, H. Kalthoff, C. Roeder, W. Schmiegel 3

Dysregulation des Zellzyklus (p 53, Zykline)
H. Kalthoff, C. Roeder, W. Schmiegel, M. Naumann,
B. Kremer 9

Tumorinvasion – die Rolle der Rezeptoren
F. Alves, W. Vogel, A. Ullrich 17

Hyperexpression von Wachstumsfaktoren
H. Friess, M. Korc, P. Di Sebastiano,
M.W. Büchler 28

Molekular- und zellbiologische Aspekte neuroendokriner
Tumorerkrankungen des gastroenteropankreatischen Systems
B. Wiedenmann, H. Scherübl, M. John, T. Zimmer,
G. Ahnert-Hilger, E.-O. Riecken 42

Molecular Biology of Pancreatic Cancer
M. Korc 61

Ansätze zur Gentherapie
F. Herrmann, M. Kientopf, M.A. Brach 69

Virale Genese des Leberzellkarzinoms

Primary Liver Cancer and Hepatitis B and C Virus
P. Paterlini, C. Bréchot 89

Tumorvirus HBV: Transaktivierung zellulärer Genexpression
durch Hepatitis-B-Virusproteine
W.H. CASELMANN 94

Hepatokarzinogenese bei Hepadnaviren
und im transgenen Mausmodell
H.-J. SCHLICHT, E. SCHMITTECKERT, K. REIFENBERG 107

Hepatozyten-Wachstumsfaktoren, Onkogenexpression
P. SCHIRMACHER, H.P. DIENES 114

**Interaktion von Hormonen und Zytokinen in der Regulation
von gastrointestinalen Funktionen**

Rezeptorsysteme für gastrointestinale Hormone und Zytokine
T. VON SCHRENCK 127

GI-Hormone und Zytokine: Synergistische
und antagonistische Effekte am exokrinen Pankreas
W.E. SCHMIDT, R. GÜNTHER, F. GUNDLACH,
A. MEYER-ALBER, E.G. SIEGEL, O. CARSTENS 136

Exokrine und endokrine Funktionen des Magens
W. SCHEPP 152

Immunoregulatory Role of Contra-inflammatory Cytokines
in Inflammatory Bowel Disease
S. SCHREIBER, A. RAEDLER 164

Zellproliferation und Zelldifferenzierung intestinaler Zellen
W. DIPPOLD, A. WALTER 177

Beeinflussung der Motilität des GI-Trakts
P. LAYER, A. DIGNASS 183

Molekulare Mechanismen von Stoffwechseldefekten

Aufnahmemechanismen und intrazelluläre Transportwege
von Lipoproteinen und ihrer Komponenten in der Leber
S. JÄCKLE, F. RINNINGER, U. BEISIEGEL, A. BLOCK,
H. GRETEN, E. WINDLER 193

Mechanismen der Aufnahme von Fettsäuren in Hepatozyten
C. Elsing, B.A. Fitscher, W. Stremmel 199

Bedeutung der Interaktion von Proteinen und Lipiden
für den biliären Transport
D. Jüngst 207

Die Rolle von biliären Proteinen bei der Kristallisation
von Cholesterin – Bedeutung für die Pathogenese
von Gallensteinen
N. Busch, F. Lammert, S. Matern 214

Mechanismen des zellulären Proteintransports
B. Wiedenmann, E.O. Riecken, M. John,
G. Ahnert-Hilger 223

Kontrolle der Leberzellfunktion
durch ihren Hydratationszustand
D. Häussinger 230

Reconstitution of apo BmRNA Editing in Liver
by Gene-Transfer as a Potential Approach for the Treatment
of Severe Forms of Polygenic Hypercholesterolemia:
an Outline of the Rationale
J. Greeve, J.R. Chowdhury 238

Die Bedeutung von Sauersoffradikalen und Stickstoffmonoxyd in der Gastroenterologie

Freie Sauerstoffradikale: Biologische Grundlagen
und Nachweismethoden
M. Saran 249

Bedeutung von Sauerstoffradikalen in der Sepsis
und im septischen Schock
M.H. Schoenberg, B. Poch, S. Eisele, M. Siech,
H.G. Beger 269

Rolle freier Sauerstoffradikale
bei akuter und chronischer Pankreatitis
H.-U. Schulz, V. Abicht, W. Halangk, I. Päge,
C. Niederau 279

Rolle freier Radikale bei Lebererkrankungen
H. DE GROOT, U. RAUEN, I. IOANNIDIS, J. ERHARD 294

Bedeutung von Sauerstoffradikalen
bei chronischentzündlichen Darmerkrankungen
V. GROSS, H. ARNDT, T. ANDUS, K.-D. PALITZSCH,
J. SCHÖLMERICH 302

Expression und Enzymologie
der induzierbaren Stickstoffmonoxidsynthase
A.K. NUSSLER, P.F. HEECKT, H.G. BEGER 311

Rolle des NO bei entzündlichen Erkrankungen
des Gastrointestinaltrakts
J. STADLER 322

Der Darm als Immunorgan

Quantitative und qualitative Aspekte
der Lymphozytenmigration im Darmimmunsystem (Homing)
H.J. ROTHKÖTTER, R. PABST............................... 335

Welche Rolle spielen Makrophagen, Mastzellen
und die lokale Freisetzung von Entzündungsmediatoren
in der Perpetuierung chronischer Entzündungen
der Darmschleimhaut?
V. GROSS, T. ANDUS, R. DAIG, C. GELBMANN,
E. ASCHENBRENNER, D. VOGL, W. FALK,
J. SCHÖLMERICH 345

Interaktion zwischen intestinalen Epithelzellen
und immunkompetenten Zellen in der Mukosa
unter normalen und pathologischen Bedingungen
A. STALLMACH, G. KÖHNE, M. ZEITZ 355

Gentherapie in der Gastroenterologie

Molekulargenetische Grundlagen in der Tumortherapie
M.A. BRACH, C. SOTT, M. KIEHNTOPF,
F. HERRMANN 369

Zelltypspezifische retrovirale Vektoren
W.M. Günzburg, R.M. Saller, J. Baumann, B. Salmons 380

Rezeptorvermittelter Gentransfer:
Anwendung in der Tumorimmunotherapie
E. Wagner 389

Strategien für die Lebergentherapie
V. Sandig, C. Hofmann, P. Löser, G. Jennings, G. Cichon,
P. Schlag, M. Strauss 393

Möglichkeiten der Gentherapie von Stoffwechselerkrankungen
der Leber
G. Cichon, V. Sandig, P. Löser, C. Hofmann, G. Jennings,
M. Gotthardt, H. Schmidt, M. Strauss 401

Antisense-Behandlung bei Hepadnavirusinfekten
W.-B. Offensperger 410

Hepatozytenrestringierte Gentransduktion
U. Lauer 418

Sachverzeichnis 427

Mitarbeiterverzeichnis

ABICHT, K., Dr.med.
Institut für Klinische Chemie, Medizinische Fakultät
der Otto-von-Guericke-Universität Magdeburg, Leipziger Str. 44,
39120 Magdeburg

AHNERT-HILGER, G., Dr.med.
Klinikum Benjamin Franklin der FU Berlin, Abt. f. Innere Medizin
m. Schwerpunkt Gastroenterologie, Hindenburgdamm 30,
12203 Berlin

ALVES, F., Dr.med.
Abt. Molekularbiologie, Max-Planck-Institut für Molekularbiologie,
Am Klopferspitz 18A, 82152 Martinsried

ANDUS, T. Dr.med.
Klinik u. Poliklinik für Innere Medizin I, Universität Regensburg,
93042 Regensburg

ARNDT, H., Dr.med.
Klinik u. Poliklinik für Innere Medizin I, Universität Regensburg,
93042 Regensburg

ASCHENBRENNER, E., Dr.med.
Klinik u. Poliklinik für Innere Medizin I, Universität Regensburg,
93042 Regensburg

BAUMANN, J., Dr.med.
GSF-Forschungszentrum für Umwelt und Gesundheit GmbH,
Institut für Molekulare Virologie, 85758 Oberschleißheim

BEGER, H.G., Prof. Dr.med.
Direktor der Chirurgischen Klinik I, Chirurgische Universitätsklinik,
Universität Ulm, Steinhövelstr. 9, 89075 Ulm

BEISIEGEL, U., Dr.med.
Medizinische Kernklinik und Poliklinik, Universitäts-Krankenhaus
Eppendorf, Martinistr. 52, 20246 Hamburg

BLOCK, A., Dr.med.
Medizinische Kernklinik und Poliklinik, Universitätskrankenhaus
Eppendorf, Martinistr. 52, 20246 Hamburg

BRACH, M.A., Dr.med.
Abt. für Med. Onkologie u. Angew. Molekularbiologie,
Universitätsklinikum Rudolf Virchow, Robert Rössle Klinik,
Lindenberger Weg 80, 13122 Berlin

BRÉCHOT, C., Prof. Dr.med.
Liver Cancer and Molecular Virology, INSERM U370, Faculté de
Médecine, Necker Enfants-Malades, 156, rue de Vaugirard,
75730 Paris Cédex 15, Frankreich

BÜCHLER, M.W., Prof. Dr.med.
Klinik für Viszerale und Transplantations-Chirurgie,
Universität Bern, Inselspital, 3010 Bern, Schweiz

BUSCH, N., Dr. Dr.med.
Medizinische Klinik III der Medizinischen Fakultät der RWTH,
Pauwelsstr. 30, 52057 Aachen

CARSTENS, O., Dr.med.
Labor für Molekulare Gastroenterologie und Klinik für Allgemeine
Innere Medizin, I. Med. Klinik der Christian-Albrechts-Universität
Kiel, Schittenhelmstr. 12, 24105 Kiel

CASELMANN, W.H., Priv.-Doz. Dr.med.
Medizinische Klinik II, Klinikum Großhadern, Ludwig-Maximilians-
Universität München, Marchioninistr. 15, 81366 München

CHAWDHURY, J.R., M.R.C.P.
Professor of Medicine and Molecular Genetics, Marion Bessin Liver
Research Center, Albert Einstein College of Medicine,
1300 Morris Park Avenue, Bronx, NY 10641, USA

CICHON, G., Dr.med.
Max-Planck-Arbeitsgruppe der Humboldt-Universität am Max-
Delbrück-Zentrum für Molekulare Medizin, Robert-Rössle-Str. 10,
13122 Berlin-Buch

DAIG, R., Dr.med.
Klinik u. Poliklinik für Innere Medizin I, Universität Regensburg,
93042 Regensburg

DE GROOT, H., Prof. Dr. Dr.med.
Institut für Physiologische Chemie, Universitätsklinikum Essen,
Hufelandstr. 55, 45122 Essen

DI SEBASTIANO, P., Dr.med.
Chirurgia dell'Apparato Digerente, Università d'Annunzio Chieti,
Clinica Pierangeli, 65100 Pescara, Italien

DIENES, H.P., Dr.med.
Institut für Pathologie, Universitätsklinik Mainz, Langenbeckstr. 1,
55131 Mainz

DIGNASS, A., Dr.med.
Abteilung für Gastroenterologie, Medizinische Klinik,
Universitätsklinikum Essen, Hufelandstr. 55, 45122 Essen

DIPPOLD, W., Prof. Dr.med.
I. Medizinische Klinik, Universitätsklinikum, Langenbeckstr. 1,
55131 Mainz

EISELE, S., Dr.med.
Chirurgische Universitätsklinik, Universität Ulm, Steinhövelstr. 9,
89075 Ulm

ELSING, C., Dr.med.
Abteilung für Gastroenterologie, Medizinische Klinik,
Universität Heidelberg, Bergheimerstr. 58, 69115 Heidelberg

ERHARD, J., Dr.med.
Abteilung für Allgemeine Chirurgie, Universitätsklinikum Essen,
Hufelandstr. 55, 45122 Essen

FALK, W., Dr.med.
Klinik u. Poliklinik für Innere Medizin I, Universität Regensburg,
93042 Regensburg

FITSCHER, B.A., Dr.med.
Abteilung für Gastroenterologie, Medizinische Klinik,
Universität Heidelberg, Bergheimerstr. 58, 69115 Heidelberg

FRIESS, H., Dr.med.
Klinik für Viszerale u. Transplantations-Chirurgie, Universität Bern,
Inselspital, 3010 Bern, Schweiz

GELBMANN, D., Dr.med.
Klinik u. Poliklinik für Innere Medizin I, Universität Regensburg,
93042 Regensburg

GOTTHARDT, M., Dr.med.
Max-Planck-Arbeitsgruppe der Humboldt-Universität am Max-
Delbrück-Zentrum für Molekulare Medizin, Robert-Rössle-Str. 10,
13122 Berlin-Buch

GREEVE, J., Dr.med.
Maron Bessin Liver Research Center, Albert Einstein College
of Medicine, 1300 Morris Park Avenue, Bronx, NY 10641, USA

GRETEN, H., Prof. Dr.med.
Medizinische Kernklinik und Poliklinik, Universitäts-Krankenhaus
Eppendorf, Martinistr. 52, 20246 Hamburg

GROSS, V., Priv.-Doz. Dr.med.
Klinik u. Poliklinik für Innere Medizin I, Universität Regensburg,
93042 Regensburg

GÜNTHER, R., Dr.med.
Labor für Molekulare Gastroenterologie und Klinik für Allgemeine
Innere Medizin, I. Med. Klinik der Christian-Albrechts-Universität
Kiel, Schittenhelmstr. 12, 24105 Kiel

GÜNZBURG, W.W., Dr.med.
GSF-Forschungszentrum für Umwelt und Gesundheit GmbH,
Institut für Molekulare Virologie, 85758 Oberschleißheim

GUNDLACH, F., Dr.med.
Labor für Molekulare Gastroenterologie und Klinik für Allgemeine
Innere Medizin, I. Med. Klinik der Christian-Albrechts-Universität
Kiel, Schittenhelmstr. 12, 24105 Kiel

HALANGK, W., Dr.med.
Zentrum für Chirurgie, Med. Fakultät der Otto-von-Guericke-
Universität Magdeburg, Leipziger Str. 44, 39120 Magdeburg

HÄUSSINGER, D., Prof. Dr.med.
Direktor der Medizinischen Klinik und Poliklinik, Heinrich-Heine-
Universität Düsseldorf, Moorenstr. 5, 40225 Düsseldorf

HEECKT, P.F., Dr.med.
Chirurgische Universitätsklinik, Universität Ulm, Steinhövelstr. 9,
89075 Ulm

HERRMANN, F., Prof. Dr.med.
Abt. für Med. Onkologie u. Angew. Molekularbiologie,
Universitätsklinikum Rudolf Virchow, Robert Rössle Klinik,
Lindenberger Weg 80, 13122 Berlin

HOFMANN, C., Dr.med.
Max-Planck-Arbeitsgruppe der Humboldt-Universität am Max-
Delbrück-Zentrum für Molekulare Medizin, Robert-Rössle-Str. 10,
13122 Berlin-Buch

IOANNIDIS, I., Dr.med.
Institut für Physiologische Chemie, Universitätsklinikum Essen,
Hufelandstr. 55, 45122 Essen

JÄCKLE, S., Dr.med.
Medizinische Kernklinik und Poliklinik, Universitäts-Krankenhaus
Eppendorf, Martinistr. 52, 20246 Hamburg

JENNINGS, G., Dr.med.
Max-Planck-Arbeitsgruppe der Humboldt-Universität am Max-
Delbrück-Zentrum für Molekulare Medizin, Robert-Rössle-Str. 10,
13122 Berlin-Buch

JOHN, M., Dr.med.
Klinikum Benjamin Franklin der FU Berlin, Abt. f. Innere Medizin
m. Schwerpunkt Gastroenterologie, Hindenburg Damm 30,
12203 Berlin

JÜNGST, D., Dr.med.
Medizinische Klinik II, Klinikum Großhadern, Ludwig-Maximilians-
Universität München, Marchioninistr. 15, 81366 München

KALTHOFF, H., Priv.-Doz. Dr.rer.nat.
Klinik für Allgemeine und Thoraxchirurgie, Christian-Albrechts-
Universität Kiel, Arnold-Heller-Str. 7, 24105 Kiel

KIEHNTOPF, M., Dr.med.
Abt. für Med. Onkologie u. Angew. Molekularbiologie,
Universitätsklinikum Rudolf Virchow, Robert Rössle Klinik,
Lindenberger Weg 80, 13122 Berlin

KÖHNE, G., Dr.med.
Innere Medizin II, Medizinische Klinik und Poliklinik,
Universitätskliniken des Saarlandes, 66421 Homburg/Saar

KORC, M., M.D.
Professor and Chief, Departments of Medicine and Biological
Chemistry, Division of Endocrinology, University of California
at Irvine, Irvine, CA 92717, USA

KREMER, B., Prof. Dr.med.
Direktor der Klinik für Allgemeine und Thoraxchirurgie, Christian-
Albrechts-Universität Kiel, Arnold-Heller-Str. 7, 24105 Kiel

LAMMERT, F., Dr.med.
Medizinische Klinik III der Med. Fakultät der RWTH Aachen,
Pauwelsstr. 30, 52057 Aachen

LAUER, U., Dr.med.
Abteilung Innere Medizin I, Eberhard-Karls-Universität Tübingen,
Otfried-Müller-Str. 10, 72076 Tübingen

LAYER, P., Prof. Dr.med.
Abteilung für Gastgroenterologie, Medizinische Klinik,
Universitätsklinikum Essen, Hufelandstr. 55, 45122 Essen

LÖSER, P., Dr.med.
Max-Planck-Arbeitsgruppe der Humboldt-Universität am Max-
Delbrück-Zentrum für Molekulare Medizin, Robert-Rössle-Str. 10,
13122 Berlin-Buch

MATERN, S., Univ.-Prof. Dr.med. Dipl. Biochem.
Direktor der Medizinischen Klinik III der Med. Fakultät der RWTH
Aachen, Pauwelsstr. 30, 52057 Aachen

MEYER-ALBER, A., Dr.med.
Labor für Molekulare Gastroenterologie und Klinik für Allgemeine
Innere Medizin, I. Med. Klinik der Christian-Albrechts-Universität
Kiel, Schittenhelmstr. 12, 24105 Kiel

NAUMANN, M., Dr.med.
Medizinische Klinik der Ruhr-Universität/Knappschaftskrankenhaus,
In der Schornau 23–25, 44982 Bochum

NIEDERAU, C., Prof. Dr.med.
Klinik für Gastroenterologie, Heinrich-Heine-Universität Düsseldorf,
Moorenstr. 5, 40225 Düsseldorf

NUSSLER, A.K., Dr.med.
Chirurgische Universitätsklinik, Universität Ulm, Steinhövelstr. 9,
89075 Ulm

OFFENSPERGER, W.-B., Dr.med.
Medizinische Universitätsklinik, Hugstetterstr. 55, 79106 Freiburg

PÄGE, I., Dr.med.
Institut für Klinische Chemie, Med. Fakultät der Otto-von-Guericke-
Universität Magdeburg, Leipziger Str. 44, 39120 Magdeburg

PALITZSCH, K.-D., Dr.med.
Klinik und Poliklinik für Innere Medizin I, Universität Regensburg,
93042 Regensburg

PABST, R., Dr.med.
Zentrum Anatomie, Medizinische Hochschule Hannover,
Konstanty-Gutschow-Str. 30623 Hannover

PATERLINI, P., Dr.med.
Laboratoire de Biologie Cellulaire, Faculté de Médecine, Necker
Enfants-Malades, 156, rue de Vaugirard, 75730 Paris Cédex 15,
Frankreich

POCH, B., Dr.med.
Chirurgische Universitätsklinik, Universität Ulm, Steinhövelstr. 9,
89075 Ulm

RAEDLER, A., Dr.med.
Universität Hamburg, Abteilung für Medizin, Martinistr. 52,
20246 Hamburg

RAUEN, U., Dr.med.
Institut für Physiologische Chemie, Universitätsklinikum Essen,
Hufelandstr. 55, 45122 Essen

REIFENBERG, K., Dr.med.
Zentrale Tierversuchsanlage, Universität Ulm,
Albert-Einstein-Allee 11, 89081 Ulm

RIECKEN, E.-O., Dr.med.
Klinikum Benjamin Franklin der FU Berlin, Abt. f. Innere Medizin
m. Schwerpunkt Gastroenterologie, Hindenburgdamm 30,
12203 Berlin

RINNINGER, F., Dr.med.
Medizinische Kernklinik und Poliklinik, Universitätskrankenhaus
Eppendorf, Martinistr. 52, 20246 Hamburg

ROEDER, C., Dr.med.
Klinik für Allgemeine und Thoraxchirurgie, Christian-Albrechts-
Universität, Arnold-Heller-Str. 7, 24105 Kiel

ROTHKÖTTER, H.-J., Priv.-Doz. Dr.med.
Zentrum Anatomie, Medizinische Hochschule Hannover,
Konstanty-Gutschow-Str. 30623 Hannover

SALLER, R. M., Dr.med.
GSF-Forschungszentrum für Umwelt und Gesundheit GmbH,
Institut für Molekulare Virologie, 85758 Oberschleißheim

SALMONS, B., Dr.med.
GSF-Forschungszentrum für Umwelt und Gesundheit GmbH,
Institut für Molekulare Virologie, 85758 Oberschleißheim

SANDIG, V.
Max-Planck-Arbeitsgruppe der Humboldt-Universität am Max-
Delbrück-Zentrum für Molekulare Medizin, Robert-Rössle-Str. 10,
13122 Berlin-Buch

SARAN, M., Dr.med.
GSF-Forschungszentrum für Umwelt und Gesundheit, Neuherberg,
85758 Oberschleißheim

SCHEPP, W., Prof. Dr.med.
II. Medizinische Klinik und Poliklinik der TU München,
Klinikum rechts der Isar, Ismaninger Str. 22, 81675 München

SCHERÜBL, H., Dr.med.
Klinikum Benjamin Franklin der FU Berlin, Abt. f. Innere Medizin
m. Schwerpunkt Gastroenterologie, Hindenburgdamm 30,
12203 Berlin

SCHIRMACHER, P., Dr.med.
Institut für Pathologie, Universitätsklinik Mainz, Langenbeckstr. 1,
55131 Mainz

SCHLAG, P., Dr.med.
Max-Planck-Arbeitsgruppe der Humboldt-Universität am Max-
Delbrück-Zentrum für Molekulare Medizin, Robert-Rössle-Str. 10,
13122 Berlin-Buch

SCHLICHT, H.-J., Dr.med.
Abteilung für Virologie, Universität Ulm, Albert-Einstein-Allee 11,
89081 Ulm

SCHMIDT, H., Dr.med.
Max-Planck-Arbeitsgruppe der Humboldt-Universität am Max-
Delbrück-Zentrum für Molekulare Medizin, Robert-Rössle-Str. 10,
13122 Berlin-Buch

SCHMIDT, W.E., Prof. Dr.med.
Labor für Molekulare Gastroenterologie und Klinik für Allgemeine
Innere Medizin, I. Med. Klinik der Christian-Albrechts-Universität
Kiel, Schittenhelmstr. 12, 24105 Kiel

SCHMIEGEL, W., Prof. Dr.med.
Medizinische Klinik der Ruhr-Universität/Knappschaftskrankenhaus,
In der Schornau 23–25, 44982 Bochum

SCHMIELAU, J., Dr.med.
Medizinische Klinik der Ruhr-Universität/Knappschaftskrankenhaus,
In der Schornau 23–25, 44982 Bochum

SCHMITTECKERT, E., Dr.med.
Zentrale Tierversuchsanlage, Universität Ulm, Albert-Einstein-Allee
11, 89081 Ulm

SCHÖLMERICH, J., Prof. Dr.med.
Klinik und Poliklinik für Innere Medizin I, Universität Regensburg,
93042 Regensburg

SCHOENBERG, M.H., Priv.-Doz. Dr.med.
Chirurgische Universitätsklinik, Universität Ulm, Steinhövelstr. 9,
89075 Ulm

SCHREIBER, S., Dr.med.
Abteilung für Medizin, Universität Hamburg, Martinistr. 52,
20246 Hamburg

SCHULZ, H.-U., Dr.med.
Zentrum für Chirurgie, Medizinische Fakultät, Otto-von-Guericke-
Universität Magdeburg, Leipziger Str. 44, 39120 Magdeburg

SIECH, M., Dr.med.
Chirurgische Universitätsklinik, Universität Ulm, Steinhövelstr. 9,
89075 Ulm

SIEGEL, E.G., Dr.med.
Labor für Molekulare Gastroenterologie und Klinik für Allgemeine
Innere Medizin, I. Med. Klinik der Christian-Albrechts-Universität
Kiel, Schittenhelmstr. 12, 24105 Kiel

SOTT, C., Dr.med.
Abt. für Med. Onkologie u. Angew. Molekularbiologie,
Universitätsklinikum Rudolf Virchow, Robert Rössle Klinik,
Lindenberger Weg 80, 13122 Berlin

STADLER, J., Dr.med.
Chirurgische Klinik und Poliklinik der TU München,
Klinikum rechts der Isar, Ismaninger Str. 22, 81675 München

STALLMACH, A., Priv.-Doz. Dr.med.
Innere Medizin II, Medizinische Klinik und Poliklinik,
Universitätskliniken des Saarlandes, 66421 Homburg/Saar

STRAUSS, M., Prof. Dr.med.
Max-Planck-Arbeitsgruppe der Humboldt-Universität am Max-
Delbrück-Zentrum für Molekulare Medizin, Robert-Rössle-Str. 10,
13122 Berlin-Buch

STREMMEL, W., Prof. Dr.med.
Abteilung für Gastroenterologie, Medizinische Klinik,
Universität Heidelberg, Bergheimerstr. 58, 69115 Heidelberg

ULLRICH, A., Prof. Dr.med.
Abt. Molekularbiologie, Max-Planck-Institut für Biochemie,
Am Klopferspitz 18A, 82152 Martinsried

VOGEL, W., Dr.med.
Abt. Molekularbiologie, Max-Planck-Institut für Biochemie,
Am Klopferspitz 18A, 82152 Martinsried

VOGL, D., Dr.med.
Klinik und Poliklinik für Innere Medizin I, Universität Regensburg,
93042 Regensburg

von Schrenck, T., Priv.-Doz. Dr.med.
Medizinische Kernklinik und Poliklinik, Universitätskrankenhaus
Eppendorf, Martinistr. 52, 20246 Hamburg

Wagner, E., Dr.med.
Forschungsinstitut für Molekulare Pathologie, Dr.-Bohr-Gasse 7,
1030 Wien, Österreich

Walter, A., Dr.med.
I. Medizinische Klinik, Universitätsklinikum, Langenbeckstr. 1,
55131 Mainz

Wiedenmann, B., Prof. Dr.med.
Klinikum Benjamin Franklin der FU Berlin, Abt. f. Innere Medizin
m. Schwerpunkt Gastroenterologie, Hindenburgdamm 30,
12203 Berlin

Windler, E., Dr.med.
Medizinische Kernklinik und Poliklinik, Universitätskrankenhaus
Eppendorf, Martinistr. 52, 20246 Hamburg

Zeitz, M., Prof. Dr.med.
Innere Medizin II, Medizinische Klinik und Poliklinik,
Universitätskliniken des Saarlandes, 66421 Homburg/Saar

Zimmer, T., Dr.med.
Klinikum Benjamin Franklin der FU Berlin, Abt. f. Innere Medizin
m. Schwerpunkt Gastroenterologie, Hindenburgdamm 30,
12203 Berlin

Molekularbiologie gastrointestinaler Malignome

Tumor-Wirt-Interaktion (Zytokine)

J. Schmielau, H. Kalthoff, C. Roeder, W. Schmiegel

Zusammenfassung

Ein von Makrophagen auch in Pankreaskarzinomen gebildetes Zytokin, der Tumornekrosefaktor α (TNF-α), moduliert auf Pankreastumorzellen u.a. die Expression sowohl eines seiner Rezeptoren als auch der Wachstumsfaktoren PDGF-B ("platelet-derived growth factor"), TGF-α und TGF-β ("transforming growth factor") sowie des epidermalen Wachstumsfaktorrezeptors (EGF-R). Die Stimulation der mRNA- und Proteinexpression des EGF-R bzw. seines Liganden TGF-α durch TNF-α erfolgt über die Bindung an die TNF-Rezeptoren mit einem Molekulargewicht von 55 (TNF-RI) bzw. 75 kD (TNF-RII). Die beobachtete Verstärkung der Expression des TNF-RII involviert dabei ebenso die Botenstoffe Proteinkinase C und Phospholipasen. Eine gleichzeitig durch den TNF-RI ausgelöste Verminderung der Rezeptorexpression des ERBB2 führte zu einer erhöhten TNF-α-Sensitivität bzgl. dessen Zytotoxizität. Für den TNF-RII konnte mittels spezifischer monoklonaler Antikörper (MAK) ein selektiver Signalübertragungsweg für eine TGF-α-Induktion nachgewiesen werden. Darüber hinaus bietet die Erhöhung der EGF-R-Antigendichte auf Pankreastumorzellinien einen Angriffspunkt für die durch Antikörper vermittelte Zytotoxizität. Eine teilweise komplette Remission von Xenotransplantaten der Pankreastumorzellinien in vivo schließt eine durch den Fc-Teil des Antikörpers vermittelte zelluläre Abwehr ein und eröffnet neue therapeutische Ansatzpunkte.

Summary

Tumor necrosis factor α (TNF-α), a macrophage-synthesised cytokine not only modifies the expression of one of its own receptors on pancreatic tumor cells, it also regulates the expression of the platelet-derived growth factor (PDGF-B), of the transforming growth factors TGF-α and TGF-β and of the epidermal growth factor receptor (EGF-R). Stimulation of mRNA and protein expression of EGF-R respectively of its ligand TGF-α is effected by TNF-α binding to TNF-receptors with a molecular weight of 55 (TNF-RI), respectively 75 kD (TNF-RII). The registered increase of TNF-RII involves the second messengers proteinkinase C and phospholipases as well. Simultaneously TNF-RII induces a decrease of the ERBB2 receptor expression which heightened TNF-α-sensitivity regarding its cytotoxicity.

Concerning TNF-RII a selective signal pathway in TGF-α-induction was proved with the help of specific antibodies. Furthermore the up-regulation of the EGF-R-antigen density in pancreatic tumor cell lines offers a point of attack for antibody-mediated cytotoxicity. A partially complete remission of xenografts of the pancreatic tumor cell lines in vivo includes a cellular defense mediated by the Fc-area of the antibody and opens up new perspectives in clinical therapy

Einleitung

Das Netzwerk der Zytokine stellt eine Schlüsselrolle in der Einleitung immunologischer Abwehrmechanismen gegen das maligne Tumorwachstum dar. Zytokine lösen, bedingt durch ihre ubiquitär vorhandenen Rezeptoren, vielgestaltige Reaktionen aus. Den Tumornekrosefaktoren α, gebildet insbesondere von Makrophagen (TNF-α oder Cachexin), und β, produziert von Lymphozyten (TNF-β oder Lymphotoxin), mit 28 % Homologie kommt aufgrund ihrer pleiotropen Effekte eine herausragende Bedeutung zu. Beide binden kompetitiv an die molekularbiologisch charakterisierten TNF-Rezeptoren (TNF-R) mit unterschiedlichen, jeweils für einen 55 und 75 kDa Rezeptor (TNF-RI und TNF-RII) kodierenden cDNAs [11, 14]. Neben einer direkt tumortoxischen Wirkung steht das proinflammatorische Zytokin TNF-α wie Interleukin 1 zu Beginn der Zytokinkaskade bei der immunologischen Abwehr. Darüber hinaus ist TNF-α ein kompetenter Modulator von Zellwachstum und Differenzierung. Hierbei können unterschiedliche Effekte beobachtet werden, welche den verschiedenen intrazellulären Domänen der zwei bekannten TNF-Rezeptoren zuzuschreiben sind.

Sowohl normale als auch maligne Zellen unterliegen der Kontrolle zusammenwirkender Wachstumsfaktoren, welche über spezifische membrangebundene Rezeptoren ihre Signale an den Zellkern weiterleiten. Sie werden anhand ihrer Funktion und strukturellen Domänen klassifiziert [19]. In der Untergruppe I der Tyrosinkinasen werden 3 nah verwandte Rezeptoren zusammengefaßt: (i) der epidermale Wachstumsfaktorrezeptor (EGF-R, früher humaner c-erbB-1/HER-1 Rezeptor) mit den Liganden EGF, TGF-α und Amphiregulin; (ii) ERBB2 (früher neu Protoonkogen oder humaner erbB-2/HER-2 Rezeptor) mit Heregulin und anderen Liganden; (iii) ERBB3 (früher humaner c-erbB-3/HER-3 Rezeptor), für den bisher keine Liganden bekannt sind. Während eine hohe Expression von EGF-R und ERBB2 in klinischen Studien mit einer schlechten Prognose verknüpft wird, zeigen insbesondere Pankreasadenokarzinome eine Koexpression dieser Rezeptoren, welche in ihrer wachstums- und differenzierungsmodulierenden Wirkung deutliche Unterschiede aufweisen [4].

Im folgenden sollen die Wechselwirkungen des proinflammatorischen Zytokins TNF-α bzw. β mit den tumorassoziierten Wachstumsfaktorrezeptoren EGF-R und ERBB2 am Modell des Pankreaskarzinoms aufgezeigt werden. Besonderes Interesse gilt dabei möglichen Bedeutungen für immunologische Therapieansätze.

Ergebnisse und Diskussion

Expression von EGF-R und ERBB 2

Die Liganden des EGF-R, der epidermale Wachstumsfaktor (EGF) als ein Kofaktor der exokrinen Pankreasfunktionen (Übersicht [8]) und der transformierende Wachstumsfaktor TGF-α, können im Gangsystem des normalen Pankreas nachgewiesen werden [1]. Als Zeichen lokaler Regenerationsaktivität sind die Faktoren einer autokrinen Wachstumsregulation EGF-R und TGF-α nicht nur in chronischen Entzündungen wie der chronischen Pankreatitis erhöht, sondern stellen bei nachzuweisender Überexpression in Pankreastumoren ein Bindeglied zur unkontrollierten Proliferation dar [1, 9]. Eine hohe EGF-R-Expression ist ein häufig beobachtetes Phänomen in Tumoren und transformierten Zellen [2], einschließlich derer des Pankreas [17]. In acetonfixierten Kryoschnitten von menschlichem Pankreasgewebe konnte mittels Immunperoxidasefärbung mit spezifischen monoklonalen Antikörpern ein Auftreten in etwa 50 % für den EGF-R in Adenokarzinomen nachgewiesen werden [7]. Gleiches galt für ERBB 2, das bei chronischer Pankreatitis nur in etwa 20 % exprimiert wurde, verglichen mit etwa 40 % im Falle von EGF-R. Bei nur geringgradiger Expression beider Rezeptoren im normalen Pankreasgewebe zeigt diese Beobachtung, inwieweit diese in die proliferative Antwort der duktalen Epithelzellen auf monozytäre und lymphozytäre Infiltration involviert sind. Hierbei liegt der stimulierten mRNA- und Proteinexpression keine Genamplifikation, wie bei Mammakarzinomen oder Neuroblastomen beobachtet, zugrunde.

Modulation von EGF-R und ERBB 2 durch TNF-α

Eine Reihe von Mediatoren weisen eine Stimulation der EGF-R-Expression auf, unter ihnen TNF-α [15]. Eine Auswahl an Pankreastumorzellinien diente In-vitro-Studien, in denen nahezu ausnahmslos eine konstitutive mRNA- und Proteinexpression für EGF-R und ERBB 2 nachgewiesen werden konnte [7]. Nach Inkubation mit TNF-α zeigten 6 untersuchte Zellinien einen um bis zum 4,6fachen Anstieg der membrangebundenen Protein- sowie eine korrelierende mRNA-Expression [15]. Hierbei ließ sich durch spezifische Inhibitoren mittels Northernblot-Analysen eine Beteiligung von Proteinkinase C sowie Phospholipase A_2 und der dieser nachgeschalteten Lipoxygenase im Signalübertragungsweg aufdecken. Neuere Studien zeigten die TNF-α Wirkung vermittelt über den TNF-RI, welche sich ebenfalls mit dem spezifischen agonistischen monoklonalen Antikörper htr-1 auslösen ließ [6]. Interessanterweise konnte einhergehend mit einer durch TNF-α gesteigerten EGF-R Expression eine Abnahme der Expression sowohl des Proteins als auch der mRNA von ERBB 2 beobachtet werden, welches weder durch Inhibition der beschriebenen Botenstoffe noch durch Hemmung der Proteinbiosynthese aufhebbar war. Somit lassen sich voneinander unabhängige Signalübertragungswege aufzeigen. Alternativ könnte eine Transregulation von

EGF-R und ERBB 2 die Suppresion des ERBB 2 vermitteln. In Übereinstimmung mit anderen Studien erhöhte eine 15-minütige Vorbehandlung der Pankreastumorzellinie 818-4 mit TNF-α bei nachgewiesener Reduktion von ERBB 2 die Empfindlichkeit gegenüber einer durch TNF-α-induzierten Zytotoxizität [10]. Diese Beobachtung gewinnt insbesondere an Bedeutung, da Makrophagen eine TNF-α-Resistenz von Tumorzellen mittels einer Down-Regulation des ERBB 2 über einen korrespondierenden Liganden [18] durchbrechen könnten.

Einfluß von TNF-α auf die Expression des TNF-RI und -RII

Der TNF-RI wird in einer Vielzahl von Pankreastumorzellinien in deutlicher Form exprimiert und erfährt auch durch TNF-α-Behandlung keine quantitative Veränderung [5]. Die Stimulation der mRNA-Expression des TNF-RII hingegen involviert Proteinkinase C und Phospholipasen, welche ebenfalls durch den TNF-RI-spezifischen agonistischen, monoklonalen Antikörper htr-1 reproduzierbar war. Nuclear-run-on-Transkriptionsanalysen zeigen eine konstante Transkriptionsrate und lassen einen post transkriptionellen Mechanismus vermuten. TNF-α bewirkt damit eine qualitative Rezeptorexpressionsänderung. Ligandenbindungsstudien zeigten einen drastischen Wechsel von einer bei unbehandelten Zellen vorherrschenden TNF-RI- zu einer nach Behandlung bestimmenden TNF-RII-Expression.

Induktion des TGF-α durch TNF-α

Während frühere Untersuchungen bereits eine Stimulation zweier Komponenten einer autokrinen Wachstumskontrolle mit EGF-R und seinem Liganden TGF-α durch TNF-α belegten, ergibt sich nun erstmalig eine spezifische Funktion für den TNF-RII. Dieser induziert mRNA und infolge auch Protein des TGF-α, wohingegen eine Aktivierung des TNF-RI durch htr-1 diesbezüglich ohne Konsequenz blieb [5]. Andere Studien zeigten bereits eine hohe konstitutive Koexpression von EGF-R und TGF-α in der Pankreastumorzellinie 818-4, deren mitogene Wirkung durch den spezifischen monoklonalen Antikörper gegen EGF-R (MAK 425) aufgehoben werden konnte [13]. Gegenüber der antiproliferativen Wirkung von TNF-α stellt die Induktion der Komponenten einer autokrinen Wachstumskontrolle einen möglichen Ausweichmechanismus dar.

Immuntherapie mit Anti-EGF-R-Antikörper und TNF-α

Die Behandlung von Pankreastumorzellen in vitro mit TNF-α stimulierte die Expression von EGF-R mRNA und die De-novo-Proteinsynthese bis zu einem Anstieg auf das 4,6fache der konstitutiven EGF-R-Proteinexpression [15]. Die Proteinexpression wurde mit dem monoklonalen Antikörper MAK 425 bestimmt, der spezifisch für hoch- und niedrigaffine EGF-R ist, an die extrazelluläre Domäne nahe der EGF-Bindungsstelle bindet und die EGF-Wirkung antagonisiert [12]. In mit monoklonalen Antikörpern des Isotyps IgG2a an Kolontumor und Melanomzellinien durchgeführten Studien korrelierte die antikörperabhängige Zytotoxizität mit der Antigendichte auf den Tumorzellen [3]. Diese Ergebnisse favorisieren den MAK 425 für die Immuntherapie von Pankreastumoren, in welchen zu einem großen Anteil eine hohe EGF-R-Expression nachgewiesen werden konnte [9].

Für 818-4-Xenotransplantate ergab eine Kombinationsbehandlung mit MAK 425 und Zytokinen einen signifikant größeren antitumoralen Effekt als die Therapie mit Zytokinen oder zusätzlichem F(ab')$_2$ 425 [16]. In der Gruppe der mit der Kombination behandelten Mäuse ergaben sich drei unterschiedliche Wachstumsantworten mit einer Progression, einer persistierenden Xenotransplantatgröße sowie in einer Mehrzahl der Fälle einer makroskopischen Tumorremission während der 14tägigen Nachbeobachtungsphase. Zytotoxizitätsassays belegten gemeinsam mit der fehlenden therapeutischen Wirkung des F(ab')$_2$-Fragmentes, daß der Fc-abhängigen Abwehr immunkompetenter Zellen eine vordringliche Bedeutung zukommt. Diese vielversprechenden Ergebnisse stimulieren eine klinische Phase I Studie in der Behandlung des Pankreaskarzinoms mit TNF-α und EGF-R-spezifischem MAK 425.

Literatur

1. Barton CM, Hall PA, Hughes CM, Gullick WJ, Lemoine NR (1991) Transforming growth factor alpha and epidermal growth factor in human pancreatic cancer. J Pathol 163:111–116
2. Derynck R, Goeddel DV, Ullrich A, Gutterman JU, Williams RD, Bringman TS, Berger WH (1987) Synthesis of messenger RNAs for transforming growth factors α and β and the epidermal growth factor receptor by human tumors. Cancer Res 47:707–712
3. Herlyn D, Powe J, Ross AH, Herlyn M, Koprowski H (1985) Inhibition of tumor growth by IgG2a monoclonal antibodies correlates with antibody density on tumor cells. J Immunol 134:1300–1304
4. Hynes NE, Taverna D, Harwerth IM, Ciardiello F, Salomon DS, Yamamoto T, Groner B (1990) Epidermal growth factor receptor, but not c-erbB-2, activation prevents lactogenic hormone induction of the beta-casein gene in mouse mammary epithelial cells. Mol Cell Biol 10:4027–4034
5. Kalthoff H, Roeder C, Brockhaus M, Thiele H-G, Schmiegel W (1993) Tumor necrosis factor (TNF) up-regulates the expression of p75 but not p55 TNF receptors, and both receptors mediate, independently of each other, up-regulation of transforming growth factor α and epidermal growth factor receptor mRNA. J Biol Chem 268:2762–2766
6. Kalthoff H, Roeder C, Gieseking J, Humburg I, Schmiegel W (1993) Inverse regulation of human ERBB2 and epidermal growth factor receptors by tumor necrosis factor α. Proc Natl Acad Sci USA 90:8972–8976
7. Kalthoff H, Roeder C, Schmiegel W (1993) Cytokine-mediated regulation of growth factor receptors (EGF-R and erb-B2) in pancreatic tumors. In: Wagener C, Neumann M (eds) Molecular diagnostics of cancer. Springer, Berlin Heidelberg New York Tokyo, p 175–186
8. Korc M (1986) Epidermal growth factor receptor: its role in pancreatic cancer. Front Gastrointest Res 12:40–47
9. Lemoine NR, Hughes CM, Barton CM, Poulsom R, Jeffery RE, Klöppel G, Hall PA, Gullick WJ (1992) The epidermal growth factor receptor in human pancreatic cancer. J Pathol 166:7–12
10. Lichtenstein A, Berenson J, Gera JF, Waldburger K, Martinez-Maza O, Berek JS (1990) Resistance of

human ovarian cancer cells to tumor necrosis factor and lymphokine-activated killer cells: correlation with expression of HER2/neu oncogenes. Cancer Res 50:7364–7370
11. Loetscher H, Pan YC, Lahm HW, Gentz R, Brockhaus M, Tabuchi H, Lessauer W (1990) Molecular cloning and expression of the human 55 kd tumor necrosis factor receptor. Cell 61:351–359
12. Murthy U, Basu A, Rodeck U, Herlyn M, Ross AH, Das M (1987) Binding of an antagonistic monoclonal antibody to an intact and fragmented EGF-receptor polypeptide. Arch Biochem Biophys 252:549–560
13. Rodeck U, Williams N, Murthy U, Herlyn M (1990) Monoclonal antibody 425 inhibits growth stimulation of carcinoma cells by exogenous EGF and tumor-derived EGF/TGF-α. J Cell Biochem 44:69–79
14. Schall TJ, Lewis M, Koller KJ, Lee A, Rice GC, Wong GH, Gatanaga T, Granger GA, Lentz R, Raab H, Kohr J, Goedel DV (1990) Molecular cloning and expression of a receptor for human tumor necrosis factor. Cell 61:361–370
15. Schmiegel W, Roeder C, Schmielau J, Rodeck U, Kalthoff H (1993) Tumor necrosis factor α induces the expression of transforming growth factor α and the epidermal growth factor receptor in human pancreatic cancer cells. Proc Natl Acad Sci USA 90:863–867
16. Schmielau J, Kalthoff H, Roeder C, Onur A, Heringlake S, Schmiegel W. Tumor necrosis factor α induces tumoricidal effects of a monoclonal antibody against the epidermal growth factor receptor (in Vorbereitung)
17. Smith JJ, Derynck R, Korc M (1987) Production of transforming growth factor α in human pancreatic cancer cells: Evidence for a superagonist autocrine cycle. Proc Natl Acad Sci USA 84:7567–7570
18. Tarakhovsky A, Zaichuk T, Prassolov V, Butenko ZA (1991) A 25 kDa polypeptide is the ligand for p185neu and is secreted by activated macrophages. Oncogene 6:2187–2196
19. Ullrich A, Schlessinger J (1990) Signal transduction by receptors with tyrosine kinase activity. Cell 61:203–212

Dysregulation des Zellzyklus (p 53, Zykline)

H. Kalthoff, C. Roeder, W. Schmiegel, M. Naumann, B. Kremer

Zusammenfassung

Im Leben einer Zelle bestehen 3 Optionen: Zellen können kontinuierlich proliferieren, Zellen können ausdifferenziert ohne weitere Teilung am Leben bleiben oder sie können den Weg des programmierten Zelltods, der Apoptose, beschreiten. Die Entscheidung über diese Optionen wird durch eine Vielzahl von inneren und äußeren zellulären Faktoren bestimmt, die in den Ablauf des Zellzyklus eingreifen. Tumorzellen weisen zahlreiche genetische Veränderungen auf, von denen viele direkt oder indirekt in die Regulation des Zellzyklus eingreifen. Nachstehend wird das Zusammenspiel von Zyklin-abhängigen Kinasen, ihren Zyklinaktivatoren, ihren Inhibitoren und der δ-DNA-Polymerase-untereinheit einerseits und den bei der Regulation des Zellzyklus beteiligten Tumorsuppressorproteine Rb und p 53 andererseits erläutert sowie auf die p 53-vermittelte Regulation von bcl-2/bax und die damit verbundene Induktion der Apoptose eingegangen.

Durch den Einsatz von Antisense-Oligonukleotiden gelingt es, die Expression von mutiertem p 53-Protein in Pankreastumorzellen spezifisch zu inhibieren. Dies eröffnet die Perspektive der Beeinflussung der Apoptosefähigkeit in diesen Zellen. Weiterhin wird gezeigt, daß Pankreastumorzellen häufig keine Expression des p 16-Gens ("multiple tumor suppressor 1") aufweisen, dessen Produkt als Inhibitor Zyklin-abhängiger Kinasen (CDK 4) charakterisiert wurde.

Summary

During its life, a cell of a higher organism can follow three different courses: the cell may proliferate continuously, it can differentiate, staying alive but stopping any further division, or it can undergo apoptosis, a programmed cell death. The decision on the course taken is influenced by many exogenous and endogenous cellular factors intervening in the regulation of the cell cycle. Tumor cells show numerous genetic changes which directly or indirectly influence the cell cycle regulation. In the following, the quaternary complex including cyclin-dependent kinases, their corresponding activators (cyclins), their inhibitors, and the δ-DNA polymerase subunit in the regulation of the cell cycle will be described. The role of the tumor suppressor proteins Rb and p 53 will be elucidated. Furthermore, the p 53-mediated regulation of bcl-2/bax and the subsequent induction of the apoptotic pathway are explained. The application of antisense oligonucleotides facilitates the specific downregulation of the expression of mutated p 53 in pancreatic tumor cells. This may open a new horizon of influencing the cellular apoptotic capabilities. Additionally, it will be demonstrated that expression of the p 16 gene (multiple tumor suppressor (MTS)-1) is a rare event in pancreatic tumor cells. The p 16 gene product was characterized as inhibitor of the cdk-4 cyclin-dependent kinase.

Einleitung

Mutationen, Mikrodeletionen und Allelverluste im p 53-Tumorsuppressorgen stellen unverändert die häufigste genetische Veränderung in einer Vielzahl von Tumoren dar (Übersicht [7, 17]). Die Einsicht in die Mechanismen, durch die p 53 zur malignen Transformation beiträgt, ist in den letzten beiden Jahren erheblich vertieft worden: durch die Kokristallisation eines p 53-Fragments mit einer DNA-Bindungssequenz [6] gelang der Nachweis, daß die Mehrzahl der p 53 Mutationen ("hot spot regions") genau die Aminosäuren betreffen, die unmittelbar oder mittelbar die DNA-Interaktion bewerkstelligen [26]. Von zentraler Bedeutung ist weiterhin die Erkenntnis über die Induktion von p 21 (Synonyme: WAF-1, CIP-1, SDI-1, PIC-1) durch p 53 [19]. Dabei handelt es sich um einen Inhibitor von Zyklinabhängigen Kinasen (CDKs), die ihrerseits wiederum den Ablauf des Zellzyklus bestimmen. CDKs liegen als quarternäre Komplexe mit einem Cyclin (A, B, E, oder verschiedenen D-Typen), einem Inhibitor (p 16, p 19, p 21, p 24, oder p 27) und dem "proliferating cell nuclear antigen" (PCNA: Untereinheit der δ-DNA-Polymerase) vor (Übersicht [20, 30]). Das p 21 komplexiert gut mit Zyklin A, D 1 und E und schwach mit Zyklin B, darüber wird die inhibitorische Wirkung von p 21 v. a. in der S-, G 2- und M-Phase des Zellzyklus entfaltet. Die durch Wildtyp p 53 vermittelte Regulation von p 21 verbindet somit direkt die Tumorsuppressorfunktion mit dem Ablauf des Zellzyklus [8]. Nach DNA-Schädigung durch Strahlen oder chemische Noxen akkumuliert p 53wt und konsekutiv p 21. Dadurch kann der Ablauf des Zellzyklus gestoppt werden und zugleich werden Reparaturvorgänge an der DNA begünstigt ("p 53: guardian of the genome"; [16]). Alternativ kann die Hochregulation von p 53wt zur Apoptose der betroffenen Zellen führen. Dieser Prozeß des koordinierten Zelltods (Übersicht [32, 34]) wird durch das Produkt eines seit 1988 bekannten Onkogens, bcl-2 [33], wiederum inhibiert. Als Mechanismus wurde dafür kürzlich eine Beteiligung von bcl-2 an der Hemmung der Lipidperoxidation vorgeschlagen [37]. Das bcl-2-Protein stellt einen "survival factor" und kein Mitogen dar und liegt als Homodimer oder als Heterodimer mit dem Gegenspieler bax vor, der auch mit sich selbst dimerisiert. Das quantitative Verhältnis der Dimere von bax/bax zu bax/bcl zu bcl/bcl bestimmt letztlich den Eintritt in die Apoptose [2]. Interessanterweise greift auch hier wiederum p 53 ein, indem es die Expression von bcl-2 herunter und die von bax herauf reguliert [23], d.h. das Verhältnis wird zugunsten des Eintritts in die Apoptose verschoben.

Ein anderes Tumorsuppressorgenprodukt, das Retinoblastoma (Rb) Protein kann die Apoptose inhibieren [36]. Der Verlust von Rb in terminal differenzierten, postmitotischen Zellen führt zu einer Aufhebung der Wachstumsbeschränkung mit der Gefahr der Entartung. Dem wird durch die p 53-vermittelte Apoptose entgegengesteuert [24]. Das Rb-Protein ist ein Inhibitor des G1/S Übergangs im Zellzyklus indem es die Aktivität von Transkriptionsfaktoren, die zur E2F-Familie gehören und eine Reihe von S-Phase-Proteinen regulieren (u.a. DNA Polymerase α Zyklin D1, Thymidin Kinase, Dihydrofolat Reduktase), inhibiert (Übersicht: [30]). Die Phosphorylierung von hypophosphoryliertem Rb durch ZyklinD/CDK 4 stimuliert den Ablauf des Zellzyklus dadurch, daß E2F aus dem Komplex mit Rb freigesetzt wird und z. T. mit anderen Proteinen (DP-1) neue Komplexe eingeht [15].

Welche Rolle spielen Zellzyklusregulation und Apoptose bei der Tumorentstehung? Neben der Beeinflussung von außen durch z.B. Wachstumsfaktoren, die durch Zykline des D-Typs ("growth factor sensors") weitervermittelt wird, gibt es neue Untersuchungen, die zeigen, daß Zykline (D 1) in Tumoren überexprimiert werden und dadurch zu ihrer Autonomie beitragen [12, 25]. Außerdem führt z.B. die Überexpression von CDK 4 in (Nerz-) Lungenepithelzellen zu einer Resistenz gegen die Wachstums inhibierenden Einflüsse von TGF-β [9]. Die Unfähigkeit oder reduzierte Fähigkeit zur Apoptose charakterisiert andererseits maligne Zellen und bestimmt wesentlich den (mangelnden) Erfolg therapeutischer Interventionen durch Bestrahlung, Chemotherapeutika [22] oder Zytokine wie z.B. Tumornekrosefaktor [29]. Die Wiederherstellung dieser Fähigkeit als Therapiekonzept erscheint auf der Grundlage des in unmittelbar letzter Zeit gewonnenen Verständnisses durchaus realistisch, setzt aber v. a. im Bereich der Karzinome noch weitere Analysen voraus. So gibt es erst seit kurzem Ergebnisse, die bestätigen, daß bcl-2 auch außerhalb des hämatopoietischen Systems bei Adenokarzinomen z.B. der Mamma [10] von großer Bedeutung ist. Mit den aktuellen Erkenntnissen zum Zusammenhang des p 53-Tumorsuppressors mit der Inhibition des Zellzyklus über p 21 einerseits und der Apoptosesteuerung vermittels bcl-2/bax andererseits wird die Grundlage für ein gezieltes Eingreifen in die Reaktion von Tumorzellen auf Wachstums-inhibierende und/oder Apoptose-induzierende Stimuli wie Bestrahlung und Chemotherapie gelegt.

Abbildung 1 stellt in synoptischer Art die geschilderten Zusammenhänge von p 53, Rb, Zyklinen und Inhibitoren in der Zellzyklusregulation dar.

Ergebnisse und Diskussion

Das duktale Adenokarzinom des exokrinen Pankreas gehört zu den ausgesprochen Therapie-resistenten Karzinomen mit einer extrem schlechten Prognose [11, 35]. Während die molekularbiologische Beschreibung dieses

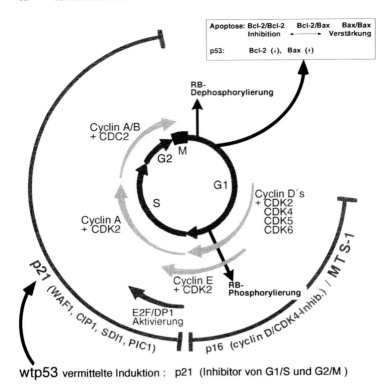

Abb. 1. Zellzyklus und Apoptose: Positive und negative Regulation (Erläuterungen s. Text)

Tumortyps sich ursprünglich hauptsächlich auf die Analyse von Punktmutationen im Ki-RAS-Onkogen erstreckte [1], sind in den letzten Jahren zusätzliche Arbeiten zur Bedeutung von p 53-Tumorsuppressorgen erschienen [3, 13, 27, 28] und M. Perucho: persönliche Mitteilung). Die Verteilung der in diesen Arbeiten beschriebenen Punktmutationen in Pankreas-Tumorzellinien und -Geweben ist in der schematisierten p 53 Genkarte (Abb. 2) zusammengefaßt. Die Lage der "hot spots" läßt zunächst keine Pankreas-charakteristischen Merkmale erkennen, sondern entspricht im wesentlichen der in anderen gastrointestinalen Adenokarzinomen (vgl. "p 53 Mutations Data Base" 1994, Thierry Soussi, Paris), allerdings ist für eine schlüssige Aussage die Fallzahl noch zu niedrig.

Analysen der genetischen Veränderungen von p 53 auf DNA-, mRNA- und Proteinebene wurden von uns für Pankreastumorzellinien zusammen mit den Befunden zu Mutationen im Ki-RAS-Onkogen publiziert [13] Es wurden dabei Korrelationsgruppen von Tumorzellinien gefunden, bei denen entweder beide (kooperierenden) Gendefekte vorliegen oder zumindest einer der beiden (Tabelle 1). Es gibt jedoch auch Fälle (20%), die keine der beiden genetischen Veränderungen aufweisen. Kürzlich wurde ein weiteres Tumorsuppressorgen (MTS-1: "multiple tumor suppressor"/p 16) beschrieben, das in einem sehr hohen

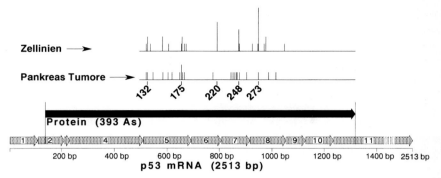

Abb. 2. Lokalisation von Punktmutationen im p 53-Tumorsuppressorgen bei Pankreastumor-Zellinien und Geweben. Mutations-hotspots sind mit den Kodon (Aminosäure)-nummern gekennzeichnet

Tabelle 1. Übersicht gefundener Punktmutationen im Ki-ras-Onkogen und p 53 Tumorsuppressorgen in Verbindung mit der p 16/MTS-1-Expression bei Pankreastumor-Zellinien

Zellinie	p 53 (Exon 5–9)	Ki-ras	Kodon	p 16 Expression
A 818-1	wt	G → C	12	–
A 818-4	wt	G → C	12	–
A 818-7	wt	G → C	12	–
BXPC-3	220 (TAT → TGT)	–		–
Capan-1	159 (GCC → GTC)	G → T	12	–
Capan-2	wt	G → T	12	+
Colo-357	wt	G → A	12	+
HPAF	151 (CCC → CTC)	G → A	12	+
Panc Tu-I	176 (TGC → AGC)	G → T	12	–
Panc Tu-II	176 (TGC → AGC)	G → T	12	nd
PT 45-P1	280 (AGA → AAA)	G → A	13	+
SW-850	wt	–		+
SW-979	wt	–		+
QGP-1	wt	–		+
Panc 89	220 (TAT → TGT)	C → A	61	–

Prozentsatz von untersuchten Tumorzellinien partiell deletiert vorliegt [14]. Allerdings zeigten nachfolgende Untersuchungen von Tumorgeweben eine wesentlich niedrigere Mutationsrate [4, 31]. Das Pankreaskarzinom bildet jedoch wiederum eine Ausnahme und weist sehr häufig auch in primären Geweben und nicht nur bei Zellinien diese genetische Veränderung auf [5], die einen weiteren Inhibitor (p 16) von CDK im Zellzyklus betrifft [21]. Die Zusammenfassung der Analyse von p 16-Mutationen (PCR System) und p 16-Expression (Westernblot) zeigt, daß 20 % der Zellinien Mutationen/Deletionen in allen 3 Genen (Ki-RAS, p 53, p 16), 47 % in mindestens 2 und 13 % in einem der Gene aufweisen, es bleiben jedoch immer noch Fälle (20 %) mit Wildtypfunktion in allen 3 Genen (vgl. Tabelle

1). Diese Zellinien sind besonders geeignete Kandidaten für weitere Untersuchungen zur Expression von z.B. Zyklinen oder bcl-2/bax. Eine interessantes Ergebnis resultierte aus dem Vergleich der Mutationen von p 16 mit der Expression des Proteins, die in einzelnen Fällen trotz genotypischen Wildtyps fehlte (M. Naumann et al., Manuskript eingereicht). Dies läßt auf eine zusätzliche, bisher für p 16 nicht beschriebene, negative posttrankriptionelle Regulationsebene schließen.

Zur Untersuchung der Rolle von mutiertem p 53 in Pankreastumorzellen setzten wir Antisense-Oligonukleotide ein, die gegen eine Sequenz im Exon 10 gerichtet sind ("OL-1" Phosphorothioat; freundliche Gabe von P. Iversen, Omaha, NB, USA). Dieses hochreine Material wurde auch in einer klinischen Studie bei AML-Patienten eingesetzt. Die Inkubation von PancTul-Zellen (p 53 Mutation bei Kodon 176) mit "OL-1" über 48 h zeigt eine starke und dosisabhängige Inhibition der p 53-Proteinexpression (gemessen in einem p 53-spezifischen ELISA, Dianova, Hamburg; [13]) bezogen auf das gesamte zelluläre Protein (Abb. 3). Die A818-4 Pankreastumorzellinie (p 53-Wildtyp) zeigt dagegen keine Reduktion des p 53-Proteins, hier liegen die Spiegel insgesamt jedoch um den Faktor 1 000 niedriger. Die Sensitivität der "OL-1"-vermittelten Inhibiton von p 53 in PancTu 1-Zellen kann noch um einen Faktor 3 gesteigert werden, wenn OL-1 an Nanopartikel (np) gebunden wird (freundliche Gabe von E.T. Saison-Behmoaras, Paris). Die Zeitkinetik der Inhibition von p 53-Protein durch OL-1 in PancTul-Zellen weist eine extrem starke Reduktion nach 6 h auf und eine anschließende mehrtägige Reduktion um 50–60 % (Abb. 4). Die Proliferation von PancTul-Zellen (gemessen im ^{3}H-Thymidininkorporationsassay nach 48 h Behandlung der Zellen in 0.5 % FCS-haltigem Medium) wird parallel zur Reduktion des mutierten p 53-Protein inhibiert (Abb. 5). Auch hier zeigt sich die Effizienzsteigerung durch den Einsatz der np und außerdem läßt sich das Ergebnis durch den Einsatz eines anderen p 53-spezifischen Antisense-Oligonukleotids, MPI (freundlicherweise von W. Brysch, Göttingen zur Verfügung gestellt), reproduzieren. Zu diesem Oligonukleotid stand auch ein Kontrolloligonukleotid zur Verfügung mit gleicher chemischer

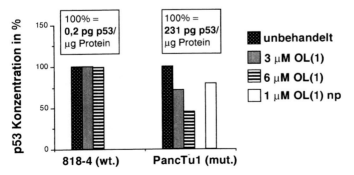

Abb. 3. Beeinflussung der p 53-Tumorsuppressorproteinkonzentration druch OL-1-Antisense-Oligonukleotide in Zellinien, die p 53-Wildtyp (818-4) bzw. mutiertes p 53 (PancTul) exprimieren (weitere Erläuterungen im Text)

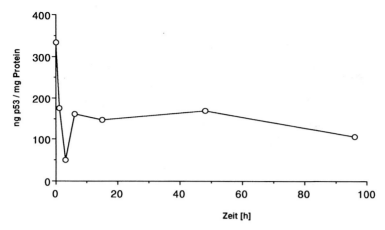

Abb. 4. Zeitlicher Verlauf der Effekte von OL-1 (6 μM) auf die p 53-Expression in PancTul-Tumorzellen. Die im p 53-Elisa-Test (Dianova, Hamburg) gemessenen Konzentrationen wurden nach Proteinbestimmung gegen die Proteinkonzentration in den Zellextrakten rechnerisch korrigiert

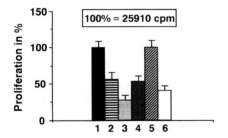

Abb. 5. Einfluß von p 53-Antisense-Oligonukleotiden auf die Proliferation von PancTul-Pankreastumorzellen. Die Proliferation wurde als metabolischer ^{3}H-Thymidineinbau bei der DNA-Synthese gemessen und ist prozentual bezogen auf die unbehandelte Kontrolle angegeben (eingerahmt der absolute Einbau als cpm im Kontrollansatz). Behandlung der Zellen (48 h): *1* unbehandelt; *2* OL-1 3 μM; *3* OL-1 6 μM; *4* OL-1np (Nanopartikel) 1 μM; *5* randomisierte Kontrollsequenz; *6* MPI Antisense p 53 3 μM

Zusammensetzung, aber randomisierter Sequenz. In gleicher Konzentration wie MPI eingesetzt, zeigt dieses keine Inhibition der Proliferation im Vergleich mit dem unbehandelten Ansatz und unterstreicht somit die Spezifität des hier dargestellten Effekts der Wachstumsinhibition von Pankreastumorzellen parallel zur Reduktion des mutierten p 53-Proteins. Eine mögliche Interpretation dieser Ergebnisse besteht in der Klassifizierung dieser Kodon 176-Mutation als "gain of function" p 53-Mutation, ggf. spielen aber auch die relativen Proteinspiegel eine wesentliche Rolle.

Weitergehend ergeben sich folgende Perspektiven:

- In welchem Verhältnis liegen die positiven (bax) und die negativen (bcl-2) Regulatoren der Apoptose in Anwesenheit und Abwesenheit exogener Noxen

wie Zytokine, Enzyminhibitoren und DNA-spezifischer Chemotherapeutika vor?
- Läßt sich das quantitative Verhältnis von bax zu bcl-2 durch Modulation der p 53-Expression in p 53wt- und p 53mut-exprimierenden Pankreastumorzellen so verändern, daß die Fähigkeit dieser Krebszellen zur Apoptose nach zusätzlich eingesetzten Noxen wiederhergestellt wird? Insgesamt sollten die quantitativen Aspekte gerade in diesem Bereich der Zellbiologie besondere Berücksichtigung finden; mathematische Modelle der Zellzyklusregulation werden dabei entscheidende Hilfestellung geben [18].

Literatur

1. Almoguera C et al. (1988) Cell 53:549-554
2. Baringa M (1994) Science 263:754-756
3. Barton CM et al. (1991) Br J Cancer 64:1076-1082
4. Cairns P et al. (1994) Science 265:415-416
5. Caldas C et al. (1994) Nature Genet 8:27-31
6. Cho Y et al. (1994) Science 265:346-355
7. Deppert W (1994) Cancer Biol 5:187-202
8. El-Deiry WS et al. (1993) Cell 75:817-825
9. Ewen ME et al. (1993) Cell 74:1009-1020
10. Haldar S et al. (1994) Cancer Res 54:2095-2097
11. Hall PA, Lemoine NR (1993) Cancer Surv 16:135-155
12. Jiang W et al. (1993) Proc Natl Acad Sci USA 90:9026-9030
13. Kalthoff H et al. (1993) Oncogene 8:289-298
14. Kamb A et al. (1994) Science 264:436-440
15. Krek W et al. (1994) Cell 78:161-172
16. Lane DP (1992) Nature 358:15-16
17. Levine AJ et al. (1994) Br J Cancer 69:409-416
18. Maddox J (1994) Nature 369:437
19. Marx J (1993) Science 262:1644-1645
20. Marx J (1994) Science 263:319-321
21. Marx J (1994) Science 264:344-345
22. McIlwrath et al. (1994) Cancer Res 54:3718-3722
23. Miyashita T et al. (1994) Oncogene 9:1799-1805
24. Morgenbesser SD et al. (1994) Nature 371:72-74
25. Nishida N et al. (1994) Cancer Res 54:3107-3110
26. Prives C (1994) Cell 78:543-546
27. Ruggeri B et al. (1992) Oncogene 7:1503-1511
28. Scarpa A et al. (1993) Am J Pathol 142:1534-1543
29. Schmiegel W et al. (1988) Pancreas 3:180-188
30. Sherr CJ (1993) Cell 73:1059-1065
31. Spruck CH et al. (1994) Nature 370:183-184
32. Symonds H et al. (1994) Cell 78:703-711
33. Vaux DL, Adams JM (1988) Nature 335:440-442
34. Vaux DL et al. (1994) Cell 76:777-779
35. Warshaw AL, Castillo CF del (1992) New Engl J Med 7:455-465
36. White E (1994) Nature 371:21-22
37. Wyllie AH (1994) Nature 369:272-273

Tumorinvasion – die Rolle der Rezeptoren

F. Alves, W. Vogel, A. Ullrich

Zusammenfassung

Zwei Vertreter einer neuen Untergruppe von Rezeptortyrosinkinasen, MCK-10 (mammary carcinoma kinase) und CCK-2 (colon carcinoma kinase), wurden aus epithelialen Tumoren identifiziert und charakterisiert. Sie zeichnen sich durch eine Discoidin-I homologe Sequenz in der extrazellulären Domäne und eine für Rezeptortyrosinkinasen ungewöhnlich lange Juxtamembranregion aus. Eine Isoform von MCK-10 mit zusätzlichen 37 Aminosäuren in dieser Region, die auffällige Sequenzmotive enthält, wurde isoliert. Im Gegensatz zu CCK-2 wird MCK-10 in der extrazellulären Domäne in zwei Untereinheiten gespalten, in eine membranständige und in eine lösliche, die das Zelladhäsionsmotiv trägt. MCK-10 wird in verschiedenen Geweben spezifisch und ausschließlich in Epithelzellen exprimiert, während sich die Expression von CCK-2 auf das Bindegewebe beschränkt. In Tumorgeweben wird diese spiegelbildliche Expression noch deutlicher, wo MCK-10 in Tumorzellen exprimiert wird und CCK-2 nur in dem von Tumorzellen infiltrierten Stroma. In Verbindung mit der Strukturhomologie von MCK-10 und CCK-2 zu Zelladhäsionsmolekülen und ihrer komplementären Expression in Tumoren wird Mitgliedern dieser neuen Familie eine wichtige Rolle in der Zell-Zell-Interaktion während Vorgängen der Tumorinvasion zugeschrieben.

Summary

To identify novel receptor tyrosine kinases (RTKs) that might be involved in the development and progression of cancer we used a polymerase chain reaction (PCR) based cloning strategy. Two RTKs were isolated from human tumor tissue, designated colon carcinoma kinase 2 (CCK-2) and mammary carcinoma kinase 10 (MCK-10), that were described previously as TKT [19] and as DDR [18], respectively. MCK-10 and CCK-2 exhibit a high degree of overall homology and represent members of a novel subclass characterized by a long cytoplasmatic juxtamembrane region and a discoidin I motif in the extracellular domain. The amino acid residues defining the discoidin I motif are highly conserved between CCK-2, MCK-10 and other cell adhesion molecules. Two isoforms of MCK-10 were isolated. They differ by an in frame insertion of 37 amino acids in the juxtamembrane region, that contain consensus sequences for internalization and SH3 domain interaction and affect receptor kinase activity and extracellular glycosylation. MCK-10, unlike CCK-2, contain the putative consensus sequence RXRR in the extracellular domain, a possible cleavage signal for the endopeptidase furin. This is consistent with the observation that only cells overexpressing MCK-10 reveal the presence of an additional phosphorylated band of 63 kD. MCK-10 is cleaved to yield one fragment containing the kinase domain and one soluble ectodomain including the adhesive motif. As already suggested by Northern blot analysis, MCK-10 mRNA was highly expressed in cell lines of tumor epithelial origin, while CCK-2 mRNA was found in fibroblast-like cell types. Comparative in situ hybridization studies on various tumor sections revealed that both receptors are expressed mutually exclusive in different cell types. Whereas MCK-10 expression is restricted to neoplastic cells, CCK-2 mRNA is predominantly expressed in stromal cells surrounding the invading tumor. The distinct expression pattern of CCK-2 and MCK-10 and the presence of the discoidin 1 motif in their extracellular domains suggest that both receptors play an important role in processes involved in cell-cell interactions and possibly tumor invasion and metastasis. The remarkable complexity of MCK-10 isoforms in conjunction with the cleavage of the extracellular domain with putative adhesion properties further supports this hypothesis.

Die Ausbreitung von Tumoren manifestiert sich in Expansion, Tumorinvasion und Metastasierung. Dabei ist das Zusammenwirken von Tumorzellen mit den Zellen des umgebenden Gewebes von besonderer Bedeutung. Tumorinvasion und Metastasierung sind keine zufälligen Ereignisse, sondern komplexe Mehrschrittprozesse, bei denen je nach Tumortyp unterschiedliche molekulare Mechanismen beschrieben werden. Zu diesen Prozessen gehören die Ablösung der Tumorzellen aus dem Zusammenhang des Gewebes und die Degradation und das Durchdringen der Basalmembran, die aktive gerichtete Bewegung ins umgrenzende Gewebe, die Invasion von Blut- oder Lymphgefäßen und der Transport in ihnen bis hin zum Einwandern der Tumorzellen in definierte Zielorgane. Hier ist neben anderen Faktoren die Beteiligung von Proteasen, Zelladhäsionsmolekülen und Lektinen beschrieben worden [24]. So ist anzunehmen, daß eine Vielzahl von Genen spezifische Funktionen innerhalb der "metastatischen Kaskade" erfüllen und während den einzelnen Phasen der Tumorprogression exprimiert werden.

Insbesondere mit Methoden der Molekularbiologie sind in den letzten Jahren viele Erkenntnisse über die Regulation von zellulären Wachstumsprozessen gewonnen worden. Durch die Isolierung und Charakterisierung einer Vielzahl neuer Mitglieder aus der Familie der Rezeptortyrosinkinasen sind wesentliche Beiträge zum Verständnis der Signalübertragungskette zur Wachstumsregulation und der Onkogenese geliefert worden. Für ein geordnetes Wachstum und für die Differenzierung von Geweben und Organen ist die interzelluläre Kommunikation eine wichtige Vorraussetzung, bei der die Interaktion von Wachstumsfaktoren mit spezifischen membranständigen Rezeptoren mit Tyrosinkinaseaktivität, die eine Kaskade von intrazellulären Ereignissen auslösen, eine wesentliche Rolle spielt [42].

Alle Rezeptortyrosinkinasen haben ein gemeinsames Strukturprinzip: eine glykosylierte extrazelluläre Ligandenbindungsdomäne, eine hydrophobe Transmembranregion und die intrazelluläre Domäne mit Tyrosinkinaseaktivität. In den letzten Jahren ist es gelungen, eine Vielzahl von Mitgliedern dieser Rezeptorfamilien zu identifizieren und zu charakterisieren. Aufgrund von Sequenzhomologien und bestimmten strukturellen Eigenschaften in der extrazellulären Domäne lassen sich die Rezeptortyrosinkinasen in verschiedene Familien einteilen (Abb. 1).

Die Bindung eines spezifischen Liganden führt zur Konformationsänderung des Rezeptors, die die Dimerisierung zweier Rezeptormonomeren induziert und damit die enzymatische Domäne aktiviert. An den durch die Transphosphorylierung aktivierten Rezeptor binden daraufhin eine Reihe von zellulären Proteinen, die wiederum tyrosinphosphoryliert werden und das Aktivierungssignal in der Zelle weiterleiten [36]. Das durch den Liganden vermittelte extrazelluläre Signal wird somit durch die Plasmamembran in den Zellkern weitergeleitet, wo eine Änderung der Genexpression induziert wird. Der aktivierte Signaltransduktionsweg in Wechselwirkung mit spezifischen Effektormolekülen und negativen Regulationsmechanismen bestimmt die intrazellulären Antworten wie Proliferation, Differenzierung und metabolische Effekte. Strukturelle Veränderungen oder eine abnormale Expression von Komponenten dieser Signaltransduktionskette können zu unkontrolliertem Zellwachstum oder zu Defekten in der Zelldifferenzierung und damit zu Tumorerkrankungen führen.

Die Entdeckung, daß viele Onkogene ihre Wirkung über die Aktivierung einer Rezeptortyrosinkinase ausüben oder selbst für Tyrosinkinasen kodieren, unterstreicht den Einfluß dieser Rezeptoren für die Wachstumskontrolle. So ist beispielsweise das virale Onkogen v-erbB homolog zu dem epidermal growth factor receptor EGF-R, v-fms zu dem colony stimulating factor receptor CSF-R und v-kit zu c-kit [3, 6, 8, 15, 41, 45]. Die von Rezeptortyrosinkinasen abstammenden Onkogenprodukte weisen im Vergleich zum zellulären Protoonkogenprodukt strukturelle Veränderungen auf. Zum Beispiel führt die Deletion der extrazellulären Domäne bei v-erbB und v-kit zu einer dauerhaften Aktivierung der Tyrosinkinaseaktivität ohne Ligandenbindung [42]. Neben Strukturläsionen wie beispielsweise die Mutation von RET in Schilddrüsentumoren [14], von Trk in Kolon- und Schilddrüsentumoren [4] und EGF-R in Glioblastomen [9] sind in der Tumorentstehung beim Menschen vor allem die autokrine Bildung von Wachstumsfaktoren und eine vermehrte Expression der entsprechenden Rezeptoren von pathophysiologischer und prognostischer Bedeutung.

Die Überexpression von Rezeptortyrosinkinasen wurde erstmalig für den EGF-R in Plattenepithelkarzinomen und Glioblastomen beschrieben [23, 41, 44]. Weitere Untersuchungen konnten zeigen, daß bei 30% der Mamma- und Ovarialkarzinome eine direkte Korrelation zwischen der Expression des EGF-R ähnlichen HER2/neu/c-erbB2 und der Prognose des Patienten besteht [37, 38]. Durch Überexpression von HER2/neu konnte in Mäusen ein Mammakarzinom induziert [27] oder NIH 3T3 Fibroblasten durch vermehrte Expression von HER2/neu transformiert werden [17].

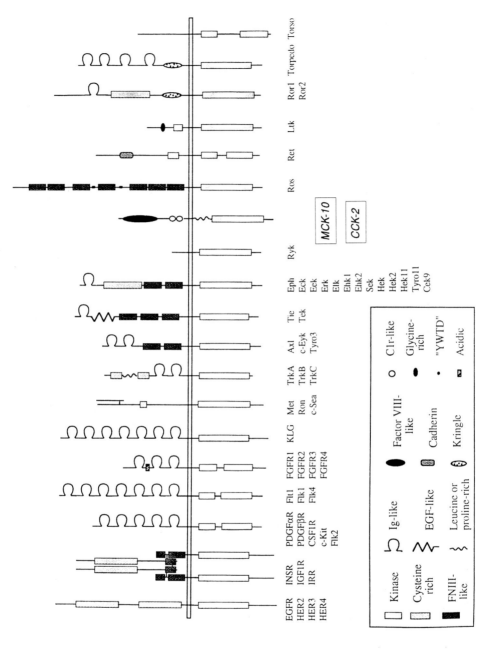

Abb. 1. Schematische Darstellung der verschedenen Familien von Rezeptortyrosinkinasen. (Plowman et al. 1994 [33])

Ein direkter Einfluß von bestimmten Rezeptortyrosinkinasen auf die Tumorprogression konnte bereits durch Hemmung der Rezeptorfunktion mit zielgerichtet mutierten Rezeptorvarianten nachgewiesen werden. Da die Signalübertragung der Tyrosinkinasen durch die Liganden-induzierte Dimerisierung der Rezeptoren vermittelt wird, hemmen in die Zelle eingebrachte dominant-negative Rezeptoren die biologische Aktivität des endogen exprimierten Rezeptors durch Bildung inaktiver Dimere [20, 35]. Als Beispiel dieser dominant-negativen Inhibitionsstrategie ist die Hemmung des FLK1/VEGF Signaltransduktionsweges in proliferierenden Endothelzellen mit der negativen FLK1 Mutante zu nennen. Durch Inhibition der Angiogenese konnte in Nacktmäusen das Wachstum von Glioblastomen unterdrückt werden [26]. Antikörper gegen die extrazelluläre Domäne von Rezeptortyrosinkinasen, beispielsweise von EGF-R und HER2/neu wurden bereits erfolgreich eingesetzt, um die Signalübermittlung und damit das Tumorwachstum zu hemmen [10, 22, 28, 40]. Ein weiterer Ansatz ist die Identifizierung spezifischer chemischer Substanzen, wie beispielsweise die Entwicklung von Tyrphostinen, die die Tyrosinkinaseaktivität hemmen [12, 47].

Die Vermutung lag nahe, daß weitere, noch nicht beschriebene Rezeptortyrosinkinasen aus Tumoren identifiziert und charakterisiert werden können, die an der Entstehung und Progression epithelialer Tumoren wesentlich beteiligt sind. Die Kenntnis über die Expression spezifischer Rezeptortyrosinkinasen in Tumoren bietet die Grundlage für die Entwicklung diagnostischer Möglichkeiten und neuer Therapiekonzepte. Um neue Vertreter dieser Rezeptorfamilie zu identifizieren, wurde in der vorliegenden Arbeit mit Hilfe der Polymerase-Kettenreaktion (PCR) in Verbindung mit einem Gemisch aus degenerierten Oligonukleotiden das Expressionsmuster von Rezeptortyrosinkinasen in gastrointestinalen Tumoren und Mammakarzinomen analysiert. Bei diesem Ansatz nutzt man die starke Homologie der katalytischen Domäne innerhalb der Rezeptortyrosinkinasen. Die Oligonukleotide sind derart synthetisiert, daß sie den Konsensus-Aminosäuresequenzen innerhalb dieser konservierten Abschnitte entsprechen [16, 43]. Aus verschiedenen Tumoren und den entsprechenden Normalgeweben wurde RNA isoliert, mRNA angereichert und mit reverser Transkriptase in cDNA umgeschrieben, die als Ausgangsmaterial für die PCR diente. Die mittels PCR amplifizierten Genabschnitte wurden anschließend durch Sequenzanalyse identifiziert. Im Rahmen dieser Untersuchungen wurden zwei neue für Rezeptortyrosinkinasen kodierende Genabschnitte isoliert und nach den Geweben benannt, aus denen sie erstmalig amplifiziert wurden MCK-10: mammary carcinoma kinase und CCK-2: colon carcinoma kinase.

MCK-10 und CCK-2 erschienen wegen ihrer großen Ähnlichkeit zueinander sowie zu der Neurotrophin- (Trk) und der Insulin-Rezeptor Familie besonders interessant und wurden daher eingesetzt, um die vollständigen cDNAs aus einer Plazenta Gen-Bibliothek zu isolieren. Ein Vergleich der Aminosäure-Sequenz beider Rezeptoren zeigt, daß beide Proteine in ihrer ganzen Länge sehr homolog zueinander sind (74%) und alle für die Rezeptortyrosinkinasen charakteristischen

```
CCK-2   MILIPRMLLVLFLLLPILSSA...KAQVNPAICRYPLGMSGGQIPDEDIT      47
        : |    |:|||  :   |:::||| |||:||| :  |||.||
MCK-10  ..MGPEALSSLLLLLVASGDADMKGHFDPAKCRYALGMQDRTIPDSDIS       48

CCK-2   ASSQWSESTAAKYGRLDSEEGDGAWCPEIPVEPDDLKEFLQIDLHTLHFI       97
        ||| ||::||||:..::|:|..:|||||||  .| |.: .:|:||:||:  ||::
MCK-10  ASSSWSDSTAARHSRLESSDGDGAWCPAGSVFPKE.EEYLQVDLQRLHLV       97

CCK-2   TLVGTQGRHAGGHGIEFAPMYKINYSRDGTRWISWRNRHGKQVLDGNSNP      147
        .|||||||||||| || ..|::.||||| ||::|::|  |.:|:.||.:|
MCK-10  ALVGTQGRHAGGLGKEFSRSYRLRYSRDGRRWMGWKDRWGQEVISGNEDP      147

CCK-2   YDIFLKDLEPPIVARFVRPIPVTDHSMNVCMRVELYGCVWLDGLVSYNAP      197
        ::.||||:||:|||||:|||.| .|  :||||:|| :|  |||:||.|| 
MCK-10  EGVVLKDLGPPMVARLVRFYPRADRVMSVCLRVELYGCLWRDGLLSYTAP      197

CCK-2   AGQQFVLPGGSIIYLNDSVYDG.AVGYSMTEGLGQLTDGVSGLDDPTQTH      246
        .|| :  |.:: ||||..||| .  .:|||||.||| :|||.|||| ::
MCK-10  VGQTMYLSEA..VYLNDSTYDGHTVGGLQYGGLGQLADGVVGLDDPRKSQ      245

CCK-2   EYHVWPGYDYVGWRNESATNGYIEIMPEPDRIRNPTTMKVHCNNMPAKGV      296
        |.:|||||||||:|.|.  ..||:|:  |||||.| .|..||||||  |.
MCK-10  ELRVWPGYDYVGWSNHSPSSGYVEMEPEFDRLRAPQAMQVHCNNMHTLGA      295

CCK-2   KIFKEVQC.YPRSEASEWEPNAISFPLVLDDVNPSARFVTVPLHHRMASA      345
        ::   :|:|  |:.|  .||.:::  |. .  .:|.|| |.|||   |:|.
MCK-10  RLPGGVECRFRRGPAMAWEGEPMRHNLGGNLGDPRARAVSVPLGGRVARF      345

CCK-2   IKCQYHFADTWMMFSEITPQSDAAMYNNSEALPTS...............      380
        :.|.:   ||:::|:|||.|| |..:|..||..     
MCK-10  LQCRFLFAGPWLLFSEISPISD.VVNNSSPALGGTFPPAPWWPPGPPPTN      394

CCK-2   ....PMAPTTYDPMLKVDDSNTRILIGCLVAIIPILLAIIVIILWRQFWQ      426
        .:.|  |.|:: | ||||||||||  ||.::|  ||.:|||  |.
MCK-10  FSSLELEPRGQQPVAKAEGSPTAILIGCLVAIILLLLLIIALMLWRLHWR      444

CCK-2   KMLEKASRRMLDDEMTVSLSLPSDSSMFNNNRSSSPSEQGSNSTYDRIFP      476
        ::|.||.||:|::|:||  ||::|  .::|| .::||......
MCK-10  RLLSKAERRVLEEELTVHLSVPGDTILINNRPGPREP.............      481

CCK-2   LRPDYQEPSRLIRKLPEFAPGEEESGCSG........VVVKPVQPSGPEV      518
        |.||||..  ..   :.....::|::|:||       .:|..:.:|
MCK-10  ..PPYQEPRPRGNPPHSAPCVPNGSAYSGDYMEPEKPGAPLLPPPPQNSV      529

CCK-2   PHYAEADIVNLQGVTGGNTYSVPAVTMDLLSGKDVAVEEFPRKLLTPKEK      568
        |||||||||.||||||||||:|||.  :|||| :  ::  |||| ||||
MCK-10  PHYAEADIVTLQGVTGGNTYAVPALPPGAVGDGPPRV.DPPRSRLRPKEK      578

CCK-2   LGEGQFGEVHLCEVEGMEKFKDKDFALDVSANQPVLVAVKMLRADANKNA      618
        ||||||||||||||: :.: . ||:|:|.  .:|:|||||||||:|| ||
MCK-10  LGEGQFGEVHLCEVDSPQDLVSLDPPLNVRKGHPLLVAVKILRPDATKNA      628

CCK-2   RNDPLKEIKIMSRLKDPNIIHLLAVCITDDPLCMITEYMENGDLNQFLSR      668
        ||||||||:||||||||||||.|||.|:||||||||:|||||||||||:
MCK-10  RNDPLKEVKIMSRLKDPNIIRLLGVCVQDDPLCMITDYMENGDLNQFLSA      678

CCK-2   HE........PPNSSSSDVRTVSYTNLKFMATQIASGMKYLSSLNFVHR      709
        |:         |.::  ..::.:||. | :|.|||||..:|.||||||
MCK-10  HQLEDKAAEGAPGDGQAAQGPTISYPMLLHVAAQIASGMRYLATLNFVHR      728

CCK-2   DLATRNCLVGKNYTIKIADFGMSRNLYSGDYYRIQGRAVLPIRWMSWESI      759
        |||||||||||.|||||||||||||||:|:|||.|||||||||||:||:|
MCK-10  DLATRNCLVGENPTIKIADFGMSRNLYAGDYYRVQGRAVLPIRWMAWECI      778

CCK-2   LLGKFTTASDVWAFGVTLWETFTFCQEQPYSQLSDEQVIENTGEFFRDG      809
        |:|||||||||||||||||:.: :|:||:.:|||||.|||||||||||||
MCK-10  LMGKFTTASDVWAFGVTLWEVLMLCRAQPFGQLTDEQVIENAGEFFRDG      828

CCK-2   RQTYLPQPAICPDSVYKLMLSCWRRDTKNRPSFQEIHLLLLQQGDE..      855
        ||.||..|: ||:::.|||.|:.|.|:....|. ::|  :|  ::: :
MCK-10  RQVYLSRPPACPQGLYELMLRCWSRESEQRPPFSQLHRPLAEDALNTV       876
```

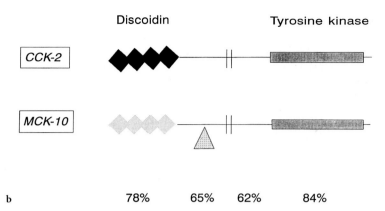

b

Abb. 2. a Vergleich der Aminosäuresequenzen von CCK-2 und MCK-10a. Das Discoidin I – Motiv ist eingerahmt. N – Glykosylierungsstellen von CCK-2 sind mit *schwarzen Dreiecken* und Tyrosinreste, mögliche Autophoshorylierungsstellen und Substratbindungsstellen mit *offenen Dreiecken* gekennzeichnet. Die Erkennungssequenz für die Endopeptidase Furin ist *unterstrichen* und die möglichen Transmembranregionen mit einem *Strich* markiert. *Sternchen* kennzeichnen die konservierten Aminosäuren der ATP-Bindungsstellen. **b** Schematische Darstellung der Rezeptoren MCK-10 und CCK-2 und Vergleich der Sequenzhomologien in Prozent (▲ = Erkennungssequenz für die Endopeptidase Furin (RXRR), ∥ = Transmembranregion)

Strukturmerkmale beinhalten (Abb. 2): hydrophobe Signalsequenzen und Transmembranregionen, identische ATP-Bindungsstellen und potentielle Tyrosinkinasedomänen, die alle konservierten Subdomänen enthalten [16]. Während der Durchführung dieser Arbeiten wurde von anderen Arbeitsgruppen MCK-10 als DDR [18], als CAK [32] und als trkE [7] und CCK-2 als TKT [19] beschrieben.

Im Gegensatz zu Mitgliedern der EGF- und PDGF-Rezeptor Familie befinden sich die Tyrosinphosphorylierungsstellen und damit die Bindungsstellen für die an der Signaltransduktion beteiligten Moleküle bei MCK-10 und CCK-2 nicht im Carboxyterminus, sondern sind in der Kinasedomäne und in der ungewöhnlich langen juxtamembranen Region lokalisiert (Abb. 2a). Diese Domänen unterscheiden sich bei beiden Rezeptoren in ihrer Aminosäuresequenz erheblich und charakterisieren damit wahrscheinlich ihre rezeptorspezifischen Signalwege und Unterschiede in ihrer biologischen Funktion. Intrazelluläre Proteine mit src Homologie 2 (SH2) Domänen, die Bestandteile verschiedener Signaltransduktionswege sind, binden nur an einen Phosphotyrosinrest in einem bestimmten Sequenzkontext, der die Interaktionsspezifität zwischen Substrat und Rezeptorbindungsstellen definiert [31]. Eine potentielle Bindungstelle für die p85 Untereinheit von der Phosphatidylinositol 3'-kinase (YLPQ, Tyr^{813} in CCK-2 und YLSR, Tyr^{832} in MCK-10) ist in beiden Rezeptoren vorhanden [39], während die für das GTPase-aktivierende Protein GAP (YMEP, Tyr^{510}) und für SHC (YSGD, Tyr^{506}) nur in MCK-10 zu finden ist [11, 29].

Die besondere Bedeutung der Juxtamembranregion für diese Familie der Rezeptortyrosinkinasen wird dadurch unterstrichen, daß eine Isoform von MCK-

10 mit zusätzlichen 37 Aminosäuren in diesem Bereich identifiziert wurde (Abb. 3). Interessanterweise enthält diese Insertion auffällige Sequenzmotive, wie beispielsweise das Motiv NPXY, das möglicherweise an der ligandenunabhängigen Internalisierung von Rezeptoren beteiligt ist [5], und eine prolinreiche Region (PGPPTP), die eine potentielle Bindungsstelle für spezifische zelluläre Proteine mit konservierten Bereichen, sogenannte src Homologie 3 (SH3) Domänen darstellt [46].

Diese rezeptorassoziierenden Proteine leiten in der Folge bestimmte Signaltransduktionswege ein. Es konnte gezeigt werden, daß MCK-10b, die Isoform mit den zusätzlichen Aminosäuren schwächer glykosyliert und tyrosinphosphoryliert wird. Anzunehmen ist, daß dies ein Regulationsmechanismus der MCK-10-kinase darstellt, um bestimmte Wechselwirkungen mit intrazellulären Proteinen zu modulieren und die zelluläre Antwort zu modifizieren. In Lysaten von verschiedenen Tumorzellinien wurde eine noch größere Vielfalt an Genprodukten für MCK-10 nachgewiesen, die wahrscheinlich weitere Isoformen oder veränderte Glykosylierungsformen des Rezeptors wiederspiegeln [2].

Aufgrund eines für Rezeptortyrosinkinasen einzigartigen Motives in der extrazellulären Domäne von MCK-10 und CCK-2 bilden beide Rezeptoren eine neue Untergruppe der Rezeptortyrosinkinasen (Abb. 1 und 2). Dieses Motiv ist zu dem Protein Discoidin I aus dem Schleimpilz Dictyostelium discoideum homolog,

a
MCK-10a: ^{501}PNGS   AYSG
         | | | | | | | |
MCK-10b: ^{501}PNGSALLLSNPAYRLLLATYARPPRGPGPPTPAWAKPTNTQAYSG

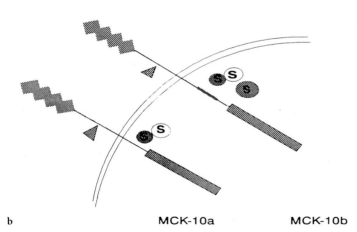

b   MCK-10a   MCK-10b

Abb. 3. a Vergleich der Aminosäuresequenzen von MCK-10a und MCK-10b. Das NPXY-Motiv in der Insertion von MCK-10b ist *dünn* und die mögliche SH3 Bindungsstelle *dick* unterstrichen. **b** Schematische Darstellung der zwei Isoformen von MCK-10 (*S* rezeptorassoziierende Proteine, Bestandteile der Signaltransduktionswege)

einem Lektin, das in vitro spezifisch Oligosaccharide binden kann [1, 34]. Das Discoidin-Motiv wird ebenfalls in den Blutgerinnungsfaktoren V und VIII des Menschen gefunden und vermittelt dort die Bindung an Phospholipide der Zellmembran von Thrombozyten [13]. Die Strukturhomologie zu weiteren Zelladhäsionsproteinen deutet darauf hin, daß MCK-10 und CCK-2 an Zell-Zell-Interaktionen entscheidend beteiligt sind.

Zelladhäsionsproteine und Lektine spielen bei der Tumorprogression und -invasion eine zentrale Rolle, da die Tumorzellen sich zum einen aus dem Zellverband lösen und zum anderen für die gerichtete Bewegung ständig neue Zellkontakte herstellen müssen. Die Bedeutung des Stromas für die Tumorprogression wurde lange Zeit unterschätzt. Dabei ist das Zusammenwirken von Tumorzellen mit den Zellen des umgebenden Gewebes von besonderer Bedeutung [30]. Fibroblasten, die mit Tumorzellen assoziiert sind, zeigen ein verändertes Proliferations- und Differenzierungsverhalten. Von einer Reihe von Wachstumsfaktoren, wie beispielsweise dem Platelet-derived Growth Factor PDGF, dem Fibroblast Growth Factor (FGF) und Mitgliedern der Insulin- und der Nerve-Growth Factor-Familie ist bereits bekannt, daß sie die Proliferation und Differenzierung von tumorumgebenden Supportzellen modulieren, indem sie mit den entsprechenden Zelloberflächenrezeptoren, RTKs, interagieren [25]. Diese Stromazellen produzieren wiederum Faktoren, die die Proliferation der Tumorzellen induzieren. In diesem Zusammenhang ist das in der vorliegenden Arbeit gefundene Expressionsmuster von MCK-10 und CCK-2 in Tumorgeweben von besonderem Interesse.

Bereits die Northern-Blot Analyse ließ eine komplementäre Expression von MCK-10 und CCK-2 erkennen, die mit der in-situ Hybridisierungstechnik an Normalgeweben und Tumormaterial bestätigt werden konnte [2]. MCK-10 wird in verschiedenen Tumorzellinien epithelialen Ursprungs, in denen CCK-2 nicht nachzuweisen ist, stark exprimiert, während umgekehrt in Fibroblasten ähnlichen Zellinien CCK-2 stark und MCK-10 nur schwach nachzuweisen ist. Die in-situ Hybridisierungstechnik zeigte, daß MCK-10 spezifisch und ausschließlich in Epithelzellen exprimiert wird. Eine schwache Expression von CCK-2 beschränkt sich in Normalgeweben auf das Bindegewebe. Nicht alle Epithelzellen exprimieren MCK-10. Besonders deutlich wird dies im Pankreas, wo eine Expression von MCK-10 nur in den Zellen der Langerhans-Inseln nachgewiesen werden konnte. In der Niere exprimieren nur die Epithelzellen der distalen Tubuli MCK-10, die sich im Vergleich zu den proximalen Tubuli durch sehr viel mehr interzelluläre Verbindungen, sogenannte tight junctions auszeichnen. Die spiegelbildliche Expression beider Rezeptoren wird in Tumorgeweben noch deutlicher (Abb. 4). MCK-10 wird spezifisch in Tumorzellen epithelialen Ursprungs exprimiert, während CCK-2 eine hohe Expression nur in dem von Tumorzellen infiltrierten Bindegewebe zeigt [2]. Die gegenseitige Beeinflussung beider Zelltypen in Tumoren weist auf eine direkte Wechselwirkung der in diesen Zellen exprimierten, sehr strukturverwandten Rezeptoren hin. Zerlin et al. [48] konnten zeigen, daß das murine Homolog von MCK-10, NEP, während der Embryonalentwicklung stärker in proliferierenden, wandernden Neuroepithel-

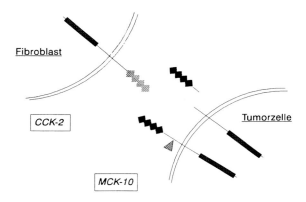

Abb. 4. Schematische Darstellung der Expression von MCK-10 und CCK-2 in verschiedenen Zellen

zellen, die ähnliche Funktionen, wie sie für die Metastasierung nötig sind, erfüllen müssen, exprimiert wird, als in bereits differenzierten in der Peripherie vorkommenden.

MCK-10 unterscheidet sich von CCK-2 weiterhin durch eine Erkennungssequenz für die Endopeptidase Furin (RXRR) in der extrazellulären Domäne (Abb. 2 und 4), die MCK-10 in Analogie zu met, dem Rezeptor für den Hepatocyte Growth Factor (HGF), in zwei Untereinheiten mit einem Molukulargewicht von 34 kDa und 63 kDa spalten kann [21]. Diese Hypothese wurde interessanterweise in der Zellkultur von MCK-10 stabil exprimierenden NIH 3T3 Fibroblasten und in verschiedenen Mammakarzinom-Zellinien bestätigt. In den Zellysaten konnte zusätzlich zu dem Rezeptorvorläufer eine kleinere tyrosinphosporylierte Proteinbande von 63 kDa detektiert werden, die der Größe der gespaltenen membranständigen intrazellulären Untereinheit des Rezeptors entspricht. Die extrazelluläre Domäne ließ sich im Überstand als glykosyliertes 54 kDa Protein identifizieren [2]. Dies läßt die Vermutung zu, daß durch die Abspaltung des Adhäsionsmotives in der extrazellulären Domäne Zell-Zell-Kontakte wieder gelöst werden können und die Tumorabsiedelung begünstigt wird.

Mit seinen verschiedenen Regulationsmechanismen und komplexen Isoformen, die mit einer veränderten Rezeptoraktivität, einer unterschiedlichen Glykosylierung und der Modulation des Signalweges einhergehen, wäre MCK-10 gut geeignet, die während der Tumorprogression ständig wechselnden Funktionen der Zelle wie beispielsweise Adhäsion und gleichzeitig Zellablösung zu induzieren. In Verbindung mit der Strukturhomologie von MCK-10 und CCK-2 zu Zelladhäsionsproteinen und ihrer komplementären Expression in Tumoren liegt es nahe, daß Mitglieder dieser neuen Familie der RTKs eine wichtige Rolle in der Zell-Zell-Interaktion während der Tumorinvasion, -expansion und Metastasierung spielen.

Literatur

1. Alexander S, Sydow LM, Wessels D, Soll DR (1992) Differentiation 51:149–161
2. Alves F, Vogel W, Mossie K et al. (1995) Oncogene 10:609–618

3. Besmer P, Murphy JE, George PC et al. (1986) Nature 320:415-421
4. Bongarzone I, Pierotti MA, Monzoni N et al. (1989) Oncogene 4:1457-1462
5. Chen WJ, Goldstein JL, Brown MS (1990) J Biol Chem 265:3116-3123
6. Coussens L, Yang-Feng TL, Liao Y-C et al. (1985) Science 230:1132-1139
7. Di Marco E, Cutuli N, Guerra L et al. (1993) J Biol Chem 268:24290-24295
8. Downward J, Yarden Y, Mayes E et al. (1984) Nature 307:521-527
9. Ekstrand AJ, Sugawa N, James CD, Collins VP (1992) Proc Natl Acad Sci USA 89:4309-4313
10. Fan Z, Baselga J, Masui M, Mendelsohn J (1993) Cancer Res 53:4637-4642
11. Fantl WJ, Escobedo JA, Martin GA et al. (1992) Cell 69:413-423
12. Gazit A, Osherov N, Posner I et al. (1991) J Med Chem 34:1897-1907
13. Gilbert GE, Sims PJ, Wiedmer T et al. (1991) J Biol Chem 266:17261-17268
14. Grieco M, Santoro M, Berlingieri MT et al. (1990) Cell 60:557-563
15. Hampe A, Laprevotte I, Galibert F, Fedele LA, Sherr CJ (1982) Cell 30:775-785
16. Hanks SK, Quinn AM, Hunter T (1988) Science 241:42-52
17. Hudziak RM, Schlessinger J, Ullrich A (1987) Proc Natl Acad Sci USA 84:7159-7163
18. Johnson JD, Edman JC, Rutter WJ (1993) Proc Natl Acad Sci USA 90:5677-5681
19. Karn T, Holtrich U, Bräuninger A et al. (1993) Oncogene 8:3433-3440
20. Kashles O, Yarden Y, Fischer R et al. (1991) Mol Cell Biol 11:1454-1463
21. Komada M, Hatsuzawa K, Shibamoto S et al. (1993) FEBS 328:25-29
22. Lewis GD, Figari I, Fendly B et al. (1993) Cancer Immunol Immunother 37:255-263
23. Libermann TA, Nusbaum HR, Razon N et al. (1985) Nature 313:144-147
24. Liotta LA, Rao CN, Barsky SH (1983) Laboratory Investigation 49:636-649
25. Mareel MM, Van Roy FM, Bracke ME (1993) Critical Reviews in Oncogenesis 4:559-594
26. Millauer B, Shawver L, Plate KH et al. (1994) Nature 367:576-579
27. Muller WJ, Sinn E, Pattengale PK et al. (1988) Cell 54:105-109
28. Naramura M, Gillies SD, Mendelsohn J et al. (1993) Cancer Immunol Immunther 37:343-349
29. Obermeier A, Lammers R, Wiesmüller K-H et al. (1993) J Biol Chem 268:22963-22966
30. Paweletz N, Boxberger H-J (1994) Critical Reviews in Oncogenesis 5:69-105
31. Pawson T, Gish DG (1992) Cell 71:359-362
32. Perez JL, Shen X, Finkernagel S et al. (1994) Oncogene 9:211-219
33. Plowman GD, Ullrich A, Shawver LK (1994) DN & P 7:334-339
34. Poole S, Firtel RA, Lamar E, Rowenkamp W (1981) J Mol Biol 153:273-289
35. Redemann N, Holzmann B, Wagner EF et al. (1992) Mol Cell Biol 12:491-498
36. Schlessinger J, Ullrich A (1992) Neuron 9:383-391
37. Slamon DJ, Clark GM, Wong SG et al. (1987) Science 235:177-182
38. Slamon DJ, Godolphin W, Jones LA et al. (1989) Science 244:707-712
39. Songyang Z, Shoelson SE, Chaudhuri M et al. (1993) Cell 72:767-778
40. Stancovski I, Hurwitz E, Leitner O et al. (1991) Proc Natl Acad Sci USA 88:8691-8695
41. Ullrich A, Coussens L, Hayflick JS et al. (1984) Nature 309:418-425
42. Ullrich A, Schlessinger J (1990) Cell 61:203-212
43. Willks AF (1989) Proc Natl Acad Sci USA 86:1603-1607
44. Yamamoto T, Kamata N, Kawano H et al. (1986) Cancer Res 46:414-416
45. Yarden Y, Kuang W-J, Yang-Feng T et al. (1987) EMBO J 6:3341-3351
46. Yu H, Chen JK, Feng S et al. (1994) Cell 76:933-945
47. Yoneda T, Lyall R, Alsine MM et al. (1991) Cancer Res 51:4430-4435
48. Zerlin M, Julius MA, Goldfarb M (1993) Oncogene 8:2731-2739

Hyperexpression von Wachstumsfaktoren*

H. Friess, M. Korc, P. Di Sebastiano, M.W. Büchler

Zusammenfassung

Wachstumsfaktoren und Wachstums faktor rezeptoren spielen bei einer Vielzahl von physiologischen und pathophysiologischen Abläufen eine wichtige Rolle. Ziel unserer Untersuchungen beim Pankreaskarzinom und bei der chronischen Pankreatitis war es die Bedeutung von Wachstumsfaktoren und Wachstumsfaktorrezeptoren bei diesen Erkrankungen zu charakterisieren.

Beim humanen Pankreaskarzinom kommt es zu einer Überexpression des Epidermal-growth-factor(EGF)-Rezeptors, von c-erbB-2 und c-erbB-3. Diese Rezeptoren-Überexpression wird von einer verstärkten Expression von EGF, TGF-α, Cripto, Amphiregulin und Heparin-binding-EGF begleitet. Während die Überexpression des EGF-Rezeptors, c-erbB-3, EGF, TGF-α und Amphiregulin beim Pankreaskarzinom mit einem signifikant kürzeren Überleben verbunden ist, konnte dieser Zusammenhang für c-erbB-2 und Cripto nicht erhoben werden.

Epidemiologische Studien deuten darauf hin, daß die chronische Pankreatitis eine potentielle Präkanzerose für das Pankreaskarzinom darstellt. Unsere Studien zeigen, daß es auch im Pankreas von Patienten mit chronischer Pankreatitis häufig zu einer Hyperexpression von Wachstumsfaktoren (EGF, TGF-α, cripto) und Wachstumsfaktorrezeptoren (EGF-Rezeptor, c-erbB-2, c-erbB-3) kommt. Das Ausmaß der Überexpression dieser Faktoren war jedoch schwächer ausgeprägt als beim Pankreaskarzinom. Außerdem zeigte sich meist eine direkte Beziehung zum histologischen Ausmaß der entzündlichen Veränderungen.

Die molekularbiologischen und histologischen Befunde beim Pankreaskarzinom und bei der chronischen Pankreatitis weisen darauf hin, daß der Dysregulation von Wachstumsfaktoren und Wachstumsfaktorrezeptoren bei beiden Erkrankungen eine wichtige pathobiologische Bedeutung zuzukommen scheint.

---

* Die Autoren danken Frau C. Zürcher für das Schreiben des Manuskripts.
Diese Untersuchungen wurden unterstützt durch den Schweizer Nationalfonds (SNF Grant 32-39529, Helmut Friess) und die Public Health Service Grants CA-40192 und DK-44948 (Murray Korc) des National Institutes of Health, USA.

Summary

Growth factors and growth factor receptors play a role in many physiological and pathophysiological mechanisms. The aim of our molecular studies in pancreatic cancer and chronic pancreatitis was to characterize the pathophysiological significance of these factors in both disorders.

In human pancreatic cancer the epidermal growth factor (EGF) receptor, c-erbB-2, and c-erbB-3 were markedly overexpressed. The overexpression of these three receptors was often associated with a significant increase in the mRNA levels encoding EGF, TGF-α, cripto, amphiregulin and heparin-binding EGF. The presence of EGF-receptor, c-erbB-3, EGF, TGF-α and amphiregulin immunoreactivity in the pancreatic cancer cells correlated with a significant shorter postoperative survival period. In contrast, there was no relationship between c-erbB-2 and cripto immunoreactivity with the median postoperative survival period of the patients.

We have also studied the expression of growth factors and growth factor receptors in the pancreas of patients with chronic pancreatitis. Recent studies indicate that patients with chronic pancreatitis have a higher incidence to develop pancreatic cancer. In pancreatic tissues obtained from patients with chronic pancreatitis a significant overexpression of growth factors (EGF, TGF-α, cripto) and growth factor receptors (EGF receptor, c-erbB-2, c-erbB-3) was also detectable.

Our molecular and histological studies indicate that the dysregulation of growth factors and growth factor receptors might play an important role in the pathobiology of pancreatic cancer and chronic pancreatitis.

Einleitung

Das Pankreaskarzinom und die chronische Pankreatitis haben in den vergangenen Jahrzehnten eine konstante Zunahme verzeichnet. Obgleich intensive Forschungsaktivitäten begonnen wurden, die Etiologie und Pathophysiologie dieser Pankreaserkrankungen zu studieren, stehen heute noch viele offene Fragen im Vordergrund des klinischen Interesses. Im Rahmen dieser Zusammenfassung der eigenen Forschungsresultate soll ein Teil der molekularen Veränderungen bei der chronischen Pankreatitis und beim Pankreaskarzinom dargestellt werden. In einer kürzlich im New England Journal of Medicine publizierten Arbeit wurde die Hypothese bekräftigt, dass Patienten mit chronischer Pankreatitis häufiger an einem Pankreaskarzinom erkranken als eine vergleichbare Kontrollpopulation [43]. Diese klinische Multizenterstudie hat auch die Frage aufgeworfen, ob bei der chronischen Pankreatitis molekulare Veränderungen auftreten, die in der Pathogenese des Pankreaskarzinoms eine Rolle spielen können. Ziel unserer Forschung in den vergangenen zwei Jahren war es die molekularen Veränderungen beim Pankreaskarzinom und der chronischen Pankreatitis näher zu analysieren und Gemeinsamkeiten bzw. Unterschiede näher zu charakterisieren [9, 19–21, 23, 40, 57–60].

Klinik des Pankreaskarzinoms

Mit einer medianen Überlebenszeit von 3 bis 6 Monaten nach Diagnosesicherung stellt das duktale Pankreaskarzinom eine der bösartigsten Tumorerkrankungen des Menschen dar [27, 54]. In den vergangenen Jahrzehnten war eine kontinuierliche Zunahme dieser Tumorerkrankung zu registrieren und mittlerweile ist das Pankreaskarzinom die vierthäufigste Todesursache bei Tumorerkrankungen in westlichen Industrienationen [27, 54]. Zum Zeitpunkt der Diagnosestellung haben lediglich 10-20% der Patienten ein resektables Tumorstadium [27]. Aber auch nach der kompletten chirurgischen Entfernung aller Tumorläsionen (R0-Resektion) versterben die meisten Patienten frühzeitg an den Folgen einer Fernmetastasierung oder am lokalen Rezidiv [8, 27]. Die Mehrzahl der Patienten wird im nicht resektablen, weit fortgeschrittenen Tumorstadium (Stadium III und IV nach UICC) diagnostiziert, in welchem eine Tumorresektion häufig nicht mehr oder nicht vollständig möglich oder sinnvoll ist. Palliative Behandlungsstrategien wie ein biliodigestiver Bypass, eine Gastroenterostomie oder die Resektion der retropankreatischen Nervenplexie stellen bei diesen Patienten die einzigen chirurgischen Therapieoptionen dar [8, 27]. Adjuvante onkologische Therapiekonzepte wie die Chemotherapie, die Strahlentherapie oder die Kombination von beiden haben beim Pankreaskarzinom zu keiner wesentlichen Verbesserung der Prognose geführt [12, 46]. Auch antihormonale Therapiemodalitäten, die beispielsweise beim Mamma- und/oder Prostatakarzinom eine positive, palliative Wirkung zeigen, sind beim Pankreaskarzinom, trotz Nachweis der entsprechenden Rezeptoren, nutzlos [1, 18]. Ebenso konnte in klinischen Studien durch die Immuntherapie, basierend auf Pankreaskarzinomzellen-bindende monoklonalen Antikörpern, keine signifikante Beeinflussung des Tumorwachstums erzielt werden [6, 17]. Die Ursachen für die frühzeitige Metastasierung und das überaus aggressive Wachstumsverhalten des Pankreaskarzinoms sind bisher nur wenig verstanden und untersucht worden.

Das Studium von humanen kultivierten Pankreaskarzinomzellen ergab erste Hinweise darauf, daß die Expression und die Überexpression von Wachstumsfaktoren und Wachstumsfaktorrezeptoren in der Pathogenese des Pankreaskarzinoms eine Rolle zu spielen scheinen [38].

Molekulare Veränderungen beim Pankreaskarzinom

Humane Pankreaskarzinomzellen überexprimieren den Epidermal-growth-factor(EGF-)Rezeptor [2, 37-40, 50, 59]. Darüber hinaus synthetisieren diese Zellen Transforming-growth-factor-α (TGF-α) ein Polypeptid, welches an den EGF-Rezeptor bindet und diesen aktiviert [2, 13, 37-40, 50, 51, 59]. Nach Bindung von EGF oder TGF-α an den EGF-Rezeptor wird der Rezeptor/Ligandenkomplex internalisiert [13, 37, 38, 50, 51, 55]. Während EGF häufig recycliert wird, kommt es zum Abbau von TGF-α im Zytoplasma [13, 37, 38, 50, 51, 55]. Allerdings besitzt TGF-α die 100fache Potenz von EGF in bezug auf die Wachstumsstimulation von

Pankreaskarzinomzellinien. Diese Studien an humanen Pankreaskarzinomzellinien deuten darauf hin, dass die Überexpression des EGF-Rezeptors in Anwesenheit einer erhöhten Synthese von TGF-α und dem Recycling von EGF, Pankreaskarzinomzellen einen Wachstumsvorteil bietet [13, 37, 38, 50, 51, 55]. Diese experimentellen Daten bildeten die Basis für unsere molekularen und histologischen Untersuchungen beim humanen Pankreaskarzinom.

Der EGF-Rezeptor, welcher ebenfalls als Human-EGF-Rezeptor-1 (HER-1) bezeichnet wird, ist der bei Tumorerkrankungen am besten studierte und bekannte Wachstumsfaktorrezeptor [29, 38, 39, 50, 51, 59]. Andere Mitglieder dieser Wachstumsfaktorrezeptorfamilie sind c-erbB-2 (auch als HER-2 bezeichnet), c-erbB-3 (auch als HER-3 bezeichnet) und c-erbB-4 (auch als HER-4 bezeichnet) [41, 49, 52, 56]. Diese 4 Wachstumsfaktorrezeptoren bestehen aus einem extrazellulären, den Liganden bindenden Anteil, einem transmembranösen und einem intrazellulären Anteil. Das intrazelluläre Rezeptorsegment besitzt Tyrosinkinaseaktivität und die Aktivierung dieser Wachstumsfaktorrezeptoren durch spezifische Liganden führt zur Phosphorylierung von einer Reihe intrazellulärer Substrate. Neben EGF und TGF-α, welche die beiden Prototypen einer Wachstumsfaktorfamilie darstellen, binden auch Amphiregulin, Betacellulin und Heparin-binding-EGF an den EGF-Rezeptor [10, 16, 30, 48]. Northern-blot-Analysen von humanen Pankreaskarzinomen zeigten eine 3fache Überexpression des EGF-Rezeptors im Vergleich zum gesunden Kontrollpankreas [48]. Darüber hinaus sind EGF und TGF-α 15- bzw. 11fach in den Karzinomzellen überexprimiert [40]. Diese Überexpression ist dabei mit einer verstärkten Synthese der korrespondierenden Peptide vergesellschaftet [40, 59]. Mittels Western-blot-Analyse konnte gezeigt werden, daß der EGF-Rezeptor 10,6 ± 4,5fach und TGF-α 13,8 ± 4,9fach im Vergleich zum gesunden Kontrollpankreas im Karzinomgewebe erhöht sind [40, 59]. EGF konnte im gesunden Pankreas mittels Immunoblotting nicht nachgewiesen werden. Dahingegen war EGF in hohen Konzentrationen im Pankreaskarzinomgewebe detektierbar [40]. Die vermehrte Synthese dieser Faktoren konnte auch anhand histologischer Untersuchungsverfahren bestätigt werden [40, 59]. EGF-Rezeptor Immunoreaktivität war im gesunden Pankreas v. a. in den apikalen Anteilen der Pankreasgangzellen und im Zytoplasma von Azinuszellen visualisierbar. Im Gegensatz hierzu konnte EGF und TGF-α sowohl im Zytoplasma als auch an der Zellmembran von Azinus- und Gangzellen im gesunden Pankreas nachgewiesen werden [40, 59]. Pankreaskarzinomzellen wiesen eine starke Zunahme der Immunoreaktivität für EGF-Rezeptor, v. a. an der apikalen Zellmembran, und für EGF und TGF-α, sowohl im Zytoplasma als auch im Bereich der Zellmembran auf [40, 59]. Um die klinische Relevanz dieser Untersuchungen weiter zu studieren, wurden insgesamt 87 humane Pankreaskarzinome immunhistochemisch aufgearbeitet. Es zeigte sich hierbei, daß Patienten, die gleichzeitig den EGF-Rezeptor und zumindest einen seiner Liganden (entweder EGF und/oder TGF-α) im Tumorgewebe überexprimierten, postoperativ früher verstarben, als Patienten bei denen diese Faktoren in den Tumorzellen nicht vermehrt nachweisbar waren [59]. Diese Befunde deuten darauf hin, daß autokrine und parakrine Steuerungsmechanismen dieses Rezeptorligandensystems im Wachstumsverhalten von humanen Pankreaskarzinomen eine wesentliche Rolle zu spielen scheinen.

Neben dem EGF-Rezeptor wurde auch die Rolle von c-erbB-2 (HER-2) beim Pankreaskarzinom näher analysiert [28, 60]. Das c-erbB-2-Gen kodiert einen transmembranösen Rezeptor mit einem Molekulargewicht von 185 kD [11, 14, 33]. Dieser Rezeptor (p 185) wird nach Bindung von spezifischen Liganden wie beispielsweise NDF (neu differentiation factor), glial growth factors oder Heregulin aktiviert [32, 35, 44, 47]. Die Überexpression von c-erbB-2 führt in vitro zur malignen Zelltransformation. c-erbB-2 mRNA war in unserem Krankengut beim Pankreaskarzinom 3fach überexprimiert im Vergleich zum gesunden Kontrollpankreas [60]. Mittels In-situ-Hybridisierung konnte gezeigt werden, daß diese Überexpression von c-erbB-2 mRNA in den Pankreaskarzinomzellen lokalisiert ist (Abb. 1B). Die Überexpression von c-erbB-2 mRNA war mit einem vermehrten immunhistochemischen Nachweis dieses Rezeptors bei 34/76 (45%) Pankreaskarzinomen vergesellschaftet. Bei der statistischen Analyse dieser Resultate wurde deutlich, daß die Überexpression von c-erbB-2 mRNA beim Pankreaskarzinom mit einer besseren Tumordifferenzierung, nicht jedoch mit einem fortgeschrittenerem Tumorstadium oder einer schlechteren postoperativen Überlebensprognose vergesellschaftet ist [60]. Es ist daher möglich, daß die Aktivierung von c-erbB-2 z.B. durch seinen Liganden NDF zur besseren Differenzierung von Pankreaskarzinomzellen führt, wie es bereits zuvor in Untersuchungen an Zellinien beschrieben werden konnte [47].

Erste immunhistochemische Studien haben mittlerweile auch einen verstärkten Nachweis von c-erbB-3 (HER-3) beim Pankreaskarzinom beschrieben [42]. c-erbB-3, das als Mitglied der EGF-Rezeptorfamilie starke Strukturhomologie mit dem EGF-Rezeptor und c-erbB-2 aufweist, konnte in eigenen Studien als weiterer wichtiger, prognostischer Faktor beim Pankreaskarzinom herausgearbeitet werden [23, 41]. c-erbB-3 war in unserem Krankengut in 17 von 27 mittels Northern-blot-analysierten Pankreaskarzinomgeweben um das 6,7fache überexprimiert [23]. In 19 analysierten gesunden Pankreata wiesen alle Proben das 6,2 kb c-erbB-3 mRNA Transkript auf. Außerdem konnte in 63% der normalen Pankreata ein 1,6 kb c-erbB-3 mRNA Transkript nachgewiesen werden. Im Gegensatz hierzu war das 1,6 kb mRNA Transkript nur in 30% (8/27) der Pankreaskarzinome detektierbar [23]. Die immunhistochemische Aufarbeitung von 58 Pankreaskarzinomen zeigte eine positive Immunoreaktivität in 27 Gewebeproben (47%, Abb. 2B). Der immunhistochemische Nachweis von c-erbB-3 war beim Pankreaskarzinom mit einem fortgeschrittenerem Tumorstadium und einem signifikant kürzeren postoperativen Überleben verbunden [23]. Obgleich kein Ligand, welcher an den c-erbB-3 Rezeptor bindet, bisher identifiziert werden konnte, deuten unsere Ergebnisse darauf hin, dass c-erbB-3 zusammen mit dem EGF-Rezeptor eine wichtige pathophysiologische Rolle beim aggressiven Wachstumsverhalten des humanen Pankreaskarzinoms zuzukommen scheinen.

Neben EGF und TGF-α wurde auch die Rolle von Cripto [24], Amphiregulin [16] und Heparin-binding-EGF [36], 3 Polypeptiden, die zur Wachstumsfaktorfamilie des EGF gehören, näher studiert. Cripto setzt sich aus 188

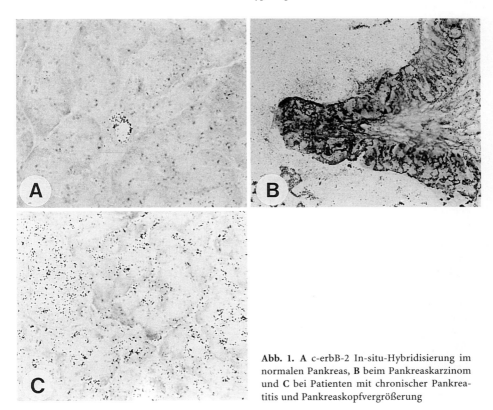

Abb. 1. A c-erbB-2 In-situ-Hybridisierung im normalen Pankreas, B beim Pankreaskarzinom und C bei Patienten mit chronischer Pankreatitis und Pankreaskopfvergrößerung

Aminosäuren zusammen und enthält ein zentrales Segment, das eine hohe Strukturhomologie mit EGF und TGF-α aufweist [24]. Das Cripto-Gen kodiert eine 2,2 kb mRNA, dessen Überexpression in Transfektionsexperimenten zur malignen Transformation von epithelialen Zellen und Fibroblasten in vitro führt [10]. Bisher stehen keine größeren Mengen an gereinigtem Cripto zur Verfügung, so daß die genauen biologischen Funktionen und Bindungscharakteristika zu Wachstumsfaktorrezeptoren nicht hinreichend geklärt werden konnten. Im normalen humanen Pankreas war eine mäßiggradige Immunoreaktivität von Cripto in allen Gangepithelien nachweisbar [24]. Im Gegensatz hierzu zeigten Azinuszellen eine sehr inhomogene und schwache Immunoreaktivität für Cripto. In 26 von 58 Pankreaskarzinomen (45%) war eine verstärkte Criptoimmunoreaktivität in den Tumorzellen nachweisbar [24]. Die Aufsplittung der immunhistochemischen Daten in eine Gruppe mit positiver Criptoimmunoreaktivität und eine Gruppe ohne Criptoimmunoreaktivität in den Tumorzellen zeigte, daß die Anwesenheit von Cripto mit einem fortgeschrittenerem Tumorstadium, nicht jedoch mit einem kürzeren postoperativen Überleben verbunden war [24]. In der Northern-blot-Analyse konnte eine starke Überexpression von Cripto mRNA im Karzinomgewebe demonstriert werden. Die densitometrische Auswertung zeigte, daß Cripto-mRNA im Tumor im Vergleich zum gesunden Kontrollpankreas um das 11fache überexprimiert war [24]. Diese überaus starke Überexpression von Cripto-mRNA beruhte nicht auf Genamplifikationen, was durch Southern-blot-Analysen nachhaltig belegt werden konnte.

Amphiregulin ist ein positiv geladener, Lysin-Arginin reicher Polypeptidwachstumsfaktor, der eine hydrophile Region am aminoterminalen Ende aufweist und eine hohe Strukturhomologie mit TGF-α besitzt [16, 53]. Neben der Bindung an den EGF-Rezeptor weist Amphiregulin auch ein starkes Bindungsverhalten zu Einzel- und Doppelstrang-DNA auf, was die Hypothese von direkt regulativen Mechanismen auf die Expression von verschiedenen Genen aufgeworfen hat. Diese Hypothese wird unterstützt durch den Nachweis von Amphiregulin im Zellnukleus von verschiedenen Zelltypen. Da der Nachweis von Amphiregulin im normalen Pankreas und beim Pankreaskarzinom mittels Northern-blot-Analysen nicht möglich war, wurde anhand einer quantitativen PCR ("polymerase chain reaction") der Nachweis geführt, daß Amphiregulin beim humanen Pankreaskarzinom überexprimiert ist [16]. Die immunhistochemische Aufarbeitung von 48 Pankreaskarzinomen zeigte zudem eine positive Immunreaktion bei 34 untersuchten Geweben (71%) [16]. Dabei war Amphiregulin in 14 Tumorgeweben im Nukleus, bei 17 Tumorgeweben im Zytoplasma und bei 3 Tumorgeweben im Nukleus und Zytoplasma verstärkt nachweisbar [16]. Wir fanden eine signifikante Assoziation zwischen der zytoplasmatischen Amphiregulin Immunoreaktivität und einem fortgeschrittenerem Tumorstadium. Eine Korrelation zwischen dem Nachweis von Amphiregulin und dem histologischen Grading der Pankreaskarzinome konnte nicht gefunden werden [16].

Auch Heparin-binding-EGF ein 22 kD Polypeptid, welches Strukturhomologie zum EGF ausweist, bindet und aktiviert den EGF-Rezeptor [31]. Heparin-binding-EGF wurde ursprünglich aus dem Medium von Makrophagen-ähnlichen U937-Zellen isoliert. Es wirkt mitogen auf glatte Muskelzellen, Fibroblasten, Keratinozyten und Hepatozyten [31, 34, 45]. Die Northern-blot-Analyse im gesunden Pankreas zeigte ein 2,5 kb mRNA Transkript bei 4 von 9 aufgearbeiteten Gewebeproben. Im Gegensatz hierzu konnte Heparin-binding-EGF-mRNA in allen 13 Pankreaskarzinomgeweben nachgewiesen werden und eine Überexpression war in 9 dieser Karzinome vorhanden [36].

Zusammenfassend kann festgestellt werden, daß beim Pankreaskarzinom die Hochregulation von die Zellproliferation stimulierenden Regelkreisen einen wichtigen pathogenetischen Mechanismus darzustellen scheint. Die Überexpression des EGF-Rezeptors, c-erbB-2 und c-erbB-3 in Anwesenheit von EGF, TGF-α, Cripto, Amphiregulin und Heparin-binding-EGF unterstreicht diese Aussage [23, 24, 36, 40, 59, 60]. Über diese molekularen Alterationen kann das Malignitätspotential der Pankreaskarzinomzellen gesteigert werden, was sich klinisch als rasche Tumorprogression und Resistenz gegenüber bei anderen Tumorerkrankungen erfolgreich eingesetzten Therapiemodalitäten wie Chemo-, Radio- und Hormontherapie widerspiegelt. Das Studium von weiteren molekularen Veränderungen beim Pankreaskarzinom trägt dabei wesentlich zum

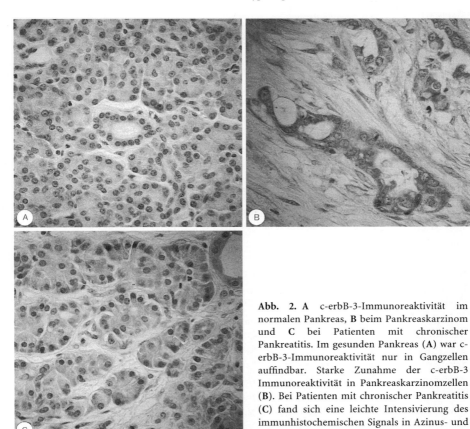

Abb. 2. **A** c-erbB-3-Immunoreaktivität im normalen Pankreas, **B** beim Pankreaskarzinom und **C** bei Patienten mit chronischer Pankreatitis. Im gesunden Pankreas (**A**) war c-erbB-3-Immunoreaktivität nur in Gangzellen auffindbar. Starke Zunahme der c-erbB-3 Immunoreaktivität in Pankreaskarzinomzellen (**B**). Bei Patienten mit chronischer Pankreatitis (**C**) fand sich eine leichte Intensivierung des immunhistochemischen Signals in Azinus- und Gangzellen

besseren Verständnis der Tumorbiologie bei und eröffnet die Möglichkeit, neue diagnostische und therapeutische Ansätze in der Zukunft zu erarbeiten.

Molekulare Veränderungen bei der chronischen Pankreatitis

Der Nachweis einer erhöhten Pankreaskarzinominzidenz bei Patienten mit chronischer Pankreatitis hat das molekulare Studium dieser Erkrankung, als mögliche Präkanzerose des Pankreaskarzinoms, in das Zentrum des wissenschaftlichen Interesses gerückt [43].

Die chronische Pankreatitis ist eine inflammatorische Erkrankung des exokrinen Pankreas, welche zur exokrinen und häufig auch zur endokrinen Pankreasinsuffizienz führt [15]. Histomorphologisch ist diese Erkrankung durch einen bindegewebigen Umbau des Pankreasparenchyms, einer Entzündungszellinfiltration und einer Nervengewebsalteration gekennzeichnet [5, 7, 15]. Die Pathophysiologie und der Langzeitverlauf der chronischen Pankreatitis sind bisher weitgehend unbekannt [15]. Erste tierexperimentelle Untersuchungen bei

Transforming-growth-factor-α (TGF-α) überexprimierenden transgenen Mäusen, welche histologische Pankreasveränderungen wie bei der humanen chronischen Pankreatitis zeigen, weisen darauf hin, daß Wachstumsfaktoren und Wachstumsfaktorrezeptoren in der Pathophysiologie der chronischen Pankreatitis eine wichtige Rolle spielen können [4]. Dieses neue Forschungsgebiet gewinnt insbesondere an Interesse, da anhand neuerer klinischer Studien erste Hinweise erarbeitet werden konnten, daß die chronische Pankreatitis eine potenzielle "Präkanzerose" für das Pankreaskarzinom darstellen kann [43]. In einer Serie von ersten Analysen haben wir uns mit der Expression und Verteilung des EGF-Rezeptors, TGF-α, c-erbB-2, c-erbB-3 und Cripto bei der chronischen Pankreatitis näher beschäftigt [22–25]. Im Vergleich zum gesunden Kontrollpankreas wies das Pankreasgewebe von Patienten mit chronischer Pankreatitis verstärkte EGF-Rezeptor- und TGF-α- Immunoreaktivität in den nicht atrophierten Azinuszellen und den Gangzellen auf [22]. TGF-α Immunoreaktivität war v. a. an der Basalmembran verstärkt visualisierbar [22]. Bindegewebsareale, die Azinus- und Gangzellen umrandeten, wiesen immunohistochemisch kein Signal für den EGF-Rezeptor bzw. TGF-α auf. Die Northern-blot-Analyse zeigte eine starke Überexpression von EGF-Rezeptor und TGF-α-mRNA bei gleichzeitiger Downregulation der Amylase-mRNA. Die densitometrische Aufarbeitung ergab, daß 13 von 19 chronischen, Pankreatitisgeweben eine 6fache Überexpression der EGF-Rezeptor-mRNA und 10 von 12 Gewebeproben eine 6,7fache Überexpression der TGF-α-mRNA im Vergleich zum gesunden Kontrollgewebe aufwiesen [22]. Die In-situ-Hybridisierung zeigte eine hohe Dichte von EGF-Rezeptor mRNA und TGF-α mRNA in Azinus- und Gangzellen bei Patienten mit chronischer Pankreatits [22]. Beide mRNAs fanden sich v. a. im apikalen Anteil der Gangzellen und im basalen Anteil von Azinuszellen.

Die Analyse von c-erbB-2 bei chronischer Pankreatitis zeigte überraschenderweise, daß lediglich Patienten mit einer entzündlichen Vergrößerung des Pankreaskopfes >4cm, eine Überexpression dieses Wachstumsfaktorrezeptors aufwiesen [25] (Abb. 3). Die Überexpression von c-erbB-2-mRNA konnte im Northern blot und in der anschließenden densitometrischen Auswertung als 4,5fach quantifiziert werden und war in der In-situ-Hybridisierung sowohl in Azinus- als auch in Gangzellen von Patienten mit entzündlicher Pankreaskopfvergrößerung lokalisierbar (Abb. 1C). Die Erhöhung von c-erbB-2 bei Patienten mit Pankreaskopfvergrößerung ließ sich auch in der immunhistochemischen Analyse bestätigen (Abb. 4). Lediglich bei Patienten mit einer Vergrößerung des Pankreaskopfes war eine verstärkte c-erbB-2-Immunoreaktivität nachweisbar (Abb. 4C), während Patienten ohne Pankreaskopfvergrößerung ein immunhistochemisches Signal vergleichbar zu den Befunden im normalen gesunden Pankreas aufzeigten ([25], Abb. 4B). Die Korrelation der c-erbB-2-mRNA-Überexpression mit der im Computertomogramm ausgemessenen vertikalen Pankreaskopfgröße ergab eine signifikante Beziehung.

Neben dem EGF-Rezeptor und c-erbB-2 wurde auch c-erbB-3 bei Patienten mit chronischer Pankreatitis mittels Northern blot und immunhistochemischen Analysen aufgearbeitet (Abb. 2). Sechs von 25 (24%) Patienten mit chronischer

Pankreatitis wiesen eine 2fache Überexpression der c-erbB-3-mRNA auf. Die Überexpression von c-erbB-3-mRNA war mit einer verstärkten Immunoreaktivität in den Azinus- und Gangzellen bei diesen Patienten vergesellschaftet ([23], Abb. 2C).

Cripto, ein Wachstumsfaktor mit starker Strukturhomologie zu EGF und TGF-α zeigte sich bei der chronischen Pankreatitis 4fach überexprimiert [24]. Diese Überexpression war mit einer verstärkten Immunoreaktivität in den verbleibenden Azinus- und Gangzellen verbunden. Areale mit normalem Pankreasparenchym wiesen dabei ein deutlich schwächeres histologisches Signal auf, als Areale mit schwer atrophischen Gang- und Azinuszellen oder pseudoduktulärer Metaplasie [24].

Zusammenfassend läßt sich sagen, dass die chronische Pankreatitis mit einer Überexpression des EGF-Rezeptors, TGF-α, Cripto, c-erbB-2 und c-erbB-3 vergesellschaftet ist [22–25]. Die Überexpression dieser Faktoren war mit dem verstärkten immunhistochemischen Nachweis der korrespondierenden Proteine verbunden [22–25]. Immunhistochemisch waren in Regionen mit verstärkter Azinus- und Gangzelldegeneration und pseudoduktulärer Metaplasie die höchsten Proteinkonzentrationen für die entsprechenden Faktoren und ihre Rezeptoren auffindbar. Dies deutet darauf hin, daß die analysierten Wachstumsfaktoren und ihre Rezeptoren bei der Pathogenese der chronischen Pankreatitis beteiligt und zu den morphologischen Veränderungen bei dieser Erkrankung beitragen können.

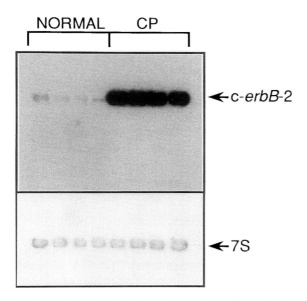

Abb. 3. Northern-blot-Analyse: c-erbB-2-mRNA-Expression im gesunden Pankreas (normal) und bei Patienten mit chronischer Pankreatitis und entzündlicher Pankreaskopfvergrößerung (CP). 7S RNA wurde als interne Kontrolle aufgetragen um RNA-Ladungsunterschiede darzustellen. Patienten mit chronischer Pankreatitis und Pankreaskopfvergrößerung weisen eine deutliche c-erbB-2-mRNA-Überexpression auf.

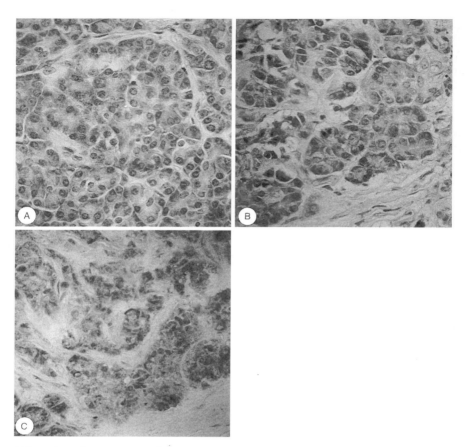

Abb. 4. A c-erbB-2-Immunoreaktivität im normalen Pankreas, B im Pankreas von Patienten mit chronischer Pankreatitis ohne Pankreaskopfvergrößerung und C von Patienten mit chronischer Pankreatitis und Pankreaskopfvergrößerung. Im gesunden Pankreas (A) war vereinzelt c-erbB-2-Immunoreaktivität in Azinus- und Gangzellen visualisierbar. Patienten mit chronischer Pankreatitis ohne Pankreaskopfvergrößerung (B) wiesen eine c-erbB-2-Immunoreaktivität vergleichbar zu den gesunden Kontrollen auf, während Patienten mit chronischer Pankreatitis und Pankreaskopfvergrößerung (C) eine deutliche Zunahme der c-erbB-2-Immunoreaktivität zeigten

Zukünftig sollten diese Befunde auch bei der Diskussion der pathophysiologischen Konzepte beim Krankheitsbild der chronischen Pankreatits Berücksichtigung finden.

Da die chronische Pankreatitis bei unseren molekularbiologischen und histologischen Untersuchungen ein ähnliches Expressionsmuster der analysierten Wachstumsfaktoren und Wachstumsfaktorrezeptoren wie das Pankreaskarzinom aufwies, ist es durchaus möglich, daß diese Veränderungen zusammen mit weiteren molekularen Alterationen zur Entstehung eines Pankreaskarzinoms beitragen können. Einen fundamentalen Unterschied zwischen dem Pankreaskarzinom und der chronischen Pankreatitis stellen beispielsweise p 53-Mutationen dar [3, 9]. In einer kürzlich publizierten Studie der eigenen Forschungsgruppe konnte aufgezeigt werden, daß p 53-Mutationen häufig beim Pankreaskarzinom nicht jedoch bei der chronischen Pankreatitis vorhanden sind [9]. Es liegt daher nahe, daß sich das Pankreaskarzinom und die chronische Pankreatitis durch weitere molekulare Merkmale unterscheidet. Diese müssen in den nächsten Jahren erarbeitet werden, um einen besseren Einblick in die Pathogenese des Pankreaskarzinoms und seiner Vorstufen zu gewinnen, um, basierend auf diesen Erkenntnissen, zukünftig neue diagnostische und therapeutische Strategien erarbeiten zu können.

Literatur

1. Andrén-Sandberg A (1990) Treatment with an LHRH analogue in patients with advanced pancreatic cancer. Acta Chir Scand 156:549–551
2. Barton CM, Hall PA, Hughes CM, Gullick WJ, Lemoine NR (1991) Transforming growth factor alpha and epidermal growth factor in human pancreatic cancer. J Pathol 163:111–116
3. Barton CM, Staddon SL, Hughes CM, Hall PA, O'Sullivan C, Klöppel G, Theis B, Russel RCG, Neoptolemos J, Williamson RCN, Lane DP, Lemoine NR (1991) Abnormalities of the p 53 tumor suppressor gene in human pancreatic cancer. Br J Cancer 64:1076–1082
4. Bockman DE, Merlino G (1992) Cytological changes in the pancreas of transgenic mice overexpressing transforming growth factor α. Gastroenterology 103:1883–1892
5. Bockman DE, Büchler MW, Malfertheiner P, Beger HG (1988) Analysis of nerves in chronic pancreatitis. Gastroenterology 94:1459–1469
6. Büchler M, Friess H, Schultheiss KH, Gebhardt C, Kübel R, Muhrer KH, Winkelmann M, Wagener T, Klapdor R, Kaul M, Müller G, Schulz G, Beger HG (1991) A randomized controlled trial of adjuvant immuno therapy (murine monoclonal antibody 494/32) in resectable pancreatic cancer. Cancer 68:1507–1512
7. Büchler MW, Weihe E, Friess H, Malfertheiner P, Bockman DE, Müller S, Nohr D, Beger HG (1992) Changes in peptidergic innervation in chronic pancreatitis. Pancreas 7:183–192
8. Büchler M, Ebert M, Beger HG (1993) Grenzen chirurgischen Handelns beim Pankreaskarzinom. Langenbecks Arch Chir [Suppl] (Kongressbericht):460–464
9. Casey G, Yamanaka Y, Friess H, Kobrin MS, Lopez ME, Büchler M, Beger HG, Korc M (1993) p 53 mutations are common in pancreatic cancer and are absent in chronic pancreatitis. Cancer Letters 69:151–160
10. Ciccodicola A, Dono R, Obici S, Simeone A, Zollo M, Persico MG (1989) Molecular characterization of a gene of the "EGF family" expressed in undifferentiated human NTERA2 teratocarcinoma cells. EMBO J 8:1987–1991
11. Coussens L, Yank-Feng TL, Liao YC, Chen E, Gray A, McGrath J, Seeburg PH, Libermann TA, Schlessinger J, Francke U (1985) Tyrosine kinase receptor with extensive homology to EGF receptor shares chromosomal location with neu oncogene. Science 230:1132–1139
12. Cullinan SA, Moertel CG, Fleming TR (1985) for the North Central Cancer Treatment Group. A comparison of three chemotherapeutic regimens in the treatment of advanced pancreatic and gastric carcinoma. J Am Med Assoc 253:2061
13. Derynck R (1988) Transforming growth factor-alpha. Cell 54:593–595
14. Di Fiore PP, Pierce JH, Kraus MH, Segatto O, King CR, Aaronson SA (1987) erbB-2 is a potent oncogene when overexpressed in NIH/3T3 cells. Science 237:178–182
15. DiMagno EP (1993) A short, electic history of exocrine pancreatic insufficiency and chronic pancreatitis. Gastroenterology 104:1255–1262

16. Ebert M, Yokoyama M, Kobrin MS, Friess H, Lopez ME, Büchler MW, Johnson GR, Korc M (1994) Induction and expression of amphiregulin in human pancreatic cancer. Cancer Res 54:3959-3962
17. Friess H, Büchler M, Schulz G, Beger HG (1989) Therapie des Pankreaskarzinoms mit dem monoklonalen Antikörper BW 494/32: erste klinische Ergebnisse. Immun Infekt 17:24-26
18. Friess H, Büchler M, Krüger M, Beger HG (1992) Treatment of duct carcinoma of the pancreas with the LH-RH analogue buserelin. Pancreas 7:516-521
19. Friess H, Kobrin MS, Korc M (1992) Acidic and basic fibroblast growth factors and their receptors are expressed in the human pancreas. Pancreas 7:737 (Abstract)
20. Friess H, Yamanaka Y, Büchler M, Beger HG, Kobrin MS, Baldwin RL, Korc M (1993) Enhanced expression of the type II transforming growth factor-beta receptor in human pancreatic cancer cells without alteration of type III receptor expression. Cancer Res 53:2704-2707
21. Friess H, Yamanaka Y, Büchler M, Ebert M, Beger HG, Gold LI, Korc M (1993) Enhanced expression of transforming growth factor-beta isoforms in pancreatic cancer correlates with decreased survival. Gastroenterology 105:1846-1856
22. Friess H, Yamanaka Y, Büchler MW, Kobrin MS, Beger HG, Korc M (1993) Morphological and molecular evidence for an epidermal growth factor receptor autocrine loop in chronic pancreatitis. Gut 43:19
23. Friess H, Yamanaka Y, Korc M, Büchler MW (1994) Overexpression of c-erbB-3 in human pancreatic cancer: Correlation with tumor aggressiveness. Digestion 55:299
24. Friess H, Yamanaka Y, Büchler MW, Kobrin MS, Tahara E, Korc M (1994) Cripto, a member of the epidermal growth factor family, is over-expressed in human pancreatic cancer and chronic pancreatitis. Int J Cancer 56:668-674
25. Friess H, Yamanaka Y, Büchler MW, Hammer K, Kobrin MS, Beger HG, Korc M (1994) A subgroup of patients with chronic pancreatitis overexpress the c-erbB-2 protooncogene. Ann Surg 220:183-192
26. Glinsmann-Gibson BJ, Korc M (1991) Regulation of transforming growth factor-alpha mRNA expression in T_3M_4 human pancreatic carcinoma cells. Pancreas 6:142-149
27. Gudjonsson B (1987) Cancer of the pancreas. 50 years of surgery. Cancer 60:2284-2303
28. Hall PA, Huges CM, Staddon SL, Richman PI, Gullick WJ, Lemoine NR (1990) The c-erbB-2 protooncogene in human pancreatic cancer. J Pathol 161:1995-2000
29. Hendler FJ, Ozanne BW (1984) Human squamous cell lung cancers express increased epidermal growth factor receptors. J Clin Invest 74:647-651
30. Higashiyama S, Abraham JA, Miller J, Fiddes JC, Klagsbrun M (1991) A heparin-binding growth factor secreted by macrophage-like cells that is related to EGF. Science 251:936-939
31. Higashiyama S, Lau K, Besner GE, Abraham JA, Klagsbrun M (1992) Structure of heparin-binding EGF-like growth factor. Multiple forms, primary structure and glycosylation of the mature protein. J Biol Chem 267:6205-6212
32. Holmes WE, Sliwkowski MX, Akita RW (1992) Identification of heregulin, a specific activator of p 185erbB2. Science 256: 1205-1210
33. Hudziak RM, Schlessinger J, Ullrich A (1987) Increased expression of the putative growth factor receptor p 185HER2 causes transformation and tumorigenesis of NIH 3T3 cells. Proc Natl Acad Sci USA 84:7159-7163
34. Ito N, Kawata S, Tamura S, Kiso S, Tsushima H, Damm D, Abraham JA, Higashiyama S, Taniguchi N, Matsuzawa Y (1994) Heparin-binding EGF-like growth factor is a potent mitogen for rat hepatocytes. Biochem Biophys Res Commun 198:25-31
35. Kimura H, Rischer WH, Schubert D (1990) Structure, expression and function of schwannoma-derived growth factor. Nature 348:257-260
36. Kobrin MS, Funatomi H, Friess H, Büchler MW, Stathis P, Korc M (1994) Induction and expression of heparin-binding EGF-like growth factor in human pancreatic cancer. Biochem Biophys Res Commun 202:1705-1709
37. Korc M, Magun B (1985) Recycling of epidermal growth factor in a human pancreatic carcinoma cell line. Proc Natl Acad Sci USA 82:6172-6175
38. Korc M, Finman JE (1989) Attenuated processing of epidermal growth factor in the face of marked degradation of transforming growth factor alpha. J Biol Chem 264:14990-14999

39. Korc M, Meltzer P, Trent J (1986) Enhanced expression of epidermal growth factor receptor correlates with alterations of chromosome 7 in human pancreatic cancer. Proc Natl Acad Sci USA 84:5141–5144
40. Korc M, Chandrasekar B, Yamanaka Y, Friess H, Büchler M, Beger HG (1992) Overexpression of the epidermal growth factor receptor in human pancreatic cancer is associated with concomitant increase in the levels of epidermal growth factor and transforming growth factor alpha. J Clin Invest 90:1352–1360
41. Kraus MH, Issing W, Miki T, Popescu NC, Aaronson SA (1989) Isolation and characterization of ERBB3, a third member of the ERBB/epidermal growth factor receptor family: evidence for overexpression in a subset of human mammary tumors. Proc Natl Acad Sci USA 86:9193–9197
42. Lemoine NR, Lobresco M, Leung H, Barton C, Hughes CM, Prigent SA, Gullick WJ, Klöppel G (1992) The erbB-3 gene in human pancreatic cancer. J Pathol 168:269–273
43. Lowenfels AB, Maisonneuve P, Cavallini G, Amman RW, Lankisch PG, Andersen JR, DiMagno EP, Andren-Sandberg A, Domellöf L, and the International Pancreatitis Study Group (1993) Pancreatitis and the risk of pancreatic cancer. N Engl J Med 328:1433–1437
44. Marchionni MA, Goodearl ADJ, Chen MS (1993) Glial growth factors are alternatively spliced erbB2 ligands expressed in the nervous system. Nature 362:312–318
45. Marikvsky M, Breuing K, Liu PY, Eriksson E, Higashiyama S, Farber P, Abraham J, Klagsbrun M (1993) Appearance of heparin-binding EGF-like growth factor in wound fluid as a response to injury. Proc Natl Acad Sci USA 90:3889–3893
46. Neoptolemos JP (ed) (1990) Cancer of the pancreas. Bailliere's Clin Gastroenterol London 1990
47. Peles E, Ben-Levy R, Tzahar E, Liu N, Wen D, Yarden Y (1993) Cell-type specific interaction of Neu differentiation factor (NDF/heregulin) with Neu/Her-2 suggests complex ligand-receptor relationships. EMBO J 12:961–971
48. Plowman GD, Green JM, McDonald VL, Neubauer MG, Disteche CM, Todaro GJ, Shoyab M (1981) The ampiregulin gene encodes a novel epidermal growth factor-related protein with tumor-inhibitory activity. Mol Cell Biol 10:1969–1981
49 Plowman GD, Culouscou JM, Whitney GS, Green JM, Carlton GW, Foy L, Neubauer MG, Shoyab M (1993) Ligand specific activation of HER4/p180erbB4, a fourth member of the epidermal growth factor receptor family. Proc Natl Acad Sci USA 90:1746–1750
50. Prigent SA, Lemoine NR (1992) The type 1 (EGFR-related) family of growth factor receptors and their ligands. Progress in Growth Factor Research 4:1–24
51. Sainsbury JR, Farndon JR, Sherbet GV, Harris AL (1985) Epidermal-growth-factor receptors and oestrogen receptors in human breast cancer. Lancet I:364–366
52. Schlessinger J, Ullrich A (1992) Growth Factor signaling by receptor tyrosine kinases. Neuron 9:383–391
53. Shoyab M, Plowman GD, McDonald VL, Bradley JG, Todaro GJ (1989) Structure and function of human amphiregulin: a member of the epidermal growth factor family. Science 243:1074–1076
54. Silverberg E, Lubera JA (1989) Cancer statistics. Cancer J Clin 3:3–39
55. Smith JJ, Derynck R, Korc M (1987) Production of transforming growth factor α in human pancreatic cancer cells: evidence for a superagonist autocrine cycle. Proc Natl Acad Sci USA 84:7567–7570
56. Ullrich A, Schlessinger J (1990) Signal transduction by receptors with tyrosine kinase activity. Cell 61:203–212
57. Yamanaka Y, Friess H, Büchler M, Beger HG, Gold LI, Korc M (1993) Synthesis and Expression of transforming growth factor-beta 1, beta 2 and beta 3 in the endocrine and exocrine pancreas. Diabetes 42:746–756
58. Yamanaka Y, Friess H, Büchler M, Beger HG, Uchida E, Onda M, Kobrin MS, Korc M (1993) Overexpression of acidic and basic fibroblast growth factors in human pancreatic cancer correlates with advanced tumor stage. Cancer Res 53:5289–5296
59. Yamanaka Y, Friess H, Kobrin MS, Büchler M, Beger HG, Korc M (1993) Coexpression of epidermal growth factor receptor and ligands in human pancreatic cancer is associated with enhanced tumor aggressiveness. Anticancer Res 13:565–570
60. Yamanaka Y, Friess H, Kobrin MS, Büchler M, Kunz J, Beger HG, Korc M (1993) Overexpression of HER2/neu oncogene in human pancreatic cancer. Human Pathol 24:1127–1134

Molekular- und zellbiologische Aspekte neuroendokriner Tumorerkrankungen des gastroenteropankreatischen Systems*

B. Wiedenmann, H. Scherübl, M. John, T. Zimmer, G. Ahnert-Hilger, E.-O. Riecken

Zusammenfassung

Neurone und neuroendokrine Zellen haben eine Vielzahl von Merkmalen gemeinsam. Der Einsatz molekular- und zellbiologischer Verfahren hat das Verständnis physiologischer und pathophysiologischer Vorgänge wie Wachstum, Adhäsion und Sekretion von neuroendokrinen Zellen verbessert. In dieser Arbeit werden aktuelle Befunde zum einem aus dem Bereich der Grundlagenforschung, aber auch der augenblicklichen, klinischen Forschung vorgestellt, die für eine verbesserte Diagnostik und Therapie neuroendokriner Tumoren des gastroenteropankreatischen Systems relevant sind.

Summary

Neurones and neuroendocrine cells have many features in common. The application of molecular and cell biological techniques has increased our knowledge of physiological and pathophysiological processes such as proliferation, adhesion and secretion in neuroendocrine cells. Here, we present recent data from basic and clinical research which are relevant for improved diagnosis and therapy of neuroendocrine tumours of the gastroenteropancreatic system.

Einleitung

Untersuchungen auf dem Gebiet der Neurobiologie unter Einsatz zell- und molekularbiologischer Verfahren haben zu einem verbesserten Verständnis der molekularen Mechanismen geführt, die an der Signaltransduktion und Sekretion beteiligt sind. Neurone und neuroendokrine (NE-)Zellen besitzen eine Reihe gemeinsamer Merkmale wie eine polarisierte Membranorientierung, 2 separate,

---

*Die Arbeit unserer Arbeitsgruppe wären nicht ohne die Unterstüzung der Deutschen Forschungsgemeinschaft (Wi 617/5-3; SFB 366, Teilprojekt A5 und Sche 326/3-1), der Deutschen Krebshilfe/Dr. Mildred Scheel-Stiftung (W41/94/Wi2), dem Bundesministerium für Forschung und Technologie (Partnerschaftprojekt Neurobiologie) sowie der Verum-Stiftung möglich gewesen. Frau M. Szott danken wir für die zuverlässige und geschickte Anfertigung des Manuskripts.

regulierte Sekretionswege, Neurotransmitter-synthetisierende Enzyme, neurale Zelladhäsionsmoleküle sowie Peptid- und Aminosäuretransmitter-Rezeptoren (s. hierzu Übersichtsartikel [73, 74, 75]). Es liegt daher nahe, aktuell erworbene, neurobiologische Ergebnisse direkt für Untersuchungen auf den Gebieten der Neuroendokrinologie und besonders bei neuroendokrinen Tumorerkrankungen anzuwenden. Dies hat auch zu einer Reevaluierung des neuroendokrinen Konzepts geführt [5, 36]. Aus praktischer Sicht haben bereits ein Teil dieser Befunde Einzug in die Routinediagnostik von NE-Tumoren gefunden. So wird bereits heutzutage gefordert, daß neben der konventionellen histologischen Diagnose der immunhistologische Nachweis von mindestens 2 der 3 Markermoleküle, Neuronen-spezifische Enolase, Chromogranin A und Synaptophysin für die endgültige Diagnose unerläßlich ist [30]. Die beiden neuroendokrinen Markermoleküle Synaptophysin und Chromogranin A sind Proteine, die spezifisch in sog. regulierten sekretorischen Vesikeln vorkommen, während die Neuronen-spezifische Enolase in Neuronen ebenso wie in NE Zellen im Zytosol vorkommt. Dieses Enzym wandelt im Rahmen der Glykolyse unter der Ausbildung einer Energie-reichen Phosphatgruppe 2-Phospho-glycerat in Phosphoenolpyruvat um. Der Vorgang benötigt divalente Kationen (Mg^{2+} und Mn^{2+}) und wird ebenso wie die G-Protein vermittelte Signaltransduktion durch Fluorid gehemmt.

NE-Tumoren werden häufig durch eine gestörte Synthese, Speicherung und Freisetzung von Hormonen, Peptiden und Neurotransmittern und damit verbunden durch charakteristische Symptome wie Bewußtseinsverlust (Insulinom), Flush, Dyspnoe und Diarrhöen (Karzinoidsyndrom) manifest. Neuroendokrine Tumoren metastasieren abhängig von der Lage und Größe des Primärtumors unterschiedlich. Die Metastasenbildung erscheint – mit Ausnahme von Insulinomen – unabhängig von dem Sekretionsmuster einzelner Hormone und/oder Neurotransmitter zu erfolgen. Wahrscheinlich ist, daß hierbei u. a. genetische Konstellationen wie z.B. bei der multiplen endokrinen Neoplasie (MEN) Typ I durch Störungen der Expression des Phospholipase C-β3-Gens auch den klinischen Verlauf beeinflussen [67].

Von daher bietet es sich an, NE-Tumorgewebe ebenso wie davon abgeleitete Kulturzellen mittels zell- und molekularbiologischer Verfahren eingehend zu untersuchen und zu charakterisieren.

Sekretion in neuroendokrinen Zellen

Hormone, Neuropeptide und Neurotransmitter stellen die am längsten bekannten Moleküle der Signaltransduktion dar. Neurone und NE-Zellen bewerkstelligen die Kommunikation mit sich selbst (autokrin), mit der Nachbarzelle (parakrin) und mit entfernter gelegenen Zellen (endokrin) durch Freisetzung der oben genannten 3 Klassen von *Signalübertragerstoffen*. Hierzu besitzen beide Zelltypen eine sehr ähnliche Sekretionsmaschinerie und auch Rezeptorbesatz, so daß hiermit ähnliche Signaltransduktionskaskaden ablaufen können. Unter Einbezug dieses aktuellen Kenntnisstands muß das frühere Konzept, in dem Neurone primär nur als parakrin (Prä-/postsynaptische Übertragung) und neuroendokrine Zellen primär als endokrin (z.B. Insulinwirkung am Hepatozyten und Adipozyten) neu überdacht werden.

Synthese von Hormonen, Neuropeptiden und Neurotransmittern

Eine Reihe von Faktoren, die die Transkription von Hormonen und Neuropeptiden, wie z.B. die Promotorregion von Insulin [68], dem Verpackungsprotein von verschiedensten Hormonen, Chromogranin A bzw. dessen hormonaktiven Spaltprodukten [45] oder VIP [18] kontrollieren, wurden bisher identifiziert und eingehend charakterisiert. Bis dato gibt es jedoch noch keine direkten Hinweise für molekulare Defekte von NE-Tumorerkrankungen auf Transkriptionsebene.

Während Hormone im Rahmen verschiedener, proteolytischer Schritte, die in der Zelle genau topologisch festgelegt sind, erst in die reife Form überführt werden, produzieren Neurone und NE-Zellen Neurotransmitter enzymatisch in der jeweiligen Wirkform unmittelbar am Ort der Freisetzung. Beispiele für Neurotransmitter-synthetisierende Enzyme sind Glutaminsäuredekarboxylase, Cholinacetyltransferase, 5-Hydroxytryptophandekarboxylase sowie die neuronale NO-Synthase. Dies bedeutet, daß Störungen der Synthese von Hormonen und Neurotransmittern zum einem unterschiedlich subzellulär lokalisiert sind und zum zweiten durch vollkommen unterschiedliche Moleküle verursacht werden.

Aktuelle Untersuchungen von Eriksson et al. [19] zeigen, daß unter Verwendung von ^{11}C-markierten 5-Hydroxytryptophan Serotonin-produzierende NE-Tumoren mittels Positronemissiontomographie (PET) nachweisbar sind. Parallel zu diesen In-vivo-Befunden wäre zu klären, ob einzelne Serotonin-produzierende Enzyme eine veränderte Kinetik im Vergleich zu normalen NE Zellen aufweisen. Aktuelle Untersuchungen unserer Arbeitsgruppe zeigen nun, daß eine Reihe von NE-Tumoren die neuronale NO-Synthase exprimiert [50]. Diese Befunde könnten besonders deswegen von Bedeutung sein, da kürzlich Meffert et al. [41] über einen neuen NO-stimulierten, Kalziumunabhängigen Mechanismus der Neurotransmitterfreisetzung berichteten.

Bisher ist nur über eine Störung der Prozessierung einzelner Hormone berichtet worden, während über eine defekte Neurotransmittersynthese bei NE-Tumoren nichts bekannt ist. Unzureichend prozessierte, unreife Hormone besitzen eine deutlich reduzierte Affinität am jeweiligen Rezeptor und damit verbunden auch eine verminderte Wirkung an der Effektorzelle.

Transporter

Neurone und NE-Zellen besitzen eine Vielzahl von Transportermolekülen, die v. a. in der Plasmamembran, aber auch in verschiedenen Vesikeln sowie Endosomen und Mitochondrien lokalisiert sind. Transporter sorgen dafür, daß einzelne

Moleküle wie Glukose, Monoamine und Aminosäuren (z.B. γ-Aminobuttersäure, GABA) in einzelne Zellkompartimente gegen Gradienten angereichert werden. Von besonderer Bedeutung für die Diagnostik und Therapie neuroendokriner Tumoren scheinen u.a. sowohl vesikuläre wie auch Plasmamembran-ständige Monoamintransporter und GABA-Transporter zu sein, da diese essentiell für eine ausreichende Beladung von Neurotransmitter-haltigen Vesikeln sind [51, 65] S. hierzu Übersichtsartikel von Henry et al. [24] sowie Schuldiner et al. [59]. Immunhistologische sowie biochemische Untersuchungen unserer Arbeitsgruppe zeigen nun, daß NE-Tumoren sowohl Monoamintransporter wie auch GABA-Transporter enthalten, die sich jedoch partiell von neuronalen Formen unterscheiden [6, 7]. Der Nachweis dieser Transporter in NE-Tumoren ist von großem Interesse für die Diagnostik und Therapie, da zum einen spezifische Liganden für diese Moleküle bekannt sind, die sich im Rahmen der Positronemissiontomographie (PET) diagnostisch und möglicherweise auch therapeutisch einsetzen lassen. Es ist daher denkbar, daß durch eine Blockierung der Neurotransmitteraufnahme die klinische Symptomatik reduziert werden kann.

Sekretorische Vesikel

Neuronale und neuroendokrine Zellen bilden 3 sekretorische Vesikeltypen aus, die sich in ihrer Größe, Membranzusammensetzung, Inhalt und Biogenese unterscheiden (s. hierzu Übersichtsartikel [60a, 72, 75]).

NE-Granula oder *"large dense core vesicles"*

Elektronenmikroskopisch sind in NE-Zellen die sog. NE-Granula oder "large dense core vesicles" (LDCV) lange bekannt, da sie groß sind (Durchmesser: 100–400 mm) und einen typischen, Elektronen-undurchlässigen Inhalt oder "Kern/Core" aufweisen. Bekanntlich werden diese sekretorischen Granula bei unklaren Fällen von NE-Tumorerkrankungen als diagnostisches Zusatzkriterium herangezogen. Dies wurde früher v. a. elektronenmikroskopisch umgesetzt. Mit Kenntnis einzelner, häufig in diesen Granula vorkommenden Matrixpolypeptiden wie den Graninen (v. a. Chromogranin A) haben immunhistologische die aufwendigeren, elektronenmikroskopischen Verfahren in der Diagnostik von NE-Tumoren abgelöst. Die molekulare Zusammensetzung und Ausbildung der Granulamatrix ist in den letzten Jahren zunehmend untersucht worden (s. Übersichtsartikel [9]). Proteine der Graninfamilie scheinen hierbei zum einem bei der Granulareifung im Trans-Golgi-Netzwerk (TGN) und zum anderen bei der Verpackung und lokalen Anreicherung einzelner Hormone und Neuropeptide eine zentrale Rolle zu spielen. Molekulare Grundlage ist hierfür ein Kondensationsmechanismus im TGN, der ein saures sowie Zink- bzw. Kalzium-reiches Milieu erfordert (s. hierzu Bauerfeind et al. [9] und darin enthaltene

Referenzen). Bisher gibt es keine experimentellen Befunde, die eine veränderte Granulareifung bei NE-Tumoren molekular belegen. Dies scheint jedoch in Einzelfällen wahrscheinlich zu sein. Im Gegensatz zur Vesikelmatrix ist die Vesikelmembran von NE-Granula weniger gut untersucht. Bekannt ist jedoch, daß einzelne Membrankomponenten wie Zytochrom b 561 und Dopamin-β-Hydroxylase spezifisch in NE-Granula jedoch nicht und kaum nachweisbar in small synaptic vesides (SSV)-Analogen bzw. konstitutiven Vesikeln neuroendokriner Zellen vorkommen (s. unten). V. a. Zytochrom b 561 ist neben Chromogranin A als zusätzlicher Marker für NE-Granula in der Immunhistodiagnostik von NE-Tumoren einsetzbar [3]. Ein direkter Vergleich der Wertigkeit von Chromogranin A und Zytochrom b 561 bei NE-Tumoren steht jedoch bisher noch aus.

SSV-Analoga in neuroendokrinen Zellen

In den letzten Jahren wurde durch die Entdeckung von Synaptophysin [37, 69, 70] deutlich, daß NE-Zellen einen zweiten sekretorischen Vesikeltyp analog zu kleinen synaptischen Vesikeln in Neuronen ausbilden (SSV-Analog, S. Abb. 1). SSV von Neuronen sind in den letzten Jahren hinsichtlich ihrer Membranzusammensetzung und ihres Vesikelinhalts eingehend untersucht worden (s. hierzu Übersichtsartikel O'Connor et al. [45] und darin enthaltene Referenzen). Für die Praxis sei hier festgehalten, daß neuroendokrine SSV-Analoga keine Proteinmatrix, sondern verschiedene niedermolekulare Neurotransmitter wie GABA, Glutamat, Glycin sowie verschiedene biogene Amine enthalten. Neben Synaptophysin enthält die Membran dieser Vesikel in NE Tumorzellen v. a. die integralen Membranproteine Synaptobrevin, Synaptotagmin, Protein S.V.2 und p 29 [3].

Untersuchungen unserer Arbeitsgruppe zeigen, daß ebenso wie SSV in praktisch jedem Neuron vorkommen auch SSV-Analoga in normalen und neoplastisch veränderten NE-Zellen weit verbreitet vorhanden sind. Hierbei kommen diese v. a. auch in NE-Tumoren häufiger als NE-Granula vor [70, 72]. Dies hat zur Folge, daß besonders bei dedifferenzierten NE-Tumoren Synaptophysin, jedoch nicht das Matrixprotein der NE-Granula, Chromogranin A immunhistologisch positiv ausfällt. Nach Membrandepolarisation erfolgt in NE-Zellen praktisch identisch zu Neuronen eine Freisetzung von Aminosäuretransmittern wie z.B. GABA [2, 6, 7]. Dieser Vorgang wird wahrscheinlich, wie in Neuronen weitgehend untersucht, über ein Andocken und eine darauf folgende Fusion mit der apikalen Plasmamembran erfolgen. Diesem Vorgang folgt dann die Freisetzung des Vesikelinhalts (s. unten).

Die Biogenese dieser Vesikel unterscheidet sich ebenfalls zu der oben beschriebenen von NE-Granula. Abhängig vom Differenzierungsgrad läßt sich eine unterschiedliche Assoziation des kleinen GTP-bindenden Protein rab6p mit SSV in Neuronen beobachten [63]. Dies weist daraufhin, daß möglicherweise auch in neuroendokrinen Zellen die Vesikulogenese und -freisetzung differenzierungsabhängig variieren kann. In Phäochromozytomzellen scheinen neuroendokrine

SSV-Analoga aus konstitutiven Vesikeln (s. unten) zu entstehen, wobei das fertige Vesikel erst nach mehrmaliger Passage zwischen Plasmamembran und Endosom zustande kommt [52]. Eine Reihe von Untersuchungen unserer Arbeitsgruppe mit dem Labor von Prof. Dr. W.W. Franke, Deutsches Krebsforschungszentrum Heidelberg, zeigen, daß Synaptophysin eine zentrale Rolle bei der Ausbildung von SSV und neuroendokrinen SSV-Analoga spielt. Durch Einbringung des Synaptophysingens in Nicht-NE-Zellen fanden wir, daß sich eigenständige Vesikel ausbilden, die sich von konstitutiven Vesikeln biochemisch und immunmorphologisch unterscheiden [38, 39]. Da Synaptophysin bereits im TGN in hoher Konzentration sowohl von Neuronen wie auch NE-Zellen nachweisbar ist [61, 62, 71a], liegt es wenigstens für einzelne Zelltypen nahe, daß reife SSV bzw. reife neuroendokrine SSV-Analoga bereits im TGN und nicht erst in Endosomen entstehen. Inwieweit die Neurosekretion durch Ausschaltung einzelner Gene (z.B. durch ein sog. "gene knock out" im Tiermodell der Maus), die für verschiedene SSV-Proteine kodieren, bleibt abzuwarten.

Konstitutive Vesikel

Für die normale Funktion jeder Zelle ist die sog. konstitutive Sekretion unerläßlich. Analog zum multizellulären Organismus des Menschen ist eine kontinuierliche Ausscheidung von verstoffwechselten Produkten auch für jede einzelne Zelle notwendig. Um im Rahmen dieser exozytotischen Produktfreisetzung nicht in kurzer Zeit eine unkontrollierbare Größenzunahme der Zelloberfläche zu entwickeln, läuft parallel zur Exozytose eine Endozytose ab,

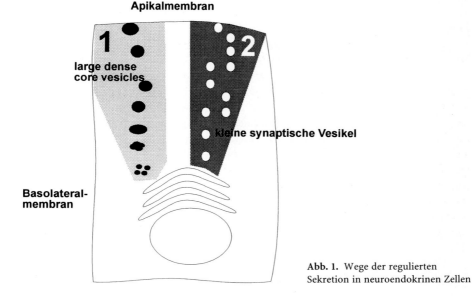

Abb. 1. Wege der regulierten Sekretion in neuroendokrinen Zellen

wobei bei diesem umgekehrten Vorgang der Exozytose für den Zellstoffwechsel wichtige Komponenten wiederum aufgenommen werden. Dies führt dazu, daß die Zelloberfläche insgesamt konstant bleibt. Angemerkt sei an dieser Stelle, daß die Zelloberfläche generell ca. heimnal pro Stunde endo-, exozytotisch umgesetzt wird. Im Gegensatz zu NE-Granula und neuroendokinen SSV-Analoga werden konstitutive Vesikel permanent freigesetzt (konstitutive Sekretion), d.h. diese Vesikel können nicht mit einem gespeicherten Inhalt in der Zelle verbleiben, um dann auf Abruf über einen zweiten Botenstoff (Second messenger, z.B. Kalzium oder cAMP) den Inhalt gezielt freizusetzen (regulierte Sekretion). Konstitutive Vesikel unterscheiden sich von beiden o. geuannten regulierten, sekretorischen Vesikeln sowohl durch die Membranzusammensetzung wie den Vesikelinhalt. Während als Vesikelinhalt abhängig vom Zelltyp lösliche Proteine wie z.B. Albumin, Wachstumsfaktoren, Immunglobuline, usw. vorliegen, finden sich in der Vesikelmembran integrale Membranproteine wie z.B. ATPasen, HBsAg, Rezeptoren, usw. Ohne Einsatz von Vesikel-spezifischen Antikörpern sind konstitutive Vesikel von neuroendokrinen SSV-Analoga elektronenmikroskopisch nicht zu unterscheiden. Konstitutive Vesikel entstehen im TGN. Da diese Vesikel, wie oben dargestellt essentiell für die Funktion aller Zellen sind, dürfte ein molekularer Defekt dieser Vesikel bereits zu einer frühen Beendigung der Embryogenese führen.

Andocken und Fusion von sekretorischen Vesikeln

Der Mechanismus des Andockens und der Fusion sekretorischer Vesikel ist an anderer Stelle in diesem Band [77] eingehend dargestellt. Hier sei nur kurz auf die wesentlichen Komponenten, die im Rahmen neuroendokriner Tumorerkrankungen interessante Kandidaten für molekulare Defekte sein könnten, hingewiesen.

Docken und Fusion von reguliert sezernierenden Vesikeln (NE-Granula und NE-SSV-Analoga) setzt den konzertierten Einsatz von den Vesikelmembranproteinen Synaptobrevin und Synaptotagmin sowie den Plasmamembranproteinen Syntaxin und SNAP25 (Synaptosomal associated protein) voraus. Zusätzlich sind die zytosolischen Proteine NSF ("N-ethylmaleimide-sensitive factor") und einzelne SNAPs ("soluble NSF-associated proteins") für diesen Vorgang unerläßlich [53]. Während dieser Prozeß molekular am besten in Neuronen für SSV untersucht ist, sind Befunde für einen ähnlichen Vorgang in NE-Zellen weniger gut untersucht. Da praktisch alle Proteine des Andock-/Fusions-Komplexes in NE-Zellen gefunden werden (s. Ahnert-Hilger et al. [7] und darin enthaltene Referenzen) und diese teilweise komplexiert mit NE-Granula und NE-SSV-Analoga sind, liegt es jedoch nahe, daß der Andocken-/Fusions-Vorgang in NE-Zellen analog zu Neuronen abläuft (s. hierzu auch Übersichtsartikel Schäfer et al. [54]).

Clostridiale Neurotoxine sind seit langem dafür bekannt, daß diese die Exozytose von SSV und damit die neuronale Signaltransduktion blockieren. In den letzten 2 Jahren wurde der molekulare Wirkmechanismus bekannt (s. hierzu Übersichtsartikel Jahn u. Niemann [27]). Hierbei zeigte sich, daß Tetanustoxin und Botulinustoxin Typ A-G spezifisch Synaptobrevin, SNAP25 und Syntaxin proteolytisch spalten und hiermit den Andocken-Fusions-Vorgang unterbrechen. Während angeborene ebenso wie im Rahmen einer Neoplasie neu entstandenen Gendefekte dieser in der Evolution hochkonservierten Andock-/Fusionsproteine eher unwahrscheinlich sind, ist eine iatrogene Veränderung dieser Proteine mit nachfolgender Sekretionsblockade durch lokale Injektion von v. a. Botulinustoxin Typ A denkbar. Positive Erfahrungen mit der lokalen Injektion mit Toxinen liegen bereits bei Krankheitsbildern wie der Achalasie und Analspasmen vor [21, 48, 49]. Es bleibt abzuwarten, ob einzelne Toxine unter Einsatz noch zu entwickelnder Vehikel auch zur Therapie neuroendokriner Tumorerkrankungen Verwendung finden können.

Signaltransduktion in neuroendokrinen Zellen – Effektor- und Akzeptormoleküle

Metabolische und funktionelle Veränderungen neuroendokriner Tumorerkrankungen können, wenigstens teilweise, eine Folge veränderter Signaltransduktion sein. Ein verbessertes Verständnis über einzelne Vorgänge der Signaltransduktion in NE-Zellen sollte eine gezielte Interferenz mit einzelnen Schritten der Signaltransduktioskaskade und damit auch eine Verbesserung der Diagnostik und Therapie dieser Erkrankungen erlauben.

Rezeptoren

Drei Klassen von Rezeptoren, nämlich •• G-Protein-gekoppelte Rezeptoren für Neuropeptide, •• Liganden gesteuerte Kanäle ("Ion-gated receptors") und •• Rezeptoren mit Tyrosinkinaseaktivität sind während der letzten Jahre in einer Reihe von NE-Zellen identifiziert und charakterisiert.

G-Protein-gekoppelte Rezeptoren

Somatostatinrezeptoren

Basierend auf den Arbeiten von Reubi et al. [52a] ist mittlerweile bekannt, daß ein Großteil neuroendokriner Tumorzellen hochaffine Bindungsstellen für Somatostatin 14 und 28 sowie in einem etwas geringerem Ausmaß auch für Somatostatinanaloga wie Oktreotid und Lanreotid aufweist. Krenning et al. wendeten diese In-vitro-Befunde durch die intravenöse Injektion von radioaktiv markierten Oktreotid bei Patienten mit NE-Tumoren erstmals in vivo an und konnten hierbei szintigraphisch Tumorareale positiv nachweisen [31].

Mittlerweile sind in verschiedensten Zentren eine große Zahl von Patienten mit NE-Tumoren untersucht worden. Bei diesen Untersuchungen zeigte sich, daß die Somatostatinrezeptorszintigraphie für den Nachweis des NE-Primärtumors und seiner Metastasen eine Sensitivität von ca. 80–90 % besitzt und in Einzelfällen anderen bildgebenden Verfahren einschließlich der Endosonographie überlegen sein kann [31, 55, 76, 78].

Während bisher 5 unterschiedliche Rezeptoren für Somatostatin molekularbiologisch in ihrer jeweiligen Primärstruktur und pharmakologisch nach Transfektion der einzelnen Rezeptorsubtypen in verschiedenen Zellinien erfaßt wurden (s. hierzu Übersichtsartikel Bruns et al. [14a]), war der Besatz von NE-Tumoren bzgl. einzelner Subtypen unbekannt. Aktuelle Untersuchungen unserer Arbeitsgruppe an NE-Tumorgeweben von Patienten, die präoperativ einer Somatostatinrezeptorszintigraphie unterzogen wurden, zeigen, daß der Somatostatinrezeptorsubtyp 2 hauptsächlich exprimiert wird und mit einem positiven Szintigraphiebefund korreliert [29, 56, 58].

Die klinische Wirkung von Somatostatin ist in ihrem molekularen Wirkmechanismus schematisch in Abb. 2 dargestellt. Nach Bindung des Liganden an den Somatostatinrezeptor führt eine Rezeptor-mediierte Aktivierung von heterotrimeren G-Proteinen zu einer Hemmung spannungsabhängiger Kalziumkanäle des L-Typs (über eine α_0-Untereinheit des G-Proteinkomplexes, s. Abb. 2). Dies hat zur Folge, daß der Kalziumeinstrom blockiert wird und damit die Freisetzung aus NE-Granula oder LDCV ebenfalls blockiert ist.

Da besonders die Aktivierung von Somatostatinrezeptorsubtyp 2 in einzelnen, kultivierten Zellen zu einer Wachstumshemmung führt [15, 64], liegt es nahe, Rezeptorsubtyp-spezifische, hochaffine Rezeptorliganden zu entwickeln, um hiermit Patienten mit NE Tumoren antiproliferativ behandeln zu können. Aktuelle Untersuchungen unserer Arbeitsgruppe belegen, daß eine maximale Rezeptorak-

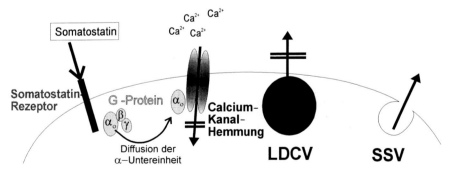

Abb. 2. Schematische Darstellung des molekularen Mechanismus der durch Somatostatinrezeptoren kontrollierten Sekretion. Nach Ligandenbindung koppeln Somatostatinrezeptoren zum einen über Gi-Proteine inhibitorisch an Adenylcyclasen und zum anderen über G_0-Proteine inhibitorisch an spannungsabhängige Kalziumkanäle, dadurch wird sowohl die cAMP- als auch die [Ca^{2+}]-abhängige Hormonsekretion aus "large dense core vesicles" (LDCV) gehemmt. Ob Somatostatinrezeptoren die Aminosäuretransmitterfreisetzung aus "small synaptic vesicles" (SSV) modulieren, ist noch nicht ausreichend untersucht

tivierung in Form einer Hochdosistherapie mit dem Somatostatinanalogon Lanreotid ein ausgeprägteren antiproliferativen Effekt als eine 10fach niedrigere Dosis aufweist [20].

VIP-Rezeptoren

Neben Somatostatinrezeptoren lassen sich nun auch Rezeptoren für das Neuropeptid VIP (Vasoaktives intestinales Peptid) in vivo darstellen [66]. Interessanterweise sind mit diesem szintigraphischen Verfahren nicht nur NE-Tumoren, sondern eine Reihe von gastrointestinalen Adenokarzinomen nachweisbar. Zunächst bleibt jedoch abzuwarten, ob die VIP-Rezeptorszintigraphie etablierten bildgebenden Verfahren überlegen ist. Eine Bestimmung der diagnostisch relevanten Subtypen in szintigraphisch positiven und negativen Tumorgeweben steht bisher noch aus.

Liganden gesteuerte Kanäle

Bis vor kurzen wurden Rezeptoren für Neurotransmitter wie GABA, Glycin und Glutamat in ihrer Expression als Neuronen-spezifisch betrachtet. Aktuelle Untersuchungen zeigen jedoch, daß in NE-Zellen die Neurotransmitter GABA, Glycin und Glutamat nicht nur synthetisiert werden [3], sondern freigesetzt werden [1]. Weiterhin zeigte sich, daß freigesetzte Aminosäuretransmitter direkt an spezifischen Rezeptoren neuroendokriner Zellen wirken [13].

$GABA_A$-Rezeptoren

Im Rahmen einer internationalen Zusammenarbeit konnte unsere Arbeitsgruppe zeigen, daß normale ebenso wie neoplastisch veränderte, gastropankreatische NE-Zellen funktionelle $GABA_A$-Rezeptoren exprimieren [12, 13, 73, 74]. Eine Aktivierung dieser Rezeptoren führt hierbei, abhängig vom zellulären Chloridgradienten häufig zu einer Membrandepolarisation. Da gastropankreatische NE-Zellen GABA sezernieren können, ist eine auto- und parakrine NE-Zellaktivierung im Sinne einer Membrandepolarisation möglich. Dieser Vorgang könnte eine erleichterte Freisetzung von Hormonen und Neuropeptiden aus NE-Granula hervorrufen. Dies ist v. a. deswegen von Bedeutung, da Somatostatin die Freisetzung des Inhalts von NE-Granula hemmt, jedoch die Sekretion von Aminosäuretransmittern aus NE-SSV-Analoga unbeeinflußt läßt (Ahnert-Hilger u. Wiedenmann, unveröffentliche Ergebnisse). Dies hätte zur Folge, daß mit Hormonen und Neuropeptiden freigesetztes GABA über eine Aktivierung von $GABA_A$-Rezeptoren hier weitere Freisetzung von Hormonen und Neuropeptiden postiv oder negativ kontrolliert und hierbei auch abhängig vom Rezeptorbesatz seine weitere Freisetzung kontrollieren kann.

Glycin- und Glutamatrezeptoren

Neben $GABA_A$-Rezeptoren wird auch der inhibitorische Glycin-Rezeptor in NE-Zellen beoabachtet (s. hierzu Übersichtsartikel Becker et al. [10] und darin enthaltene Referenzen). Bisher ist unbekannt, ob dieser Rezeptor auch in NE-Tumorzellen vorkommt. Ebenso ist unbekannt, ob die in Neuronen gut untersuchten Glutamatrezeptoren auch in NE-Zellen exprimiert sind. In Analogie zur NE-Sekretion von GABA und Glycin sowie der Expression der entsprechenden Rezeptoren in NE-Zellen wäre dies auch für Glutamat denkbar.

Rezeptoren mit Tyrosinkinaseaktivität

Aktivierung einer Reihe von Rezeptoren mit Tyrosinkinaseaktivität wie Rezeptoren für Wachstumsfaktoren und Insulin beeinflussen neben vielen anderen Wirkungen v. a. das Zellwachstum. Untersuchungen an normalen und neoplastisch veränderten NE-Zellen sind unten genauer beschrieben.

G-Proteine

Heterotrimere G-Proteine und kleine GTP-bindende Proteine geben zum einen Rezeptor-vermittelte Signale an intrazelluläre Effektorsysteme weiter und zum anderen vermitteln sie einen geordneten Membrantransport (s. hierzu Übersichtsartikel Bomsel u. Mostov [14]. Letzterer besitzt auch deswegen eine hohe Spezifität, da einzelne heterotrimere G-Proteine spezifisch an einzelne Zellorganellen binden. So binden z. B. einzelne α-Untereinheiten heterotrimerer G-Proteine nur an SSV (z.B. α_{i2}), während α_0-Untereinheiten sowohl an SSV wie LDCV gebunden sind [2, 4]. Ebenso sind kleine GTP-bindende Proteine wie rab6p, abhängig vom zellulären Differenzierungsstadium mit SSV unterschiedlich assoziert [63]. Diese Befunde weisen daraufhin, daß der zelluläre Membranfluß durch die konzertierte Aktion einer Vielzahl GTP-hydrolysierender Proteine geregelt wird. Über einen molekular nur unvollständig untersuchten Mechanismus kontrollieren heterotrimere G-Proteine spannungsabhängige Kalziumkanäle in NE-Zellen (s. hierzu Übersichtsartikel Hescheler u. Schultz [25]). Obwohl bisher keine experimentellen Befunde vorliegen, wäre es somit denkbar, daß eine veründerte Membranassoziation von heterotrimeren G-Proteinen und kleinen GTP-bindenen Proteinen einzelne Sekretionsstörungen in NE-Tumorzellen erklären könnte.

Stickstoffmonoxid-cGMP-vermittelte Signaltransduktion

Stickstoffmonoxid (NO) erfüllt im Organismus eine Vielzahl von Funktionen. So ist NO ein Bestandteil der unspezifischen Immunabwehr, weiterhin fungiert es als

Signalmolekül der endothelabhängigen Relaxation glatter Gefäßmuskulatur ("endothelium derived relaxing factor") sowie als Neurotransmitter der *"nicht adrenergen, nicht cholinergen"* Reizübertragung. Entsprechend dieser vielfältigen physiologischen Rollen existieren verschiedene Isoformen von NO-synthetisierenden Enzymen (NO-Synthasen). Gut beschrieben sind zwei konstitutive Isoforma und eine induzierbare Isoform. Konstitutiv liegen die membranassozierte NO-Synthase in Endothelzellen und die cytosolische NO-Synthase in Neuronen vor, die Isoenzyme werden Kalzium/Calmodulin-abhängig aktiviert. Durch Zcytokine kann in fast allen Zellen eine Kalzium-unabhängige NO-Synthase induziert werden, die daueraktiviert NO als zytotoxisches und tumorzides Agens synthetisiert.

Die Aktivierung der konstitutiven NO-Synthasen wird durch Hormone und Neurotransmitter Rezeptor-vermittelt über einen Anstieg der intrazellulären Kalziumkonzentration bewirkt. Das daraufhin gebildete NO kann die lösliche Guanylylcyclase (sGC) stimulieren, die Effekte wie die endothelabhängige Relaxation der glatten Gefäßmuskulatur werden dann über erhöhte Konzentrationen des Botenstoffs zyklisches Guanosinmonophosphat (cGMP) vermittelt (s. auch [40]).

Es versteht sich von daher, daß die über Hormone und Neurotransmitter aktivierte NO-Biosynthese auch für NE-Tumorerkrankungen von zentraler Bedeutung sein kann. Dies wird durch aktuelle Untersuchungen unserer Arbeitsgruppe bestätigt, die zeigen, daß die neuronale NO-Synthase nicht nur in den Neuronen des Magen-Darm-Trakts hoch exprimiert wird [29], sondern auch in normalen und neoplastischen NE-Zellen des Gastrointestinaltrakts vorkommt [50].

Wie kürzlich von Meffert et al. [41] erstmals beschrieben, stimuliert NO in einem von der klassischen Kalzium-regulierten Sekretion abweichenden Mechanismus die Freisetzung von Aminosäuretransmittern. Von daher ließe sich spekulieren, daß NO in NE-Zellen über die Freisetzung von Aminosäuretransmittern Rückkoppelungsmechanismen bewirkt, die zu einer verfeinerten Modulation der hormonellen Sekretion führt (*"fine-tuning of secretion"*) und die bei NE-Tumorerkrankungen gestört sein könnte.

Neben der löslichen Guanylylcyclase als Effektorsystem der NO-Biosynthese könnte bei NE-Tumorerkrankungen auch die physiologisch durch das Peptid Guanylin stimulierte membranständige Guanylylcyclase von Interesse sein. Es konnte gezeigt werden, daß Guanylin bei sekretorischen Diarrhöen vermehrt im Plasma nachweisbar ist. Damit könnte dieses Peptid in Zukunft als Tumormarker von Bedeutung sein [34, 35].

Phospolipase C

Phopholipase C stellt ein Schlüsselenzym der Signaltransduktion dar. So wurde kürzlich gezeigt, daß Phospholipase Cβ_1 ein GTPase aktivierendes Protein für Gq/11 darstellt Aktuelle Untersuchungen im Rahmen einer Multizenterstudie zeigen nun, daß bei der autosomal dominant vererbten multiplen endokrinen Neoplasie (MEN) Typ 1 die Expression der Phospholipase $C\beta_3$ verloren gehen kann und dies über eine kontinuierliche Aktivierung von G-Proteinen eine Erklärung für die beobachteten Neoplasien sein könnte [67].

Mit der Identifizierung des MEN1 eröffnet sich für Patienten mit NE-Tumoren des GEP-Systems die Möglichkeit, erblich belastete Familien mit gastropankreatischen neuroendokrinen Tumorerkrankungen systematisch zu untersuchen. Im Falle einer MEN1-Konstellation sollen Familienangehörige frühzeitig genetisch untersucht werden, wobei identifizierte Genträger regelmäßig endosonographisch untersucht werden, während Angehörige mit normaler Genkonstellation entsprechendem "*Screening-Programm*" nicht unterzogen werden [57].

PKC

Proteinkinase C umfaßt eine Gruppe von Kalzium- und Phospholipid-abhängigen Proteinkinaseisoformen, die an der Signaltransduktion beteiligt sind (s. hierzu Übersichtsartikel [23]). PKC ist neben vielen anderen Prozessen auch am Vesikeltransport, möglicherweise auch bei der Exozytose beteiligt. Dies scheint dadurch möglich, daß Synaptotagmin, ein integrales Membranprotein von NE-SSV-Analoge eine Polypeptiddomäne, die das aktive Zentrum von PKC trägt. Detailliertere Untersuchungen zur Funktion dieser Domäne im Rahmen der Sekretion stehen jedoch noch aus.

Zellproliferation, -differenzierung und -wachstum

Bisher gibt es kaum Untersuchungen, die die Zellproliferation gemessen mit einzelnen, bekannten Zellkernmarkern wie Ki67 sowie Cyclinen oder sogar Markern der Apoptose (z. B. bcl2/bax) und dem klinischen Verlauf korreliert haben. Lediglich eine Untersuchung von Öberg et al. weist daraufhin, daß der klinische Verlauf metastatischer NE-Tumorerkrankungen mit der Expressionshöhe von Ki 67 korreliert [17, 46]. Vorläufige Untersuchungen unserer Arbeitsgruppe bestätigen diese Ergebnisse (S. Faiss, C. Schäfer, A. Schmitt-Gräff, B. Wiedenmann, unveröffentlichte Ergebnisse).

Wachstumsfaktoren sowie deren entsprechende Rezeptoren sind eingehender in NE-Tumorgeweben sowie NE-Zellinien untersucht worden (s. hierzu Übersichtsartikel Öberg [46]). Eine Vielzahl von Wachstumsfaktoren führen nach Bindung an ihre jeweiligen Rezeptoren zu einer intrinsischen Tyrosinkinase-Aktivierung des Rezeptors (s. hierzu beispielhaft Carpentier et al. [16]). Bei NE-Tumoren zeigt sich, daß v. a. PDGF und bFGF eine wichtige Rolle spielen. Während die Wirkung einzelner Rezeptoren und deren Liganden (Wachstumsfaktoren) auf die Zellproliferation und Zelldifferenzierung in einzelnen kultivierten normalen und neoplastischen NE-Zellen teilweise bekannt ist, ist jedoch bisher unklar, ob die Expression dieser Polypeptide im Tumorgewebe der Patienten prognostische Bedeutung hat.

Während Onkogene wie myc, ras, usw. und Tumorsuppressorgene wie p 53 in kleinzelligen NE-Tumoren eingehender untersucht wurden, gibt es nur wenige Daten zur Expression dieser Moleküle in gut differenzierten NE-Tumoren des GEP Systems. Aktuelle Untersuchungen unserer Arbeitsgruppe an pankreatischen NE Tumoren zeigen, daß die Tumorsuppressorgene p 53 ebenso wie Ki 67 im Gegensatz zu Adenokarzionmen kaum oder überhaupt nicht exprimiert sind [8]. Dies weist daraufhin das die Tumorgenese von Adenokarzinomen und klassischen, gut differenzierten NE-Karzinomen unterschiedlich ist. In diesem Zusammenhang ist interessant, daß pankreatische Azinuskarzinome zwischen beiden Tumorentitäten eine Zwischenstellung einnehmen, indem Azinuskarzinome hochdifferenzierte Tumorzellen enthalten, die jedoch ähnlich wie Adenokarzinome stark proliferativ sind und Ki 67 exprimieren, jedoch ähnlich wie NE-Tumorzellen kein mutiertes p 53 exprimieren und zusätzlich neuroendokrine Merkmale besitzen (Amphikrine Tumoren, [26a, 72a]).

Klinische Daten sprechen dafür, daß NE-Tumoren größenabhängig metastasieren [43]. Unklar ist bisher jedoch, warum einzelne Tumoren bei gleicher Morphologie und Größe trotzdem unterschiedliche klinische Verläufe haben und zum zweiten die Primärtumorlokalisation eine zusätzliche Rolle zu spielen scheint. Auch die mehr teleologische Erklärung einer unterschiedlichen hämatogenen und lymphogenen Metastasierung stellt eine unzureichende Antwort dar. Mit der detaillierten molekularen Erfassung von einer Vielzahl von Adhäsionsmolekülen wie z.B. Cateninen, Cadherinen, Plakoglobin, Desmocollinen, Desmogleinen, usw. Wäre in Zukunft eine genauere Bestimmung des Metastasierungspotentials einzelner Tumoren denkbar. Bisher gibt es hierzu jedoch leider noch keine Befunde.

Wie oben dargestellt, synthetisieren und sezernieren NE-Tumorzellen eine Reihe von Neurotransmittern. Für einzelne Neurotransmitter wie z. B. Serotonin ist bekannt, daß dieser Transmitter die neuronale Proliferation stimuliert (s. hierzu [227]). Inwieweit Neurotransmitter die Proliferation einzelner NE Zellen beeinflussen bleibt abzuwarten.

Molekulare Medizin neuroendokriner Tumorerkrankungen
Diagnostische und therapeutische Bedeutung

Basierend auf den oben dargestellten, neuen, molekular- und zellbiologischen Daten v. a. aus dem Bereich der Neurobiologie wird deutlich, daß sowohl normale ebenso wie neoplastische NE-Zellen durch die Expression und Synthese Zelltypspezifischer Polypeptide charakterisiert sind, die sich diagnostisch und therapeutisch nutzen lassen (s. hierzu [75]). Diese Befunde sind bereits diagnostisch in klinischer Anwendung z. B. im Rahmen der Somatostatin- und möglicherweise auch VIP-Rezeptorszintigraphie, der Positronemissionstomographie unter Einsatz von ^{11}C-5-Hydroxytryptophan, der Verwendung von Chromogranin A als zusätzlichen NE-Serumtumormarker oder Synaptophysin als immunhistologischen Markermolekül. Therapeutisch gilt kurzfristig zu klären, ob ein therapeutisches Ansprechen z.B. auf Somatostatinanaloga wie Lanreotid oder Oktreotid mit der Expression einzelner Somatostatinrezeptorsubtypen korreliert. Zukünftig sind kurzfristig diagnostisch zusätzliche Rezeptordarstellungen in vivo (z.B. weitere Neuropeptidezeptoren), neue Serumtumormarker wie Guanylin sowie abhängig von einzelnen Proliferationsmarkern (z. B. Ki 67) und Zelladhäsionsmarkern ein abgestimmtes Vorgehen der Aggressivität der jeweiligen antiproliferativen Threapie wahrscheinlich. Längerfristig wäre denkbar, daß mit der In-vivo-Darstellung von einzelnen Neurotransmitterezeptoren (z.B. GABA$_A$-Rezeptoren) und Transportermolekülen (z.B. vesikulärer Monoamintransporter) zusätzliche, diagnostisch sinnvolle Verfahren zu Verfügung stehen werden, mit denen parallel zur Diagnostik zusätzlich ein therapeutisches Ansprechen nach Einsatz einzelner Rezeptor- und Transporterantagonisten frühzeitig zu erfassen wäre.

Literatur

1. Ahnert-Hilger G, Wiedenmann B (1992) The amphicrine pancreatic cell line AR42J secretes GABA and amylase by separate regulated pathways. FEBS Letters 314:41–44
2. Ahnert-Hilger G, Wiedenmann B (1994) Requirements for exocytosis in permeabilized neuroendocrine cells: Possible involvement of heterotrimeric G-proteins associated with secretory vesicles. Ann NY Acad Sci 733:298–306
3. Ahnert-Hilger G, Schmitt L, Grube K, Mönch E, Kvols L, Riecken EO, Lee L, Wiedenmann B (1993) Gastroenteropancreatic neuroendocrine tumors contain a common set of synaptic vesicle proteins and aminoacid neurotransmitters. Eur J Cancer 29A/14:1982–1984
4. Ahnert-Hilger G, Schäfer T, Spicher K, Schultz G, Wiedenmann B (1994) Detection of G protein heterotrimers on large dense core and small synaptic vesicles of neuroendocrine and neuronal cells. Eur J Cell Biol 65, 1:26–38
5. Ahnert-Hilger G, Scherübl H, Riecken E-O, Wiedenmann B (1995) Classification of neuroendocrine cells. In Scherübl H, Hescheler J (eds) The electrophysiology of neuroendocrine cells, CRC Press, im Druck
6. Ahnert-Hilger G, Stadtbäumer A, Riecken EO, Wiedenmann B (1995) Secretion from pancreatic neuroendocrine cells mediated by small synaptic vesicle analogues. Gastroenterology (im Druck)
7. Ahnert-Hilger G, Stadtbäumer A, Strübing C, Scherübl H, Riecken EO, Wiedenmann B (1995) The SSV-path way of neuroendocrine cells. A study with pancreatic tumor tissues and mammalian endocrine cell lines. (Submitted)
8. Bartz C, Ziske C, Wiedenmann B, Mölling K (1995) p53 tumor suppressor gene expression in human pancreatic neuroendocrine carcinomas. Gut (im Druck)
9. Bauerfeind R, Ohashi M, Huttner WB (1994) Biogenesis of secretory granules and synaptic vesicles: Facts and hypotheses. Ann NY Acad Sci 733:233–245
10. Becker C-M, Kling C, Mülhardt C, Saul B, Herkert M, Kuhse, J (1994) The inhibitory glycine receptor: A candidate protein of signal transduction in neuroendocrine tissue. Ann NY Acad Sci 733:155–163
11. Berstein G, Blank JL, Jhon D-Y, Exton JH, Rhee SG, Ross EM (1992) Phospholipase C-beta 1 is a GTPase-activating protein for Gq/11, its physiologic activator. Cell 70:411–418
12. Blankenfeld G von, Kettenmann H, Turner J, Ahnert.-Hilger G, Wiedenmann B (1993) GABA$_A$-

receptors in neuroendocrine gastroenteropancreatic cells. Mol Biol Cell 4 [Suppl]:639
13. Blankenfeld G von, Kettenmann G, Turner J, Ahnert-Hilger G, John M, Wiedenmann B (im Druck) Expression of a functional GABA$_A$ receptor in a neuroendocrine gastropancreatic cells. Eur J Physiol
14. Bomsel M, Mostov K (1992) Role of heterotrimeric G proteins in membrane traffic. Mol Biol Cell 3:1317-1328
14a. Bruns C, Weckbecker G, Raulf F, Kaupmann K, Schoeffter P, Hoyer D, Lübbert H (1994) Molecular pharmacology of somatostatin-receptor subtypes Ann NY Acad Sci 733:138-146
15. Buscail L, Esteve JP, Prats H, Bayard F, Bell GI, Vaysee N, Susini C (1993) Human somatostatin receptor hSSTR2 may mediate the antiproliferative effect of octreotide. Gastroenterology 104, 4:816 (Abstr)
16. Carpentier J-L, Paccaud J-P (1994) Molecular and cellular biology of insulin-receptor internalization. Ann NY Acad Sci 733:266-279
17. Chaudhry A, Öberg K, Wilander E (1992) A study of biological behaviour based on the expression of a proliferation antigen in neuroendocrine tumors of the digestive system. Tumor Biol 13:27-35
18. Dockray GH (1994) Vasoactive intestinal polypeptide and related peptides. In gut peptides: Biochemistry and physiology. Ed. JH Walsh and GH. Dockray, Raven Press, Ltd., New York
19. Eriksson B, Lilja A, Ahlstrom H, Bjurling P, Bergström M, Lindner KJ, Öberg Positron-Emission Tomography as a radiological technique in neuroendocrine gastrointestinal tumors. Ann NY Acad Sci 733:446-453
20. Faiss S, Scherübl H, Riecken EO, Wiedenmann B (1995) Drug therapy in metastatic neuroendocrine tumors of the gastroenteropancratic system. Rec Res Cancer Res, im Druck
21. Gui D, Cassetta E, Anastasio G, Bentivoglio AR, Maia G, Albanese A (1994) Botulinum toxin for chronic anal fissure. Lancet 344:1127-1128
22. Hanley MR (1989) Mitogenic neurotransmitters. Nature 340:97
23. Haller H, Lindschau C, Luft FC (1994) Role of protein kinase C in intracellular signaling. Ann NY Acad Sci 733:313-324
24. Henry J-P, Gasnier B, Desnos C, Scherman D, Kreici E, Massoulié J (1994) The catecholamine transporter of adrenal medulla chromafin granules. Ann NY Acad Sci 733:185-193
25. Hescheler J, Schultz G (1994) Heterotrimetric G proteins involved in the modulation of voltage-dependent calcium channels of neuroendocrine cells. Ann NY Acad Sci 733:306-313
26. Hoorens A, Lemoine N, McLellan E, Morohoshi T, Kamisawa T, Heitz PU, Stamm B, Rüschoff J, Wiedenmann B, Klöppel G (1993) Pancreatic tumors with acinar cell differentiation: an analysis of cell lineage markers, p 53 expression and Ki-ras mutations. Am J Pathol 143:685-689
27. Jahn R, Niemann H (1994) Molecular mechanisms of clostridial neurotoxins. Ann NY Acad Sci 733:245-256
28. John M, Schätzmüller B, Mayer B, Riecken E-O, Wiedenmann B (1994) Verteilung und subzelluläre Lokalisation der neuronalen NO-Synthase im menschlichen Gastrointestinaltrakt. Zeitschrift f Gastroenterologie, Band XXXII, 9:540 (P 019)
29. John M, Meyerhof W, Richter D, Waser B, Schaer JC, Boese-Landgraf J, Neuhaus P, Scherübl H, Riecken E-O, Reubi J-C, Wiedenmann B (1995) Positive somatostatin receptor scintigraphy correlates with the presence of somatostatin receptor subtype 2. Gut (im Druck)
30. Klöppel G, Heitz PU (1994) Classification of normal and neoplastic neuroendocrine cells. Ann NY Acad Sci 733:18-24
31. Krenning EP, Bakker WH, Breeman AP, Koper JW, Kooij PPM, Ausema L, Lameris JS, Lamberts SWJ (1989) Localization of endocrine related tumors with radioiodinated analogue of somatostatin. Lancet 1:242-245
32. Krenning EP, Kwekkeboom Oel Y, de Jong RJB, Dop FJ, Reubi JC, Lamberts SWJ (1994) Somatostatin-receptor scintigraphy in gastroenteropancratic tumors. Ann NY Acad Sci 733:416-425
33. Krenning EP, Koou PM, Bakker WH, Breeman WAP, Postema PTE, Kwekkeboom DJ, Oei HY, de Jong M, Visser TJ, Reus AEM, Lamberts SWJ (1994) Radiotherapy with a radiolabeled somatostatin analogue, (^{111}In-DTPA-D-Phe^1)-octreotide: A case history. Ann NY Acad Sci 733:496-507
34. Kuhn M, Raida M, Adermann K, Schulz-Knappe P, Gerzer R, Heim JM, Forssmann WG (1993) The circulating bioactive form of human guanylin is a high molecular weight peptide (10.3 kDa) FEBS-

Lett 318(2):205-209
35. Kuhn M, Kulaksiz H, Adermann K, Rechkemmer G, Forssmann WG (1994) Radioimmunoassay for circulating human guanylin FEBS-Lett 341(2-3):218-222
36. Langley K. The Neuroendocrine concept today. Ann NY Acad Sci 733:1-18
37. Leube RE, Kaiser P, Seiter A, Zimbelmann R, Franke WW, Rehm H, Knaus P, Prior P, Betz H, Reinke H, Beyreuther K, Wiedenmann B (1987) Synaptophysin: molecular organization and mRNA expression as determined from cloned cDNA. EMBO J 6:3261-3268
38. Leube RE, Wiedenmann B, Franke WW (1989) Topogenesis and sorting of synaptophysin: synthesis of a synaptic vesicle protein from a gene transfected into non-neuroendocrine cells. Cell 59:433-446
39. Leube RE, Leimer U, Grund Ch, Franke WW, Harth N, Wiedenmann B (1994) Sorting of synaptophysin into special vesicles in non-neuroendocrine epithelial cells. J Cell Biol 127:1589-1601
40. Mayer B (1994) Nitric oxide/cyclic GMP-mediated signal transduction. Ann NY Acad Sci 733:357-365
41. Meffert MK, Premack BA, Schulman H (1994) Nitric oxide stimulates calcium-independant synaptic vesicle release Neuron 12:1235-1244
42. Mölling K, Müller G, Dannull J, Reuss C, Beimling P, Bartz C, Wiedenmann B, Yoon K, Durovoy A, Jung G (1994) Stimulation of Ki-ras ribozyme activity by RNA binding protein NCp7 in vitro and in pancreatic tumor cell line. Capan 1 Ann NY Acad Sci 733:113-122
43. Moertel CG (1987) An Odyssey in the land of small tumors J Clin Oncol 5:1503-1522
44. O'Connor DT, Wu H, Gill BM, Rozansky DJ, Tang K, Mahata SK, Mahata M, Eskeland NL, Videen JS, Zhang X, Takiyyuddin MA, Parmer RJ (1994) Transcriptional basis of the widespread neuroendocrine expression of chromogranin A and evidence of its diverse biological actions, intracellular and extracellular. Ann NY Acad Sci 733:36-45
45. O'Connor V, Duggan M, Siebert A, Bommert K, DeBello W, Augustine G, Betz H (1994) Molecular approaches to neurotransmitter release. Ann NY Acad Sci 733:290-297
46. Öberg K (1994) Expression of growth factors and their receptors in neuroendocrine gut and pancreatic tumors, and prognostic factors for survival. Ann NY Acad Sci 733:46-55
47. Öberg K, Eriksson B, Janson ET (1994) The clinical use of interferons in the management of neuroendocrine gastroenteropancreatic tumors. Ann NY Acad Sci 733:471-479
48. Pasricha PJ, Ravich WJ, Kalloo AN (1993) Effects of intrasphincteric botulinum toxin on the lower exophageal sphincter in piglets. Gastroenterology 105:1045-1049
49. Pasricha PJ, Ravich WJ, Hendrix TR, Sostre S, Jones B, Kalloo AA (1994) Treatment of achalasia with intrasphincteric Injection of botulinum toxin. A pilot trial. Ann Intern Med 121:590-591
50. Ransco C, John M, Schmitt-Graeff A, Wiedenmann B (1995) Identification and functional characterization of NO synthase and NO in neuroendocrine cells. submitted
51. Reetz-Thomas A, Hell JW, During MJ, Walch-Solimena C, Jahn R, De Camilli P (1993) A γ-aminobutyric acid transporter driven by a proton pump is present in synaptic-like microvesicles of pancreatic β-cells. Proc Natl Acad Sci (USA) 90:5317-5321
52. Regnier-Vigouroux A, Tooze SA, Huttner WB (1991) Newly synthesized synaptophysin is transported to synaptic-like microvesicles via constitutive secretory vesicles and the plasma membrane. EMBO J 11:4795-4804
52a. Reubi JC, Laissue J, Waser B, Horisberger U, Schaer JC (1994) Expression of somatostatin receptors in normal, inflamed and neoplastic human gastrointestinal tissues. Ann NY Acad Sci 733:122-137
53. Rothman JE (1994) Mechanisms of intracellular transport. Nature 372:55-63
54. Schäfer T, Hodel A, Heuss C, Burger MM (1994) The docking protein of chromaffin granules. Ann NY Acad Sci 733:279-290
55. Scherübl H, Bäder M, Fett U, Hamm B, Schmidt-Gayk H, Koppenhagen K, Dop M, Riecken EO, Wiedenmann B (1993) Somatostatin-receptor imaging of neuroendocrine gastroenteropancreatic tumors. Gastroenterology 105:1705-1709
56. Scherübl H, Hescheler J, Bychkov R, Cuber JC, John M, Riecken EO, Wiedenmann B (1994) Electrical activity and calcium channels in neuroendocrine cells. Ann NY Acad Sci 733:335-

340
57. Scherübl H, Öberg K, Bredeek U, Skogseid B, Quabbe HJ, Riecken E-O, Wiedenmann B (1994) Screening for multiple endocrine neoplasia type I in patients with neuroendocrine tumors of the gastroenteropancreatic system. Exp Clin Endocrinol 102 (5):A20
58. Scherübl H, John M, Meyerhof W, Raulf F, Bruns Ch, Reubi JC, Waser B, Schaer JC, Wiedenmann B (1994) Somatostatin receptor subtypes in neuroendocrine cell lines and tumor tissues of the gastroenteropancratic system. Dig Dis Sci 39:1787(A219)
59. Schuldiner S, Shirvan A, Stern-Bach Y, Steiner-Mordoch S, Yelin R, Laskar O (1994) From bacterial antibiotic resistance to neorotransmitter uptake: A common theme of cell survival. Ann NY Acad Sci 733:174–185
60. Smrcka AV, Sternweis PC (1993) Regulation of purified subtypes of phosphatidylinositol-specific phosphopolipase C beta by G protein alpha and beta/gamma subunits. J Biol Chem 268:9667–9674
60a. Südhof TC, Jahn R (1991) Proteins of synaptic vesicles involved in exocytosis and membrane recycling. Neuron 6:665–667
61. Tixier-Vidal A, Faivre-Baumann A, Picart R, Wiedenmann B (1988) Immunoelectron microscopic localization of synaptophysin in a Golgi subcompartment of developing hypothalamic neurons. Neuroscience 26:847–861
62. Tixier-Vidal A, Barret A, Faivre-Bauman A, Huttner W, Wiedenmann B (1992) Differential expression and subcellular localization of secretogranin II and synaptophysin during early development of mouse hypothalamic neurons in culture. Neuroscience 47:967–978
63. Tixier-Vidal A, Barret A, Picart R, Mayau V, Vogt D, Wiedenmann B, Goud B (1993) The small GTP-binding protein, Rab 6p, is associated with both Golgi and synaptic vesicle membranes during synaptogenesis of hypothalamic neurons in culture. J Cell Sci 105:935–947
64. Todisco A, Seva C, Takeuchi Y, Dickinson CJ, Yamada T (1994) Inhibition of AP-1 function via SSTR2 mediates somatostatin inhibition of cell proliferation. Dig Dis Sci 39:1788 (A220)
65. Uhl GR, Hartig PR (1992) Transporter explosion: update on uptake. TINS 13:421–425
66. Virgolini I, Raderer M, Kurtaran A, Angelberger P, Banyi S, Yang Q, Li S, Banyai M, Pidlich J, Niederle M, Scheithauer W, Valent P (1994) Vasoactive intestinal polypeptide-receptor imaging for the localization of intestinal adenocarcinomas and endocrine tumors. N Engl J Med 331:1116–1121
67. Weber G, Friedman E, Grimmond S, Hayward NK, Phelan C, Skogseid B, Gobi A, Zedenius J, Sandelin K, Teh BT, Carson E, White I, Öberg K, Shephard J, Nordenskjöld M, Larsson C (1994) The phospholipase C beta3 gene located in the MEN1 region shows loss of expression in endocrine tumors. Hum Mol Gen 3:1775–1781
68. Whelan J, Poon D, Weil PA, Stein RW (1989) Insulin gene regulation: The role of positive- and negative-acting transcription factors in pancreas beta-cell-type-specific expression, In Curr Comm Mol Biol (Cold Spring Harbour Laboratory/1989), Perspectives on the Molecular Biology and Immunology of the Pancreatic beta-Cell, Eds D Hanahan, HO McDevitt, GF Cahill, Jr, pp. 61–66
69. Wiedenmann B, Franke WW (1985) Identification and localization of synaptophysin, an integral membrane glycoprotein of M_r 38 000 characteristic of presynaptic vesicles. Cell 41:1017–1028
70. Wiedenmann B, Franke WW, Kuhn C, Moll R, Gould VE (1986): Synaptophysin: A novel marker protein for neuroendocrine cells and neoplasms. Proc Natl Acad Sci USA 83:3500–3504
71. Wiedenmann B, Rehm H, Franke WW (1987) Synaptophysin, an integral membrane protein of vesicles present in normal and neoplastic neuroendocrine cells. Ann NY Acad Sci 493:500–503
71a. Wiedenmann B, Waldherr R, Buhr H, Hille A, Rosa P, Huttner WB (1988) Identification of gastroenteropancreatic neuroendocrine cells in normal and neoplastic human tissue with antibodies against synaptophysin, chromogranin A, secretogranin I (chromogranin B) and secretogranin II Gastroenterology 95:1364–1374
72. Wiedenmann B, Huttner W (1989) Synaptophysin and the secretogranins/chromogranins – widespread components of distinct types of neuroendocrine vesicles and new tools in tumor diagnosis. Virchows Arch B 58:95–121
72a. Wiedenmann B, Rosewicz S, Riecken EO, Kvols L (1991) Pancreatic acinar carcinomas are amphicrine: combined expression of exocrine and endocrine secretory vesicles Gastroenterology

100(5)[Suppl]:A305
73. Wiedenmann B, von Blankenfeld G, Turner J, Ahnert-Hilger G, John M, Riecken EO, Kettenmann H (1994) $GABA_A$-receptors in neuroendocrine gastropancreatic cells Gastroenterology 104(4): A851
74. Wiedenmann B, von Blankenfeld G, Turner J, Ahnert-Hilger G, John M, Riecken E-O (1994) $GABA_A$-receptors in neuroendocrine gastropancreatic cells. Dig Dis Sci 39:1799 [Suppl]
75. Wiedenmann B, Ahnert-Hilger G, Kvols L, Riecken E-O (1994) New molecular aspects for the diagnosis and treatment of neuroendocrine gastroenteropancreatic tumors. Ann NY Acad Sci 733:515–527
76. Wiedenmann B, Bäder M, Scherübl H, Fett U, Zimmer T, Hamm B, Koppenhagen K, Riecken E-O (1994) Gastroenteropancreatic tumor imaging with somatostatin-receptor scintigraphy. Seminars in Oncology 21, 6:29–32
77. Wiedenmann B, Riecken E-O, John M, Ahnert-Hilger G (1995) Mechanismen des intrazellulären Proteintransports. In: Molekularbiologische Grundlagen der Gastroenterologie Eds: Beger, Manns, Greten. Springer Verlag, im Druck
78. Zimmer T, Ziegler K, Bäder M, Fett U, Hamm B, Riecken EO, Widenmann B (1994) Localization of neuroendocrine tumors of the upper gastrointestinal tract. Gut 35:471–475

Molecular Biology of Pancreatic Cancer

M. Korc

Introduction

The mammalian exocrine pancreas consists of acinar cells that synthesize and secrete digestive enzymes and duct cells that secrete bicarbonate rich fluid. Pancreatic exocrine function is regulated by gastrointestinal hormones, neurotransmitters, islet cell hormones such as insulin, and polypeptide growth factors. Under normal physiological conditions in the adult, there is a relatively low level of pancreatic acinar and duct cell proliferation, and proper progression through the cell cycle is assured by the presence of functioning protooncogenes and tumor suppressor genes. However, in conjunction with a variety of cellular and molecular perturbations in growth control mechanisms, the pancreas may give rise to a variety of malignancies. These malignancies may originate in any of the pancreatic cell types, leading to ductal carcinomas, acinar cell carcinomas, or islet cell tumors. Conceivably, some of these cancers may arise from a pancreatic stem cell that has the potential to acquire the characteristics of any of the above cell types. Alternatively, a given pancreatic cancer may appear to be a ductal carcinoma but may have arisen as a result of malignant transformation in another pancreatic cell which has acquired the duct cell phenotype.

This review will focus on recent advances in our understanding of the molecular biology of pancreatic ductal adenocarcinomas, the most common type of pancreatic cancer. This deadly cancer, in which mortality rates come close to equaling the incidence rate, is the fifth leading cause of cancer death in adults in the Western world. A better understanding of the molecular biology of pancreatic cancer should point the way towards designing new and more successful diagnostic and therapeutic interventions for this disorder.

Epidermal Growth Factor and Related Ligands in Pancreatic Cancer

Polypeptide growth factors are regulatory proteins that are produced by many different cells. There are numerous polypeptide growth factors, and their actions are most often dependent on their ability to activate specific cell-surface receptors. They tend to act at or near their site of expression, exerting autocrine effects on their cells of origin, and paracrine effects on neighboring cells. However, they are also often released into the circulation and can therefore exert systemic effects. Growth factors participate in the regulation of normal pancreatic exocrine function. Perturbations in this regulation have the potential to contribute to pancreatic dysfunction and, in conjunction with alterations in oncogenes and tumor suppression genes, to neoplastic transformation.

Epidermal growth factor (EGF) is an extensively studied growth factor that binds and activates the EGF receptor. Four additional polypeptides have been identified that share amino acid sequence homology with EGF, possess six cysteine residues in the same relative positions as EGF, and also bind and activate the EGF receptor. These polypeptides are transforming growth factor alpha (TGF-α), betacellulin, heparin-binding EGF-like growth factor (HB-EGF), and amphiregulin [1]. All are produced as precursor molecules that insert into the cell membrane prior to undergoing proteolytic cleavage to yield the mature protein. While anchored in the cell membrane, the precursor TGF-α can already bind and activate the EGF receptor, a so-called juxtacrine effect [1]. Betacellulin was originally isolated from a transformed beta cell line, and it exerts mitogenic effects on a variety of cells [1]. HB-EGF and amphiregulin are heparin-binding proteins [1]. HB-EGF, which was originally purified from the conditioned medium of U937 macrophage-like cells, functions in its transmembrane precursor form as an internalization receptor for diphtheria toxin [1, 2]. Amphiregulin was originally isolated from conditioned media of MCF-7 cells [1, 3] that were treated with tetradecanoyl phorbol acetate (TPA). It possesses a hydrophilic region at its amino terminal end and two putative nuclear targeting sequences, and has been observed in the nuclei of certain cells [1, 4].

EGF and TGF-α exert similar biological actions in many cells. However, TGF-α exerts a greater stimulatory effect than EGF with respect to calcium mobilization from fetal rat long bones, angiogenesis in the hamster cheek pouch model, skin wound healing, blood flow in the femoral artery of the dog, induction of cell ruffling, cell migration, and anchorage-independent growth of certain human pancreatic cancer cell lines [5, 6]. In RL95-2 human endometrial cancer cells, TGF-α is a more potent inhibitor of cell proliferation than EGF [7]. The inhibitory effect of EGF on norepinephrine-induced contraction in arterial strips is diminished following repeated exposure to EGF [8]. This desensitization phenomenon does not occur with TGF-α [8]. In cultured guinea pig gastric circular muscle cells TGF-α is a more potent mitogen than EGF, and the EGF receptor in these cells binds TGF-α with a greater affinity than it binds EGF [9]. Thus, in spite of many similarities in the actions of EGF and TGF-α, there are instances in which the two growth factors exhibit either quantitative or qualitative differences in their biological actions. It is possible that other members of the EGF family of growth factors exert effects that are different from those of EGF or TGF-α, and the biological actions of these EGF-like peptides are currently being characterized in many laboratories.

EGF, TGF-α and HB-EGF are mitogenic toward cultured human pancreatic cancer cell lines [10, 11]. Furthermore, human pancreatic ductal adenocarcinomas have been shown to overexpress EGF, TGF-α, HB-EGF, and amphiregulin [11–14], raising the possibility that pancreatic cancer cells derive a growth advantage as a result of excessive activation of the EGF receptor by these ligands. Indeed, co-expression of the EGF receptor and either EGF or TGF-α has been associated with decreased survival in patients with pancreatic cancer [15].

Epidermal Growth Factor Receptor and Related Receptors in Pancreatic Cancer

The actions of EGF and the other four EGF-like growth factors is dependent on the presence of the EGF receptor, since another receptor that can bind these ligands has not been identified. The EGF receptor consists of an extracellular domain, a transmembrane domain that serves to anchor the receptor in the cell membrane, and an intracellular domain that possesses the critically important tyrosine kinase region that resides within a continuous sequence of amino acids [16]. The extracellular domain is subdivided into subdomain I at the amino-terminal end, the cysteine-rich subdomains II and IV, and an intervening subdomain III which contains the EGF binding site [17]. Recently, a variant EGF receptor that contains an arginine to lysine substitution in subdomain IV of the receptor has been described [18]. This variant receptor is expressed in some normal as well as some cancer cells [18]. It exhibits both high and low affinity binding sites toward EGF [17]. In contrast, only a single order of low affinity sites can be found when binding is performed with TGF-α [19]. Interestingly, cells expressing the variant receptor mount an attenuated mitogenic response by comparison with the wild type receptor [19]. Conceivably, the existence of variant EGF receptors may allow the family of ligands that bind to these receptors to exert differential effects on cell growth and on other cellular functions.

Following ligand binding, the EGF receptor undergoes dimerization, auto- and transphosphorylation on tyrosine residues 992, 1068, 1086, 1148 and 1173 [16]. Once phosphorylated, these residues become the sites of association of a variety of effector proteins containing *Src* homology 2 (SH2) motifs, thereby initiating a cascade of biochemical reactions [20, 21]. Thus, growth factor-related binding protein 2 (GRB2) associates with the homologue of son-of-sevenless (SOS), which in ture associates with activated *ras*-GTP. Activated ras associates with raf-1, a serine-threonine kinase that induces the phosphorylation of MAP kinase kinase, which induces the phosphorylation of MAP kinase [22]. The latter then translocates to the nucleus and induces the phosphorylation of the protein products of jun and fos nuclear protooncogenes [22]. In this manner, signal transduction from the cell surface to the nucleus proceeds through a cascade of phosphorylation reactions. Additional regulatory proteins that are activated following ligand binding include phospholipase C-gamma (PLC-γ), phosphatidylinositol-3-kinase (PI-3-kinase), and GTPase activating protein (GAP) [20–22].

The complexity of EGF receptor action is potentially further enhanced by the ability of this receptor to dimerize with several closely related receptors [23]. To date, three receptors that are closely related to the EGF receptor have been identified [17]. These are the human EGF receptor type 2 (HER-2 or c-erbB-2), HER-3 (c-erbB-3) and HER-4 (c-erbB-4). Immunohistochemical studies indicate that human pancreatic ductal adenocarcinomas exhibit high levels of the EGF receptor, HER-2, and HER-3 [13, 24-26]. In addition, Northern blot analysis and in situ hybridization studies indicate that the increase in EGF receptor and HER-2 immunoreactivity is due to overexpression of the respective mRNA moieties [13, 25]. Furthermore, the EGF receptor often co-localizes with EGF and TGF-α in these cancers [15]. These observations suggest that the ligands exert autocrine effects on the pancreatic cancer cells. In support of this hypothesis, the concomitant presence of the EGF receptor with either EGF or TGF-α is associated with a shorter post-operative survival period, whereas the absence of all three markers correlates with considerably longer survival [15]. In contrast, HER-2 overexpression is not associated with a worse prognosis in patients with pancreatic cancer [25].

Fibroblast Growth Factors and Their Receptors in Pancreatic Cancer

The fibroblast growth factor (FGF) family of ligands consists of nine homologous polypeptide growth factors that have an affinity for heparin and glycosaminoglycans and that participate in the regulation of biological processes in numerous cell types [27]. FGFs are mitogenic, promote angiogenesis and chemotaxis, and participate in the regulation of cellular differentiation and tissue repair. The best characterized members of this family are acidic FGF (aFGF or FGF1) and basic FGF (bFGF or FGF2). The other members of the FGF family are now numbered as FGF-3 through FGF-9. FGF-3 is also known as int-2, whereas FGF-7 is also known as keratinocyte growth factor or KGF. We found that aFGF and bFGF are overexpressed in human pancreatic cancers [28]. Furthermore, the presence of bFGF in the cancer cells was associated with shorter postoperative patient survival [28]. Interestingly, aFGF expression did not correlate with patient survival, in spite of the fact that both aFGF or bFGF can bind and activate FGF receptors.

Four distinct high-affinity transmembrane tyrosine kinase FGF receptors, designated as FGFR-1, -2, -3, and -4, have been described to date [29]. The extracellular domain in this family generally has three immunoglobulin-like (Ig) regions, whereas the intracellular tyrosine kinase domain is separated into two contiguous regions. As a result of alternative splicing, a number of variant FGF receptors have been described, including some that have lost the first Ig region in the extracellular domain, resulting in the generation of a 2-Ig form [29]. RNAse protection and polymerase chain reaction analysis indicate that human pancreatic cancers express disproportionately high levels of the 2-Ig form of FGFR-1 [30]. Both by immunohistochemistry and by in situ hybridization, FGFR-1 is overexpressed in the duct-like cancer cells [30], indicating that there is a potential for excessive autocrine and paracrine activation of FGF-dependent pathways in these tumors.

Transforming Growth Factor Betas and Their Receptors in Pancreatic Cancer

The transforming growth factor beta (TGF-β) superfamily consists of a large family of polypeptide growth factors that includes three distinct but homologous mammalian TGF-βs, termed TGF-β1, TGF-β2, TGF-β3 [31]. They are synthesized as precursors that undergo proteolytic cleavage to yield biologically active dimers [31]. Mature TGF-β1 and -β2 share 70% amino acid sequence homology, whereas mature TGF-β3 shares 80% homology with the other two isoforms. TGF-βs increase the proliferation of cells that are of mesenchymal origin but generally inhibit the proliferation of epithelial cells. They have been implicated in the regulation of many cellular processes, including cell growth and differentiation, and extracellular matrix composition. Thus, they enhance the synthesis of matrix proteins including collagens III, IV, and V, increase the synthesis of protease inhibitors, decrease the synthesis of matrix degrading proteases and act as cytokines by modulating the activities of a number of cells that participate in the regulation of the immune system [31]. Because their expression is differentially regulated during embryonogenesis, carcinogenesis and wound repair, it is likely that each isoform may modulate specific cell functions in vivo.

TGF-β-1, -2 and -3 immunoreactivity is only occasionally present in acinar cells and ductal cells in the normal human pancreas, and is more frequently observed in the islet cells [32]. This differential localization may be a reflection of different regulatory functions of these molecules in the different components of the exocrine and endocrine pancreas. All three mammalian isoforms of TGF-β are overexpressed in human pancreatic tumors, and overexpression of any of the isoforms is associated with a worse prognosis [33]. This may be due, in part, to the ability of these growth factors to modulate extracellular matrix components and to suppress the activation of cancer-directed immune mechanisms.

TGF-βs act by activating a number of cell-surface TGF-β receptors [34, 35]. The type II TGF-β receptor (Tβ-RII) appears to be especially critical for TGF-β-mediated signaling. Tβ-RII is a transmembrane protein that possesses intrinsic serine/threonine kinase activity [34, 35]. Although it binds TGF-β1 in the absence of the type I TGF-β receptor (Tβ-RI), its kinase activity requires the presence of Tβ-RI [34, 35]. Tβ-RI, which also has intrinsic serine/threonine kinase activity, does not bind ligand in the absence of Tβ-RII (34–35). The type III TGF-β receptor (Tβ-RIII) does not possess signaling activity [34, 35]. It is also known as betaglycan, and functions to present TGF-βs to Tβ-RI and Tβ-RII [34, 35].

By Northern blot analysis, the normal human pancreas expresses low levels of Tβ-RII and Tβ-RIII, whereas human pancreatic cancers express relatively high levels of Tβ-RII mRNA transcripts (36). By in situ hybridization, there are low levels of Tβ-RII mRNA in normal acinar and ductal cells, indicating that this receptor is expressed in both components of the exocrine pancreas (36). In contrast, Tβ-RII mRNA grains are markedly increased in the cancer cells of pancreatic tumors [36]. These observations support the hypothesis that TGF-βs may have a role in modulating normal pancreatic exocrine function, and may contribute to pancreatic cancer growth in vivo.

Oncogenes and Tumor Suppressor Genes in Pancreatic Cancer

The current theories of cancer are based on the concept that malignant transformation occurs as a result of a series of perturbations rather than being the consequence of a single event. Activation of oncogenes and loss of function of tumor-suppressor genes contributes to neoplastic transformation in the pancreas and to the aberrant growth of pancreatic cancer cells. In general, protooncogenes may become activated as a result of point-mutations, translocations or amplifications, whereas loss of tumor suppressor gene function may be the result of gene deletion, mutation or translocation.

A high percentage of human pancreatic ductal adenocarcinomas harbor K-ras oncogene and p53 tumor suppressor gene mutations [37–42]. Aberrant activation of K-ras may interfere with the cell's ability to turn off positive growth signals emanating from tyrosine kinase dependent pathways. Furthermore, loss of wild type p53 function leads to a decreased ability to inhibit oncogene-induced transformation, block progression through the G1 phase of the cell cycle and maintain genome stability [43]. Thus, perturbations in the regulatory functions of the K-ras oncogene and the p53 tumor suppressor gene may lead to abnormal pancreatic cell growth, acquisition of features that are characteristic of the transformed phenotype such as the ability to grow in soft agar, and progression to neoplasia with unrestrained growth. Together with the growth advantage derived from overexpression of growth factors and their receptors, these perturbations may combine to enhance the proliferation and metastatic potential of pancreatic cancer cells.

Acknowledgment. This research was supported by NIH grants CA-40162 and DK-44948.

References

1. Massague J, Pandiella A (1993) Membrane-anchored growth factors. Annu Rev Biochem 62:515–541
2. Fen Z, Dhadly MS, Yoshizumi M, Hilkert RJ, Quertermous T, Eddy RL, Hows TB, Lee M-E (1993) Structural organization and chromosomal assignment of the gene encoding the human heparin-binding epidermal growth factor-like growth factor/diphteria toxin receptor. Biochemistry 32:7932–7938
3. Plowman GD, Green JM, McDonald VL, Neubauer MG, Disteche CM, Todaro GJ, Shoyab M (1990) The amphiregulin gene encodes a novel epidermal growth factor-related protein with tumor-inhibitory activity. Mol Cell Biol 10:1969–1981
4. Johnson GR, Saeki T, Gordon AW, Shoyab M, Salomon DS, Stromberg K (1992) Autocrine action of amphiregulin in a colon carcinoma cell line and immunocytochemical localization of amphiregulin in human colon. J Cell Biol 10:1969–1981

5. Korc M, Haussler CA, Trookman NS (1987) Divergent effects of epidermal growth factor and transforming growth factors on a human endometrial carcinoma cell line. Cancer Res 47:4909–4914
6. Barrandon Y, Green H (1987) Cell migration is essential for sustained growth of keratinocyte colonies: the roles of transforming growth factor-α and epidermal growth factor. Cell 50:1131–1137
7. Korc M, Chandrasekar B, Shah GN (1991) Differential binding and biological activities of epidermal growth factor and transforming growth factor a in a human pancreatic cancer cell line. Cancer Res 51:6243–6249
8. Gan BS, Hollenberg MD, MacCannell KL, Lederis K, Winkler ME, Derynck R (1987) Distinct vascular actions of epidermal growth factor-urogastrone and transforming growth factor-α. J Pharmacol Exp Ther 242:331–337
9. Yang SG, Ahmad S, Wong NC, Hollenberg MD (1994) Ligand binding characterization and molecular analysis of distinct epidermal growth factor-urogastrone receptors in cultured smooth muscle and epithelial cells from guinea pig intestine. Mol Pharmacol 46:256–265
10. Smith JJ, Derynck R, Korc M (1987) Production of transforming growth factor α in human pancreatic cancer cells: evidence for a superagonist autocrine cycle. Proc Natl Acad Sci USA 84:7567–7570
11. Kobrin MS, Funatomi H, Friess H, Buchler MW, Stathis P, Korc M (1994) Induction and expression of heparin-binding EGF-like growth factor in human pancreatic cancer. Biochem Biophys Res Commun 202:1705–1709
12. Barton CM, Hall PA, Hughes CM, Gullick WJ, Lemoine NR (1991) Transforming growth factor alpha and epidermal growth factor in human pancreatic cancer. J Pathol 163:111–116
13. Korc M, Chandrasekar B, Yamanaka Y, Friess H, Buchler M, Beger HG (1992) Overexpression of the epidermal growth factor receptor in human pancreatic cancer is associated with concomitant increases in the levels of epidermal growth factor and transforming growth factor alpha. J Clin Invest 90:1352-60
14. Ebert M, Yokoyama M, Kobrin MS, Friess H, Lopez ME, Buchler MW, Johnson GR, Korc M (1994) Induction and expression of amphiregulin in human pancreatic cancer. Cancer Res 54:3959–3962
15. Yamanaka Y, Friess H, Kobrin MS, Buchler M, Beger HG, Korc M (1993) Coexpression of epidermal growth factor receptor and ligands in human pancreatic cancer is associated with enhanced tumor aggressiveness. Anticancer Res 13:565–570
16. Schlessinger J, Ullrich A (1992) Growth factor signaling by receptor tyrosine kinases. Neuron 9:383–391
17. Prigent SA, Lemoine NR. The type 1 (EGFR-related) family of growth factor receptors and their ligands (1992) Prog Growth Factor Res 4:1–24
18. Moriai T, Kobrin MS, Korc M. Cloning of a variant epidermal growth factor receptor from a human pancreatic cancer cell line (1993) Biochem Biophys Res Commun 191:1034–1039
19. Moriai T, Kobrin MS, Hope C, Speck L, Korc M (1994) A variant epidermal growth factor receptor exhibits altered type α transforming growth factor binding and transmembrane signaling. Proc Natl Acad Sci USA 91:10217–10221
20. Pawson T, Schlessinger J (1993) SH2 and SH3 domains. Curr Biol 3:434–442
21. Cadena DL, Gill GN (1992) Receptor tyrosine kinases. FASEB J 6:2332–2337
22. Ahn AG. The MAP kinase cascade (1993) Discovery of a new signal transduction pathway. Mol Cell Biochem 127:201–209
23. Soltoff SP, Carraway III KL, Prigent SA, Gullick WG, Cantley LC (1994) ErbB3 is involved in activation of phosphatidylinositol 3-kinase by epidermal growth factor. Mol Cell Biol 14:3550–3558
24. Lemoine NR, Hughes CM, Barton CM, Poulsom R, Jeffery RE, Kloppel G, Hall PA, Gullick WJ (1992) The epidermal growth factor receptor in human pancreatic cancer. J Pathol 166:7–12
25. Yamanaka Y, Friess H, Kobrin MS, Buchler M, Kunz J, Beger HG, Korc M (1993) Overexpression of HER-2/neu oncogene in human pancreatic carcinoma. Human Pathol 24:1127–1134
26. Lemoine NR, Lobresco M, Leung H, Barton C, Hughes CM, Prigent SA, Gullick WJ, Kloppel G (1992) The erbB-3 gene in human pancreatic cancer. J Pathol 168:269–273
27. Mason IJ (1994) The ins and outs of fibroblast growth factors. Cell 78:547–552

28. Yamanaka Y, Friess H, Buchler M, Beger HG, Uchida E, Onda M, Kobrin MS, Korc M (1993) Overexpression of acidic and basic fibroblast growth factors in human pancreatic cancer correlates with advanced tumor stage. Cancer Res 53:5289–5296
29. Jaye M, Schlessinger J, Dionne C (1992) Fibroblast growth factor receptor tyrosine kinases: molecular analysis and signal transduction. Biochim Biophys Acta 1135:185–199
30. Kobrin MS, Yamanaka Y, Friess H, Lopez ME, Korc M (1993) Aberrant expression of the type I fibroblast growth factor receptor in human pancreatic adenocarcinomas. Cancer Res 53:4741–4744
31. Kingsley DM (1994) The TGF-β superfamily: new members, new receptors, and new genetic tests of function in different organisms. Genes Dev 8:133–146
32. Yamanaka Y, Friess H, Buchler M, Beger HG, Gold LI, Korc M (1993) Synthesis and expression of transforming growth factor beta-1, beta-2, and beta-3 in the endocrine and exocine pancreas. Diabetes 42:746–756
33. Friess H, Yamanaka Y, Buchler M, Ebert M, Beger HG, Gold LI, Korc M (1993) Enhanced expression of transforming growth factor-beta isoforms in human pancreatic cancer correlates with decreased survival. Gastroenterology 105:1846–1856
34. Lin HY, Lodish HF (1993) Receptors for the TGF-beta superfamily: multiple polypeptides and serine/threonine kinases. Trends Cell Biol 3:14–19
35. Wrana JL, Attisano L, Carcamo J, Zentella A, Doody J, Laiho M, Wang XF, Massague J (1992) TGF beta signals through a heteromeric protein kinase receptor complex. Cell 71:1003–1014
36. Friess H, Yamanaka Y, Buchler M, Beger HG, Kobrin MS, Baldwin RL, Korc M (1993) Enhanced expression of the type II transforming growth factor β receptor in human pancreatic cancer cells without alteration of type III receptor expression. Cancer Res 53:2704–2707
37. Almoguera C, Shibata D, Forrester K, Martin J, Arnheim N, Perucho M (1988) Most human carcinomas of the exocrine pancreas contain mutant c-K-ras genes. Cell 53:549–554
38. Grunewald K, Lyons J, Frohlich A, Feichtinger H, Weger RA, Schwab G, Janssen JWG, Bartram CR (1989) High frequency of Ki-ras codon 12 mutations in pancreatic adenocarcinomas. Int J Cancer 43:1037–1041
39. Caldas C, Hahn SA, Hruban RH, Redston MS, Yeo CJ, Kern SE (1994) Detection of K-ras mutations in the stool of patients with pancreatic adenocarcinoma and pancreatic ductal hyperplasia. Cancer Res 54:3568–3573
40. Pellegata NS, Sessa F, Rneut B, Bonato B, Leone BE, Solcia E, Ranzani GN (1994) K-ras and p 53 gene mutation in pancreatic cancer: ductal and nonductal tumors progress through different genetic lesions. Cancer Res 54:1556–1560
41. Barton CM, Staddon SL, Hughes CM, Hall PA, O'Sullivan C, Kloppel G et al. (1991) Abnormalities of the p 53 tumour suppressor gene in human pancreatic cancer. Br J Cancer 64:1076–1082
42. Casey G, Yamanaka Y, Friess H, Kobrin MS, Lopez ME, Buchler M, Beger HG, Korc M (1993) p 53 Mutations are common in pancreatic cancer and are absent in chronic pancreatitis, Cancer Let 69:151–160
43. Wang P, Reed M, Wang Y, Mayr G, Stenger JE, Anderson ME, Schwedes JF, Tegtmeyer P (1994) p 53 domains: structure, oligomerization, and transformation. Mol Cell Biol 14:5182–5191

Ansätze zur Gentherapie

F. Herrmann, M. Kiehntopf, M.A. Brach

Zusammenfassung

Trotz Neuentwicklung zahlreicher Zytostatika und der Verwendung neuartiger Zytostatikakombinationen, sowie der Entwicklung von durch Knochenmark- und Blutstammzelltransplantation unterstützten Hochdosischemotherapiepro-tokollen sind die Erfolge der traditionellen Behandlung disseminierter Tumorerkrankungen nur marginal. Der bemerkenswerte Informationsgewinn zu den bislang nur rudimentären Vorstellungen über die Molekularbiologie des Krebses hat nun die interventionelle Genetik ermuntert, konzeptionell andere und selektivere Mittel für eine erfolgreichere Tumorbehandlung verfügbar zu machen. Wir sind nunmehr Zeugen der frühen Anfänge der Gentherapie. Eine Reihe von zumeist technischen Problemen limitieren noch die breitere Anwendung der genetischen Krebsbehandlung, wobei insbesondere die noch fehlende Selektivität, Spezifität, Sensitivität sowie auch Sicherheitserwägungen eine Rolle spielen. Dennoch sind inzwischen weltweit mehr als 60 Gentherapieprotokolle genehmigt und in Durchführung. Die Gentherapiestrategien, die derzeit klinisch verfolgt werden, werden in diesem Übersichtsartikel diskutiert:

- die Steigerung der Tumorimmunogenität durch Insertion von Zytokingenen sowie von Genen, die die Produkte des Major-Histokompatibilitätskomplexes und Lymphozyten-kostimulatorischer Liganden kodieren,
- Insertion von tumoriziden Zytokinen in Zellen mit potentieller "Homing-Fähigkeit",
- die Verwendung tumorspezifischer "Prodrug-Aktivatoren", d.h. die Insertion enzymatischer "prodrugaktivierender" Gene, die an Promotorsysteme mit der Fähigkeit zur differentiellen (idealerweise tumorspezifischen) Transkriptionskontrolle fusioniert sind,
- Genmarkierungsstrategien, welche hilfreiche neue Indikatoren für minimal residuelle oder relabierte Tumorerkrankungen sind,
- die Substitution von Tumorsuppressorfunktionen durch Ersatz defekter Tumorsuppressorgene und
- die artefizielle Repression bestimmter Genfunktionen durch Insertion von Genen, die für Gene von Interesse komplementäre ("antisense") mRNA kodieren (z.B. Onkogene oder Zytostatikaresistenzgene).

Summary

Despite enormous efforts in new drug development and use of new drug combinations including high dose regimens supported by bone marrow and blood stem cell transplantation procedures, the gains of traditional treatment of disseminated human cancer have been marginal. Remarkable advances in our understanding of the molecular biology of cancer has spurred techniques of interventional genetics to provide new selective tools for more successful tumor treatment. We are witnessing now the early beginnings of gene therapy. There are, however, many drawbacks facing the gene therapists including selectivity, specificity, sensitivity and safety of gene transfer. Despite this, there are already over 60 protocols accepted for genetic approaches to cancer therapy worldwide. The strategies currently under clinical investigation and being discussed here, include i) the enhancement of tumor immunogenicity by insertion of cytokine genes, genes coding for products of the major histocompatibility complex, and for lymphocyte costimulatory ligands, ii) the vectoring of tumoricidal cytokines to cells that can potentially home on tumors to locally release their toxic products, iii) the use of tumor specific prodrug activators, i.e. the insertion of enzymatically prodrug-activating genes fused to promoter systems which rely on differential (idealy tumor-specific) transcription control, iv) gene-marking strategies which may provide new indicators for minimal residual and relapsed tumor disease, v) substitution of tumor suppressor functions by replacing defective tumor suppressor genes, and vi) arteficial repression of gene functions by insertion of genes encoding for complementary (antisense) mRNA to the gene of interest (e.g. oncogenes, drug resistance genes).

Grundlagen der Gentherapie und Konzepte für ihren Einsatz in der Onkologie

Trotz wachsender Einblicke in die molekularen Grundlagen von Tumorentstehung und -progression ist es in bislang nicht vergleichbarer Weise gelungen, dieses Wissen in neue Therapieansätze umzusetzen. Mit der Gentherapie, d.h. der therapeutisch intensionierten Insertion expressionsfähiger DNS in somatische Zellen, steht nun erstmals eine Therapieform vor der klinischen Realisierung, die in grundlegender Weise eine konzeptionelle Veränderung gegenüber der traditionellen Chemotherapie der dissiminierten Tumorkrankheit darstellt und einem pharmakologischen Paradigmenwechsel gleichkommt: Nicht mehr Proteine (z.B. Enzyme, Hormone, Wachstumsfaktoren, Rezeptoren, Ionenkanäle etc.), sondern makromolekulare genetische Informationsträger sind potentielles Ziel der pharmakologischen Intervention, nicht mehr traditionelle Pharmaka, sondern expressionsfähige Nukleinsäuresequenzen sind die Wirksubstanzen (Abb. 1).

Die ersten Gentherapieprotokolle zielten zunächst jedoch auf die Behandlung erblicher Stoffwechseldefektsyndrome ab. Erkrankungen wie beispielsweise die Adenosindeaminasedefizienz, die Mukoviszidose, oder die Glukozerebrosidasedefizienz, deren Pathogenese auf umschriebenen genetischen Defekten beruht [1], erschienen besonders attraktiv für klinische Studien, da hierbei der jeweilige genetische Defekt durch die Einführung einer normalen funktionsfähigen Kopie des krankheitsverursachenden Gens korrigierbar scheint.

Entscheidend für den Erfolg der Gentherapie ist, daß die Fremd-DNS stabil in das Genom integriert, und das Gen quantitativ wie qualitativ regelrecht exprimiert wird. Beides ist am zuverlässigsten durch die sog. homologe Genrekombination erzielbar [10], mit der defekte Gensequenzen durch intakte ersetzt werden können. Das inserierte fremde Genmaterial tritt an die Stelle des defekten endogenen Gens und wird wie dieses reguliert. Die homologe Rekombination ist jedoch bislang nur an embryonalen Stammzellen der Maus erfolgreich durchgeführt worden und für die somatische Gentherapie nicht verfügbar.

Im Fall angeborener monogener Erbkrankheiten stellt die somatische Gentherapie eine Substitutionsbehandlung dar, deren Erfolg durch die Lebensdauer der gentechnisch modifizierten Zellen limitiert wird, und die in der Regel wiederholt (u.U. lebenslang) angewandt werden muß. Im Gegensatz zu den angeborenen Erbkrankheiten mit umschriebenen monogenen Defekten ist für die Mehrzahl der Tumoren des Menschen erwiesen, daß sie auf einen mehrphasigen Entwicklungsprozeß zurückzuführen sind, der Veränderungen an zumeist mehreren Genen beinhaltet. Die somatische Gentherapie kann zwar als Substitutionstherapie zur Korrektur rezessiver (und bedingt auch dominanter) Erbkrankheiten angewandt werden, kommt für die Onkologie hingegen derzeit kaum in Frage. Zwar läßt sich durch die Einfügung einer funktionsfähigen normalen Genkopie – beispielsweise eines Tumor-Suppressorgenes (z.B. des p 53 oder des Retinoblastomagens) – bei einigen Tumorentitäten die Entwicklung eines tumorigenen Phänotyps in vitro verhindern bzw. revertieren [4, 25], doch läßt sich dieses Verfahren momentan noch nicht in die In-vivo-Praxis übertragen. Die Voraussetzung hierfür ist, daß jede Tumorzelle eine normale Kopie des entsprechenden Gens erhält, während normale Zellen vom Gentransfer ausgespart bleiben. Diesen Anforderungen an Spezifität genügt derzeit die Gentherapie nicht. Gentherapeutische Konzepte in der Krebstherapie verfolgen daher andere Ansätze (vgl. Übersicht), so z.B. die Insertion von Zytokingenen zur Steigerung der natürlichen Abwehrmechanismen, oder von sog. Suizidgenen zur selektiven Abtötung der Tumorzellen durch Induktion autotoxischer Mechanismen. Daneben sind auch eine Reihe anderer Ansätze in der präklinischen Erprobungsphase, die eine Tumorbehandlung mit molekularbiologischen Techniken erwarten lassen. Hierzu zählt der Einsatz von Antisense-Oligodesoxyribonukleotiden, Triple-Heix-bildenden Oligodesoxyribonukleotiden sowie die Entwicklung genspezifischer Ribozymkonstrukte (Abb. 1).

Gentherapieansätze in der Onkologie
1) Additive Geninsertion:
    - Zytokingene,
       – immunstimulierende Zytokine (Immunvakzination),
       – tumorizidale Zytokine;
    - Gene für kostimulatorische Liganden und HLA-Determinanten;

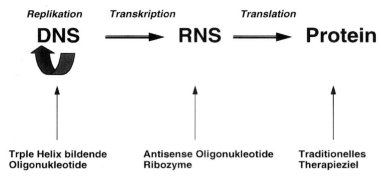

Abb. 1. Die Gentherapie, ein möglicher Paradigmenwechsel in der Arzneimitteltherapie. Während die traditionellen Targets der Arzneimitteltherapie Proteine sind, zielt die Gentherapie darauf ab, den makromolekularen genetischen Informationsfluß zu unterbrechen. Dies ist entweder durch Triple-Helix-bildende Oligodesoxyribonukleotide auf der Ebene der Gentranskription, oder durch Antisense-Oligodesoxyribonukleotide oder Ribozyme auf Translationsebene möglich

- Suizidgene (enzymatische "Prodrug-Aktivierung");
- Markergene;
- Zytostatikaresistenzgene.
2) Gensubstitution:
   - Tumorsuppressorgene.
3) Artefizielle Genrepression ("Antigentherapie"):
   - Triple-Helix bildende Oligodesoxyribonukleotide,
   - Antisense-Oligodesoxyribonukleotide,
   - Ribozyme.

Methodische Grundlagen des Gentransfers: Möglichkeiten und Grenzen

Zur Gewährleistung einer quantitativ wie qualitativ adäquaten Genexpression muß die in die Zielzelle zu inserierende DNS neben der für das jeweilig gewüschte Protein kodierenden Sequenz auch regulative Elemente, wie den Promotor, ein Transkriptionsinitiierungs- und Tanskriptionsterminierungssignal, sowie ein Polyadenylierungssignal enthalten.

Für den Transfer von DNS sind inzwischen verschiedene Verfahren entwickelt worden [51, 53]. Physikochemische Transfektionsmethoden ermöglichen den Gentransfer dadurch, daß sie die elektrochemische Barriere zwischen der negativ geladenen Zellmembran und der negativ geladenene DNS, beispielsweise durch den Einsatz von Kalziumphosphat oder von DEAE-Dextran, überwinden. Für manche Zelltypen, wie etwa Fibroblasten, eignet sich auch die Mikroinjektion von DNS. Bei der Elektroporation wird die Zellmembran durch Hochspannungsströme für die DNS permeabilisiert. DNS kann auch in Liposomen verpackt bzw. an Liposomen komplexiert von Zellen aufgenommen werden oder schließlich an einen Liganden (z.B. Transferin) gekoppelt und über den Ligandenrezeptor internalisiert werden. Auch unter Verwendung von Viren kann DNS in Zellen eingeschleust werden. In Abhängigkeit von Zelltyp und Transfektionsverfahren läßt sich heterologe DNS in eine von 10^2 bis 10^7 Zellen stabil integrieren. Neben der geringen Transfektionseffizienz erweisen sich auch mögliche Sekundärveränderungen an der Fremd-DNS als kritisch. Beispielsweise kann die Expression der transfizierten DNS nach Methylierungen verloren gehen. Auch der Integrationsort der DNS, der bei diesen Gentransfermethoden variabel und unkontrollierbar ist, beeinflußt nicht nur die Stabilität der Integration sondern auch den Grad der Expression der Fremd-DNS. Während die hier angesprochenen Methoden für die In-vitro-Transfektion von DNS in Zellinien mit unbegrenzter Menge an Ausgangszellen geeignet sein mögen, ist sie sowohl für die Insertion von Fremd-DNS in Primärzellen, die in nur limitierter Zahl zur Verfügung stehen, als auch für die In-vivo-Anwendung unzureichend. Zunehmende Bedeutung für den In-vivo-Gentransfer hat der Einsatz von Liposomen erlangt. Sowohl Neuronen als auch respiratorisches Gewebe konnten bereits mit Hilfe von Liposomen erfolgreich in vivo transfiziert werden [5]. Ähnliches ist auch für gastrointestinales Gewebe zu erwarten.

Nach wie vor erscheint der retroviral vermittelte Gentransfer jedoch die Gentransfermethode der Wahl zu sein, wobei der Vorteil dieser Methode auf der vergleichbar hohen Transfektionseffizienz und der stabilen Integration der Fremd-DNS in das Genom der Zielzelle beruht. Der Insertionslocus ist bei retroviralem Gentransfer, wie bei den bereits geschilderten Transfertechniken, ebenfalls nicht definiert. Es besteht daher als Folge retroviraler Insertion die Gefahr der Aktivierung von zellulären Onkogenen bzw. anderen wachstumsrelevanten Genen (Insertionsmutagenese) oder die der Inaktivierung von Supressorgenen. Eine weitere Einschränkung des retroviralen Gentransfers liegt in der fehlenden Spezifität, auch dies steht dem In-situ/In-vivo-Einsatz retroviraler Vektoren entgegen. Möglicherweise werden aber schon bald retrovirale Vektoren zur Verfügung stehen, die einen spezifischen Zelltyp zu erkennen und zu infizieren vermögen [8]. Von größerer klinischer Bedeutung ist die Gefahr, daß replikationskompetente Viren bei unsauberer Präparation oder infolge von Rekombinationsvorgängen in den Organismus gelangen [15]. Sicherheitsvorschriften, wie sie für die klinische Anwendung retroviraler Vektoren heute bestehen, wie auch der Aufbau neuerer Vektoren und Verpackungszellen schließen eine Kontamination mit replikationskompetenten Viren jedoch weitgehend aus.

Aufgrund der geschilderten Sicherheitserwägungen wurde an der Entwicklung anderer Vektorsysteme gearbeitet. Vielversprechend erscheinen Gentransfervektoren auf der Basis von Adenoviren. Anders als Retroviren können Adenoviren sehr große Fragmente von Fremd-DNS aufnehmen und v. a. auch ruhende, d. h. nichtteilungsaktive Zellen infizieren. Dies erlaubt ihren Einsatz für den Gentransfer in Nervengewebe [29]. Möglicherweise können Adenovirusvektoren auch für einen in vivo Gentransfer herangezogen werden, wobei aufgrund des Organotropismus inbesondere das Lungengewebe in Frage kommt

[20, 43]. Nachteilig wirkt sich in diesem System die Notwendigkeit aus, relativ viele Adenovirusgene in den Vektor mitaufzunehmen, deren Expression eine Immunreaktion des Wirtsorganismus mit Abstoßung nach sich ziehen kann.

Neben adenovirusbasierenden Gentransfervektoren sind Herpes-simplex-Virus-1-Vektoren für die Gentherapie von Interesse. Sie zeichnen sich wie Adenovirusvektoren v. a. durch die Fähigkeit aus, nichtteilungsfähige Zellen zu infizieren und daher besonders für den Gentransfer in Neurone und frühe hämatopoetische Vorläuferzellen qualifizieren [21, 38].

Wesentliche Probleme des Gentransfers stellen derzeit die geringe Transfektionseffizienz (bis zu maximal 10% der Zielzellen bei retroviralen Vektoren) sowie der Mangel an Spezifität dar. Beides hat in bisherigen klinischen Gentherapieprotokollen stets ein Ex-vivo/In-vitro-Vorgehen erzwungen. Für eine systemische oder lokale In-vivo-Applikation müssen die eingesetzten Gentransfermethoden spezifisch einen Zelltypus erreichen. Richtungsweisend ist der Einsatz von adenovirusbasierenden Vektoren, die per se einen Tropismus für respiratorisches Gewebe aufweisen. Aber auch retrovirale Vektoren können möglicherweise so modifiziert werden, daß sie Zelltypspezifität aufweisen. Die Interaktion von Virus mit der zu infizierenden Zelle erfolgt durch das env-Protein, welches auch den Tropismus eines Virus bestimmt. Das Infektionsspektrum eines retroviralen Vektors kann durch Eingriffe am env-Protein verändert werden. Ein Ansatzpunkt hierzu stellt die Kopplung von monoklonalen Antikörpern, die spezifische Oberflächenstrukturen der zu infizierenden Zielzelle erkennen (beispielsweise Histokompatibilitätsantigene oder einen spezifischen Rezeptor), an Antikörper gegen das env-Protein des Retrovirus dar [22, 44]. Alternativ können Liganden an das env-Protein gebunden werden, die dann spezifisch von den auf der Oberfläche der Zielzelle exprimierten Rezeptoren erkannt werden [34]. Mit der Indentifikation der Rezeptorerkennungsregion innerhalb des env-Proteins [6] eröffnet sich jetzt auch die Möglichkeit, das env-Protein selbst für eine spezifische Rezeptorerkennung zu gestalten.

Eine gewebespezifische oder gar tumorspezifische Expression retroviral inserierter Gene wird auch durch die Integration gewebsspezifischer bzw. tumorspezifischer "Enhancer-Elemente" in die 5'-regulatorische Region des zu inserierenden Gens ermöglicht. Diese vermitteln die Expression des nachgeschalteten Gens durch Bindung zellspezifischer bzw. tumorspezifischer Transkriptionsfaktoren (Tabelle 1). Zellen, die diese Transkriptionsfaktoren nicht exprimieren, mögen zwar das transferierte Gen in ihr Genom integrieren, können es jedoch nicht exprimieren. So ist es bereits gelungen durch Vorschaltung des Tyrosinasepromotors vor das β-Galactosidasegen dieses Gen in einem retroviralen Konstrukt in vitro und in vivo spezifisch in Melanomzellen zu exprimieren [49].

Der Ex-vivo/In-vitro-Gentransfer besitzt den Vorteil, daß ex vivo die erfolgreich transfizierten Zellen selektioniert und die Expression des Fremdgens vor der Rückinfusion in den Patienten quantitativ erfast werden kann. Andererseits ist die In-vitro-Expression des Fremdgens kein verläßlicher Parameter für die In-vivo-Expression nach Reinfusion. Häufig sind die transplantierten

Gene nur kurzfristig exprimiert und schalten sich innerhalb von wenigen Wochen nach Rückgabe in den Patienten autonom ab.

Die somatische Gentherapie kann darüber hinaus immer nur eine zeitlich befristete Therapie sein, die durch die In-vivo-Lebensdauer der gentechnisch modifizierten Zelle begrenzt ist. Erst der Gentransfer in Stammzellen mit der Fähigkeit zur identischen Selbstreduplikation wird dieses Problem umgehen können. Für die derzeitigen Anwendungsgebiete in der Onkologie (s. unten) ist eine transiente Expression der Fremdgene jedoch als ausreichend zu betrachten.

Aufgrund der oben dargestellten technischen Probleme beschränkt sich die Gentherapie derzeit nahezu ausschließlich auf den Ex-vivo-Gentransfer. Die Zielzellen werden dem Patienten entnommen, in vitro mit dem Fremdgen ausgestattet und nach Selektion der erfolgreich transfizierten Zellen dem Patienten zurückgegeben.

Die ersten klinischen Gentransferprotokolle beinhalteten den Transfer von Markergenen in Immunzellen. Hiermit war es möglich, den Verbleib der transfizierten Zellen im Patienten zu verfolgen. Nachfolgend wurden dann auch eine Reihe von Gentherapiestudien mit "therapeutischen" Genen initiiert (Tabelle 2).

Genehmigte Zell-Markierungs Protokolle in der Onkologie

Im Mai 1989 genehmigte in den Vereinigten Staaten von Amerika erstmals die "Food and Drug Administration" (FDA) die erste Gentherapiestudie. Tumorinfiltrierende Lymphozyten wurden aus dem Tumor der Patienten gewonnen, ex vivo über einen retroviralen Transfer mit dem Neomy-

Tabelle 1. Selektionspromotoren für eine tumorspezifische Genexpression. Promotoren von vornehmlich in Tumoren exprimierten Genen können mit "prodrug-aktivierende" Genen fusioniert werden, um eine tumorspezifische Expression zu gewährleisten

Selektionspromotor	Tumor
CEA	colorektal
α-Fetoprotein	Hepatom, Keimzell
NSE	Kleinzeller
DOPA-Decarboxylase	Neuroektoderm
PSA	Prostata
Amylase	Pankreas
Calcitonin	medulläre Schilddrüse
Thyreoglobulin	nichtmedulläre Schilddrüse
Tyrosinase	Melanom
Brustmuzin	Mamma
Villin	Magen
c-erbB2	Mamma, Ovar, Pankreas
c-erbB4	Magen, Mamma

Tabelle 2. Therapeutische Gentherapiestudien in der Onkologie. (Aus [..])

Patienten	Zellen	Gen	Institution
fortgeschrittene Tumoren	TIL	TNF-α	NIH
fortgeschrittene Tumoren	autologe Tumorzellen	TNF-α	NIH
fortgeschrittene Tumoren	autologe Tumorzellen	Il-2	NIH
fortgeschrittene Tumoren	autologe Tumorzellen	Il-4	Pittsburgh Medical School
Neuroblastom	autologe Tumorzelle	Il-2	St. Jude Children's Research Hospital
fortgeschrittene Tumoren	in vivo (DNS/Liposomen)	HLA-B7	University of Michigan
Gehirntumoren	murine Fibroblasten	HSV-TK	NIH
Gehirntumoren	In-vivo-Transfer in Tumorzellen	KSV-TK	Iowa Methodist Medical Center
metastasierendes Melanom	HLA-A2-idente Melanomzellen	Il-2	Memorial Sloan Kettering Cancer Center
metastasierendes Melanom	autologe Melanomzellen	Il-2	Universitätsklinik Leiden, Niederlande
metastasierendes Nierenzellkarzinom	HLA-A2-idente Nierenzellen	Il-2	Memorial Sloan Kettering Cancer Center
nichtkleinzelliges Bronchialkarzinom	autologe Tumorzellen [31]	Antisense K-ras	MD Anderson Cancer Center

cinresistenzgen als Markergen ausgestattet, in vitro expandiert und reinfundiert. Die Behandlung der Patienten mit ex vivo/in vitro-expandierten TILs erwies sich als wirksamer als eine Therapie mit Lymphokin-aktivierten Killerzellen (LAK, [42]). In einer Pilotstudie zeigten 40% der mit gentechnisch modifizierten TILs behandelten Melanom-Patienten eine Remission.

Bei Kindern mit akuter myeloischer Leukämie (AML) und Neuroblastom sind Studien zur Markierung von Knochenmarkszellen begonnen worden. Die für die autologe Knochenmarktransplantation entnommenen Zellen werden vor der Reinfusion mit einem Markergen ausgestattet. Dieses Markergen erlaubt im Fall eines Rezidivs eine Zuordnung des Rezidivursprungs zum Transplantat bzw. zu einer im Patienten potentiell verbliebenen therapierefraktären Resterkrankung. Die Tatsache, daß nur 1–10% der reinfundierten Knochenmarkszellen mit den z. Z. verfügbaren Techniken markierbar sind, beschränkt die Aussagefähigkeit der Ergebnisse. In einer kürzlich veröffentlichten Markergentransferstudie zeigten im

Beobachtungszeitraum 2 von 17 Patienten mit akuter myeloischer Leukämie ein Leukämierezidiv [9]. In beiden Fällen trugen die betreffenden Leukämiezellen das Markergen. Vergleichbare Studien wurden nun auch für Patienten mit akuter lymphatischer Leukämie (ALL), chronisch myeloischer Leukämie (CML), metastasiertem Mammakarzinom und Non-Hodgkin-Lymphomen begonnen. In anderen Studien bei Patienten mit CML, chronisch lymphatischer Leukämie, Neuroblastom oder multiplem Myelom werden sowohl Knochenmarkszellen als auch periphere Blutzellen mit verschiedenen retroviralen Vektoren, die das Neomycinresistenzgen als Markergen enthalten, transfiziert. Nach der Reinfusion sowohl der transfizierten Knochenmarkzellen als auch der peripheren Blutzellen kann nach der Chemotherapie untersucht werden, zu welchen Anteilen beide Fraktionen zur hämatopoietischen Rekonstitution nach Chemotherapie beitragen bzw. ob ein Relaps nach Chemotherapie und autologer Knochenmarktransplantation seinen Ursprung von Zellen des peripheren Blutes oder solchen des Knochenmarks nimmt.

Gentherapie-Studien in der Onkologie mit "therapeutischen" Genen

Gentherapiestudien in der Onkologie verfolgen derzeit 2 Strategien: die Insertion von immunmodulatorischen Zytokingenen in tumorinfiltrierende T-Lymphozyten, Fibroblasten oder Tumorzellen, sowie die Insertion von Suizidgenen in Tumorzellen [41].

Gentransfer in der adoptiven Immuntherapie (Immunvakzination)

Aus einer Vielzahl von In-vivo-Versuchen im Mausmodell ergaben sich Hinweise darauf, daß durch Tumorzellen freigesetzte immunmodulatorische Zytokine wie Il-2, Il-4, Il-7, Il-12 Interferon (IFN)-γ, Granulozyten Kolonienstimulierender Faktor (G-CSF), Granulozytenmakrophagen (GM)-CSF, oder Tumornekrosefaktor (TNF)-α die Entwicklung einer Tumorzell-spezifischen Immunantwort stimulieren [2, 12, 16–19, 26, 46, 50]. Aus diesen Untersuchungen wurde klar, daß die gleichzeitige Injektion unmodifizierter und gentechnisch modifizierter, also Zytokin-sezernierender Tumorzellen nicht nur zur Abstoßung der unmodifizierten Tumorzellen (Wildtyp-Tumor) führt, sondern darüberhinaus auch eine dauerhafte spezifische, d.h. gegen die Tumorzelle gerichtete Immunantwort induziert, die einen Relaps eines Tumors zu einem späteren Zeitpunkt verhindert oder zumindest die Remissionsdauer verlängert (protektive Immunität). Übertragen auf die klinische Situation bedeutet dies, daß Patienten im krankheitsfreien Intervall mit Zytokin-sezernierenden autologen Tumorzellen geimpft werden können, um sie durch Induktion einer langfristigen Tumorzell-spezifischen Immunantwort vor einem Wiederausbruch der Tumorerkrankung zu schützen. Tierexperimentelle Befunde legten den Grundstein für die entsprechenden klinischen Studien, Es wurden bislang drei Strategien zur Immunvakzination verfolgt: Die Insertion von immunmodulatorischen Zytokingenen in tumorinfiltrierende Lymphozyten (TILs), in Tumorzellen selbst, oder aber in autologe oder allogene Fibroblasten. Die initialen Untersuchungen von S. Rosenberg mit Neomycinresistenzgen markierten TILs haben gezeigt, daß transfizierte TILs sich nach Reinfusion in den Patienten zunächst im Tumor ansiedeln und erst später im peripheren Blut nachweisbar werden [42]. Durch die Freisetzung des betreffenden Zytokins, beispielsweise von TNF-α oder Il-2 durch die mit den entsprechenden Zytokingenen transfizierten TILs, kommt es zu einer lokalen Anreicherung dieser Mediatoren im Tumorgewebe. Vergleichbare Gewebsspiegel lassen sich bei systemischer Zytokingabe aufgrund erwartbarer Nebenwirkungen nicht erzielen. Die freigesetzten Zytokine wirken einerseits direkt zytotoxisch auf die Tumorzelle, andererseits können sie eine Antitumorantwort durch zytotoxische T-Zellen hervorrufen.

Alternativ können auch Tumorzellen dem Patienten entnommen werden, mit einem Zytokingen ausgestattet, bestrahlt und dann reinfundiert werden. Auch für dieses Vorgehen liegen unterstützende Ergebnisse aus Tiermodellen vor [7, 16, 18, 23]. Zytokine von Interesse sind hierbei Il-2, Il-4, Il-7, Il-12, TNF-α, GM-CSF oder IFN-γ. Detaillierte Analysen der zugrundeliegenden immunologischen Mechanismen haben ergeben, daß eine persistierende und vollständige Antitumorantwort v. a. durch CD8+ T-Zellen getragen wird. In Abhängigkeit vom exprimierten Zytokin infiltrieren durchaus unterschiedliche Subgruppen von T-Zellen den Tumor, ohne jedoch an einer immunologischen Abwehrreaktion beteiligt zu sein [24]. Der Nachteil dieser Methode liegt vor allem darin, daß sich nicht von jedem Tumorpatienten ausreichende Mengen an Tumorzellen per Gentransfer mit einem Zytokingen ausstatten und entsprechend reinfundieren lassen. Im Gegensatz hierzu können Fibroblasten oder Stromazellen relativ leicht vom Patienten isoliert werden und sind der Transfektion durch retrovirale Vektoren eher zugänglich. Untersuchungen am Tiermodell haben jedoch gezeigt, daß der Einsatz transfizierter Fibroblasten für die adoptive Immuntherapie von Tumoren im Vergleich zu transfizierten Tumorzellen eher das Tumorwachstum beschleunigen kann und keine Antitumorimmunität erzeugt [48]. Da es sich hier zunächst um eine Einzelstudie handelt, muß die Verwendbarkeit transfizierter Fibroblasten für die adoptive Immuntherapie zunächst in weiteren tierexperimentellen Modellen validiert werden. Neben Fibroblasten können auch Endothelzellen mit einem Zytokingen ausgestattet werden [36]. Besonders attraktiv als Zielzelen für den Zytokingentransfer sind aufgrund ihrer Fähigkeit zur Antigenpräsentation auch dendritische Retikulumzellen. Klinische Studien (Tabelle 2) bedienen sich derzeit vor allem des Interleukin-2 als immunmodulatorischen Zytokins. Erste Untersuchungen von S. Rosenberg mit TNF-α- oder Il-2-transfizierten TILs haben gezeigt, daß besonders Patienten mit malignem Melanom und Nierenzellkarzinom vom Il-2-Gentransfer profitierten [42]. Gerade für die Induktion einer Langzeitimmunantwort spielt Il-2 eine größere Rolle als TNF-α [27]. Nachfolgende klinische Studien nutzen entsprechend den Transfer von Interleukin-2 bei Patienten mit malignem Melanom, Nierenzellkarzinom sowie dem Neuroblastom.

Neben Il-2 ist auch Il-4 ein potenter Immunmodulator. In Tiermodellen konnte gezeigt werden, daß die Transduktion von Il-4 in verschiedene Tumorzellen eine Tumorabstoßung hervorruft, die vor allem von durch Il-4 stimulierten Eosinophilen und Makrophagen getragen wird [46]. Basierend auf diesen Befunden wurde kürzlich eine klinische Studie zum Transfer von Il-4 bei Tumorpatienten genehmigt (Tabelle 2).

Das immunogene Potential einer Tumorzelle kann nicht nur infolge Aktivierung des Immunsystems durch Insertion relevanter immunmodulatorischer Zytokingene, sondern auch durch eine Steigerung der Immunogenität der Tumorzelle optimiert werden. Dies wird beispielsweise durch den Transfer von für HLA-Determinanten kodierenden Genen in Tumorzellen erzielt [52]. Dieser Ansatz wird derzeit in einer klinischen Studie bei Patienten mit malignem Melanom verfolgt (Tabelle 2). Melanomzellen werden in vivo über einen DNS-Liposomen-Komplex mit dem HLA-B7-Gen transduziert. Die Expression des HLA-B7-Gens soll eine spezifische tumorzellgerichtete Immunantwort induzieren, die sich dann möglicherweise auch auf andere Epitope der Melanomzellen erstreckt und somit auch nichttransfizierte Tumorzellen erkennen könnte.

Alternativ kann eine tumorzellspezifische Immunantwort auch durch Insertion kostimulatorischer Moleküle in die Tumorzelle ausgelöst werden. Ein interessanter Kandidat ist der B7-Ligand. B7 wird vorwiegend von B-Zellen exprimiert. Es bindet an die CD28-Struktur der T-Zelle und löst damit als kostimulatorisches Signal die Proliferation von T-Zellen aus. Die Insertion des B7-Gens in Melanomzellen führt in vivo zur Tumorregression als Folge B7-abhängiger CD8+ zytotoxischer T-Lymphozyten [11, 47].

Viral gerichtete enzymatische "Prodrug"-Aktivierung (Suizid-Gene)

Die Insertion des Herpes-simplex-Virus-Thymidinkinase(HSV-TK-)Gens in Tumorzellen als "Prodrug-Aktivator" stellt ein für die onkologische Lokaltherapie interessantes Konzept dar. Mit der Insertion dieses Gens in die Tumorzelle wird diese für die nachfolgende systemische Behandlung mit dem Virostatikum Gancyclovir ("prodrug") sensibilisiert und durch die Freisetzung zelltoxischer Gancyclovirtriphosphate ("drug") schließlich vernichtet [31]. Hierzu werden autologe Tumorzellen entnommen, mit dem HSV-TK-Gen ausgestattet und lokal in den Resttumor injiziert. Der Patient wird systemisch mit Gancyclovir behandelt, infolge dessen die HSV-TK exprimierenden Tumorzellen autotoxisch abgetötet werden [14, 32]. Die Ausstattung von nur 1–10% der Tumorzellen mit dem HSV-TK-Gen ist jedoch ausreichend, den Tumor mit einer Gancyclovirbehandlung zur Gänze zu eliminieren. Die Grundlage dieses "Bystander-Effekts" ist noch ungeklärt, setzt aber die Existenz interzellulärer Kanalsysteme ("gap junctions") im Tumor voraus. Diese Behandlungsmethode wird derzeit bei Patienten mit Gliomen erprobt. Durch eine stereotaktische Injektion werden HSV-TK-Vektor-produzierende Mausfibroblasten in den Tumor eingebracht. In einem zweiten Protokoll ist die In-vivo-Transfektion mit einem DNS (HSV-TK-Gen)/

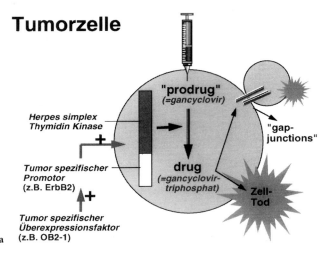

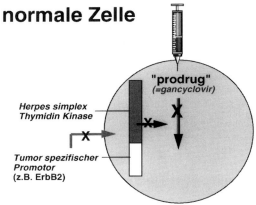

Abb. 2a,b. Möglichkeit zur Krebstherapie durch tumorspezifische "Prodrug-Aktivierung". Das Herpes-simplex-Virus-Thymidinkinase(HSV-TK-)Gen, das enzymatisch das relativ wenig toxische Virostatium Gancyclovir in den toxischen Triphosphatmetaboliten konvertiert, wird retroviral ex vivo in Tumorzellen inseriert. Durch Fusion an einen weitgehend tumorspezifischen Promotor (vgl. auch Tabelle 1) ist eine differentielle Transkriptionskontrolle des HSV-TK-Gens in der Tumorzelle möglich. Voraussetzung ist die Aktivität eines wiederum tumorspezifischen Überexpressionsfaktors (**a**). Normale Zellen, in die das HSV-TK/Promoterfusionsgen zwar inseriert werden kann, können in Abwesenheit eiens tumorspezifischen Überexpressionsfaktors das HSV-TK-Gen nicht exprimieren und somit Gancyclovir nicht in den toxischen Metaboliten konvertieren (**b**).

Liposomenkomplex vorgesehen (Tabelle 2). Insbesondere lokalisierte rasch proliferierende Tumore in mitotisch wenig aktiven Normalgeweben (z.B. inoperable Lebermetastasen) scheinen für diese Strategie besonders geeignet. Diese Methode könnte verfeinert werden, wenn die Expression von "prodrug-aktivierenden" Genen auf die Tumorzelle beschränkt bliebe. Das Problem der traditionellen Chemotherapie, nämlich die fehlende Selektivität, könnte somit gelöst werden. Einige präferentiell in Tumorzellen exprimierte Gene sind bekannt (vgl. Tabelle 1). Für einige dieser Gene sind inzwischen regulatorische Promotorsequenzen identifiziert, die sich an Gene, die "prodrug-aktivierende" Enzyme kodieren, fusionieren lassen. Mit einem solchen Konstrukt wäre eine tumorspezifische "Prodrug-Konversion" in einen toxischen Metaboliten möglich. Interessant für die Anwendung dieser Strategie, z.B. bei Tumoren von Mamma, Ovar und Pankreas, ist die Entdeckung eines neuen Transkriptionsfaktors, OB2-1, der zu einer transkriptionellen Aktivierung und Überexpression des c-erbB2-Gens in diesen Tumoren führt. In proximalen Abschnitten des c-erbB2-Promotors ließ sich kürzlich die Erkennungssequenz für OB2-1 identifizieren. Dies ermöglicht Untersuchungen, die gerade im Labor der Autoren aktiv verfolgt werden, durch Fusion des proximalen c-erbB2-Promotors an das HSV-TK-Gens eine tumorspezifische Konversion vom Gancyclovir in seine toxischen Triphosphatmetabolite zu erzielen (Abb. 2). Inzwischen sind auch eine Reihe anderer Promotorsysteme entwickelt, die eine differentielle Transkriptionskontrolle ermöglichen (Tabelle 1). Andere "Prodrug-Aktivatoren" sind ebenfalls identifiziert, die die Strategie der enzymatischen "Prodrug-Aktivierung" als attraktiv erscheinen lassen. Cytosindeaminase (CDA), beispielsweise, konvertiert das wenig toxische Fungistaticum 5-Fluorocytosin (5-FD) in den zytostatischen Metaboliten 5-Fluorourazil (5-FU). Der Transfer des CDA-Gens dürfte somit eine besondere Rolle in der Gentherapie vor allen gastrointestinaler Tumore spielen.

Artefizielle Genrepression ("Antigentherapie")

Die "konventionelle" Gentherapie stellt primär eine Substitionstherapie (im Falle monogenetischer angeborenen Erkrankungen) oder eine additive Therapie (Einfügung zusätzlicher oder neuer Gene wie z.B. bei onkologischen Indikationen) dar. Bei Krebserkrankungen liegen in der Regel mehrere genetische Defekte vor, die zur Expression mutanter (beispielsweise eines aktivierten p21ras) oder aberranter Genprodukte (beispielsweise eines bcr/abl Fusionsproteins) führen. Ziel einer gentherapeutischen Intervention könnte in diesen Fällen eine Repression der Expression dieser Gene sein (artefizielle Genrepression oder "Antigentherapie"). Hierzu bieten sich die Antisense-Technik, der Einsatz von Ribozymen oder von Triple-Helix-bildenden Oligodesoxyribonukleotiden an. Triple-Helix-bildende Oligodesoxyribonukleotide lagern sich an bestimmte Sequenzen in der regulatorischen Region des auszuschaltenden Gens an und verhindern durch Blockade der Bindung des entsprechenden Regulators an seine Erkennungssequenz die Transkription des Zielgens in eine mRNS. Ribozyme sind kleine katalytische RNS Moleküle, die sich an die komplementäre Sequenz der mRNS anlagern, diese dann zu schneiden vermögen und somit die Translation der mRNS in ein Protein unterbinden. Gleichermaßen verhindert ein Antisense-Oligodesoxyribonukleotid durch Anlagerung an die mRNS die Translation in ein Protein. Für die Durchführung von Antisense- und Ribozymstrategien ist auch die Insertion von Genen möglich, die die komplementäre mRNS des Gens von

Interesse kodieren. Diese Methode nimmt in der Grundlagenforschung bereits einen festen Platz zur Erkennung von Genfunktionen ein und hat jetzt auch Eingang in die klinische bzw. präklinische onkologische Therapie gefunden. Zum Beispiel wird bei Patienten mit nichtkleinzelligem Bronchialkarzinom derzeit die Behandlung mit einem Antisense-Genkonstrukt gegen das bei diesem Tumor oft mutierte K-ras-Gen verfolgt, mit dessen Hilfe die Expression des mutierten K-ras-Genprodukts unterdrückt werden soll (Tabelle 2).

Synopsis und Ausblick

Die ersten klinischen Gentherapiestudien wurden 1989 initiiert. Zielzellen des Gentransfers waren zunächst periphere Blutzellen. Die Aufgabenstellung bestand in der Erfassung der biologischen Eigenschaften tumorinfiltrierender Lymphozyten. Inzwischen sind eine Vielzahl anderer Protokolle genehmigt worden, die den Gentransfer in Knochenmarkszellen, Blutstammzellen, Hepatozyten, Lungenparenchym oder Tumorzellen vorsehen. Weit größer noch ist die Zahl der präklinischen Studien, von denen zumindest ein Teil bald auch Eingang in die Klinik finden wird. Jüngere Untersuchungen zeigen beispielsweise, daß das Konzept der adoptiven Immuntherapie auch für die Behandlung des Harnblasenkarzinoms oder sogar nichtimmunogener Tumore, wie des Fibrosarkoms herangezogen werden kann [13, 27]. Auch disseminierte hämatopoetische Neoplasien oder metastasierte Karzinome mögen für eine Tumorimpfung zugänglich sein. In Analogie zum Transfer des HSV-TK-Gens könnte die Insertion des Cytosindeaminasegens (z.B. in Kolon-, Pankreas- oder Mammakarzinomzellen) in den transfizierten Tumorzellen die Synthese des Zytostatikums 5-Fluorouracil aus dem toxisch inerten 5-Fluorocytosin katalysieren [3, 33]. Ähnliches ist durch die Insertion des Enzyms Linamarase zu erwarten, das die Konversion von Amygdalin in Zyanid katalysiert. Die gentechnische Ausstattung von Tumorzellen mit einem Zytokinrezeptor und anschließende Behandlung des Patienten mit dem entsprechenden an ein Zelltoxin gekoppelten Zytokin, stellt ein weiterer Behandlungsansatz dar, der sowohl an Nierenzellkarzinomen wie an Sarkomen oder Adenokarzinomen des Kolons untersucht worden ist [35].

Mit der technischen Verbesserung des Gentransfers in nichtteilungsaktive Zeten wurden auch Gehirntumore gentherapeutischen Behandlungsansätzen zugänglich [21, 29]. Neben Tumorzellen können auch normale Zellen eines Tumorpatienten Ziel einer gentherapeutischen Manipulation sein. So beschäftigen sich mehrere Arbeitsgruppen (u.a. auch die Autoren) mit dem Transfer des "Multiple drug resistance" (MDR-)1-Gens oder anderer Zytostatikaresistenzgene in normale Knochenmarkszellen oder Blutstammzellen. Die Überexpression des MDR-Gens soll die normalen hämatopoetischen Zellen vor der Myelotoxizität repetitiver Hochdosischemotherapien schützen [39].

Die Sicherheit des retroviralen Gentransfers ist ein zentrales Anliegen. Trotz aller erdenklicher Vorkehrungen werden sich möglicherweise erst in klinischen

Studien Komplikationen erfassen lassen, wobei relativ kleine Patientenzahlen zunächst die Signifikanz der statistischen Aussagen limitieren werden. Zusätzliche Probleme für die Abschätzung des Sicherheitsrisikos erwachsen aus der Notwendigkeit einer Langzeitbeobachtung der Patienten. Entscheidend für die Weiterentwicklung der Gentherapie wird die Verbesserung der Transfersysteme sein: Steigerung der Transfektionseffizienz und -spezifität sowie die Sicherstellung der Expression des transfizierten Gens. Technische Probleme limitieren noch die "Antigentherapie", d.h. die Ausschaltung fehlerhafter oder inadäquat exprimierter Gene mit Antisense-Oligodesoxyribonukleotiden, Triple-Helix bildenden Oligodesoxyribonukleotiden und Ribozymen, die gerade für die Onkolgie eine Rolle spielen dürften. Antisense-Oligodesoxyribonukleotide werden synthetisch hergestellt und können durch chemische Modifikationen gegenüber dem Abbau durch endogene Nukleasen stabilisiert werden. Obgleich mit Antisense-Oligodesoxyribonukleotiden noch keine größeren klinischen Studien durchgeführt wurden, liegen inzwischen doch einzelne klinische Untersuchungen vor, die deutlich machen, daß neben dem schnellen Abbau der Antisense-Oligodesoxyribonukleotide ihre schnelle Ausscheidung durch den Organismus für eine in vivo Anwendung problematisch ist. Ribozyme sind kleine RNS-Moleküle, die ihre spezifische Ziel-RNS erkennen, schneiden und dann für weitere Moleküle wieder zur Verfügung stehen [30]. Etliche Studien haben die Spezifität und Effizienz der Ribozyme zur Elimination bestimmter Transkripte im extrazellulären wie zellulären System untermauert [z.B. 28, 37]. Die Einbringung von Ribozymen in die Zelle stellt derzeit ein noch nicht befriedigend gelöstes Problem dar, eine in vivo Anwendung ist deshalb noch nicht absehbar.

Literatur

1. Anderson WF (1992) Human gene therapy. Science 256: 808
2. Asher AL, Mule JJ, Kasid A, Restifo NP, Salo JC, Reichert CM, Jaffe G, Fendly B, Kriegler M, Rosenberg SA (1991) Murine tumor cells transduced with the gene for tumor necrosis factor-α. Evidence for paracrine immune effects of tumor. necrosis factor against tumors. J Immunol 146:3227
3. Austin EA, Huber BE (1993) A first step in the development of gene therapy for colorectal carcinoma: cloning, sequencing, and expression of Escherichia coli cytosine deaminase. Mol Pharmacol 43:380
4. Baker SJ, Markowitz S, Fearon ER, Willson JK, Vogelstein B (1990) Suppression of human colorectal carcinoma cell growth by wild-type p 53. Science 249:912
5. Bangham AD (1992) Liposomes: realizing their promise. Hosp Pract Off Ed 27:51
6. Battini JL, Heard JM, Danos O (1992) Receptor choice determinants in the envelope glycoproteins of amphotropic, xenotropic and polytropic murine leukemia viruses. J Virol 66:1468
7. Belldegrun A, Tso CL, Sakata T, Duckett T, Brunda MJ, Barsky SH, Chai J, Kaboo R, Lavery RS, McBride WH, de Kernion JB (1993) Human renal carcinoma line transfected with interleukin-2 and/or Interferon α gene(s): Implications for live cancer vaccines. J Natl Canc Inst 85:207
8. Boris LK, Temin HM (1993) Recent advances in retrovirus vector technology. Curr Opin Genet Dev 3:102
9. Brenner MK, Rill DR, Moen RC, Krance RA, Mirro JJ, Anderson WF, Ihle JN (1993) Gene-marking to trace origin of relapse after autologous bone-marrow transplantation. Lancet 341:85
10. Capecchi MR (1989) Altering the genome by homologous recombination. Science 244:1288

11. Cehn L, Ashe S, Brady WA, Hellström I, Hellström KE, Ledbetter JA, McGowan P, Linsley PS (1992) Costimulation of antitumor immunity by the B7 counterreceptor for the T Lymphocyte moleculec CD28 and CTLA-4. Cell 71:1093
12. Colombo MP, Ferrari G, Stoppacciaro A, Parenza M, Rodolfo M, Mavilio F, Parmiani G (1991) Granulocyte colony-stimulating factor gene transfer suppresses tumorigenicity of a murine adenocarcinoma in vivo. J Exp Med 173:889
13. Connor J, Bannerji R, Satio S, Heston W, Fair W, Gilboa E (1993) Regression of bladder tumors in mice treated with interleukin 2 gene-modified tumor cells. J Exp Med 177:1127
14. Culver KW, Ram Z, Wallbridge S, Ishii H, Oldfield EH, Blaese RM (1992) In vivo gene transfer with retroviral vector producer cells for treatment of experimental brain tumors. Science 256:1550
15. Donahue RE, Kessler SW, Bodine D, McDonagh K, Dunbar C, Goodman S, Agricola B, Byrne E, Raffeld M, Moen R, Bacher J, Zsebo KM, Nienhuis AW (1992) Helper Virus induced T-cell lymphoma in nonhuman primates after retroviral mediated gene transfer. J Exp Med 176:1125
16. Dranoff G, Jaffee E, Lazenby A, Golumbek P, Levitsky H, Brose K, Jackson V, Hamada H, Pardoll D, Mulligan RC (1993) Vaccination with irradiated tumor cells engineered to secrete murine granulocyte-macrophage colony-stimulating factor stimulates potent, specific, and long-lasting anti-tumor immunity. Proc Natl Acad Sci USA 90:3539
17. Fearon ER, Pardoll DM, Itaya T, Golumbek P, Levitsky HI, Simons JW, Karasuyama H, Vogelstein B, Frost P (1990) Interleukin-2 production by tumor cells bypasses T helper function in the generation of an antitumor response. Cell 60:397
18. Gansbacher B, Zier K, Daniels B, Cronin K, Bannerki R, Gilboa E (1990) Interleukin-2 gene transfer into tumor cells abrogates tumorigenicity and induces protective immunity. J Exp Med 172:1217
19. Gansbacher B, Bannerji R, Daniels B, Zier K, Cronin K, Gilboa E (1990) Retroviral vector-mediated gamma-interferon gene transfer into tumor cells generates potent and long lasting antitumor immunity. Cancer Res 50:7820
20. Gao L, Wagner E, Cotten M, Agarwal S, Harris C, Romer M, Miller L, Hu PC, Curiel D (1993) Direct in vivo gene transfer to airway epithelium employing adenovirus-polylysine-DNA complexes. Hum Gene Ther 4:17
21. Geller AI (1993) Herpesviruses: expression of genes in postmitotic brain cells. Curr Opin Genet Dev 3:81
22. Goud B, Legrrain P, Buttin G (1988) Antibody-mediated binding of a murine ecotropoin moloney retroviral vector to human cells allows internalization but not the establishment of the proviral state. Virology 163:251
23. Hock H, Dorsch M, Diamantstein T, Blankenstein T (1991) Interleukin 7 induces CD4+ T cell-dependent tumor rejection. J Exp Med 174:1291
24. Hock H, Dorsch M, Kunzendorf U, Qin Z, Diamantstein T, Blankenstein T (1993) Mechanisms of rejection induced by tumor-cell targeted gene transfer of interleukin-2, interleukin-4, interleukin-7, tumor necrosis factor, or interferon γ. Proc Natl Acad Sci USA 90: 2774
25. Huang HJ, Yee JK, Shew JY, Chen PL, Bookstein R, Friedmann T, Lee EY, Lee WH (1988) Suppression of the neoplastic phenotype by replacement of the RB gene in human cancer cells. Science 242:1563
26. Jicha DL, Mule JJ, Rosenberg SA (1991) Interleukin 7 generates antitumor cytotoxic T lym-phocytes against murine sarcomas with efficacy in cellular adoptive immunotherapy. J Exp Med 174:1511
27. Karp SE, Farber A, Salo JC, Hwu P, Jaffe G, Asher AL, Shiloni E, Restifo NP, Mule JJ, Rosenberg SA (1993) Cytokine secretion by genetically modified nonimmunogenic murine fibrosarcoma. Tumor inhibition by IL-2 but not tumor necrosis factor. J Immunol 150:896
28. Kiehntopf M, Brach MA, Kirschning C, Karawajew L, Herrmann F (1994) Specific cleavage of MDR-1 mRNA by a synthetic ribozyme restores chemosensitivity in chemoresistant cancer cells. EMBO J 13:321
29. Le GLSG, Robert JJ, Berrard S, Ridoux V, Stratford PL, Perricaudet M, Mallet J (1993) An adenovirus vector for gene transfer into neurons and glia in the brain. Science 259:988
30. McSwiggen JA, Cech TR (1989) Stereochemistry of RNA cleavage by the Tetrahymena ribozyme and evidence that the chemical step is not rate-limiting. Science 244:679

31. Moolten FL (1986) Tumor chemosensitivity conferred by inserted herpes thymidin kinase genes: Paradigm for a prospective cancer control strategy. Cancer Res 46:5276
32. Moolten FL, Wells JM (1990) Curability of tumors bearing herpes thymidine kinase genes transferred by retroviral vectors. J Natl Canc Inst 82:297
33. Mullen CA, Killstrup M, Blaese RM (1992) Transfer of the bacterial gene of cytosine deaminase to mammalian cells confers lethal sensitivity to 5' fluorocytosine: A negative selection system. Proc Natl Acad Sci USA 89:33
34. Neda H, Wu CH, Wu GY (1991) Chemical modification of an ecotropic murine leukemia virus results in redirection of its target cell specificity. J Biol Chem 266:14143
35. Obiri NI, Hillman GG, Haas GP, Sud S, Puri RK (1993) Expression of high affinity interleukin-4 receptors on human renal cell carcinoma cells and inhibition of tumor cell growth in vitro by interleukin-4. J Clin Invest 91:88
36. Ojeifo J, MacPherson A, Su N, Ryan U, Verma U, Mazumder A, Zwiebel J (1993) Endothelial cell directed cancer immunotherap: expression of human recombinant cytokine genes by endothelial cells in vitro. – Geneticallay targeteted research and theraputics: antisense and gene therapy, Keystone, Colorado, 415
37. Pace U, Bockman JM, MacKay B, Goldberg AR (1993) Construction of ribozymes which discriminate between closely related mRNAs: Geneticallay targeteted research and therapeutics: antisense and gene therapy, Keystone, Colorado, 412
38. Palella TD, Silverman JL, Schroll CT, Homa FL, Levine M, Kelley WH (1988) Herpes simplex virus-mediated human hypoxanthine-guanine phosphoribosyltransferase gene transfer into neuronal cells. Mol Cell Biol 8:457
39. Podda S, Ward M, Himelstein A, Richardson C, de 1FWE, Smith L, Gottesman M, Pastan I, Bank A (1992) Transfer and expression of the human multiple drug resistance gene into live mice. Proc Natl Acad Sci USA 89:9676
40. Puri RK, Ogata M, Leland P, Feldman GM, FitzGerald D, Pastan I (1991) Expression of high-affinity interleukin 4 receptors on murine sarcoma cells and receptor-mediated cytotoxicity of tumor cells to chimeric protein between interleukin 4 and Pseudomonas exotoxin. Cancer Res 51:3011
41. Rosenberg SA (1992) Gene therapy of cancer. J Am Med Assoc 268:2416
42. Rosenberg SA, Aebersold P, Cornetta K, Kasid A, Morgan RA, Moen R, Karson EM, Lotze MT, Yang JC, Topalian SL (1990) Gene transfer into bumansimmunotherapy of patients with advanced melanoma, using tumor-infiltrating lymphocytes modified by retroviral gene transduction [see comments]. N Engl J Med 323:570
43. Rosenfeld MA, Yoshimura K, Trapnell BC, Yoneyama K, Rosenthal ER, Dalemans W, Fukayama M, Bargon J, Stier LE, Stratford PL (1992) In vivo transfer of the human cystic fibrosis transmembrance conductance regulator gene to the airway epithelium. Cell 68:143
44. Roux P, Jeanteur P, Piechaczyk M (1989) A versatile and potentially general approach to the targeting of specific cell types by retroviruses: Application to the infection of human cells by means of major histocompatibility complex class I and class II antigens by mouse ecotropic murine leukemia virus-derived viruses. Proc Natl Acad Sci USA 86:9079
45. Shimizu K, Miyao Y, Yamada M, Ikenaka K, Nakahira K, Morita N, Nakao J, Mikoshiba K, Hayakawa T (1993) Retrovirus-mediated gene delivery and specific cytotoxicity to mouse glioma cells by glioma-specific promoters. – Geneticallay targeteted research and therapeutics: antisense and gene therapy, Keystone, Colorado, SZ 420
46. Tepper RI, Pattengale PK, Leder P (1989) Murine interleukin-4 displays potent anti-tumor activity in vivo. Cell 57:503
47. Townsen SE, Allison JP (1993) Tumor rejection after direct costimulation of CD8+ T cells by B7-transfected melanoma cells. Science 259:368
48. Tsai J, Gansbacher B, Tait L, Miller FR, Heppner GH (1993) Induction of antitumor Immunity by Interleukin-2 gene-transduced mouse mammary stromal fibroblasts. J Natl Canc Inst 85:546
49. Vile RG, Hart IR (1993) In vitro and in vivo targeting of gene expression to melanoma cells. Cancer Res 53:962

50. Watanabe Y, Kuribayashi K, Miyatake S, Nishihara K, Nakayama E, Taniyama T, Sakata T (1989) Exogenous expression of mouse interferon gamma cDNA in mouse neuroblastoma C1300 cells results in reduced tumorigenicity by augmented anti-tumor immunity. Proc Natl Acad Sci USA 86:9456
51. Watt PC, Sawicki MP, Passaro EJ (1993) A review of gene transfer techniques. Am J Surg 165:350
52. Weber JS, Rosenberg SA (1990) Effects of murine tumor class I major histocompatibility complex expression on antitumor activity of tumor-infiltrating lymphocytes. J Natl Cancer Inst 82:755
53. Yang NS (1992) Gene transfer into mammalian somatic cells in vivo. Crit Rev Biotechnol 12:335

Virale Genese des Leberzellkarzinoms

Primary Liver Cancer and Hepatitis B and C Viruses

P. Paterlini, C. Bréchot

Summary

There is now evidence for the involvement of hepatitis B virus (HBV) in both HBsAg-positive and HBsAg-negative primary liver cancers (PLC).

A major difference between HBsAg-positive and HBsAg-negative HBV DNA-positive PLCs is related to the number of viral DNA sequences per cell and the rate of HBV DNA replication. In HBsAg-positive chronic carriers HBV multiplication is sustained for enough time to induce liver cell necrosis and regeneration. In these subjects HBV may therefore act at two complementary steps of liver cell transformation: it might exert a direct role by a combination of transactivation and integration; in addition, it can induce promotion and clonal expansion of the initiated cells by inducing the cirrhosis. In contrast, in HBsAg-negative HBV DNA-positive patients, the number of HBV DNA copies per cell is low and viral DNA replication is barely detectable. In most of these cases, therefore, it is unlikely that HBV is solely involved in liver cell necrosis, chronic active hepatitis, and cirrhosis. Instead, other factors such as HCV, strongly associated to HBsAg-negative PLC, alcohol, or other still unrecognized agents might be responsible for cirrhosis and thus promotion of the neoplastic transformation. On the other hand, we have presented evidence for the persistence of integrated viral DNA which might exert a direct effect via integration and/or transactivation. HBV might, therefore, be able to initiate liver cell transformation in a limited number of clonally expanded cells: the subsequent development of PLC would be dependent on the effect of cofactors able to promote liver cell regeneration via development of cirrhosis.

Extensive epidemiological studies have shown a clear association between chronic hepatitis B virus (HBV) infection and primary liver cancer (PLC)

HBsAg-Positive Subjects with PLC

Molecular studies based on southern blot analysis and cloning of viral DNA sequences have provided information on the potential role of HBV in the development of PLC. It has now been clearly established that HBV DNA is able to integrate in the genomic DNA of human liver tumor cells; integrated sequences were found in most of the HBsAg-positive tumors analyzed. Southern blot usually showed results suggesting mono- or oligoclonal proliferation of cells, with different DNA patterns corresponding to a number of different integration sites, varying from one tumor to the other. Free viral DNA, as well as HBsAg and HBcAg, is occasionally also detected in tumors at an early stage of tumor growth; therefore, viral replication might occur in tumor cells when they are still fairly differentiated [4,5,13]. Viral integration has also been shown in tumors observed in woodchucks infected with the woodchuck hepatitis virus (WHV). These results led to the suggestion that the viral integration might be involved in hepatocellular carcinoma (HCC) development. Integration of HBV DNA is not limited to tumor samples. Indeed, integrated HBV DNA was also shown in the nontumorous parts of liver with HCC as well as in liver samples of chronic HBV carriers without apparent tumor.

Cloning and Characterization of Integrated HBV and Adjacent Cellular DNA Sequences

The generation of genomic DNA libraries has now made possible the cloning of the integrated HBV DNA from tumor-derived cell lines in HCC and chronic hepatitis. Using this approach the nucleotide sequence of the viral and adjacent cellular DNA ("flanking sequence") has been analyzed as have the genetic rearrangements secondary to HBV integration. The organization of the integrated HBV DNA is complex; complete genomes or subgenomic fragments have been described in some tumors and cell lines but are not always observed, and there is no unique feature common to all tumors.

Recent studies have indicated that in some tumors insertional mutagenesis might represent an important effect of HBV DNA integration: two situations must be distinguished:

- In woodchuck liver cancers induced by WHV the viral DNA has been shown to integrate in the vicinity of the c-*myc* and N-*myc* oncogenes in several distinct tumors (up to 50%)
- By contrast, in human tumors, insertional mutagenesis seems to be a rare event. In two tumors, HBV DNA was shown to integrate in the receptor β for retinoic acid and in the cyclin A gene. Our group has indeed identified the human cyclin A, a key regulator protein in the cell cycle, and has characterized hybrid transcripts in the original tumor (HBV-cyclin A) potentially translated in chimeric, nondegradable PreS2/S-cyclin A [6]. We are now investigating the potential role of this protein in liver cell transformation.

Role of the Viral X and PreS/S Proteins

The viral X protein has been shown to transactivate both viral genes (HBV, HIV, SV 40) and cellular oncogenes (c-*myc*, c-*fos*). In addition, HBX protein has a protein serine-threonine kinase activity related to its transactivating effect and present in HBV virions [3]. Anti-X antibodies were detected initially in subjects with liver cancer. However, it is now clear that they can be frequently identified at early stages of chronic HBV infection as well and are related to the level of viral multiplication. The X protein is frequently identified in the tumors in vivo.

The recent observation of liver tumors occurring in transgenic mice carrying solely the X gene further reinforces the importance of these observations [7].

Pre S2/S proteins, when deleted at their C-terminal part, also have a transactivating effect at the transcriptional level. Since integrated HBV DNA molecules containing such deleted Pre S/S sequences have been identified in several tumors, it might also be a relevant factor in liver cell transformation. In addition, this observation leads to the hypothesis that HBV variants with deleted HBV DNA sequences may possess such biological properties [9].

Therefore HBV chronic infection may develop into HCC by a combination of various effects:

- Liver cirrhosis
- Direct molecular effect (integration, transactivation)

HBV DNA in Serum and Liver of HBsAg-Negative Subjects with Chronic Liver Disease: Studies Based on Polymerase Chain Reaction

The role of HBV in HBsAg-negative subjects with liver cancer is a matter of debate. Indeed, HBV DNA sequences have been previously detected in the liver and serum of patients with chronic hepatitis and HCC, although HBsAg was not identified by the conventional assays. The role of the virus in these HBsAg-negative patients with HCC is not known and might be different from that observed in HBsAg-positive carriers. In view of this, it is important to note that the percentage of tumor cells containing the viral DNA in HBsAg-negative tumors is generally low; in contrast, the number of viral genomes per cell is generally much higher in HBsAg-positive HCC.

We have used the polymerase chain reaction (PCR) to identify HBV DNA and RNA sequences in HBsAg PLC of various geographical origins (Italy, France, South Africa.) We were able to confirm the presence of the viral genome in a limited number of the tumor cells, thus establishing an association between development of the cancer and persistent HBV infection in seronegative individuals [10,11].

The findings obtained from our investigation should be interpreted in view of studies conducted in woodchucks infected with WHV. Some animals developed PLC despite an apparently resolved WHV infection, as shown by serum anti-WHsAg positivity and WHsAg negativity. However, WHV DNA were shown in 4/4 tumors tested with a much lower number of WHV DNA sequences as compared to WHsAg-positive tumors (i.e., 0.1–0.2 versus 1 000 genomes per cells) [15].

Possible explanations for these findings include: (1) the existence of immune complexes,'(2) absence or low host response to HBV antigens, or (3) HBV genetic variations [12]. It should be noted that HBsAg epitopes were previously shown in the sera of such patients, including some with PLC, using radioimmunoassays based on monoclonal anti-HBs.

Hepatitis C virus (HCV) is clearly also an important factor to consider. HCV is an RNA virus which shares homology with flaviviruses and Pestiviruses [16]. No integrated DNA intermediate has been demonstrated in the cellular DNA. HCV is a major etiological factor of NANB hepatitis. In addition, anti-HCV have been recently reported in 60%–70% of subjects with PLC in Italy, Spain, and Japan. In France around 40%–50% of HBsAg-negative patients with liver cancer are anti-HCV positive. This led to the speculation that infection by HCV could be involved in liver carcinogenesis, possibly acting as a cofactor by inducing chronic hepatitis and cirrhosis [17-20].

We have recently extended these observations and shown the persistence of HCV viremia (detected by PCR) at the stage of HCC development. We also demonstrated the persistence of HCV RNA in the tumor cells, viral RNA replication being ascertained by ongoing viremia as well as presence of an HCV RNA-negative strand in the tumor cells.

Altogether most of the patients analyzed showed either HCV RNA or HBV DNA and, in some instances, both viral markers. These studies underline the strong association, through unknown mechanism, of HBsAg-negative HCCs in a low endemic area to both HBV and HCV infections. They likely act in combination with other factors (alcohol, chemical carcinogens [21]) in the pathogenesis of these human cancers.

References

1. Kew M, Popper H (1984) Relationship between hepatocellular carcinoma and cirrhosis. Semin Liver Dis 4:136–146
2. Beasley RP, Hwang LY (1984) Hepatocellular carcinoma and hepatitis B virus. Semin Liver Dis 4:113–121
3. Wu J Y et al. (1990) The hepatitis B virus-encoded transcriptional trans-activator HBx appears to be a novel protein serine/threonine kinase. Cell 63:687–695
4. Robinson WS (1990) Hepadnaviridae and their replication. In: Piélas BN, Knipe D (eds) Fields in Virology, 2nd edn, Raven, New York Vol 2:2137–2169
5. Chisari FV et al. (1989) Molecular pathogenesis of hepatocellular carcinoma in hepatitis B virus transgenic mice. Cell 59:1145–1156
6. Wang J et al. (1990) Hepatitis B virus integration in a cyclin A gene in a hepatocellular carcinoma. Nature 343:555–557
7. Kim C M, Koike K, Saito I, Miyamura T, Jay G (1991) HBx gene of hepatitis B virus induces liver cancer in trangenic mice. Nature 351:317–320
8. Peters M et al. (1991) Immunology and the liver. Hepatology 13:977
9. Tran A et al. (1991) Emergence of take-over by hepatitis B virus (HBV) with rearrangements in the PreS/S and PreC/C genes during chronic HBV infection. J Virol 65:3566
10. Paterlini P, Gerken G, Nakajima E, Terré S, D'Errico A, Grigioni W, Nalpas B, Franco D, Wands J, Kew M, Pisi E, Tiollais P, Bréchot C (1990) Polymerase chain reaction to detect hepatitis B virus DNA and RNA sequences in primary liver cancers from patients negative for hepatitis B surface antigen. N Engl J Med 323:80–85
11. Kremsdorf D, Thiers V, Garreau F, Nakajima E, Chappey C, Schellekens H, Wands JR, Sninsky J, Tiollais P, Bréchot C (1990) Nucleotide sequence analysis of hepatitis B virus genomes isolated

from serologically negative patients. In: Hollinger FB, Lemon SM, Margolis HS (eds) Viral hepatitis and liver William and Wilkins, Baltimore, pp 222-226
12. Gerken G, Paterlini P, Manns M, Housset C, Terré S, Dienes HP, Hess G, Gerlich WH, Berthelot P, Meyer Zum Büschenfelde KH, Bréchot C (1991) Assay of hepatitis B virus DNA by polymerase chain reaction and its relationship to pre-S and S-encoded viral surface antigens. Hepatology 13:158-166
13. Tiollais P, Pourcel C, Dejean A (1985) The hepatitis B virus. Nature 317:489-495
14. Thiers V, Nakajima E, Kremsdorf D, Mack D, Schellekens H, Driss F, Goudeau A, Wands J, Sninsky J, Tiollais P, Bréchot C (1988) Transmission of hepatitis B from hepatitis B seronegative subjects. Lancet 2:1273-1276
15. Korba BE, Wells FV, Baldwin B, Cote PJ, Tennant BC, Poppter H, Gerin JL (1989) Hepatocellular carcinoma in woodchuck hepatitis virus-infected woodchucks: presence of viral DNA in tumor tissue from chronic carriers and animals serologically recovered from acute infections. Hepatology 9:461-470
16. Houghton M, Weiner A, Han J, Kuo G, Choo QL (1991) Molecular biology of the hepatitis C viruses: implications for diagnosis, development and control of viral disease. Hepatology 4:381-388
17. Nalpas B, Driss F, Pol S, Hamelin B, Housset C, Bréchot C, Berthelot P (1991) Association between HCV and HBV infection in hepatocellular carcinoma and alcoholic liver disease. J Hepatol 12:70-74
18. Okuda K, Fujimoto I, Hanai A, Urano Y (1987) Changing incidence of hepatocellular carcinoma in Japan. Cancer Res 47:4967-4972
19. Bruix J, Barrera JM, Calvet X, Ercilla G, Costa J, Sanchez-Tapias JM, Ventura M, Vall M, Bruguera M, Bru C, Castillo R, Rodes J (1989) Prevalence of antibodies to hepatitis C virus in Spanish patients with hepatocellular carcinoma and hepatic cirrhosis. Lancet 2:1004-1006
20. Colombo M, Kuo G, Choo QL, Donato MF, Del Ninno E, Tommasini MA, Dioguardi N, Houghton M (1989) Prevalence of antibodies to hepatitis C virus in italian patients with hepatocellular carcinoma. Lancet 2:1006-1008
21. Ozturk M et al. (1991) p 53 mutations in hepatocellular carcinoma after aflatoxin exposure. Lancet 338:1356

Tumorvirus HBV: Transaktiverung zellulärer Genexpression durch Hepatitis-B-Virusproteine*

W.H. Caselmann

Zusammenfassung

Epidemiologische Daten weisen auf die Bedeutung der chronischen Hepatitis-B-Virus-(HBV-)infektion für die Entstehung des primären hepatozellulären Karzinoms (HCC) hin. Auf molekularer Ebene sind HBV-Sequenzen häufig in Leberzell-DNA integriert. Im Gegensatz zum Waldmurmeltiermodell, in dem eine spezifische Integration viraler DNA in der Mehrzahl der Fälle nachweisbar ist, scheint die insertionelle (In)aktivierung zellulärer Gene beim Menschen ein äußerst seltenes Ereignis zu sein.

Die Entdeckung transaktivierender Funktionen, die durch das HBx und carboxyterminal trunkierte Oberflächenproteine (HBs^t) ausgeübt werden, stellt ein attraktives Konzept der HBV-assoziierten Leberzellkarzinomentstehung dar. Transaktivatorsequenzen werden in 81% (21 von 26) HCCs oder Hepatomzellinien gefunden. In allen bisher untersuchten Fällen ist zumindest einer dieser Transaktivatoren funktionell aktiv.

Im Gegensatz zu HBx ist eine carboxyterminale Trunkierung erforderlich, um MHBs^t-Transaktivatoren zu generieren. Diese werden im Unterschied zum intakten MHBs im endoplasmatischen Retikulum retiniert und nicht ins Zellkulturmedium sezerniert. Sie stimulieren die zelluläre Genexpression von den Regulatorsequenzen der humanen Protoonkogene c-fos und c-myc sowie dem Promotor des hepatischen Akutphaseproteins Interleukin-6. Synthetische Bindungsstellen für die Transkriptionsfaktoren NF-κB, AP-1, AP-2, SRE und Sp1 vermitteln den Transeffekt. Die NF-κB-abhägige Transaktivierung durch MHBs^t kann durch Antioxidanzien inhibiert werden, was einen indirekten Hinweis auf die Beteiligung reaktiver Sauerstoffintermediate darstellt.

Zusammenfassed bieten diese Daten indirekte Evidenz, daß HBV-Transaktivatoren an der Leberzellkarzinogenese beteiligt sind.

---

* Teile der dargestellten experimentellen Daten wurden im Rahmen der Dissertation von Dr. Markus Meyer und Herrn Volker Schlüter unter meiner Anleitung in der Abteilung Virusforschung (Direktor Prof. Dr. Dr. P.H. Hofschneider) des Max-Planck-Instituts für Biochemie in Martinsried erhoben. Die Arbeiten wurden durch Mittel des Bundesministeriums für Forschung und Technologie, Deutsche Stiftung für Krebshilfe (W21/8/Hol-Prof. Dr. Dr. Hofschneider) und der Deutschen Forschungsgemeinschaft (Ca-113/5-2-PD Dr. Caselmann) unterstützt.

Summary

Epidemiological data support the crucial role of chronic hepatitis B virus (HBV) infection in hepatocellular carcinoma (HCC) development. On the molecular level HBV sequences are frequently integrated in hepatocellular DNA. However, in contrast to the woodchuck model, in which specific HBV DNA integration is detectable in the majority of cases, insertional (in-)activation of cellular genes seems to be a rare event in men.

The recent discovery of transactivating functions exerted by HBx and truncated HBs(urface) proteins supported the notion that activation of cellular gene expression in trans could be relevant for hepatocarcinogenesis. HBV transactivator sequences are present in 81% (21 out of 26) HCC tissues or hepatoma-derived cell lines. At least one transactivator protein is functional in all cases investigated so far.

In contrast to HBx, HBs transactivators require carboxyterminal truncation to gain their transactivating function. Unlike full-length M(iddle)HBs the truncated MHBs^t is retained in the endoplasmic reticulum and not secreted into the surrounding medium. Cellular gene expression is stimulated from regulatory elements of the human proto-oncogenes c-fos and c-myc as well as the hepatic acute phase gene interleukin-6. Synthetic binding sites for the transcripton factors NF-κB, AP-1, AP-2, SRE and Sp1 render minimal promotors activatable. NF-κB-mediated transactivation by MHBs^t can be suppressed by radical scavaging antioxidants indirectly suggesting that reactive oxygen intermediates are involved.

In summary, the data provide indirect evidence that transactivating effects exerted by HBV proteins may contribute to the multistep pathogenesis of HCC development.

Einleitung

Epidemiologische Evidenz

Große epidemiologische Studien weisen auf einen möglichen kausalen Zusammenhang zwischen der HBV-Infektion und der Entstehung eines hepatozellulären Karzinoms (HCC) hin. So besteht z.B. eine gute geographische Korrelation zwischen der Prävalenz des HBV-Oberflächenantigens (HBsAg) und der HCC-Inzidenz [37]. In einer groß angelegten Studie an über 22 000 Männern im Alter von 20 bis 50 Jahren in Taiwan konnte Beasley [4] prospektiv zeigen, daß für HBsAg-positive Träger ein ca. 98fach erhöhtes relatives Risiko bestand, an einem HCC zu erkranken als für HBsAg-negative Kontrollpersonen.

Molekulare Befunde

Die molekulare Analyse zeigt in fast allen HBsAg-positiven HCCs chromosomal in das Hepatozytengenom integrierte HBV-DNA-Sequenzen. Dabei erfolgen häufig

Rearrangements in Form von Deletionen, Duplikationen und Inversionen sowohl der integrierten HBV-DNA als auch am zellulären Integration sort [29]. Dieser genomischen Integration wird entscheidende Bedeutung für die Leberzellkarzinogenese zugeschrieben. Im Waldmurmeltiermodell weisen nahezu alle Tiere, die bei Geburt mit Woodchuck-Hepatitisvirus (WHV) infiziert wurden, integrierte WHV-Sequenzen auf und bilden innerhalb von ca. 2 Jahren ein hepatozelluläres Karzinom [32]. An mit SV40 T-Antigen immortalisierten Maushepatozyten wurde experimentell das transformierende Potential von transfizierter HBV-DNA gezeigt [18]. Dabei wurden maligne Zellklone erhalten, die in Weichagar Wachstum zeigten und in der Nacktmaus histologisch als differenzierte HCCs imponierende Tumoren bildeten. Ebenso konnte im transgenen Mausmodell gezeigt werden, daß die Überexpression der viralen Gene HBX [21] oder PreS1/S2/S [8] zur malignen Hepatozytentransformation führt.

Der molekulare Mechanismus, wie integrierte HBV-DNA zur malignen Transformation des Hepatozyten beitragen könnte, ist bis heute Gegenstand intensiver Forschungsarbeiten. Unter ca. 200 klonierten und charakterisierten HBV-DNA-Integraten ist die gerichtete Integration von HBV-DNA in ein definiertes zelluläres Gen mit nachfolgender Alteration der Genexpression nur in 3 Fällen beschrieben: De Thé et al. [10] charakterisierten die Integration von HBV-DNA in ein dem v-erbA-Onkogen ähnliches Gen, welches für einen bisher unbekannten Steroid-Thyroid-Rezeptor kodiert. Eine weitere Integration in das Zyklin-A-Gen, welches in Eukaryonten eine wichtige Funktion der Zellzyklusregulation besitzt, wurde 1990 beschrieben [39]. Ein drittes Beispiel wurde kürzlich in der eigenen Arbeitsgruppe identifiziert: In der humanen Hepatomzellinie PLC/PRF/5 führte die Integration von HBV-DNA zur Aktivierung und Überexpression des zellulären Mevalonatkinasegens, welches für ein Schlüsselenzym des Cholesterinbiosysnthesewegs kodiert [15, 16]. Im Gegensatz zum Waldmurmeltiermodell, in dem die gerichtete Integration von WHV-DNA in N-myc2 Sequenzen zu deren Überexpression führt [11, 40], scheint der insertionellen Mutagenese durch integrierte HBV-DNA beim Menschen keine generelle Bedeutung zuzukommen. Vielmehr stellt die vom Integrationsort unabhängige Transaktivierung zellulärerer Gene durch virale Onkogenprodukte, wie sie auch für andere DNA-Tumorviren beschrieben ist [9, 31], ein attraktives Konzept dar, die maligne Transformation einer mit HBV infizierten Zelle zu erklären.

Zu Beginn unserer Forschungsarbeiten gab es Hinweise, daß das HBx-Protein transaktivierende (und möglicherweise transformierende Funktion) besitzen könnte. Daher war es unser Ziel, den transaktivierenden Effekt des HBV näher zu charakterisieren.

Ergebnisse

Klonierung und strukturelle Charakterisierung genomisch integrierter HBV-DNA

Zunächst wurde ein singuläres HBV-DNA-Integrat aus Leberzellkarzinomgewebe eines 46jährigen Manns aus dem Endemiegebiet China isoliert, der sich wegen

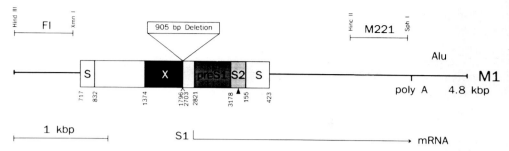

Abb. 1. Strukturelle Organisation von M1 in 5′→3′ Orientierung. HBS-Gen: Grautöne, HBX-Gen: schwarz. Die HBC-Gendeletion ist eingezeichnet. Der Pfeil markiert Nukleotidposition 127 in der preS2-Region. Die flankierenden zellulären Sequezen sind durch schwarze Linien wiedergegeben. Links unten: Größenmaßstab. Rechts unten: mögliches Transkript, das am S1- Promotor startet. Oben: für die Chromosomenlokalisation verwendete Hybridisierungsproben (F1 und M221)

eines histologisch gesicherten, HBsAg-positiven primären Leberzellkarzinoms einer partiellen Hepatektomie unterzog. Mittels des Bakteriophage-Lambda-Charon-28-Vektors wurde die genomische Klonierung des HBV-DNA-Integrats mit beidseits flankierenden zellulären Sequenzen durchgeführt [6]. Die strukturelle Charakterisierung durch Restriktionskartierung, Sequenzierung und Chromosomenlokalisation ergab, daß sich auf dem M1 genannten Klon ein 1996 Basenpaare (bp) langes HBV-DNA-Integrat mit einer 97,9%ige Homologie zum Subtyp adr des HBV befindet. Das Integrat besteht aus 2 kolinearen Strängen rearrangierter viraler DNA, den HBV-Nukleotiden 717–1796 und 2703–423. Der 5′-Anteil des Integrats umfaßt 116 Nukleotide aus der HBS-Region, den HBV-Enhancer I, das HBX-Gen einschließlich seines Promotors und dem offenen Leserahmen ORF5, den HBC-Promotor und den kürzlich identifizierten Enhancer II (Abb. 1). Eine -1 Rasterschubmutation an Nukleotidposition 1725 führt zu einem vorzeitigen Translationsstop an einem TAA-Kodon an Position 1768 und dürfte zur Synthese eines carboxyterminal trunkierten HBX-Proteins führen. Darüber hinaus trunkiert eine Deletion von 13 Nukleotiden an Position 1796–1808 den HBX-Leserahmen am 3′-Ende und eine Insertion von 3 Basenpaaren (TAA) ist an Position 1764 vorhanden. Der 3′-Anteil des HBV-Integrats besteht aus 118 vor der PreS1-Region gelegenen Nukleotiden (Position 2703–2820) und einem trunkierten PreS/S-Gen (Nukleotide 2821–423), wobei jedoch der S1- und S2-Promotor intakt sind. Eine Deletion von 905 Basenpaaren, die das gesamte PreC/C-Gen umfaßt, fusioniert HBX- und preS/S-Gensequenzen in der Direct Repeat I-Region über 5 Basenpaare unklarer Herkunft.

Die Sequenzanalyse der das HBV-Integrat flankierenden zellulären DNA erbrachte keinerlei Homologie zu bekannten Onkogenen, Tumorsuppressor- oder Wachstumsfaktorgenen. Die 478 Nukleotide der 5′-flankierenden Region zeigen eine 94,5%ige Homologie zu den Nukleotiden 1172-1648 des α-Satelliten Repeat auf Chromosom 17. Diese Chromosomenlokalisation der 5′-Region wurde durch Hybridisierung gegen Hybridomazellinien-DNA bestätigt. Am 3′-Ende war die Integration in hochrepetitive Alu-Elemente erfolgt. Die Chromosomenlokalisation und nachfolgende Konkordanz/Diskordanz-Analyse erlaubte die Zuordnung der

3'-flankierenden zellulären Region zu Chromosom 7. Die Feincharakterisierung ergab eine chromosomale 17(cent):7p(14-ter) Translokation an der Integrationsstelle der HBV-DNA in hepatozelluläre Sequenzen [28].

Die Northern-blot-Analyse von RNA aus mit M1-DNA transfizierten CCl13-Zellen mit einer PreS/S-spezifischen Hybridisierungsprobe zeigte ein 2,5 kB großes Transkript, das and dem S1-Promotor starten und an einer durch

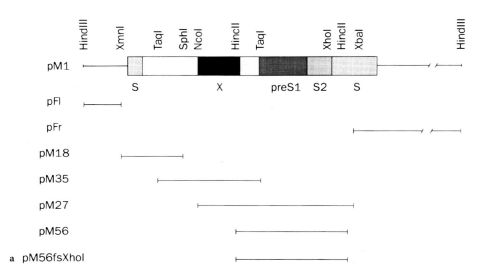

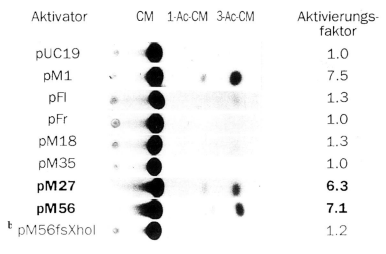

Abb. 2a,b. Transaktivierende Funktion von pM1. **a** pM1- Genkarte und abgeleitete Subklone mit zur Klonierung verwendeten Restriktionsstellen. **b** CAT-Assays mit den auf pUC19-Kontroll-DNA bezogenen Aktivierungsfaktoren. pM56fsXhoI trägt an Nukleotidposition 127 eine Rasterschubmutation. *CM* unacetyliertes Chloramphenicol; *1(3)-Ac-CM* 1(3)-Acety1-Chloramphenicol

Computeranalyse identifizierten Polyadenylierungsstelle in der 3'-flankierende zellulären DNA terminieren könnte (Abb. 1). Die Expression eines dem Wildtyp vergleichbaren HBx-Proteins war aufgrund der Rasterschubmutation an Position 1725, die 43 Nukleotide stromabwärts zu einem Translationsstop führte, der Deletion von 13 3'-Nukleotiden und einer TAA-Insertion an Position 1764 nicht zu erwarten. Daher konnten über die Expression und Funktionalität des HBx-Transaktivatorproteins keine verläßlichen Voraussagen gemacht werden.

Transaktivierende Funktion

Da weder ein kommerzieller Test noch im Western blot funktionsfähige Anti-HBx-Antikörper zur Verfügung standen, sollte die Expression eines funktionellen HBx-Proteins indirekt über einen Funktionstest, den Chloramphenicolacetyltransferaseassay (CAT-Assay) überprüft werden. Nach Kotransfektion von CC113-Zellen mit dem M1-Aktivator- und einem pSV2cat-Indikatorplasmid zeigte sich eine ca. 7,5fache Aktivierung der Indikatorgenexpression bezogen auf die Vektorkontrolle (Abb. 2). In Kenntnis der in der Literatur vorbeschriebenen transaktivierenden Funktion des HBX-Gens sollten nun die HBX-Sequenzen aus Klon M1 subkloniert und im CAT-Assay auf ihre transaktivierende Potenz untersucht werden. In wiederholten Experimenten ließ sich der für Wildtyp HBx-Protein beschriebene transaktivierende Effekt [35, 37, 41] nicht nachweisen, was mit hoher Wahrscheinlichkeit durch die oben beschriebenen Rearrangements bedingt sein dürfte. Die weitere Subklonierung ergab, daß weder die 5'-noch die 3'-flankierenden zellulären Sequenzen eine Stimulation der Indikatorgenexpression ausübten. Die transktivierende Funktion ließ sich auf die PreS1/S2 und an Position 218 trunkierten S-Sequenzen eingrenzen. Durch eine Rasterschubmutation an Position 127 konnte der stimulierende Effekt völlig unterbunden werden (Abb. 2 [6]).

Diese Befunde wurden an nichtintegrierter Wildtyp HBV-DNA bestätigt. Dabei stellte sich heraus, daß die S1-Region für die Transaktivierung nicht essntiell ist und die Trunkierung des HBS-Gens in 3'→5'-Richtung bis Nukleotid 219 reichen kann [6]. Weiterführende Arbeiten [25, 30] haben ergeben, daß die carboxyterminale Trunkierung des HBS-Gens mindestens zwischen Nukleotidposition 219 und 610 erfolgen kann, um die transaktivierende Funktion zu generieren.

Der Transaktivator MHBs^{t167}

Für die nachfolgend beschriebenen Untersuchungen wurde ein an Aminosäureposition 167 carboxyterminal trunkiertes MHBs^{t167}-Protein verwendet. Dieses wurde unter der Vorstellung des Verzichts auf die nichtessentielle S1-Domäne und einer erhöhten Stabilität bei nur geringgradiger carboxyterminaler Trunkierung von den HBV-Sequenzen 3170–486 exprimiert.

Der Nachweis des trunkierten Oberflächenproteins MHBs^{t167} wurde sowohl durch In-vitro-Transkription/Translation im zellfreien Retikulozytenextrakt als auch im Vakziniasystem durchgeführt. Im Western blot von Extrakten aus Hela-Zellen, die mit MHBs-rekombinanten Vakziniaviren infiziert worden waren, wurden mit dem PreS2-spezifischen Antikörper F124 (Budkowska, 1986) die 3 erwarteten 30, 33, 36 kD-Proteine nachgewiesen, die dem unglykosylierten MHBs (p30) und den an Asn-201 (gp22) und zusätzlich an Asn-4 (ggp36) glykosylierten Formen des MHBs entsprechen dürften (Abb. 3a, Spur 2). Im Falle des Transaktivators MHBs^{t167} war eine 18 KD große unglykosylierte (p 18) und eine wohl dem an Asn-4 glykosylierten ca. 21,5 kD großen gp21 entsprende Form nachweisbar (Abb. 3a, Spur 5). Die subzelluläre Fraktionierung durch Ultrazentrifugation ergab, daß MHBs^{t167} (Abb. 3a, Spur 7) wie MHBs (Abb. 3a, Spur 4) praktisch ausschließlich in der partikulären Fraktion auftrat. Spuren von MHBs Abb. 3a, Spur 3), die im Gegensatz zu MHBs^{t167} (Abb. 3a, Spur 6) auch in der zytoplasmatischen Fraktion nachweisbar waren, dürften von sezernierbarem MHBs stammen, das in Membranvesikeln das Zytolysol durchquerte. Nach Alkalibehandlung der partikulären MHBs^{t167}-Fraktion mit 0,1 M Na$_2$CO$_3$ unter der Vorstellung, membranassoziierte Proteine abzulösen, während integrale Membranproteine verankert blieben [12], war MHBs^{t167} weiterhin ausschließlich in der partikulären Fraktion nachweisbar (Abb. 3b, Spur 8-9). Dies deutete darauf hin, daß MHBs^{t167} wahrscheinlich einen integralen Membranbestandteil darstellt. MHBs und MHBs^{t167} konnten in glykosylierter und in unglykosylierter Form im Gesamtzellextrakt nachgewiesen werden (Abb. 3c, Spur 10 bzw. 12). Dagegen wurde nur das diglykosylierte MHBs (Abb. 3c, Spur 11), nicht jedoch MHBs^{t167} (Abb. 3c, Spur 13) in das Kulturmedium sezerniert. Diese Befunde zeigen, das MHBs^{t167} offensichtlich nicht in den sekretorischen Weg eingeschleust, sondern in der ER-Membran retiniert wird (Abb. 3).

Die immunfluoreszenzmikroskopische Doppelfärbung von mit rekombinanten Vakziniaviren infizierten COS-Zellen mit dem PreS2-spezifischen monoklonalen Antikörper 124 und einem polyvalenten gegen Glykoproteine des rauen ER gerichteten Antiserum [2] unterstützten die Befunde der Lokalisation von MHBs^{t167} im ER und wurden mittlerweile auch mit Hilfe eines im Baculosystem synthetisierten MHBs^t-Transaktivators bestätigt [17].

Ziele der Transaktivierung

Neben dem als Testsystem verwendeten SV40 ("early" Promotor/)Enhancer wurden der HBV Enhancer I, der HSV-Thymidinkinase Promotor, die "long terminal repeats" (LTR) von HTLV-1 und HIV-1 [M. Meyer, persönliche Mitteilung] sowie das LTR des Rous Sarkoma Virus [24] als virale Zielsequenzen des MHBs^{t167}-vermittelten Transeffekts identifiziert. Dabei bindet MHBs^{t167} wahrscheinlich nicht direkt an DNA, sondern vermittelt seinen stimulierenden Effekt über verschiedene Transkriptionsfaktoren wie z.B. SP1 oder NF-κB. Zelluläre Zielsequenzen der MHBs^{t167}-vermittelten Transaktivierung, die möglicherweise Relevanz für die

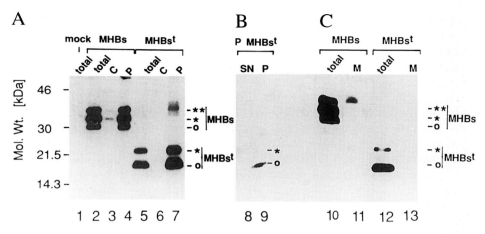

Abb. 3a–c. Subzelluläre Lokalisation von MHBs^{t167}. **a** Spur 1: Kontrolle; Spur 2–4: MHBs im HeLa-Gesamtzellextrakt (*total*), zytosolische (*C*) bzw. partikuläre Fraktion (*P*); Spur 5–7: MHBs^{t167} im HeLa-Gesamtzellextrakt (*total*), zytosolische (*C*) bzw. partikuläre Fraktion (*P*). **b** Spur 8: Überstand (*SN*), Spur 9: Sediment (*P*) nach Alkalibehandlung des MHBs^{t167} HeLa-Gesamtzellextrakts mit 0,1 M Na$_2$CO$_3$. **c** Spur 10: MHBs HeLa-Gesamtzellextrakt (*total*), Spur 12: MHBs^{t167} HeLa-Gesamtzellextrakt (*total*), Spur 11, 13: korrespondierendes Kulturmedium (*M*)

Tumoriginese besitzen könnte, sind die Promotoren von c-myc [19], c-fos [30], α_1-Antitrypsin, c-Ha-ras und Interleukin-6 (M. Meyer, persönliche Mitteilung). In der Vermittlung des aktivierenden Effekts auf diese zellulären Promotoren sind die Transkriptionsfaktoren AP1, SP1, GRF und MRF beteiligt. Detailliert haben wir die transaktivierende Funktion von MHBS^{t167} auf die Promotorregion des Interleukin-6 (IL-6), welches den Hauptmediator der entzündlichen Akutphasereaktion der Leber darstellt, charakterisiert. Der IL-6-Promotor ist aus drei Regulatorelementen zusammengesetzt und enthält eine Bindungsstelle AP1, zwei MRE Elemente und eine Bindungsstelle für NF-κB. Gezielte Deletionen und Punktmutationen innerhalb des Bindungsmotives von NF-κB haben gezeigt, daß diesem Motiv von den drei genannten, die größte Bedeutung für die IL-6-Expression zukommt [23, 34]. Deshalb wurde Bindung von NF-κB an sein Bindungsmotiv in Hinblick auf die transaktivierende Funktion von MHBs^{t167} näher untersucht. Während die Indikatorgenexpression in HeLa-Zellen durch MHBs^{t167} ca. 19-fach stimuliert wurde, wenn zwei intakte NF-κB-Bindungsstellen vorhanden waren, führten Punktmutationen im Bindungsmotiv zu einem fast völligen Verschwinden des Transeffekts. Ebenso wurde von MHBs^{t167} Antisense-Konstrukten kein vergleichbarer Transeffekt ausgeübt. Der aus einer p50-und einer p65-Untereinheit bestehende Transkriptionsfaktor NF-κB liegt im inaktiven Zustand zytoplasmatisch in einer nicht an DNA-bindenden Form vor. Ein I-κB-Inhibitor ist an die p65-Untereinheit gebunden und verhindert die Translokation von NF-κB in den Nukleus. Nach Dissoziation des Inhibitors wird NF-κB in den Kern mobilisiert und dadurch aktiviert. Dort bindet aktiviertes NF-κB an ein Konsensusmotiv in cis-regulatorischen Elementen verschiedener zellulärer Gene, wie z.B. das IL-6 und aktiviert deren Expression. Das Ausmaß der nukleären DNA-Bindungsaktivität von NF-κB wurde mittels Gelretardationsassays untersucht. Nukleäre Extrakte aus mit MHBs^{t167} infizierten HeLa-Zellen banden verstärkt an synthetische mit ^{32}P-markierte NF-κB-Oligonukleotide und führten zur Retention der Komplexe im Gel. Durch 100fachen molaren Überschuß an unmarkierter NF-κB-Oligonukleotidprobe als Kompetitor-DNA ließ sich die Intensität der retardierten Bande deutlich vermindern. Diese Ergebnisse belegten, daß MHBs^{t167} die nukleäre Translokation des Transkriptionsfaktors NF-κB und damit seine Aktivierung induzieren kann. Da NF-κB ein redoxregulierter Transkriptionsfaktor ist, wurde der Einfluß reaktiver Sauerstoffspezies auf die Transaktivierung indirekt durch Einsatz von Antioxidanzien überprüft. In Anwesenheit von N-Acetylcystein oder PDTC wurde der MHBs^{t167}-vermittelte Transeffekt von 54- auf 15fache Aktivität reduziert, während die basale Expression des CAT-Indikatorgens unter Kontrolle NF-κB-unabhängiger Promotoren nicht beeinflußt wurde. Im Gelratardationsassay konnte analog zum CAT-Assay die MHBs^{t167}-induzierte Mobilisierung von NF-κB in den Kern durch 60 μM PDTC inhibiert werden, während die vom Redoxzustand der Zelle unabhängige Wirkung des ubiquitären Transkriptionsfaktors oct durch Gabe von Antioxidanzien nicht beeinflußt wurde (Abb. 4). Die Ergebnisse der Inhibitionsexperimente zeigten indirekt, daßt die MHBs^{t167}-vermittelte NF-κB-Aktivierung und die nachfolgende Transaktivierung der Genexpression abhängig vom prooxidativen Zustand der Zelle ist [27, 33] was einen möglichen Ansatz zur Intervention darstellen könnte.

Molekulare Epidemiologie

Gleichzeitig und unabhängig wurde aus der HBsAg-sezernierenden humanen Hepatokarzinomzellinie huH-4 ein 5,6 kB großes HBV-DNA-Integrat kloniert. Infolge multipler Rearrangements sind in diesem Integrat nur der HBX-Leserahmen und das PreS/S-Gen intakt. In diesem Integrat zeigen sowohl Subklone, die für das HBx kodieren als auch Subklone, die für ein an Aminosäureposition 79 trunkiertes MHBs^{t79}-Protein kodierten, einen transaktivierenden Effekt [19]. Um die generelle Bedeutung von carboxyterminal trunkierten HBs-und HBx-Transaktivatoren zu untersuchen, wurden in der eigenen Arbeitsgruppe 58 klonierte HBV-DNA-Integrate, die von insgesamt 26 HCC-Geweben oder Hepatomzellinien isoliert worden waren, auf das Vorkommen potentieller Transaktivatoren untersucht. Für den HBx-Transaktivator kodierende Sequenzen konnte in 18 der 26 Tumoren, für einen carboxyterminal trunkierten HBs-Transaktivator kodierende Sequenzen in 8 der 26 Tumoren oder Hepatomzellinien und entweder für den HBx- oder einen HBs-Transaktivator kodierende Sequenzen in 21 von 26 HCCs/Hepatomzellinien gefunden werden. Dies entspricht einer Häufigkeit von 81 % [32]. Fünf HBV-DNA-Integrate, die für HBx, HBs- oder beide Transaktivatoren kodierten und von der Hepatomzellinie PLC/342 (C1, C29, C35; [27]) oder von 2 HCC-Geweben (DA2-6, p4; [29]) stammten, wurden daraufhin detailliert untersucht. Alle getesteten Transaktiva-

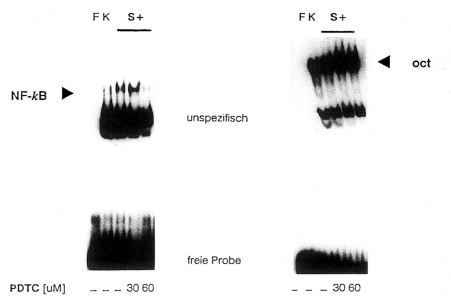

Abb. 4. Gelretardationsassay nach Expression von MHBs[t167]. Links: Inkubation mit ^{32}P-NF-κB, rechts mit 32p-oct-Probe. F freie probe; K Kontrolltransfektion; S+ Expression von MHBs[t167]. Die Zahlen geben die PDTC-Konzentration [μM] an.

torsequenzen tragenden HBV-DNA-Integrate exprimierten funktionstüchtige Transaktivatoren. In einem Fall, in dem sowohl die HBX als auch trunkierte HBS-Transaktivatorsequenzen exprimiert wurden, waren beide Transaktivatorproteine funktionstüchtig. Ein aus der PLC/PRF/5-Hepatokarzinomzellinie isolierter Kontroll Klon A4.0, der die intakten HBS-Gensequenzen trug, zeigte erwartungsgemäß kein transaktivierendes Potential [23]. In der Regel erfolgte die Expression über HBX- und PreS/S-zelluläre Fusionsproteine, welche die Genexpression von der bekannten zellulären Zielsequenz c-fos stimulierten. Diese Daten deuten daraufhin, daß strukturell intakte HBV-Transaktivatorsequenzen in der Mehrzahl der HBV-assoziierten Leberzellkarzinome und Hepatomzellinien vorliegen. Diese Transaktivatoren zeigten in allen untersuchten Fällen Funktionalität. Dies unterstützt indirekt die Hypothese einer möglichen Bedeutung HBV-Transaktivatoren für die Leberzellproliferation und Hepatokarzinogenese.

Modell der Hepatokarzinogenese

Folgendes hypothetisches Modell der HBV-assoziierten Leberzellkarzinomentstehung wird postuliert: Die Integration viraler DNA in das Hepatozytengenom kann zu jedem Zeitpunkt der HBV-Infektion stattfinden. Sie kann mehrfach und an verschiedenen Integrationsorten stattfinden. Dadurch kommt es zu Deletionen und Rearrangements viraler Sequenzen, die z.B. zum Verlust von für antigene

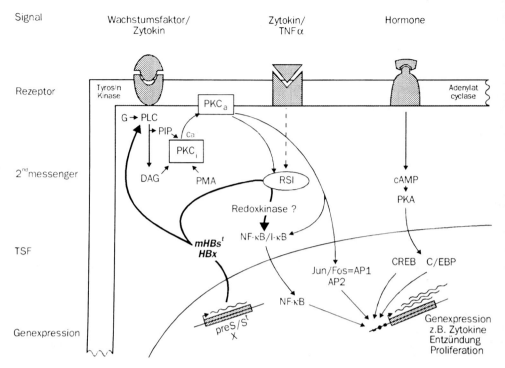

Abb. 5. Putative Signaltransduktionswege der Transaktivierung durch MHBs[t167]. *TSF* Transkriptionsfaktoren; *G* G-Proteine; *PLC* Phospholipase C; *PIP* Phosphatidyinositoldiphosphat; *DAG* Diacylglycerol; $RKC_{i/a}$ (in)aktive Form der Proteinkinase C; *PMA* Phorbol, 12-myristat, 13-Acetat; *RSI* reaktive Sauerstoffspezies; *PKA* Proteinkinase A; *TNF* Tumornekrosefaktor; *CREB* cAMP "responsive element"; C/EBP CAAT/"enhancer-binding protein". (Nach [7])

Determinanten kodierenden Sequenzen, wie z.B. des HBcAg führen, wodurch körpereigene zytotoxische T-Lymphozyten wichtige Angriffspunkte zur Viruselimination verlieren. Durch Rearrangements zellulärer DNA wie Deletionen oder Translokationen kann es darüber hinaus zum Verlust von Tumorsuppressorgenen oder zur Dysregulation von wachstumsregulierenden Genen kommen. Darüberhinaus werden die viralen Transaktivatoren synthetisiert, die über verschiedene Signaltransduktionswege wie z.B. die redoxvermittelte nukleäre Translokation von NF-κB in den Zellkern oder andere z.B. Proteinkinase C-abhängige Signaltransduktionskaskaden [20] eine aberrante Transkription zellulärer Gene stimulieren oder aufrechterhalten (Abb. 5). Hierbei könnte auch einer kürzlich postulierten ER-ständigen Redoxkinase Bedeutung zukommen [3]. Möglicherweise sind HBV-Transaktivatoren auch in der Lage, durch Komplexbildung zelluläre Proteinen wie z.B. p53 [13] oder Rb zu inaktivieren und so die maligne Zelltransformation zu begünstigen. Darüber hinaus scheinen sie zu vermehrter Produktion aktiver Sauerstoffspezies beizutragen, die den Redoxzustand der Zelle ändern und durch direkte Wirkung Schäden an DNA, Enzymen oder Membranen hervorrufen können. Bei fortgesetzter Einwirkung dieser Noxen über Jahrzehnte sind die zellulären Reparatur- und Kontrollmechansimen nicht mehr ausreichend. Durch klonale Proliferation entsteht in mehreren Schritten die transformierte Zelle und das HCC.

Literatur

1. Bäuerle PA, Baltimore D (1988) Activation of DNA-binding activity in an apparently cytoplasmic precursor of the NF-κB transcription factor. Cell 53:211–217
2. Balch WE (1990) Molecular dissection of early stages of the eukaryotic secretory pathway. Curr Opin Cell Biol 2:634–641
3. Bauskin AR, Alkalay I, Ben-Neriah Y (1991) Redox regulation of a protein tyrosine kinase in the endoplasmic reticulum. Cell 66:685–96
4. Beasley RP (1988) Hepatitis B virus. The major etiology of hepatocellular carcinoma. Cancer 61:1942–1956
5. Budkowska A, Riottot MM, Dubreuil P, Lazizi Y, Brechot C, Sobczak E, Petit MA, Pillot J (1986) Monoclonal antibody recognizing preS2 epitope of hepatitis B virus: characterization of preS2 epitope and anti-preS2 antibody. J Med Virol 20:111–125
6. Caselmann WH, Meyer M, Kekulé AS, Lauer U, Hofschneider PH, Koshy R (1990) A novel transactivator is encoded by hepatitis B virus preS/S sequences integrated in human hepatocellular carcinoma DNA. Proc Natl Acad Sci USA 87:2970–2974
7. Caselmann WH (1995) Transactivation of cellular gene expression by hepatitis B viral proteins: a possible molecular mechanism of hepatocarcinogenesis. J Hepatol 22 [Suppl. 1]:34–37
8. Chisari FV, Klopchin K, Moriyama T, Pasquinelli C, Dunsford HA, Sell S, Pinkert CA, Brinster RL, Palmiter RD (1989) Molecular pathogenesis of hepatocellular carcinoma in hepatitis B virus transgenic mice. Cell 59:1145–56
9. Cohen JI, Kieff E (1991) An Epstein-Barr virus nuclear protein 2 domain essential for transformation is a direct transcriptional activator. J Virol 65:5880–5885
10. De Thé H, Marchio A, Tiollais P, Dejean A (1987) A novel steroid thyroid hormone receptor-related gene inappropriately expressed in human hepatocellular carcinoma. Nature 330:667–670
11. Fourel G, Couturier J, Wei Y, Apiou F, Tiollais P, Buendia MA (1994) Evidence for long-range oncogene activation by hepadnavirus insertion. EMBO J 13:2526–2534
12. Fujiki Y, Hubbard AL, Fowler S, Lazarow PB (1982) Isolation of intracellular membranes by means of sodium carbonate treatment: application to endplasmic reticulum. J Cell Biol 93:97–102
13. Gerbes AL, Caselmann WH (1993) Point mutations in the p53 gene, human hepatocellular carcinoma and aflatoxins. J Hepatol 19:312–315
14. Gething MJ, McCammon K, Sambrook J (1986) Expression of wild-type and mutant forms of influenca hemagglutinin: the role of folding in intracellular transport. Cell 46:939–950
15. Gräf E, Caselmann WH, Wells J, Koshy R (1994) Insertional activation of mevalonate kinase by hepatitis B virus DNA in a human hepatoma cell line. Oncogene 9:81–87
16. Gräf E, Caselmann WH, Hofschneider PH, Koshy R (1995) Enzymatic properties of overexpressed HBV-mevalonate kinase fusion proteins and mevalonate kinase proteins in the human hepatoma cell line PLC/PRF/5. Virology 208:696–703
17. Hildt E, Urban S, Lauer U, Hofschneider PH, Kekulé AS (1993) ER localization and functional expression of the HBV transactivator MHBs^t. Oncogene 1993;8:3359–3367
18. Höhne M, Schaefer S, Seifer M, Feitelson MA, Paul D, Gerlich WH (1990) Malignant transformation of immortalized transgenic hepatocytes after transfection with hepatitis B virus-DNA. EMBO J 9:1137–1145
19. Kekulé AS, Lauer U, Meyer M, Caselmann WH, Hofschneider PH, Koshy R (1990) The preS2/S region of integrated hepatitia B virus-DNA encodes a transcriptional trans-activator. Nature 343:457–461
20. Kekulé AS, Lauer U, Weiss L, Luber B, Hofschneider PH (1993) Hepatitis B virus trans-activator HBx

uses a tumour promoter signalling pathway. Nature 361:742–745
21. Kim CM, Koike K, Saito I, Miyamura T, Jay G (1991) HBx gene of hepatitis B virus induces liver cancer in transgenic mice. Nature 351:317–320
22. Koch S, Freytag von Loringhoven A, Hofschneider PH, Koshy R (1984) Amplification and rearrangement in hepatoma cell DNA associated with integrated hepatitis B virus DNA. EMBO J 3:2185–2189
23. Lauer U, Weiß L, Hofschneider PH, Kekulé AS (1992) The hepatitis B virus trans-activator is generated by 3' truncation within a defined region of the S gene. J Virol 66:5284–5289
24. Lauer U, Weiss L, Lipp M, Hofschneider PH, Kekulé AS (1994) The hepatitis B virus preS2/S^t transactivator utilizes AP-1 and other transcription factors for transactivation. Hepatology 19:23–31
25. Liebermann TA, Baltimore D (1990) Activation of interleukin-6 expression through the NF-κB transcription factor. Mol Cell Biol 10:2327–2334
26. Luber B, Bürgelt E, Fromental C, Kanno M, Koch W (1991) Multiple Simian Virus 40 enhancer elements mediate the trans-activating function of the X protein of hepatitis B virus. Virol 184: 80–873
27. Meyer M, Caselmann WH, Schlüter V, Schreck R, Hofschneider PH, Baeuerle PA (1992) Hepatitis B virus trans-activator MHBx^t: activation of NF-κB, selective inhibition by antioxidants and integral membrane localization. EMBO J 11:2991–3001
28. Meyer M, Wiedorn KH, Hofschneider PH, Koshy R, Caselmann WH (1992) A chromosome 17:7 translocation is associated with a hepatitis B virus DNA integration in human hepatocellular carcinoma. Hepatology 15:665–671
29. Nagaya T, Nakamura T, Tokino T, Tsurimoto T, Imai M, Mayumi T, Kamino K, Yamamura K, Matsubara K (1987) The mode of hepatitis B virus DNA integration in chromosomes of human hepatocellular carcinoma. Genes Dev 1:773–782
30. Natoli G, Avantaggiati ML, Balsano C, De Marizio E, Collepardo D, Elfassi E, Levrero M (1992) Characterization of the hepatitis B virus preS/S region encoded transcrip-tional trans- activator. Virology 187:663–670
31. Raychaudhuri P, Bagchi S, Devoto SH, Kraus VB, Moran E, Nevins JR (1991) Domains of the adenovirus ELA protein required for oncogenic activity are also required for dissociation of the E2F transcription factor complex. Genes Dev 5:1200–1211
32. Schlüter V, Meyer M, Hofschneider PH, Koshy R, Caselmann WH (1994) Integrated hepatitis B virus X and 3' truncated preS/S sequences derived from human hepatomas encode functionally active transactivators. Oncogene 9:3335–3344
33. Schlüter V, Caselmann WH (im Druck) Analysis of the nuclear DNA binding activity in cells overexpressing hepatitis B viral x and 3' truncated transactivators. Method Mol Genetics
34. Shimizu H, Mitomo K, Watanabe T, Okamoto S, Yamamoto K (1990) involvement of a NF-κB-like transcription factor in the activation of the interleukin-6 gene by inflammatory lymphokines. Mol Cell Biol 10:561–568
35. Spandau DF, Lee CH (1988) Trans-activating of viral enhancers by the hepatitis B virus X protein. J Virol 62:427–434
36. Summers J, Smolec JM, Snyder R (1978) A virus similar to human hepatitis B virus associated with hepatitis and hepatoma in woodchucks. Proc Natl Acad Sci USA 75:4533–4537
37. Szmuness W (1978) Hepatocellular carcinoma and the hepatitis B Virus: evidence for a causal association. Prog Med Virol 24:40–69
38. Twu JR, Schlömer RH (1987) Transcriptional trans-activating function of hepatitis B virus. J Virol 61: 3448–3453
39. Wang J, Chenivesse X, Henglein B, Bréchot C (1990) Hepatitis B virus integration in a cyclic A gene in a hepato-cellular carcinoma. Nature 343:555–557
40. Wei Y, Fourel G, Ponzetto A, Silvestro M, Tiollais P, Buendia MA (1992) Hepadnavirus integration: mechanisms of activation of the N-myc2 retrotransposon in woodchuck liver tumors. J Virol 66:5265–5276
41. Zahm P, Hofschneider PH, Koshy R (1988) The HBV X ORF encodes a trans-activator: a potential factor in viral hepatocarcinogenesis. Oncogene 3:169–177

Hepatokarzinogenese bei Hepadnaviren und im transgenen Mausmodell

H.-J. Schlicht, E. Schmitteckert, K. Reifenberg

Zusammenfassung

Es ist seit langem unbestritten, daß eine chronische Infektion mit dem humanpathogenen Hepatitis-B-Virus (HBV) eine Leberzirrhose und auch ein primäres hepatozelluläres Karzinom verursachen kann. Welche Eigenschaften des Virus für diese Spätfolgen der Infektion verantwortlich sind, liegt aber noch weitgehend im Dunkeln. In dieser kurzen Übersicht sollen die wichtigsten Hypothesen zur Entstehung von Lebertumoren nach HBV-Infektion diskutiert und einige der experimentellen Ansätze, die zur Klärung dieser zentralen Frage beitragen können, vorgestellt werden.

Summary

It is generally accepted that a chronic hepatitis B virus infection can result in liver cirrhosis and primary hepatocellular carcinoma. However, it is still unclear which characteristics of the virus are responsible for cancerogenesis. In this brief review the most important hypotheses of HBV-induced liver cancer are discussed and some of the experimental strategies which could help to clarify this point are presented.

Einleitung

Ein erhebliches Problem bei der Untersuchung der HBV-induzierten Kanzerogenese ist das Fehlen eines leistungsfähigen Tiermodells. Bis jetzt konnte das HBV nur auf Schimpansen übertragen werden. Eine systematische Untersuchung der HBV-Pathogenese nach experimenteller Infektion ist daher nicht möglich. Unsere Kenntnisse über die HBV-Kanzerogenese basieren daher auf epidemiologischen Erhebungen, die einen Zusammenhang zwischen chronischer HBV-Infektion und der Entstehung eines primären hepatozellulären Karzinoms eindeutig belegen [2], sowie auf 2 Tiermodellen, nämlich dem mit dem Woodchuck-Hepatitis-B-Virus (WHV) infizierten Woodchuck sowie transgenen Mäusen, die Teilsequenzen des HBV-Genoms exprimieren.

Das Woochuck-Hepatitis-B-Virusmodell

Im Jahr 1978 wurde von Summers erstmalig ein Hepatitis B Virus beschrieben, das in einer Woodchuck-Kolonie (Woodchucks sind eine in Nordamerika verbreitete Murmeltierart) im Zoo von Philadelphia endemisch vorkam [17]. Auslöser für die Suche nach einem Hepatitis-B-Virus in dieser Woodchuck-Kolonie war eine enorm hohe Rate an primären Lebertumoren. In den infizierten Tieren konnte dabei eine mit dem Genom des HBV kreuzhybridisierende Nukleinsäure nachgewiesen werden, die später eindeutig einem Hepatitis-B-Virus zugeordnet werden konnte. Dieses wurde als Woodchuck-Hepatitis-B-Virus (WHV) bezeichnet. Einige Jahre später gelang es in einem kontrollierten Experiment, die karzinogene Wirkung des WHV überzeugend zu beweisen [15]. Nach der Infektion von neugeborenen Woodchucks kam es zu einem chronischen Krankheitsverlauf, der bei 100 % der Tiere nach 17 bis 36 Monaten ein primäres hepatozelluläres Karzinom zur Folge hatte. Bei nicht infizierten parallel gehaltenen Tieren konnte dagegen in keinem Fall ein Tumor beobachtet werden. Bis zum heutigen Tag ist dies der überzeugendste experimentelle Beweis, daß eine chronische Hepatitis-B-Virusinfektion Lebertumoren verursachen kann.

Die möglichen Mechanismen der Tumorogenese sind dagegen weit weniger klar. Aufgrund der schwierigen Haltung sind größer angelegte systematische Studien mit Woodchucks nur schwer durchzuführen. Es wurde daher u.a. versucht, mit Hilfe transgener Mäuse Einblicke in die möglichen Mechanismen der Tumorentstehung zu erhalten.

Das transgene Mausmodell

Vor rund 10 Jahren wurden erstmals transgene Mäuse generiert, die Teilsequenzen des HBV-Genoms exprimieren. Bei dieser Technik werden klonierte Gensequenzen, die prinzipiell von beliebiger Herkunft sein können, in den männlichen Pronukleus einer Zygote mikroinjiziert. Diese wird dann in eine scheinschwangere Ammenmaus implantiert, in der sich danach der Embryo entwickelt. Durch Rekombination integriert die mikroinjizierte fremde Nukleinsäure in ca. 5 bis 20 % der Zygoten, und wird damit zu einem integralen Bestandteil des Genoms. Dadurch erhält man eine Maus, die als neue Eigenschaft das Genprodukt des in die Zygote injizierten Gens produziert. Im Falle der HBV-transgenen Mäuse kann man auf diese Weise z.B. Mauslinien erzeugen, die das Hüll- oder das Kapsidprotein des Virus produzieren und danach untersuchen, ob, und wenn ja in welcher Weise, diese Proteine für die HBV-Pathogenese von Bedeutung sind.

Bis jetzt wurden mit Hilfe transgener Mäusen die folgenden Hypothesen zur Karzinomentstehung experimented überprüft:

- Die Tumoren gehen auf eine chronische Immunantwort zurück, die gegen die infizierten Leberzellen gerichtet ist. Durch ständige Gewebszerstörung wird eine

unnatürliche Proliferation des Lebergewebes verursacht, die schließlich in einer Neoplasie endet (Nekroinflammationstheorie).
- Die Virusinfektion selbst verursacht auch ohne eine Immunantwort Zellschädigungen, die schließlich zu neoplastisch veränderten Zellen führen (erweiterte Nekroinflammationstheorie).
- Das Virus verfügt über ein transformierendes Prinzip, das eine Immortalisierung und damit eine Entartung einzelner Hepatozyten verursachen kann (Onkogentheorie).

Die Nekroinflammationstheorie

Nach dieser Arbeitshypothese hat die chronische HBV-Infektion eine langanhaltende Immunantwort zur Folge die zwar nicht ausreicht, um das Virus zu eliminieren, jedoch aufgrund einer fortwährenden limitierten Zellzerstörung das Lebergewebe in einem ständige Zustand der Proliferation hält, wodurch schließlich ein unkontrolliert wachsender Zellklon selektioniert wird.

Diese Theorie erscheint schlüssig, jedoch fehlen experimentelle Daten, die sie stützen. Für die Möglichkeit einer Gewebsschädigung durch eine chronische antivirale Immunantwort sprechen histologische Befunde die Schädigungsmuster zeigen, wie sie für immunvermittelte Zellzerstörungen typisch sind, sowie die Beobachtung, daß es unter einer immunsuppressiven Behandlung zu einer Verminderung der entzündlichen Aktivität im Lebergewebe kommen kann. Auch konnte unter Verwendung transgener Mäuse die leberzellschädigende Wirkung von zytotoxischen Zellen die speziell das HBsAg, das Hauptoberflächenprotein des Virus, erkennen, direkt nachgewiesen werden. Dabei waren sogar fulminante Verläufe auslösbar [1].

In neuester Zeit ist es auch gelungen, aus dem peripheren Blut infizierter Patienten HBV-spezifische zytotoxische Zellen zu isolieren, die den Kriterien für klassische Killer-T-Zellen (CTLs) genügen [3, 4, 14]. Erstaunlicherweise war die Isolation solcher CTLs jedoch nur bei akut infizierten Patienten möglich. Bei chronisch infizierten Patienten, insbesondere auch bei solchen mit hoher entzündlicher Aktivität, konnten sie nicht gefunden werden. Die Daten sind derzeit als vorläufig zu betrachten, und erst die Zukunft wird zeigen, welche Rolle zytotoxische Zellen bei der Viruselimination bzw. bei der Leberzellschädigung spielen. Insbesondere wird in diesem Zusammenhang meist übersehen, daß, wie Daten aus der Transplantationschirurgie zeigen, eine HLA-Kompatibiltät für die Elimination einer HBV-Infektion nicht erforderlich ist.

Da speziell bei der Lebertransplantation eine Übereinstimmung des HLA-Typs für den Erfolg der Transplantation von nur geringer Bedeutung ist, werden praktisch regelmäßig Organe mit einem teilweisen oder sogar vollständigen HLA-Mismatch übertragen. Wird ein solches Organ in einen HBV-infizierten Empfänger implantiert und kommt es danach zu einer Infektion des neuen Organs, dann können die Hepatozyten die Virusproteine nicht in einer für dir CTLs des Empfängers erkennbaren Form präsentieren. Trotzdem kann es selbst bei völliger HLA-Inkompatibilität sowohl zu einer Elimination des Virus als auch zu einer aggressiven Gewebszerstörungen kommen [12, 18] Eine HLA-Kompatibilität ist damit weder für die Terminierung einer HBV-Infektion noch für eine Reaktion des Organismus auf das infizierte Organ zwingend erforderlich. Möglicherweise sind Zytokine, und hier speziell Interferon-γ und Tumornekrosefaktor, von weit höherer Bedeutung als bisher angenommen wurde [9]. Zweifelsohne sind wir von einem Verständnis der HBV-spezifischen Immunantwort noch ein erhebliches Stück weit entfernt.

Die erweiterte Nekroinflammationstheorie

Unter dem Begriff "erweiterte Nekroinflammationstheorie" sollen hier experimentelle Überlegungen zusammengefaßt werden, die ebenfalls langandauernde Gewebsläsionen als ursächlich für die Entstehung der Neoplasie ansehen, diese aber nicht zwangsläufig auf eine chronische Immunreaktion zurückführen. In diesem Zusammenhang sind in erster Linie Arbeiten von Chisari zu nennen, die bis jetzt als einzige eine komplette experimentell abgesicherte Theorie der HBV-Kanzerogenese anbieten [7, 8].

Im Rahmen dieser Untersuchungen wurden transgene Mäuse erzugt, die ein einzelnes HBV-Protein (das sog. preS1-Oberflächenprotein) in großer Menge in der Leber produzieren. Bei diesen Mäusen kam es zu einer Akkumulation des preS1-Proteins in den Hepatozyten und als Folge zu einer ausgeprägten Leberzellnekrose mit massiver regenerativer Hyperplasie. Schließlich entstand bei praktisch 100 % der Tiere ein Leberzellkarzinom. Histologisch konnten im Lebergewebe die charakteristischen "Milchglashepatozyten" nachgewiesen werden, die sich typischerweise auch bei chronisch HBV-infizierten Patienten finden.

Als möglichen Mechanismus der Kanzerogenese wird folgendes Szenario diskutiert: Nach einer jahre- oder jahrzehntelangen chronischen Infektion kommt es zu einer Akkumulation des preS1-Proteins in den Leberzellen. Dadurch werden die Zellen entweder zerstört oder in ihren metabolischen Funktionen so stark beeinträchtigt, daß es aufgrund der Anreicherung toxischer Metabolite zu DNS-Schädigungen kommt. Im Rahmen der durch den Zelltod verursachten Hyperplasie werden auch solche vorgeschädigten Leberzellen, die mit hoher Frequenz zu Krebszellen entarten können, zur Teilung angeregt. Dadurch entsteht dann schließlich das Karzinom.

Die Onkogentheorie

Die Onkogentheorie basiert auf Untersuchungen, die im Laufe der letzten 3 Jahrzehnte insbesondere mit den schnell transformierenden Retroviren durchgeführt wurden. Charakteristisch für diese Viren ist, daß sie ein Gen enthalten, das für ein transformierendes Protein kodiert. Durch die Expression dieses sog. Onkogens wird die Zelle zur fortwährenden Teilung angeregt bzw. die Kontrolle der Zellteilung soweit gestört, daß als Folge der Virusinfektion ein unkontrolliert wachsender Zellklon entsteht.

Aufgrund der Klarheit dieses Transformationsmechanismus löste die Beobachtung, daß möglicherweise auch das HBV ein Onkogen enthält, eine Welle von experimentellen Arbeiten aus. Mitte der 80er Jahre wurde von Hofschneider et al. erstmals beobachtet, daß das X-Gen des HBV, dessen Funktion bis dahin völlig unklar war, offensichtlich für ein Protein kodiert, das sowohl viruseigene als auch eine Vielzahl anderer Promotoren in trans aktivieren kann [20]. Mittlerweile wurde dieser Effekt in mehr als 200 wissenschaftlichen Arbeiten untersucht, was er aber tatsächlich bedeutet ist noch immer unklar.

Eine ausführlichere Diskussion der Untersuchungen zur HBx-Funktion in Zellkultursystemen würde den Rahmen dieser Arbeit sprengen. Hierzu soll auf einen neueren Zeitschriftenartikel verwiesen werden [16]. Hier möchten wir uns auf die In-vivo-Untersuchungen beschränken.

Von den 4 näher charakterisierten Hepatitis-B-Viren, dem humanen, dem Woodchuck; dem Ground-squirrel-, und dem Enten-Hepatitis-B-Virus, besitzt nur das letztgenannte kein X-Gen. Da das Enten-Hepatitis-B-Virus als einziges der 4 bekannten Hepadnaviren keine Lebertumoren verursacht, kann dies als Evidenz dafür gewertet werden, daß das X-Protein in der Tat an der Tumorentstehung beteiligt ist. Theoretisch könnte dies am einfachsten im WHV-Modell untersucht werden, da es hier praktisch mit 100%iger Effizienz zu Lebertumoren kommt. Leider ist dies jedoch in der Praxis nicht möglich, da rekombinante Viren, bei denen das X-Gen zerstört wurde, zwar in der Zellkultur nicht aber in vivo replizieren können [5, 6, 19, 21]. Offensichtlich ist das X-Genprodukt für die Infektiosität des Virus essentiell. Dies ist durchaus nicht selbstverständlich, da die genaktivierende Wirkung des HBx-Proteins eher moderat ist. In bezug auf die viralen Promotoren kann in der Zellkultur eine X-Protein bedingte Expressionssteigerung maximal um den Faktor 3 bis 5 beobachtet werden. Es muß daher in Zukunft auch die Frage diskutiert werden, ob die Funktion des X-Proteins in vivo tatsächlich die Aktivierung viraler Gene ist, oder ob ihm nicht eine andere, bis jetzt noch unbekannte Aufgabe zukommt.

In Ermangelung eines geeigneten In-vivo-Infektionsmodells wurden in den letzteren Jahren von uns und anderen eine Reihe von transgenen Mauslinien generiert, die das HBx-Protein sowohl in der Leber als auch in anderen Geweben exprimieren. Bis jetzt konnte dabei nur in einem Fall eine Tumorbildung beobachtet werden [10]. Hierzu war jedoch ein besonders zur Lebertumorbildung neigender Mausstamm, eine sehr starke HBx-Expression und ein sehr langer Zeitraum von 1,5 bis 2 Jahren erforderlich [11]. Nach jetzt gut 1,5 Jahren haben wir bei unseren Mauslinien noch keine Neoplasien gesehen. Allerdings kam es bei einer transgenen Linie, die das HBx-Protein spezifisch in den β-Zellen des Pankreas exprimiert, spontan zu einem Untergang der Inselzellen und dadurch zu einem Diabetes. Dies kann als Hinweis, gewertet werden, daß das HBx-Protein in der Tat ein zytopathogenes Potential besitzt, nicht aber notwendigerweise eine Tumorbildung verursacht.

Literatur

1. Ando K, Guidotti L, Wirth S, Schreiber R, Schlicht HJ, Huang S, Chisari FV (1993) Mechanisms of class I restricted immunopathology: A transgenic mouse model of fulminant hepatitis. J Exp Med 178:1541–1554
2. Beasley RP (1988) Hepatitis B virus. The major etiology of hepatocellular carcinoma. Cancer 61:1942–1956
3. Bertoletti A, Ferrari C, Fiaccadori F, Penna A, Margolskee R, Schlicht HJ, Fowler P, Guilhot S, Chisari FV (1991) HLA class I restricted human cytotoxic T cells recognize endogenously synthesized hepatitis B virus nucleocapsid antigen. Proc Natl Acad Sci USA, 88:10445–10449
4. Bertoletti A, Chisari FV, Penna A, Guilhot S, Galati L, Fowler P, Vitiello A, Schlicht HJ, Chesnut R, Fiaccadori F, Ferrari C (1993) Definition of a minimal optimal cytotoxic T cell epitope within the hepatitis B virus nucleocapsid protein. J Virol 67:2376–2380
5. Blum HE, Zhang ZS, Galun E, Weizsäcker F von, Garner B, Liang TJ, Wands JR (1992) Hepatitis B virus X protein is not central to the viral life cycle in vitro. J Virol 66:1223–1227
6. Chen HS, Kaneko S, Girones R, Anderson RW, Hornbuckle WE, Tennant BC, Cote PJ, Gerin JL, Purcell RH, Miller RH (1993) The woodchuck hepatitis virus X gene is important for establishment of virus infection in woodchucks. J Virol 67:1218–1226
7. Chisari FV, Filippi P, Buras J, McLachlan A, Popper H, Pinkert CA, Palmiter RD, Brinster RL (1987) Structural and pathological effects of synthesis of hepatitis B virus large envelope polypeptide in transgenic mice. Proc Natl Acad Sci USA 84:6909–6913
8. Chisari FV, Klopchin K, Moriyama T, Pasquinelli C, Dunsford HA, Sell S, Pinkert CA, Brinster RL, Palmiter RD (1989) Molecular pathogenesis of hepatocellular carcinoma in hepatitis B virus transgenic mice. Cell 59:1145–1156
9. Guidotti LG, Ando K, Hobbs MV, Ishikawa T, Runkel L, Schreiber RD, Chisari FV (1994) Cytotoxic T lymphocytes inhibit hepatitis B virus gene expression by a noncytolytic mechanism in transgenic mice. Proc Natl Acad Sci USA 91:3764–3768
10. Kim CM, Koike K, Saito I, Miyamura T, Jay G (1991) HBx gene of hepatitis B virus induces liver cancer in transgenic mice. Nature 351:317–320
11. Koike K, Moriya K, Iino S, Yotsuyanagi H, Endo Y, Miyamura T, Kurokawa K (Guilotti 1994) High-level expression of hepatitis B virus HBx gene and hepatocarcinogenesis in transgenic mice. Hepatology 19:810–819
12. Missale G, Brems JJ, Takiff H, Pockros PJ, Chisari FV (1993) Human leukocyte antigen class I-independent pathways may contribute to hepatitis B virus-induced liver disease after liver transplantation. Hepatology 18:491–496
13. Missale G, Redeker A, Person J, Fowler P, Guilhot S, Schlicht HJ, Ferrari C, Chisari FV (1993) HLA-A31 and Aw68 restricted cytotoxic T cell responses to a single hepatitis B virus nucleocapsid epitope during acute viral hepatitis. J Exp Med 177: 751–762
14. Nayersina R, Fowler P, Guilhot S, Cerny A, Schlicht HJ, Vitiello A, Chesnut R, Person J, Chisari FV (1993) HLA A2 resticted cytotoxic T lymphocyte responses to multiple hepatitis B surface antigen epitopes during hepatitis B virus infection. J Immunol 150:4659–4671
15. Popper H, Roth L, Purcell RH, Tennant BC, Gerin JL (1987) Hepatocarcinogenicity of the woodchuck hepatitis virus. Proc Natl Acad Sci USA 84:866–870
16. Rossner MT (1992) Review: hepatitis B virus X-gene product: a promiscuous transcriptional activator. J Med Virol 36:101–117
17. Summers J (1981) Three recently described animal virus models for human hepatitis B virus. Hepatology 1:179–183
18. Theilmann L, Arnold J, Töx U, Datsis K, Otto G, Hofmann W, Köck J, Schlicht HJ (1994) Liver transplantation and de novo hepatitis B infection (letter). Lancet 343:677–678
19. Yaginuma K, Shirakata Y, Kobayashi M, Koike K (1987) Hepatitis B virus (HBV) particles are produced in a cell culture system by transient expression of transfected HBV DNA. Proc Natl Acad Sci USA 84:2678–2682

20. Zahm P, Hofschneider PH, Koshy R (1988) The HBV X-ORF encodes a transactivator: a potential factor in viral hepatocarcinogenesis. Oncogene 3:169–177
21. Zoulim F, Saputelli J, Seeger C (1994) Woodchuck hepatitis virus X protein is required for viral infection in vivo. J Virol 68:2026–2030

Hepatozyten-Wachstumsfaktoren, Onkogenexpression*

P. Schirmacher, H.P. Dienes

Zusammenfassung

Die Hepatokarzinogenese ist ein über mehrere Dekaden verlaufender, auf morphologisch unterscheidbaren präneoplastischen Läsionen aufbauender Prozeß. Auf molekularer Ebene entsprechen ihm verschiedene, überwiegend genetisch fixierte Ereignisse, darunter die konstitutionelle Aktivierung zellulärer Protoonkogene, die Inaktivierung von Tumorsuppressorgenen und die Überexpression von Wachstumsfaktoren. Eine prädominante oder leberspezifische molekulare Karzinogenesesequenz konnte bislang nicht identifiziert werden. Die bisherigen Untersuchungen haben Aktivierungen zahlreicher verschiedener Proto-Onkogene aus allen wesentlichen "Onkogenklassen" ergeben. Es wird vermutet, daß aktivierte Protoonkogene eine wichtige Rolle im Transformationsprozeß zum HCC spielen, hierbei möglicherweise auch kooperieren. Unter den Wachstumsfaktoren ist häufig eine Überexpression von IGF-II und TGF-α in HCCs nachweisbar. Wachstumsfaktoren könnten wichtige Effektoren des malignen Phänotyps sein. Zukünftig kann aus der spezifischen Inaktivierung der sezernierten Wachstumsfaktoren eine tumorspezifische zytostatische Therapieoption erwachsen.

Summary

Hepatocarcinogenesis is a stepwise process, built on a sequence of morphologically distinct preoplastic lesions. At the molecular level it shows a number of different, mostly genetically fixed lesions, including the constitutive activation of cellular proto-oncogenes, the inactivation of tumor-suppressorgenes and the overexpression of growth factors. A predominant or liver-specific sequence of molecular events has not been identified so far. Activation of numerous cellular proto-oncogenes from all relevant "proto-oncogene-classes" has been demonstrated. It has been hypothesized that activated proto-oncogenes play an important role in malignant transformation towards HCC; cooperation of different

---

*Die vorliegende Arbeit sowie eigene Forschungsarbeiten zum Themengebiet wurden unterstützt durch Sonderforschungsbereich 302, Teilprojekt z 30 der Deutschen Forschungsgemeinschaft sowie durch Mittel der Stiftung Rheinland-Pfalz für Innovation.

oncogenes may be relevant during this process. Among growth factors, IGF-II and TGF-alpha are frequently overexpressed. Growth factors may be important effectors of the malignant phenotype. Specific inactivation of secreted growth factors may represent a future option for tumorspecific cytostatic therapy.

Einleitung

Das hepatozelluläre Karzinom (HCC) ist mit etwa einer Million Todesfällen/Jahr einer der häufigsten bösartigen Tumoren, weltweit wahrscheinlich sogar das häufigste Karzinom beim Mann [14]. Als ätiologische Faktoren sind mittlerweile die chronische Virushepatitis (v. a. HBV, möglicherweise auch HCV, [2, 51]), die Exposition mit dem Mykotoxin Aflatoxin B1 [5], wie auch seltenere hereditäre Erkrankungen (u.a. Hämochromatose [34], α_1-Antitrypsinmangel [15]. Glykogenosen [30]), gesichert. Demzufolge findet sich die überwiegende Mehrzahl der HCC-Fälle in den sog. Entwicklungsländern, v. a. in Zentralafrika und Südostasien. In den hochindustrialisierten Staaten, mit Ausnahme von Japan, Taiwan und Südeuropa, ist das HCC ein eher seltenes Karzinom. Klinische Beobachtungen haben gezeigt, daß zwischen der verursachenden Grunderkrankung (z.B. chronische Hepatitis) und der Manifestation des HCCs in der Regel 3 bis 4 Dekaden liegen, so daß eine sequentielle, über zahlreiche Schritte verlaufende Tumorgenese zu vermuten ist. In der Tat haben Untersuchungen der chemisch induzierten Rattenhepatokarzinogenese – in neuerer Zeit auch der transgeninduzierten HCC-Entwicklung in der Maus – diese Hypothese bestätigt. Es lassen sich lange vor der Entstehung des HCCs im Lebergewebe fokale Läsionen darstellen, deren präneoplastische Natur durch Proliferationsuntersuchungen, Morphometrie und auch Längsschnittstudien gesichert ist [16]. Eher kleinzelligen, hyperplastischen Foci (möglicherweise aus sogenannten "Ovalzellproliferation" hervorgegangen [20]) folgen adenomatöse Läsionen und letztlich das HCC. Obwohl beim Menschen der Zugang zu präneoplastischen Läsionen erschwert ist, konnten auch hier vergleichbare Veränderungen histopathologisch identifiziert werden und zumindest für die adenomatöse Hyperplasie ist der präneoplastische Charakter inzwischen zweifelsfrei belegt [46]. Zusammenfassend läßt sich feststellen, daß beim Menschen die HCC-Entstehung über eine mehrere Jahrzehnte dauernde Sequenz morphologisch unterscheidbarer, präneoplastischer Läsionen erfolgt, die in ihrer Folge jedoch noch nicht derart lückenlos, wie z.B. bei der Kolonkarzinogenese, dokumentiert sind.

Steuerungsfaktoren in der Karzinogenese
1. Onkogene (Kinasen, G-Proteine, nukleäre Transkriptionsfaktoren)
2. Tumorsuppressorgene (z.B. p53, RB-1, WT-1)
3. Wachstumsfaktoren (z.B. TGF-α, IGF-II)
4. Invasions- und Metastasierungskontrollgene (z.B. *nm*23, TIMP)
5. Extrazelluläre Matrixproteine (Peptid-Integrin-Interaktion)
6. Angiogenesefaktoren (Wachstumsfaktoren)

Auf molekularer Ebene gehen mit der Hepatokarzinogenese eine Vielzahl genetischer und epigenetischer Alterationen einher (vgl. Übersicht), von denen jedoch nur die konstitutive Aktivierung zellulärer Protoonkogene, die Inaktivierung von Tumorsuppressorgenen und die Re- bzw. Überexpression von fetal aktiven Wachstumsfaktoren ausreichend dokumentiert ist. Anders als in der Kolonkarzinogenese [17] lassen sich diese Veränderungen jedoch (noch) nicht mit definierten, morphologisch faßbaren, präneoplastischen bzw. neoplastischen Läsionen korrelieren. Die Bedeutung der bisherigen Ergebnisse für die zukünftige experimentelle und klinische Hepatokarzinogeneseforschung und eine molekulargenetisch orientierte Therapie des HCC werden im folgenden diskutiert.

Protoonkogene

Protoonkogene sind zelluläre Polypeptide, die infolge veränderter Expressionscharakteristika [z.B. (Punkt)mutation, konstitutionelle Überexpression] für die Zelle als dominant transformierende Faktoren wirken können [3]. Sie wurden zunächst als zelluläre Homologe transformierender retroviraler Proteine identifiziert. Unter physiologischen Bedingungen erfüllen sie wesentliche Funktionen in der zellulären Signalverarbeitung: • als intrazelluläre oder membranständige Kinasen, darunter die als hochaffine Wachstumsfaktorenrezeptoren fungierenden Tyrosinkinasen, • als sog. G-Proteine in der intrazellulären Signaltransduktion, darunter v. a. das Ha-*ras*-Gen, und • als nukleäre Transkriptionsfaktoren, darunter c-*myc*, c-*jun* und c-*fos*. Inzwischen ist eine beträchtliche Zahl von Onkogenen identifiziert und ihre wesentliche Rolle in schrittweisen Karzinogeneseprozessen gesichert.

In der Hepatokarzinogenese ist die Expression zahlreicher Onkogene mit unterschiedlich validen Methodiken untersucht. Für eine beträchtliche Zahl von Onkogenen konnte eine gegenüber dem normalen Lebergewebe veränderte Expression dargestellt werden, was transformationsrelevant sein kann (vgl. folgende Übersicht). Diese Untersuchungen erfahren jedoch mehrere wesentliche Einschränkungen: • Zum einen wurden sie in verschiedenen Systemen (Tiermodelle, humane HCCs) mit unterschiedlichen induktiven Faktoren (Transgene, chemische bzw. virale Karzinogenese, spontane Transformation) gewonnen und konnte gezeigt werden, daß hieraus wesentliche Unterschiede resultieren können. • Nur in wenigen Fällen konnte dokumentiert werden, daß diese alterierte Onkogenexpression in der Tat kausal mit der Tumorgenese verknüpft sein kann. • Nur wenige Untersuchungen berücksichtigen, daß verschiedene Veränderungen zu einer transformationsrelevanten Aktivierung eines bestimmten Protoonkogens führen können (bei Ha-*ras* z.B. Mutationen an Kodon 12, 13 and 61 sowie alternative Spleißvorgänge; bei c-*met*-Überexpression, chromosomales Rearrangement, alternatives Splicing, veränderte posttranslationale Prozessierung). Nur die vollständige Untersuchung all dieser möglichen Phänotypen in Querschnittstudien vermittelt ein wirklich verläßliches Bild von der Prävalenz der jeweiligen Onkogenaktivierung. • Es findet sich zwar eine beträchtliche Zahl verschiedener aktivierter Onkogene, das jeweilige Ereignis scheint jedoch nur in einem geringen Prozentsatz der untersuchten HCCs vorzuliegen. Eine Ausnahme hiervon bildet die WHV-induzierte Hepatokarzinogenese des Woodchucks mit der Aktivierung des N-*myc*-Gens sowie des im Woodchuck vorliegenden N-*myc2*-Retroposons, die sich insgesamt in einer großen Zahl der Woodchuck-Tumoren (ca. 70–80%) nachweisen lassen [18, 19]. Zum Teil sind hierfür chromosomale WHV-Integrationen in regulatorische Regionen der *myc*-Gene verantwortlich. Auch integrationsbedingte Aktivierungen des Woodchuck-c-myc-Gens sind – allerdings in geringer Prozentzahl – ebenfalls bekannt [23]: Interessanterweise gelingt es mit derartig veränderten myc-Genkonstrukten in transgenen Mäusen eine Hepatokarzinogenese zu induzieren [6]. Im Gegensatz zu diesen Untersuchungen beim Woodchuck konnten Aktivierungen der *myc*-Gene nur in einem geringen Prozentsatz der bislang untersuchten humanen HCCs nachgewiesen werden [24], so daß hierfür Virus- oder Wirt-spezifische Effekte vermutet werden müssen. Auch für die c-*met*-Tyrosinkinase (i.e. HGF-SF-Rezeptor) zeigen präliminäre Untersuchungen ([4], Zhang und Schirmacher, unpublizierte Beobachtungen) eine Überexpression in etwa 50% der humanen HCCs. Die geringe Zahl untersuchter Fälle erlaubt jedoch noch keine sichere Schlußfolgerung. Zusammengefaßt haben die bisherigen Untersuchungen keinen prominenten oder spezifischen Onkogenaktivierungsmechanismus in der humanen Hepatokarzinogenese aufzeigen können. Die einzelnen Onkogene scheinen jeweils nur in einer geringen Zahl von Tumoren aktiviert zu sein; aufgrund der beträchtlichen Zahl verschiedener Onkogene (vgl. folgende Übersicht) muß jedoch davon ausgegangen werden, daß die Onkogenaktivierung insgesamt ein häufiges transformationsrelevantes Ereignis in der Hepatokarzinogenese darstellt. Interessanterweise entstammen die bislang identifizierten Onkogene allen 3 wesentlichen "Onkogenklassen" (Kinasen, G-Proteine, nukleäre Transkriptionsfaktoren; vgl. folgende Übersicht). Es ist daher möglich, daß es während der Hepatokarzinogenese zur sogenannten "Onkogenkooperation" kommt, sich also zwei oder mehrere Onkogene aus verschiedenen "Klassen" aufgrund unterschiedlicher Wirkmechanismen in ihrer transformierenden Aktivität potenzieren [25]. Kreuzungsversuche, z.B. mit c-*myc*- und Ha-*ras*-transgenen Mäusen [42] unterstützen diese Hypothese.

Onkogene im hepatozellulären Karzinom
Tyrosinkinasen
  c-*met* [4]
  c-*yes* [41]
  c-*erbB* [41]
Serinkinasen
  c-*raf* [26]
Membranassoziierte G-Proteine
  Ha-*ras* [9, 36]

Ki-*ras* [32]
N-*ras* [21, 45]

Nukleäre Transkriptionsfaktoren
c-*myc* [24, 31]
N-*myc* [18]
c-*fos* [1, 10]

Virale Transaktivatoren
HBV-X [29, 48]
HBV-preS2/S [tr] [8, 28]

Andere
ica [35]

Wachstumsfaktoren

Wachstumsfaktoren sind pleiotrope, sezernierte Polypeptide, die im weiteren Sinne den Zytokinen zugerechnet werden [11]. Sie entfalten eine Vielzahl unterschiedlicher Wirkungen (Mitogenese, Motogenese, (fetale) Morphogenese, Angiogenese etc.) auf Rezeptor-tragende Zielzellen. Bei den entsprechenden hochaffinen Rezeptoren handelt es sich fast ausschließlich um membranständige Tyrosinkinasen (s. oben). Diese leiten nach Ligand-induzierter Autophosphorylierung die intrazelluläre Signalvermittlung über multiple Signalwege (z.B. über PKC, PI-3, PLC-γ, *src*, p21*ras* etc.) ein. Für unsere Betrachtungen erscheinen die primär nicht-hämatopoetischen Wachstumsfaktoren wesentlich, und darunter jene, die auf epitheliale Zielzellen wirken. In Untersuchungen der Hepatokarzinogenese haben bislang 2 Wachstumsfaktoren dominiert: Insulinlike-growth-factor(IGF)-II und Transforming growth-factor(TGF)-α. Diesbezügliche Ergebnisse sollen im folgenden kurz dargestellt werden.

IGF-II

IGF-II ist ein kleines, evolutionär hochkonserviertes Polypeptid von 7,5 kDa, das von einer Vielzahl unterschiedlicher Transkripte kodiert wird, was neben unterschiedlicher posttranskriptioneller Prozessierung auf der Präsenz von 3 bzw. 4 verschiedenen Promotoren in der 5'Region des IGF-II-Gens beruht [22]. Die Signifikanz der verschiedenen Transkripte ist derzeit noch nicht geklärt, zumal fast alle für das komplette preproIGF-II Polypeptid kodieren können. IGF-II wird in hohen Konzentrationen von der fetalen Leber gebildet, ist jedoch in der postnatalen humanen Leber nur sehr gering exprimiert. Nach neueren Untersuchungen werden die mitogenen IGF-II-Wirkungen wohl über den IGF-Rezeptortyp 1 vermittelt, während die Funktion des ähnlich affinen IGF-Rezeptortyp 2 (i.e. Kation-unabhängiger Mannose-6-Phosphatrezeptor) wohl eher in der Internalisierung und der Degradation von IGF-II bestehen.

Die Überexpression von IGF-II ist in der Hepatokarzinogenese ein häufiges Ereignis und zwar unabhängig von der untersuchten Spezies [7, 20, 44, 47] oder dem zugrunde liegenden pathogenetischen Mechanismus [44]. Beim Menschen findet sie sich in etwa 30–50 % der Fälle. Der Mechanismus der IGF-II-Überexpression ist derzeit noch unklar, betrifft jedoch nicht alle IGF-II-Promotoren in gleicher Weise; ob er, wie dies bereits beim Wilms-Tumor gezeigt werden konnte [37, 39], mit dem Verlust des paternalen Imprintings und damit einer veränderten Methylierung regulatorischer Regionen des IGF-II-Gens, zusammenhängt, wird derzeit untersucht. Längsschnittuntersuchungen an verschiedenen, gut synchronisierten transgenen Mausmodellen [44] und im Woodchuck haben gezeigt, daß die IGF-II-Überexpression zeitlich mit den terminalen [49] Transformationsschritten hin zum voll ausgebildeten HCC assoziiert ist, wobei eine IGF-II-Überexpression auch in einzelnen prämalignen Läsionen nachweisbar ist [38]. Die IGF-II-Überexpression ist in allen Fällen fokal und teilweise auch nur in umschriebenen Tumorarealen nachweisbar. Oft geht diese Überexpression auch mit der intrazellulären Anreicherung eines verändert prozessierten größeren, sog. "Big-IGF-II-Polypeptids" von 15 kDA einher. IGF-II-transgene Mäuse entwickeln- allerdings erst spät im Verlauf – eine erhöhte Zahl an Malignomen, unter denen das HCC am häufigsten auftritt [40].

TGF-α

TGF-α ist ein u.a. von Hepatozyten gebildetes und für diese auch mitogenes Polypeptid, das im prozessierten Zustand nur aus 50 Aminosäuren besteht [12]. Es weist deutliche Sequenz- und Strukturhomologien mit EGF auf und interagiert ebenfalls mit dem EGF-Rezeptor. TGF-α wird als ein wesentlicher autokrin stimulierender Faktor in der Leberregeneration angesehen [33]. Es wird in höheren Konzentrationen in der fetalen, jedoch nur wenig in der normalen postnatalen Leber gebildet.

TGF-α wird des weiteren von zahlreichen humanen HCCs und HCC-Zellinien überexprimiert [13], wobei der Zeitpunkt der TGF-α-Expression während der Hepatokarzinogenese bislang nicht herausgearbeitet werden konnte. Interessanterweise zeigen viele HCC-Patienten erhöhte TGF-α Konzentrationen im Urin [50]. TGF-α-transgene Mäuse entwickeln ebenfalls zahlreiche verschiedene Neoplasien, wobei in mehreren Linien ebenfalls gehäuft HCCs auftreten [27].

Zusammenfassend läßt sich feststellen, daß auch die IGF-II und TGF-α und damit die Wachstumsfaktorenüberexpression häufig in der Hepatokarzinogenese zu beobachten ist. Aufgrund ihrer mitogenen Potenz, ist es möglich, daß Wachstumsfaktoren wichtige Effektoren der malignen Progression oder der Erhaltung des malignen Phänotyps darstellen, wobei evtl. mehr die Tatsache der Überexpression an sich als die Art des jeweils überexprimierten Faktors wesentlich ist.

Ausblick

Wir haben gesehen, daß die noch präliminären Daten die Hypothese nahelegen, daß sowohl die konstitutive Aktivierung zellulärer Protoonkogene als auch die Überexpression von Wachstumsfaktoren wesentlichen Anteil an der Transformation normaler Leberzellen in Karzinomzellen haben. Welche Bedeutung besitzen die Ergebnisse für zukünftige molekularpathogenetisch orientierte Therapieansätze?

Zum einen hat sich auf molekularer Ebene bisland kein dominierender oder gar leberspezifischer Transformationsprozeß herauskristallisiert. Bewahrheitet sich dies auch in Zukunft, so muß eine spezifische Therapie am Expressionsprofil jedes einzelnen Tumors ausgerichtet werden [43]. Dies bedeutet, daß zur Auswahl der jeweils spezifischen Therapeutika auch diagnostisch ein Panel möglicher transformationsrelevanter (und "therapierbarer") Gene am Tumorgewebe untersucht werden muß; eine derartige Testung könnte ähnlich der seit langem am Mammakarzinom durchgeführten Rezeptortestung vonstatten gehen.

Wo soll man therapeutisch ansetzen? Tumorsuppressorgene und auch Onkogene bieten aus diversen Gründen (bislang) wenig konzeptionelle Ansatzpunkte zur Intervention. Beide sind wichtige zelleigene Faktoren; daher ist von spezifischen Therapeutika auch eine erhebliche Toxizität für nichttumoröse Körperzellen zu erwarten, wie dies bei den z.Zt. in der Testung befindlichen Farnestyltransferaseinhibitoren zu beobachten ist. Wachstumsfaktoren haben andererseits den Nachteil, daß mit ihnen nicht das primär tumorigene Prinzip angegangen wird. Dennoch sind hohe Wachstumsfaktorenkonzentrationen innerhalb des Organismus meist tumorgewebspezifisch, während unter physiologischen Bedingungen allenfalls geringe Mengen exprimiert werden. Daher ist bei spezifischer Inhibierung von Wachstumsfaktoren eine wesentlich geringere systemische Toxizität zu erwarten, zumal Wachstumsfaktoren sezerniert werden und damit eine Penetration der Therapeutika in die (Tumor)zelle hinein nicht erforderlich ist. Die entscheidende offene Frage ist, ob mit einer am Tumorexpressionsprofil orientierten, spezifischen Inaktivierung von Wachstumsfaktoren ein therapeutisch relevanter tumortoxischer oder-zytostatischer Effekt ausgelöst werden kann.

Literatur

1. Arbuthnot P, Kew M, Fritsch W (1991) c-fos and c-myc oncoprotein expression in human hepatocellular carcinomas. Anticancer Res 11:921–924
2. Beasley RP, Lin CC, Hwang LY, Chien CS (1981) Hepatocellular carcinomas and hepatitis B virus: a prospective study of 22707 men in Taiwan. Lancet ii:1129–1133
3. Bishop JM (1991) Molecular themes in oncogenesis. Cell 64:235–248
4. Boix L, Rosa JL, Ventura F, Castells A, Bruix J, Rodes J, Bartrons R (1994) c-met mRNA overexpression in human hepatocellular carcinoma. Hepatology 19:88–91
5. Bosch FX, Munoz N (1989) Epidemiology of hepatocellular carcinoma. In: Bannasch P, Keppler D, Weber G (eds) Liver cell carcinoma. Kluwer Academic, Dordrecht, pp 3–14

6. Buendia MA, Etiemble J, Degott C, Babinet C, Tiollais P (1991) Primary hepatocellular carcinoma in transgenic mice carrying a woodchuck c-myc gene activated by hepadnaviral insertion. In: Ciliberto C, Cortese R, Schibler U, Schütz G (eds) Gene expression during liver differentiation and disease, p 187
7. Cariani E, Lasserre C, Seurin D, Hamelin B, Kemeny F, Franco D, Czech MP, Ullrich A, Brechot C (1988) Differential expression of insulin-like growth factor II mRNA in human primary liver cancers, benign liver tumors and liver cirrhosis. Cancer Res 48:6844–6849
8. Caselmann WH, Meyer M, Kekule AS, Lauer U, Hofschneider PH, Koshy R (1990) A trans-activator function is generated by integration of hepatitis B virus preS/S sequences in human hepatocellular carcinoma. Proc Natl Acad Sci USA 87:2970–2974
9. Corcos D, Defer N, Raymondgean M, Paris B, Corral M, Tichonicky L, Kruh J (1984) Correlated increase of the expression of the c-ras gene in chemically induced hepatocarcinomas. Biochem Biophys Res Commun 122:259–264
10. Corral M, Tichonicky L, Guguen-Guillouzo C, Corcos D, Raymondgean M, Paris B, Kruh J, Defer N (1985) Expression of c-fos oncogene during hepatocarcinogenesis, liver regeneration and in synchronized HTC cells. Exp Cell Res 160:427–434
11. Cross M, Dexter TM (1991) Growth factors in development, transformation and tumorigenesis. Cell 64:271–280
12. Derynck R (1988) Transforming growth factor alpha. Cell 54:593–595
13. Derynck R, Goeddel DV, Ullrich A, Gutterman JK, Williams RD, Bringman TS, Berger NM (1987) Synthesis of messenger RNAs for Transforming growth factor alpha and ß and the epidermal growth factor receptor by human tumors. Cancer Res 47:707–712
14. Di Bisceglie AM, Rustgi VK, Hoofnagle JM, Dusheiko JM, Lotze MT (1988) Hepatocellular carcinoma. Ann Int Med 108:390–401
15. Eriksson S, Carlson J, Velez R (1986) Risk of cirrhosis and primary liver cancer in alpha-1-antitrypsin deficiency. New Engl J Med 314:736–739
16. Farber E, Sarma DSR (1987) Hepatocarcinogenesis: a dynamic cellular perspective. Lab Invest 56:4–22
17. Fearon ER, Vogelstein B (1990) A genetic model for colorectal tumorigenesis. Cell 61:759–767
18. Fourel G, Trepo C, Bougueleret L, Henglein B, Ponzetto A, Tiollais P, Buendia MA (1990) Frequent activation of N-myc genes by hepadnavirus insertion in woodchuck liver tumours. Nature 347:294–298
19. Fourel G, Couturier J, Wei Y, Apiou F, Tiollais P, Buendia MA (1994) Evidence for a long-range oncogene activation by hepadnavirus insertion. EMBO J 13:2526–2534
20. Fu XX, Su CY, Lee Y, Hintz R, Biempica L, Snyder R, Rogler CE (1988) Insulin-like growth factor II expression and oval cell proliferation associated with hepatocarcinogenesis in woodchuck hepatitis virus carriers. J Virol 62:3422–3430
21. Funato T, Yokota J, Sakamoto M, Kameya T, Fukushima S, Ito N, Terada M, Sugimura T (1987) Activation of N-ras gene in a rat hepatocellular carcinoma induced by dibutylnitrosamine and butylated hydroxytoluene. Jpn J Cancer Res 78:689–694
22. Holthuizen P, van der Lee FM, Ikejiri K, Yamamoto M, Sussenbach JS (1990) Identification and initial characterization of a fourth leader exon and promoter of the human IGF-II gene. Biochem Biophys Acta 1087:341–343
23. Hsu T, Möröy T, Etiemble J, Louise A, Trepo C, Tiollais P, Buendia M (1988) Activation of c-myc by woodchuck hepatitis virus insertion in hepatocellular carcinoma. Cell 55:627–635
24. Hsu T, Fourel G, Etiemble J, Tiollais P, Buendia MA (1990) Integration of hepatitis virus DNA near c-myc in woodchuck hepatocellular carcinoma. Gastroenterol Jpn 25 [Suppl 2]:43–48
25. Hunter T (1991) Cooperation between oncogenes. Cell 64:249–270
26. Ishikawa F, Takaku F, Ochiai M, Hayashi K, Hirohashi S, Terada M, Takayama S, Nagao M, Sugimura T (1985) Biochem Biophys Res Commun 132:186–192
27. Jhappan C, Stahle C, Harkins RN, Fausto N, Smith GH, Merlino GT (1990) TGF alpha overexpression in transgenic mice includes liver neoplasia and abnormal development of the mammary gland and pancreas. Cell 61:1137–1146

28. Kekule As, Lauer U, Meyer M, Caselmann WH, Hofschneider PH, Koshy R (1990) The preS2/S region of integrated hepatitis b virus DNA encodes a transcriptional transactivator. Nature 343:457–461
29. Kekule As, Lauer U, Weiss L, Luber B, Hofschneider PH (1993) Hepatitis B virus transactivator HBx uses a tumour promoter signalling pathway. Nature 361:742–745
30. Limmer J, Fleig WE, Leupold D, Bittner R, Ditschuneit H, Beger HG (1988) hepatocellular carcinoma in type I glycogen storage disease. Hepatology 8:531–537
31. Makino R, Hayashi K, Sato S, Sugimura T (1984) Expression of the c-Ha-ras and c-myc genes in rat liver tumors. Biochem Biophys Res Commun 119:1092–1102
32. McMahon G, Hanson L, Lee J-J, Wogan GN (1986) Identification of an activated c-Ki-ras oncogene in rat liver tumors induced by aflatoxin B1. Proc Natl Acad Sci USA 83:9418–9422
33. Mead JE, Fausto N (1989) Transforming growth factor alpha may be a physiological regulator of liver regeneration by means of an autocrine mechanism. Proc Natl Acad Sci USA 86:1558–1562
34. Niederau C, Fischer R, Sonnenberg A, Stremmel W, Trampisch HJ, Strohmeyer G (1985) Survival and causes of death in cirrhotic and noncirrhotic patients with primary hemochromatosis. New Engl J Med 313:1256–1262
35. Ochiya T, Fujiyama A, Fukushige S, Hatada I, Matsubara K (1986) Molecular cloning of an oncogene from a human hepatocellular carcinoma. Proc Natl Acad Sci USA 83:4993–4997
36. Ogata N, Kamimura T, Asakura H (1991) Point mutation, allelic loss and increased methylation of c-Ha-ras gene in human hepatocellular carcinoma. Hepatology 13:31–37
37. Ogawa O, Eccles MR, Szeto J, McNoe LA, Yun K, Mow MA, Smith PJ, Reeve AE (1993) Relaxation of insulin-like growth factor II gene imprinting implicated in Wilms' tumor. Nature 362:749–751
38. Pasquinelli C, Breiteneder-Geleef S, Alt E, Bhavani K, Schirmacher P, Rogler CE, Chisari FV (1994) Frequent multifocal activation of IGF-II expression in hepatocellular adenomas of HBsAg transgenic mice suggests a role in malignant progression Transgenics 1
39. Rainier S, Johnson LA, Dobry CJ, Ping AJ, Grundy PE, Feinberg AP (1993) Relaxation of imprinted genes in human cancer. Nature 362:747–749
40. Rogler CE, Yang D, Rossetti L, Donohoe J, Alt E, Chang CJ, Rosenfeld R, Neely K, Hintz R (1994) Altered body composition and increased frequency of diverse malignancies in insulin-like growth factor-II transgenic mice. J Biol Chem 269:13779–13784
41. Ryan AJ, O'Conner P, Billett MA (1988) Increased oncogene expression in livers of rats after exposure to dimethylnitrosamine. Biochem Soc Trans 16:1058–1059
42. Sandgren EP, Quaife CJ, Pinkert CA, Palmiter RD, Brinster RL (1989) Oncogene induced liver neoplasia in transgenic mice. Oncogene 4:715–724
43. Schirmacher P, Dienes HP (1994) Hepatocellular carcinoma. In: Kurzrock R, Talpaz M (eds) Molecular biology in clinical oncology and hematology. Martin Dunitz, London
44. Schirmacher P, Held WA, Chisari FV, Rustum Y, Wang H-P, Yang D, Rogler CE (1992) Reactivation of insulinlike growth factor-II during hepatocarcinogenesis in transgenic mice suggests a role in malignant growth. Cancer Res 52:2549–2556
45. Takada S, Koike K (1989) Activated N-ras gene was found in human hepatoma tissue but only in a small fraction of tumor cells. Oncogene 4:189–193
46. Takayama T, Makuuchi M, Hirohashi S, Sakamoto M, Okazaki N, Takayasu K, Kosuge T, Motoo Y, Yamazaki S, Hasegawa H (1990) Malignant transformation of adenomatous hyperplasia to hepatocellular carcinoma. Lancet 336:1150–1153
47. Uneo T, Takahashi K, Matsuguchi T, Ikejiri K, Endo H, Yamamoto M (1988) Reactivation of rat insulin-like growth factor II gene during hepatocarcinogenesis. Carcinogenesis 9:1779–1783
48. Wollersheim M, Debelka U, Hofschneider PH (1988) A transactivating function encoded in the hepatitis B virus X gene is conserved in the integrated state. Oncogene 3:545–552
49. Yang D, Rogler CE (1991) Analysis of insulin-like growth factor II (IGF-II) expression in neoplastic nodules and hepatocellular carcinomas of woodchucks utilizing *in situ* hybridization and immunohistochemistry. Carcinogenesis 12:1893–1901
50. Yeh YC, Tsai JF, Chuang LY, Yeh MW, Tsai JH, Florine DL, Tam JP (1987) Elevation of transforming growth factor alpha and its relationship to the epidermal growth factor and alpha-fetoprotein levels in patients with hepatocellular carcinoma. Cancer Res 47:896–901

51. Yu MC, Tong MJ, Coursaget P, Ross RK, Govindarajan S, Henderson BE (1990) Prevalence of hepatitis B and C viral markers in black and white patients with hepatocellular carcinoma in the United States. JNCI 82:1038–1041

Interaktion von Hormonen und Zytokinen in der Regulation von gastrointestinalen Funktionen

Rezeptorsysteme für gastrointestinale Hormone und Zytokine

T. von Schrenck

Zusammenfassung

Gastrointestinale Hormone und Zytokine stellen 2 unterschiedliche Gruppen von Mediatoren dar, die durch Interaktion mit spezifischen membranständigen Rezeptorsystemen zahlreiche Funktionen an gastrointestinalen, aber auch extraintestinalen Zellen regulieren. Die überwiegende Zahl der Rezeptoren für gastrointestinale Hormone und Zytokine wurde inzwischen kloniert, so daß in Kenntnis der molekularen Struktur inzwischen eine Fülle von Informationen über die Expression und Regulation dieser Rezeptorsysteme vorliegt. Stellvertretend für die Rezeptoren für gastrointestinale Hormone werden in dieser Arbeit die Cholezystokinin/Gastrinrezeptoren, stellvertretend für die Zytokinrezeptoren die Rezeptoren für Interleukin-2 vorgestellt. Auch wenn sich die Rezeptoren für gastrointestinale Hormone und Zytokine in ihren Strukturen deutlich unterscheiden, so zeigen doch die Vergleiche der Signaltransduktion, daß beide Rezeptorsysteme in gleicher Weise zahlreiche gemeinsame intrazelluläre Effekte vermitteln.

Summary

Gastrointestinal hormones and cytokines represent two different groups of mediators that control a variety of functions by interacting with specific membrane-bound receptors on numerous gastrointestinal and extraintestinal cells. The function and regulation of the majority of receptors for gastrointestinal hormones and for cytokines has been elucidated by both pharmacological characterizations and by molecular cloning and functional expression. In this paper the cholecystokinin/gastrin receptors and the receptors for interleukin-2 are reviewed. Comparisons of the intracellular signaltransduction cascades coupled to gastrointestinal and cytokine receptors demonstrate that the both receptor systems have many common effects in spite of their different receptor structures.

Einleitung

Gastrointestinale Hormone und Zytokine stellen 2 unterschiedliche Gruppen von Mediatoren dar, die durch Interaktion mit spezifischen membranständigen

Rezeptorsystemen zahlreiche Funktionen an gastrointestinalen, aber auch extraintestinalen Zellen regulieren. Die überwiegende Zahl der Rezeptoren für gastrointestinale Hormone und Zytokine wurde inzwischen kloniert, so daß in Kenntnis der molekularen Struktur inzwischen eine Fülle von Informationen über die Expression und Regulation dieser Rezeptorsysteme vorliegt. Mit den unterschiedlichen Techniken der Rezeptorcharakterisierung wurden inzwischen die Unterschiede, aber auch die Gemeinsamkeiten der Rezeptorsysteme für GI-Hormone mit denen für Zytokine evident.

Rezeptor Studien: Techniken
- Messungen des biologischen Effekts,
- Quantifizierung der "second messenger",
- Bindungsstudien mit radioaktiv markierten Liganden,
- Purifikation des Rezeptors,
- Klonierung des Rezeptors,
- Studien an Rezeptormutanten.

Diese Arbeit soll eine orientierende Übersicht über die Unterschiede und Gemeinsamkeiten der Rezeptorsysteme für GI-Hormone und Zytokine darstellen, indem exemplarisch das Rezeptorsystem für CCK-Gastrin-Peptidhormone und das Rezeptorsystem für das Zytokin Interleukin-2 vorgestellt werden.

Rezeptoren für GI-Hormone – CCK-Gastrin-Rezeptor

Der Gastrointestinaltrakt besitzt ein komplexes Netzwerk endokrinen Gewebes, das eine Vielzahl von Peptidhormonen freizusetzen vermag. Auch die Neurone des intrinsischen und extrinsischen Nervernsystems verfügen neben den klassischen Neurotransmittern wie Acetylcholin und adrenergen Transmittern über Peptidhormone, die zum großen Teil auch in zentralnervösen Strukturen gefunden werden. Die Zahl der GI-Hormone, deren Sequenz, Verteilung und Wirkung in verschiedenen Organen inzwischen gut charakterisiert wurde, hat in den letzten Jahren ständig zugenommen, besonderes Interesse gilt z.B. den Peptiden Cholezystokinin/Gastrin, Galanin, Gastric inhibitory polypeptide (GIP), Gastrin releasing peptide (GRP), Glucagon, Glugacon like peptide (GLP), Neuropeptide Y, Neurotensin, Opiate, pankreatisches Polypeptid, Peptid YY, Pituitary adenylate cyclase activating polypeptide (PACAP), Somatostatin, Tachykininen und Peptiden der Sekretin/Vasoactive intestinal peptide (VIP) Familie [9].

Rezeptorsysteme für gastrointestinale Hormone
Rezeptorsysteme mit 7 transmembranen Domänen, Kopplung an heterotrimere G-Proteine:

- CCK/Gastrin,
- GRP/Bombesin,
- GIP,
- GLP-1,

- Opiate,
- PACAP,
- pankreatisches Polypeptid,
- Sekretin/VIP,
- Somatostatin,
- Tachykinine.

Diese Peptidfamilien besitzen auf ihren verschiedenen Zielzellen spezifische Rezeptoren, die zum überwiegenden Teil inzwischen auch molekular charakterisiert worden sind. Stellvertretend für die GI-Hormonrezeptoren werden die Rezeptorsysteme für CCK-Peptide im folgenden dargestellt.

CCK ist ein Peptidhormon mit weiter Verbreitung im Gastrointestinaltrakt und im Zentralnervensystem. Nach der Freisetzung aus den enterochromaffinen Zellen der Mukosa des oberen Gastrointestinaltrakts liegt CCK in der Zirkulation in verschiedenen molekularen Formen vor, von denen das sulfatierte C-terminale Oktapeptid (CCK-8) das kürzeste CCK-Peptid mit dem vollen Spektrum der biologischen Wirkungen ist; dieses Peptid besitzt die C-terminale Aminosäuresequenz Asp-Tyr(SO_3)-Met-Gly-Trp-Met-Asp-Phe-NH2 und besitzt mit dem CCK-verwandten Peptid Gastrin eine gemeinsame C-terminale Pentapeptidaminosäuresequenz. Entsprechend seiner immunhistochemisch und radioimmunologisch nachgewiesenen Verteilung reguliert CCK zentralnervöse und gastrointestinale Funktionen: im Zentralnervensystem beeinflußt CCK Dopamin-induzierte Verhaltensänderungen, das Sättigungsverhalten, die Nahrungsaufnahme, Sedation, Thermoregulation und Analgesie. In den peripheren, gastrointestinalen Organen regulieren CCK und Gastrin die Motilität der glatten Muskulatur des Magens und des Ileum und die Säureproduktion der Parietalzelle. Die klassischen Hauptwirkungen von CCK an gastrointestinalen Organen bestehen in der Stimulation der Gallenblasenkontraktion und in der Steigerung der exokrinen Pankreasfunktion. Um die Wirkung an den verschiedenen Zielorganen zu entfalten, interagieren CCK-Peptide mit spezifischen Rezeptoren, die inzwischen pharmakologisch und molekular gut charakterisiert worden sind [4, 8]. Ähnlich wie die Rezeptoren für andere Peptidhormone können unterschiedliche, mindestens aber 2 Subtypen von CCK-Rezeptoren differenziert werden: eine Klasse von CCK-Rezeptoren, CCK_A-Rezeptoren genannt, ist durch eine hohe Affinität für das sulfatierte Oktapeptid von CCK (CCK-8) gekennzeichnet, nicht sulfatierte CCK-Peptide und Gastrin besitzen eine ca. 1000fach geringere Affinität zum CCK_A-Rezeptor [4, 7, 8, 14, 16, 17]. Die zweite Klasse von CCK-Rezeptoren, CCK_B-Rezeptoren genannt, besitzt eine annähernd gleich hohe Affinität für CCK-8 und Gastrin [4, 7, 8, 14, 16, 17]. CCK_A- und CCK_B-Rezeptoren können auch durch ihre Affinität für selektive CCK-Rezeptorantagonisten voneinander differenziert werden, z.B. durch die Benzodiazepinderivate L-364,718 und L-365,260 [4]. Mittels der Differenzierung mit Rezeptoragonisten und Rezeptorantagonisten wurden CCK_A-Rezeptoren in der Gallenblase, in der Muskulatur des Oddi-Sphinkter, im Pankreas, in der Hypophyse der Ratte, bestimmten Nuclei des Hirnstammes und inhibitorischen

Neuronen des unteren Ösophagussphinkters gefunden. CCK_B-Rezeptoren wurden im Zentralnervensystem auf dopaminergen Neuronen des mesocorticolimbischen Systems identifiziert. Im Gastrointestinaltrakt wurden CCK_B-Rezeptoren u.a. auf Parietalzellen und auf Muskelzellen des Magens nachgewiesen [4, 7, 8, 14, 16, 17].

Die kürzlich erfolgreiche Klonierung der Rezeptoren für Peptide der CCK-Familie hat gezeigt, daß diese Rezeptoren zur Gruppe der an Guaninnucleotid-bindende (G) Proteine gekoppelten 7 TM-Rezeptoren gehören, d. h. sie besitzen sieben hydrophobe transmembrane (TM) Domänen, einen extrazellulären gelegegen N-Terminus, drei extrazelluläre und 3 intrazelluläre Schleifen und einen intrazellulären gelegenen C-Terminus [7, 16, 17]. Es besteht somit eine strukturelle Homologie zu den bereits zuvor klonierten und inzwischen auch eingehender als die GI-Hormonrezeptoren untersuchten Rezeptoren für adrenerge Transmitter (β-Rezeptoren, Adenosin) und muskarinartige Rezeptoren (m1–m5) [18]. Der CCK_A-und der CCK_B-Rezeptor zeichnen sich durch eine hochgradige Homologie in der Aminosäuresequenz aus, unterschieden sich jedoch in ihrer Affinität für Gastrin und die nichtpeptidalen Rezeptorantagonisten L-364,718 bzw. L-365,260. Die Affinität zwischen Ligand (Agonist oder Antagonist) und Rezeptor wird offensichtlich bestimmt durch die strukturelle Anordnung aller extrazellulären Schleifen, die eine taschenförmige Öffnung als Ligandenbindungsstelle bilden. Bereits eine auf nur eine einzelne Aminosäure beschränkte Mutation im Bereich der extrazelluären 7. Domäne vermag das Bindungsverhalten von Liganden an die CCK_B-Rezeptoren erheblich zu beeinflussen: die auf COS-7 Zellen exprimierten CCK_B-Rezeptoren des Hundes besitzen eine relativ hohe Affinität für den CCK_A-Rezeptorantagonisten L-364,714, während die auf COS-7 Zellen exprimierten menschlichen CCK_B-Rezeptoren eine niedrige Affinität für den CCK_A-Rezeptorantagonisten L-364,714 besitzen. Mittels der site-directed mutagenesis modifizierte auf COS-7 Zellen exprimierte CCK_B-Rezeptoren des Hundes, die anstelle der Aminosäure ^{355}L wie die menschlichen CCK_B-Rezeptoren in dieser Postion ein ^{355}V besitzen, zeigten eine in gleicher Weise niedrige Affinität für L-364,718 wie die auf COS-7 Zellen exprimierten, menschlichen CCK_B-Rezeptoren [8]. CCK Rezeptoren besitzen an dem extrazellulären, N-terminalen Anteil 3 putative N-Glykosylierungsstellen, die möglicherweise für die intakte Rezeptorfunktion ebenso wichtig sind wie die Cysteinresiduen in der 2. und 3. extrazellulären Schleife, zwischen denen sich Disulfidbrücken zur Stabilisierung der Tertiärstruktur des Rezeptors – wie bei Rezeptoren für Rhodopsin, m-Rezeptoren und β-adrenerge Rezeptoren – ausbilden können. An den intrazellulären Schleifen finden sich mindestens 3 mögliche Phosphorylierungsstellen, die eine potentielle Interaktionstelle mit Proteinkinasen C darstellt [7, 8, 16, 17].

Die Zahl der Studien, in denen Wildtyp, "chimer" bzw. mithilfe der "site directed mutagenesis" modifizierte GI-Hormonrezeptoren in Hinblick auf Ligandenbindung, Signaltransduktion, Phosphorylierung, Internalization und Entkopplung von der Signaltransduktion bzw. Deaktivierung der Signaltransduktion untersucht werden, wächst ständig. Bei allen prinzipiellen

Gemeinsamkeiten der Rezeptoren für GI-Hormone zeigt sich, daß die Unterschiede in der Aminosäuresequenz, der Lokalisation und im Ausmaß der Glykosylierung bzw. Phosphorylierung in so erheblichen Unterschieden in der Tertiärstruktur resultieren, daß somit die für den jeweiligen Rezeptortyp charakteristische Ligandenspezifität, intrazelluläre Signaltransduktion und Funktion des Rezeptor/Ligandenkomplexes entstehen kann.

Zytokinrezeptoren

Zytokine stellen eine heterogene Gruppe von Proteinmediatoren dar, die von Zellen des Immunsystems gebildet werden und zahlreiche unterschiedliche Effektorfunktionen vor allem an den Zellen des Immunsystems, aber auch – wie sich in der letzten Zeit herausstellt – an nicht primär dem Immunsystem zugerechneten Zellen regulieren [6, 18]. Eine Übersicht über die unterschiedlichen Rezeptorsysteme und ihre Klassifikation ist im folgenden gegeben:

- Hämatopoetinrezeptoren:
  Interleukine (IL-1, IL-2, IL-3, IL-4, IL-5, IL-6, IL-7, IL-9), Granulozyten/Makrophagen/Colony-Stimulating-Faktoren, Erythropoetin;
- Interferonrezeptoren:
  Interferone (IFN α, IFN β, IFN γ);
- Tumor-necrosis-Faktor (TNF);
- Transforming-growth-Faktor β.

Ein in zahlreichen Untersuchungen auch molekular gut charakterisiertes Zytokinrezeptorsystem ist das des Interleukin-2 (IL-2)-Rezeptors. Die herausragenden Wirkungen von IL-2 bestehen in einer durch IL-2 auf autokrinem Wege bewirkten T-Zellaktivierung, die einhergeht mit einer gesteigerten Expression des IL-2-Rezeptors. IL-2 wird zunächst als 153 Aminosäuren langes Protein synthetisiert und dann als 133 langes Protein sezerniert. Eine Disulfidbrücke zwischen den Positionen 58 und 105 ist Voraussetzung für die biologische Wirksamkeit von IL-2 [6, 15, 20].

IL-2 vermittelt seine Effekte an den Zielzellen durch Interaktion mit spezifischen Rezeptoren, deren molekulare und funktionelle Charakteristika inzwischen bereits weitgehend aufgeklärt sind [12, 13]. Der hochaffine und das volle Spektrum der biologischen Wirkungen vermittelnde IL-2-Rezeptors wird durch drei unterschiedliche Komponenten gebildet, die als α-, β-, und γ-Kette bezeichnet werden. Die Komponenten β-, und γ-Kette besitzen charakteristische Ähnlichkeiten mit den anderen Zytokinrezeptoren aus der Gruppe der hämatopoetischen Wachstumsfakturen, indem sie typische Zysteinresiduen und eine typische WSXWS (d. h. pentamere Tryptophan-Serine-X-Tryptophan-Serine proximal der Membran am extrazellulären Anteil, X steht für eine beliebige Aminosäure) Sequenz besitzen [6, 15]. Den 3 unterschiedlichen Komponenten kommen unterschiedliche Funktionen bezüglich der Ligandenbindung bzw. Signaltransduktion zu: die α-Kette allein besitzt eine niedrige Affinität für IL-2 und vermittelt keine Funktionen für die Signaltransduktion; sie kann als löslicher Rezeptor vorliegen und als Ausdruck eines entzündlichen Prozesses nach Abspaltung durch Proteasen erhöht im Plasma nachgewiesen werden. Die β-Kette stellt ein wichtiges Element für die Ligandenbindung und für die Signaltransduktion dar, indem einerseits durch die Bildung des α-β-Komplexes eine Struktur mit hoher Affinität (100 pM) für den IL-2 entsteht und zweitens zusammen mit β-γ nicht nur eine hohe Affinität für IL-2 entsteht, sondern auch wichtige Teile der Signaltransduktion durch Komponenten des intrazytoplasmatischen Anteils dieser Kette determiniert werden. Insbesondere konnte gezeigt werden, daß dabei drei Gruppen im Bereich des intrazytoplasmatischen Anteils der β-Kette differenziert werden können, und zwar eine serinreiche Gruppe in Nähe der Zellmembran, eine zweite an sauren Valenzen reiche Gruppe distal der serinreichen, und eine dritte prolinreiche in Nähe des C-Terminus. Möglicherweise kommen der Serin-reichen Gruppe und der an sauren Valenzen reichen Gruppe differente Funktionen für die intrazelluläre Signaltransduktion zu [5, 12, 20].

Die γ-Kette ist ähnlich wie die β-Kette durch einen im Vergleich zur α-Kette größeren intrazellulären Anteil charakterisiert. Sie moduliert einerseits die Affinität des α-β durch Ausbildung eines α-β-γ-Komplexes (10 pM), und bildet andererseits mit der β-Kette die Rezeptorstruktur, die das volle Spektrum der biologischen Effekte von IL-2 in Hinblick auf die Signaltransduktion zu vermitteln vermag. Daß die γ-Kette darüber hinaus eine funktionelle Komponente des IL-4 Rezeptors und des IL-7-Rezeptors darstellt, erklärt, daß es zwischen den Wirkungen dieser IL-2, IL-4 und IL-7 partielle Kongruenzen gibt. Die klinisch relevanten Bezüge zu diesen molekularen Untersuchungen über die Funktion des IL-2-Rezeptors sind erst kürzlich deutlich geworden, als eine Dysfunktion der γ-Kette als eine Ursache des X-chromosomal severe-combined-immune-deficiency-Syndroms (XSCID) nachgewiesen wurde [5, 12, 20].

Intrazelluläre Signaltransduktion der Rezeptoren für GI-Hormone und Zytokine Verbindende Aspekte

Auch wenn sich die Rezeptoren für GI-Hormone und Zytokine in ihrer Struktur erheblich unterscheiden, gibt es zahlreiche Hinweise dafür, daß die intrazellulären Signaltransduktionsmechanismen beider Rezeptorsysteme konvergieren und daß bestimmte zelluläre Effekte (z.B. Wachstum, Induktion von proliferativen Signalen) durch GI-Hormone und Zytokine in ähnlicher Weise beeinflußt werden [3, 5] (Abb. 1).

GI-Hormonrezeptoren sind an heterotrimere G-Proteine gekoppelt, von denen verschiedene Subtypen biochemisch und molekularbiologisch charakterisiert wurden [11]. G-Proteine vermitteln die Aktivierung bzw. Inhibition membrangebundener Effektorsysteme, z.B. der Adenylatcyclase, die an den intrazellulären Botenstoff cyclisches Adenosinmonophosphat (cAMP)

GI- Hormone →

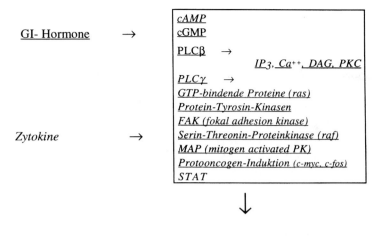

Zytokine →

↓

Zelluläre Effekte

Abb. 1. Die typischerweise von GI-Hormonen aktivierten Signaltransduktionswege sind durch Unterstreichung, die typischerweise von Zytokinen aktivierten Signaltransduktionswege sind durch Kursivschrift markiert. Die Signaltransduktionswege, die durch GI-Hormone *und* durch Zytokine beeinflußt werden, sind durch Unterstreichung und Kursivschrift gekennzeichnet. Abkürzungen s. Text

gekoppelt ist, die Hydrolyse von Inositolphosphaten und regulieren membrangebundene Ionenkanäle [3, 11]. Andererseits vermögen aber auch Zytokine mit G-Proteinen zu interagieren, die allerdings ein niedrigeres Molekulargewicht besitzen als die heterotrimeren G-Proteine und als ras Proteine bezeichnet werden [5, 12, 20].

Eine zentrale Rolle in der intrazellulären Signaltransduktion besitzen die Phospholipasen, die einerseits als Phospholipasen β durch die an heterotrimere G-Proteine gekoppelten 7 TM-Rezeptoren stimuliert werden. Andererseits werden auch Phospholipasen durch Rezeptorsysteme für Zytokine bzw. Wachstumsfaktoren mit oder ohne intrinsische Tyrosinkinaseaktivität aktiviert, diese Phospholipasen werden als Phospholipasen γ bezeichnet [3]. Aus der Aktivierung von Phospholipasen β und Phospholipasen γ resultiert ein gemeinsamer Signalstransduktionsweg: durch Spaltung von Phospatidylinositol, Phosphatidylinositol-4-monophosphat (PIP) und Phosphatidylinositol 4,5-bisphosphat (PIP$_2$) durch die Phospholipasen entstehen 2 Stoffwechselprodukte, die beide als differente "second messenger" fungieren, nämlich Diacylglycerol (DAG) und Inositol 1,4,5-Trisphospat (1,4,5-IP$_3$), das durch Bindung an einen inzwischen auch molekular charakterisierten Rezeptor am endoplasmatischen bzw. sarkoplasmatischen Retikulum eine Ca^{2+} Freisetzung hervorruft [10]. Das lipophile DAG bleibt plasmamembranständig und vermag Ca^{2+}-und Phospholipidabhängige Proteinkinasen C (PKC) zu aktivieren [19]. Zytokine vermögen somit über eine Aktivierung der PLCγ eine konsekutive Stimulation der PKC zu bewirken [5]. Darüber hinaus können bestimmte PKC (PKCζ) durch Phosphatidyl(3,4,5,)trisphophat stimuliert werden, dieser Signaltransduktionsweg ist von besonderem Interesse, da somit die PKC auch DAG-unabhängig aktiviert werden kann [2]. Die durch durch die Serin/Threoninkinase PKC vermittelten Effekte stellen somit einen Signaltransduktionsweg dar, der durch Zytokine und GI-Hormone aktiviert werden kann.

Weitere Gemeinsamkeiten ergeben sich auch aus neueren Studien, in denen die ras-abhängige Aktivierung von mitogen activated kinases (MAP)-Kinasen durch die $\beta\gamma$-Einheiten von G-Proteinen nachgewiesen wurde [1]. Somit können nicht nur Zytokine, sondern auch GI-Hormone die Aktivierung von "focal adhesion kinases" (fak) und MAP-Kinasen vermitteln [1, 5, 12]. Auch wenn Signaltransduktionssysteme wie das der STAT Phosphoproteinkaskade (Signal transducers and activators of transcription) nach heutigem Kenntnisstand zwar an Zytokinrezeptoren, nicht aber an die Rezeptorsysteme für GI-Hormone gekoppelt sind, so fließen die durch die Zykotinrezeptoren und GI-Hormonrezeptoren aktivierten intrazellulären Signaltransduktionswege an zahlreichen Stellen zusammen (Abb. 1). Somit zeigen die Signaltransduktionswege von Zytokinen und GI-Hormonen zunehmend Gemeinsamkeiten. Da zahlreiche Zellen des GI-Traktes Rezeptorsysteme für sowohl GI-Hormone und auch für Zytokine besitzen, erscheint es sinnvoll, die Interaktion dieser beiden Mediatorengruppen in der Regulation von GI-Funktionen eingehender zu untersuchen.

Literatur

1. Crespo P, Xu N, Simonds WF, Gutkind JS (1994) Ras-dependent activation of MAP kinases pathway is mediated by G-protein $\beta\gamma$ subunit. Nature 369:418–420
2. Dekker LV, Rarker PJ (1994) Protein kinase C – a question of specificity. TIBS 19:73–77
3. Exton JH (1994) Phosphoinositide phosholipases and G proteins in hormone action. Annu Rev Physiol 56:349–369
4. Jensen RT, Huang SC, Schrenck T von, Wank SA, Gardner JD (1989) Cholecystokinin receptor antagonists: Ability to distinguish various classes of cholecystokinin receptors. In: Thompson JC, Townsend CM Jr, Greeley GA, Rayford PL, Cooper CW, Singh PO, Rubin N (eds) GI Endocrinology: Receptors and Post-receptor mechanism. Academic Press, New York, pp 95–113
5. Kishimoto T, Taga T, Akira S (1994) Cytokine signal transduction. Cell 76:253–262
6. Kitamura T, Ogorochi T, Miyajima A (1994) Multimeric cytokine receptors. TEM 5:8–14
7. Kopin AS, Lee YM, McBride EW, Miller LJ, Lu M, Lin H, Kolakowski, Beinborn M (1992) Expression cloning and characterization of the canine parietal cell gastrin receptor. Proc Natl Acad Sci 89:3605–3609
8. Kopin AS, Beinborn M, Lee Y-M, Mcbride EW, Quinn SM (1994) The CCK_B/Gastrin receptor. Identifcation of amino acids that determine nonpeptide antagonist affinity. Ann NY Acad Sci 67–78
9. Laburthe M, Kitabgi P, Couvineau A, Amiranoff B (1994) Peptide receptors and signaltransduction in the digestive tract. Gastrointestinal Regulatory Peptides. In: Brown DR (ed) Handbook of Experimental Pharmacology Vol. 106. Springer, Berlin Heidelbeg New York Tokyo, pp 133–176
10. Mikoshiba K (1993) Inositol 1,4,5-trisphosphate receptor. TiPS 141:86–89
11. Milligan G (1993) Mechanisms of multifunctional signalling by G protein-linked receptors. TiPS 14:239–244
12. Nakamura M, Asao H, Takeshita T, Sugamura K (1993) Interleukin-2 receptor heterotrimer complex and intracellular signaling. Seminars in Immunology 5:309–317

13. Nakamura Y, Russel SM, Mess SA, Freidmann M, Erdos M, Francois C, Jaques, Adelstein S, Leonard WJ (1994) Heterodimerization of the IL2-receptor β and γ chain is required for signal transduction. Nature 369:330-333
14. Schrenck T von, Moran TH, Heinz-Erian P, Gardner JD, Jensen RT (1988) Cholecystokinin receptors on gallbladder muscle and pancreatic acinar cells: a comparative study. Am J Physiol 255:G512-G521
15. Schreurs J, Gorman DN, Miyajima A (1992) Cytokine receptors: a new superfamily of receptors. Int Rev Cytol 137b:121-155
16. Wank SA, Harkins R, Jensen RT, Shapira H, Weerth A de, Slattery T (1992) Purification, molecular cloning, and functional expression of the cholecystokinin receptor from rat pancreas. Proc Natl Acad Sci 89:3125-3129
17. Wank SA, Pisegna JR, Wreeth A de (1992) Brain and gastrointestinal cholecystokinin receptor family: structure and functional expression. Proc Natl Acad Sci 89:8691-8695
18. Wess J (1993) Molecular basis of muscarinic receptor function. TiPS 14:308-313
19. Wilkinson SE, Hallam TJ (1994) Protein Kinase C: its pivotal role in cellular activation overstated? TiPS 15:53-57
20. Williamson P, Merida I, Gaulton G (1993) Protein and lipid kinase activation cascades in interleukin-2 receptor signalling. Seminars in Immunology 5:337-344
21. Zhong Z, Wen Z, Darnell JE (1994) Stat3: A STAT family member acuvated by tyrosine phosphorylation in response to epidermal growth factor and interleukin 6. Science 264:95-98

GI-Hormone und Zytokine: Synergistische und antagonistische Effekte am exokrinen Pankreas*

W.E. Schmidt, R. Günther, F. Gundlach, A. Meyer-Alber, E.G. Siegel, O. Carstens

Zusammenfassung

Gastrointestinale Hormone und Zytokine beeinflussen in komplexer Weise das exokrine Pankreas synergistisch und antagonistisch. Exemplarisch werden die 3 Bereiche Sekretion, Wachstum und Genregulation an einigen Beispielen erläutert. Die *Sekretion pankreatischer Enzyme* wird durch gastrointestinale Hormone/ Neuropeptide über G-Protein-gekoppelte Rezeptoren reguliert, die als Signaltransduktionswege im wesentlichen cAMP oder $IP_3/Ca^{2+}/DAG$ benutzen. Daneben wurde in jüngster Zeit die Rolle von Tyrosinkinasen bei der Regulation der Sekretion untersucht. Hiermit ergibt sich eine direkte Interaktionsmöglichkeit von Hormonen und Zytokinen an der Azinuszelle. Über endokrine, parakrine und autokrine Interaktion modulieren gastrointestinale Hormone und Zytokine das *Wachstum des exokrinen Pankreas*. Eine Interaktion kann auf der Ebene der Rezeptorexpression, der Postrezeptor-Signaltransduktionsmechanismen und der Ebene der Genregulation erfolgen. Zytokine und Wachstumsfaktoren scheinen über ihre häufig als Rezeptor-Tyrosinkinasen-fungierenden Rezeptoren eine entscheidende Rolle bei der Unterhaltung autonomen Wachstums zu spielen. Die *Genregulation im exokrinen Pankreas* wird in vielfältiger Weise von gastrointestinalen Hormonen und Zytokinen moduliert. Die Aktivierung des für Wachstum bedeutsamen Transkriptionsfaktorkomplexes AP1 durch CCK, die in ähnlicher Weise durch EGF erfolgen kann, ist ein Beispiel. Die schnelle Modulation der Expression von Pankreatitis-assoziiertem Protein (PAP) durch Interferon-γ könnte bei der Induktion einer akuten Pankreatitis bedeutsam sein. Die Induktion von AP1 und die Regulation der Expression von PAP eignen sich als Modellsysteme für die Interaktion von gastrointestinalen Hormonen und Zytokinen auf der Ebene der Genregulation im Pankreas.

---

* Ich danke den Mitarbeitern meines Labors für Einsatz, Gelassenheit, spannende Diskussionen und die Überlassung noch nicht publizierter Daten. Für exzellente technische Unterstützung bin ich Iris Bauer, Eike Jürgens, Petra Neumann und Maike Witt sowie Frau Conrad-Schneider und Frau Sandra Stier verbunden. Frau Ilona Reed danke ich für die engagierte Erstellung des Manuskripts. Herrn Priv.-Doz. Dr. Holger Kalthoff, Chirurgische Universitätsklinik Kiel, danke ich für die Überlassung von Bildvorlagen sowie für hilfreiche Ratschläge.

Unterstützt durch die Deutsche Forschungsgemeinschaft (Schm 805/4-1, 805/4-2), den Eli Lilly European Gastroenterology Award 1990 und den Dr. Norbert Henning-Preis 1992.

Summary

Gastrointestinal hormones and cytokines synergistically and antagonistically influence the exocrine pancreas in a complex way, as can be demonstrated in the regulation of secretion, growth and gene expression. Secretion of pancreatic enzymes is regulated by gastrointestinal hormones/neuropeptides via G protein coupled receptors, linked to the cAMP or inositol trisphosphate/calcium/ diacylglycerol signal transduction pathway. Recently, the role of tyrosine kinases in the regulation of secretion has been characterized. This demonstrates a direct interaction of hormones and cytokines on the level of the acinar cell. Gastrointestinal hormones and cytokines influence exocrine pancreatic growth via endocrine, paracrine and autocrine pathways. The interaction has been demonstrated at the level of receptor expression, postreceptor signal transduction pathways and gene expression. Receptor tyrosine kinases for cytokines and growth factors seem to be crucially involved in the process of autonomic growth. Gene expression in the exocrine pancreas is directly and indirectly modulated by gastrointestinal hormones and cytokines. CCK and EGF activate the heterodimeric transcription factor AP1 which is important for the initiation of growth. The expression of pancreatitis-associated protein (PAP) is rapidly induced by interferon-γ, a process that may be relevant during the early phase of acute pancreatitis. Induction of AP1 and expression of PAP represent model systems to study the interation of gastrointestinal hormones and cytokines at the level of gene regulation in the exocrine pancreas.

Einleitung

In den letzten Jahrzehnten ist das Gebiet der gastrointestinalen Hormone rasant expandiert. In den 70er und 80er Jahren stieg die Anzahl der neu entdeckten regulatorischen gastrointestinalen Peptide exponentiell. Durch Verbesserung biochemischer Isolationsverfahren und molekularbiologischer Klonierungsstrategien wurden in der Regel zuerst die biochemische oder molekulare Struktur dieser Peptide charakterisiert und erst später Untersuchungen zur physiologischen Funktion begonnen. Dies gilt insbesondere für den von Tatemoto u. Mutt [25] entwickelten und später von uns modifizierten C-terminalen Amidassay [13], mit dessen Hilfe es möglich war, neuartige regulatorische Peptide nur aufgrund ihrer C-terminalen Amidstruktur ohne Kenntnis irgendeiner biologischen Funktion aus komplexen Peptid- und Gewebsextrakten zu isolieren und in ihrer Struktur aufzuklären. Beispiele hierfür sind Pankreastatin [12, 14, 28], Galanin [17, 27], PYY [24] und NPY [26].

Parallel dazu verlief die Beschreibung, Strukturaufklärung und Klonierung der Zytokine seit Anfang der 80er Jahre fast noch stürmischer. So sind heute weit über 100 Zytokine, Interleukine, Chemokine und Wachstumsfaktoren einschließlich ihrer spezifischen Rezeptoren in ihrer Struktur bekannt, wobei wir hinsichtlich ihrer exakten physiologischen Rolle erst am Anfang eines allenfalls fragmentarischen Verständnisses stehen [4, 11]. Kombiniert man diese beiden ungeheuer komplexen Familien von Mediatorstoffen, so definiert dies die Aufgabe, die Interaktion von gastrointestinalen Hormonen und Zytokinen am exokrinen Pankreas zu beschreiben – ein unlösbares Unterfangen.

Klassifikation der Zytokine

Die operationale Klassifikation der Zytokine unter dem Aspekt, ihren Einfluß auf das exokrine Pankreas zu charakterisieren, führt zu einer willkürlichen Einteilung, die ohne Anspruch auf Vollständigkeit einige wichtige Vertreter aufführt:

- *Lymphokine/Interleukine*:
  Il-1 → Il-15, TNF-α, TNF-β,
  IFN-α, IFN-β, IFN-γ
- *Chemokine*:
  Il-8, NAP-2, RANTES, GRO, MCAF/MCP-1, MIP
- *Wachstumsfaktoren (GFs, "growth factors")*:
  EGF, TGF-α, TGF-β, PDGF, aFGF, bFGF
  G-CSF, GM-CSF, NGF, IGF1

Einfluß von gastrointestinalen Hormonen und Zytokinen auf die Sekretion des exokrinen Pankreas

Ein *direkter* Effekt von gastrointestinalen Hormonen und Zytokinen auf die exokrine Pankreassekretion ist daran gebunden, daß die Azinuszelle entsprechende Rezeptoren exprimiert. Die nachfolgende Tabelle gibt eine Zusammenfassung der bisher auf der Azinuszelle nachgewiesenen Rezeptoren für GI-Hormone und Zytokine:

Nachgewiesene Rezeptoren auf der Pankreasazinuszelle
- Sekretagoga:
  IP_3/Ca^{2+}:   CCK, Bombesin, Tachykinine, (Acetylcholin),
  cAMP: Sekretin, VIP/PACAP-2, CGRP, GLP-1;
- Nonsekretagoga:
  Somatostatin, Gastrin, Insulin, Endothelin;
- Zytokine:
  EGF, IGF1, bFGF? Interferon-γ? Il-6?

Gastrointestinale Hormone wirken in vielfacher Weise synergistisch und antagonistisch auf die exokrine Pankreassekretion. IP_3/Kalzium-vermittelte Sekretagoga wirken in der Regel additiv zu cAMP-vermittelten Stimulatoren der Enzymfreisetzung (Abb. 1). Dies konnte am Beispiel CCK plus Pituitary adenylate cyclase activating peptide (PACAP) oder auch CCK plus VIP gezeigt werden [18], wie in Abb. 2 dargestellt ist. Damit konnten ursprünglich behauptete

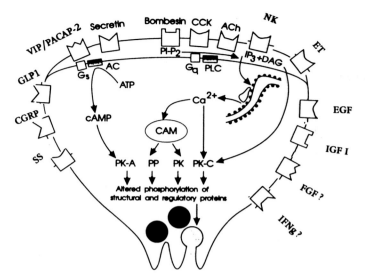

Abb. 1. Schematische Darstellung der auf der Pankreasazinuszelle nachgewiesenen oder postulierten Rezeptoren einschließlich ihrer Signaltransduktionswege. Die auf der Pankreasazinuszelle nachgewiesenen oder postulierten Rezeptoren lassen sich folgendermaßen einteilen: die über ein G-Protein an Adenylatzyklase gekoppelten Rezeptoren für Sekretin, VIP/PACAP-2, Glucagon like Peptide 1 (GLP 1), Calcitonin gene related peptide (CGRP) und Somatostatin (SS); die IP_3/Ca^{2+}/Proteinkinase C gekoppelten Rezeptoren für Bombesin, Cholecystokinin (CCK), Acetylcholin (ACh), Neurokinine (NK-1, NK-2, NK-3) und Endothelin (ET); die Zytokin- und Wachstumsfaktorrezeptoren für Epidermal growth factor (EGF), Insulin like growth factor 1 (IGF 1), Fibroblastic growth factor (FGF) und Interferon-γ (IFNg), die Tyrosinkinasen darstellen. Die vielfältige Interaktion dieser 3 Hauptsignaltransduktionswege zur Regulation der Sekretion ist nicht dargestellt

potenzierende Interaktionen zwischen diesen beiden Klassen von Sekretagoga [1] widerlegt werden. Wachstumsfaktoren wie EGF oder FGF binden an Rezeptortyrosinkinasen und übermitteln ihr intrazelluläres Signal durch Aktivierung der Tyrosinkinasefunktion des Rezeptors. Welchen Einfluß haben diese Wachtumsfaktoren auf die exokrine Pankreassekretion? Stryjek-Kaminska et al. [23] konnten zeigen, daß EGF sowohl die CCK- wie auch die Bombesin-vermittelte Amylasesekretion in isolierten Rattenpankreasazini hemmt. Der Mechanismus der Hemmung beruht auf einer Verminderung der intrazellulären IP_3-Bildung. In diesem Falle führt also die Aktivierung einer Rezeptortyrosinkinase zur Inhibition der Sekretion. Dies ist jedoch nicht ein generelles Phänomen für die Wirkung der Zytokine. Durch Einsatz von spezifischen Tyrosinkinase-Inhibitoren wie Tyrphostin-25 oder Genistein konnten wir zeigen, daß die Inhibition von Tyrosinkinasen im exokrinen Pankreas der Ratte zu einer drastischen Inhibition der Enzymfreisetzung führt [19]. Hierbei waren sowohl die über cAMP-vermittelte Sekretin-stimulierte wie auch die CCK-8-induzierte Sekretion betroffen (A. Meyer-Alber und W.E. Schmidt, unveröffentlichte Ergebnisse, Abb. 3).

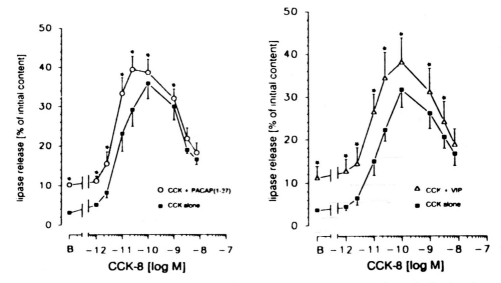

Abb. 2. Additive Interaktion von Cholecystokinin (CCK), Vasoactive intestinal peptide (VIP) und Pituitary adenylate cyclase activating peptide (PACAP) auf die Lipasesekretion isolierter Rattenpankreasazini. Die durch CCK induzierte dosisabhängige Lipasesekretion, die über IP$_3$/Kalzium und Proteinkinase C vermittelt wird, kann durch 10^{-8} M PACAP 1–27 (linkes Diagramm) oder VIP (rechtes Diagramm), die beide die cAMP-Synthese stimulieren, additiv gesteigert werden. (Aus [18])

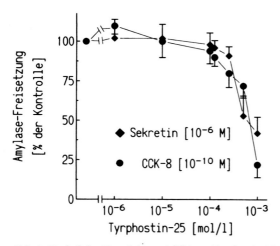

Abb. 3. Einfluß des Tyrosinkinaseinhibitors Tyrphostin 25 auf die CCK-8- oder Sekretin-stimulierte Amylasesekretion isolierter Rattenpankreasazini. Tyrphostin 25, ein breit wirksamer Tyrosinkinaseinhibitor, inhibiert dosisabhängig die cAMP-abhängige, durch Sekretin induzierte und die IP$_3$/Kalzium-vermittelte, durch CCK-8-stimulierte Amylasefreisetzung in isolierten Pankreasazini der Ratte. (A. Meyer-Alber u. W. E. Schmidt, unveröffentlichte Ergebnisse)

Gegenspieler der Tyrosinkinasen sowohl in ihrer Rezeptor-gekoppelten Funktion wie auch als intrazelluläre nichtrezeptorabhängige Tyrosinkinasen sind spezifische Tyrosinphosphatasen, die über eine Dephosphorylierung spezifischer Tyrosinreste das durch die Kinasefunktion vermittelte Signal aufheben. Inhibitoren der Tyrosinphosphatasen wie etwa Ortho-Vanadat führen ebenfalls zu komplexen Änderungen des Effekts klassischer pankreatischer Sekretagoga: Die CCK-induzierte Amylasesekretion in isolierten Rattenpankreasazini wird deutlich gehemmt, während die über cAMP vermittelte VIP-induzierte Sekretion um mehr als 75% zunimmt (A. Meyer-Alber, I. Fetz, W.E. Schmidt, unveröffentlichte Ergebnisse). Diese Ergebnisse belegen, daß die Interaktion zwischen cAMP-abhängigen und IP_3-Kalzium-abhängigen Sekretagoga, deren klassische Vertreter die gastrointestinalen Hormone sind, und Zytokinen, die häufig über Aktivierung über Tyrosinkinasen oder Tyrosinphosphatasen wirken, komplexe Interaktionen auf der Ebene der Postrezeptor-Signaltransduktionsmechanismen existieren.

Einfluß von gastrointestinalen Hormonen und Zytokinen auf das Wachstum des exokrinen Pankreas

Die Beeinflussung des Wachstums des exokrinen Pankreas, wie auch die Modulation der Sekretion, kann prinzipiell über 3 verschiedene Wege erfolgen (Abb. 4): *Endokrine* Modulatoren werden von einer endokrinen Zelle ins Blut sezerniert und erreichen ihre Zielzelle, die weit entfernt sein kann, über die Zirkulation. Die *parakrine* Interaktion bezeichnet die lokale Freisetzung von Mediatorstoffen, die über Diffusion durch den Interzellulärraum nahegelegene Zielzellen erreichen. Eine besondere Variante der parakrinen Interaktion ist die *autokrine* Regulation. Hierbei synthetisiert die Zielzelle selbst ihren Mediatorstoff und exprimiert gleichzeitig Rezeptoren, auf die diese Mediatoren wirken. Wenn als wachstumsstimulierender oder trophischer Effekt der Übergang einer Zelle von der G_0- in die G_1- und S-Phase des Zellzyklus definiert wird, so konnten eine Vielzahl von gastrointestinalen Hormonen und Zytokinen identifiziert werden, die diese Wirkung auf das exokrine Pankreas oder Pankreastumorzellinien ausüben (Abb. 5).

In den 80er Jahren sind die trophischen Effekte gastrointestinaler Peptide auf das Rattenpankreas intensiv untersucht worden. Unsere Arbeitsgruppe konnte neben vielen anderen zeigen, daß der trophische Effekt von CCK, der sich in einer Steigerung des Pankreasfeuchtgewichts, des Gesamtproteingehalts und des DNA-Gehalts niederschlägt, durch potente spezifische CCK-A-Rezeptorantagonisten wie Loxiglumid oder L-364,718 gehemmt werden kann [15]. Auch die durch FOY, einen im Duodenum wirkenden Proteaseinhibitor, ausgelöste Pankreashyperplasie kann durch einen CCK-A-Rezeptorantagonisten spezifisch inhibiert werden [16, 29]. Damit war der klare Beweis erbracht, daß das durch FOY ausgelöste Pankreaswachstum über die Freisetzung von endogenem CCK vermittelt wird. Dieses In-vivo-Modell zum Studium des Pankreaswachstums, das auf der Langzeitapplikation von Mediatoren durch subkutane Gabe beruht, hat

Formen zellulärer Stimulierung durch Hormone und Zytokine

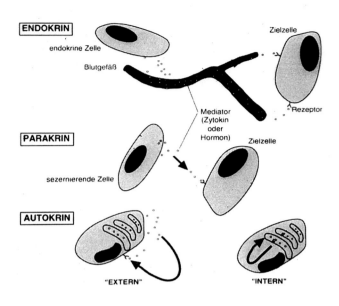

Abb. 4. Endokrines, parakrines und autokrines Wirkprinzip von Hormonen und Zytokinen. (Nach [4a])

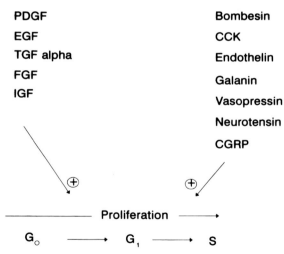

Abb. 5. Nachgewiesener Einfluß von Zytokinen/Wachstumsfaktoren und gastrointestinalen Hormonen/Neuropeptiden/Neuromodulatoren auf die zelluläre Proliferation. (Nach E. Rozengurt, persönliche Mitteilung)

jedoch entscheidende Nachteile. Abgesehen davon, daß der zellbiologische und molekularbiologische Mechanismus der Wachstumsinduktion unklar bleibt, gehen viele nicht kontrollierbare Variable wie Pharmakokinetik der applizierten Substanz, Resorption und Inaktivierung der entsprechenden wachstumsstimulierenden Substanz in das Untersuchungsergebnis ein. Außerdem ist eine klare Unterscheidung von Hypertrophie, die einer Volumenzunahme entspricht und echter Hyperplasie auch bei zusätzlicher Bestimmung der Gesamt-

DNA-Menge kaum möglich. Autonomes Wachstum oder maligne Tumoren können in diesem Modell weder durch die Gabe von Sekretagoga noch durch Wachstumsfaktoren erzeugt werden.

Die Interaktion zwischen gastrointestinalen Hormonen und Zytokinen bei der Beeinflussung des Wachstums im Pankreas kann auf den verschiedensten Ebenen erfolgen: Auf der Ebene der Rezeptorexpression, der Postrezeptor-Signaltransduktionsmechanismen und der Ebene der Genregulation. Eine direkte gegenseitige Beeinflussung der Rezeptorexpression scheint in verschiedenen Systemen denkbar: Eigene Untersuchungen deuten darauf hin, daß durch Gabe von EGF die CCK-A-Rezeptor-mRNA in AR42J-Rattenpankreaskarzinomzellen hochreguliert werden kann (Abb. 6). Damit könnte ein direkter synergistischer Wachstumseffekt von EGF und CCK auf das exokrine Pankreas postuliert werden [22]. Umgekehrt dürfte CCK über die Aktivierung der Proteinkinase C einen inhibitorischen Einfluß auf die Expression des EGF-Rezeptors ausüben. Dies konnte durch direkte Aktivierung der Proteinkinase C mit Phorbolester (TPA) gezeigt werden [20] (Tabelle 1).

Die Expression von Zytokinrezeptoren wird durch die Zytokinliganden in vielfältigster Weise reguliert. Kalthoff et al. [5] konnten zeigen, daß TNF-α und TNF-β an humanen Pankreastumorzellinien zu einer deutlichen Hochregulation der EGF-Rezeptor-mRNA führen, während der strukturell eng verwandte ErbB2-Rezeptor in seiner Expression maximal inhibiert wird. Dieser Effekt von TNF

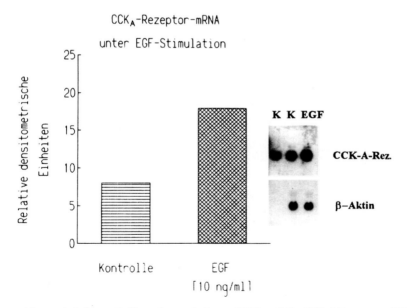

Abb. 6. Einfluß von Epidermal growth factor (EGF) auf die CCK-A-Rezeptor-mRNA in AR42J-Rattenpankreastumorzellen. Im Northern blot zeigt sich nach Vorbehandlung von AR42J-Zellen mit EGF (10 ng/ml) eine Zunahme des Hybridisierungssignals für die CCK-A Rezeptor mRNA um etwa 125 % gegenüber der Kontrolle (K)

Tabelle 1. Regulation der EGF-Rezeptorexpression, (Mod. nach [5])

+	−
EGF	PMA
TGF-α	TPA Stimulatoren der PKC
TGF-β	PDGF
TNF-α	FGF
Retinolsäure	Interferon-α
Östrogene	

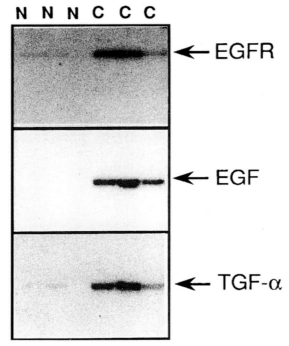

Abb. 7. Immunoblot von humanem Pankreasgewebe (N) und humanem Pankreaskarzinomgewebe (C) unter Verwendung monoklonaler Antikörper gegen EGF-Rezeptor, EGF und TGF-α. Das Pankreaskarzinomgewebe zeigt eine deutliche Überexpression der entsprechenden Proteine verglichen mit Normalgewebe. (Aus [8])

scheint unter Vermittlung verschiedener Signaltransduktionswege zustandezukommen. Hemmstoffe der Proteinkinase A wie H 1004, Staurosporin, ein Inhibitor der Proteinkinase C sowie von Tyrosinkinasen, und Inhibitoren der Lipoxygenase und Zyklooxygenase inhibieren den TNF-Effekt [5]. Hieraus ergibt sich, daß sowohl das IP$_3$-Kalzium-Diazylglyzerol, das cAMP-Signaltransduktionssystem wie auch Phospholipase A$_2$ an der Signaltransduktion beteiligt sind.

Eine Unterstützung der Hypothese, daß autokrine Wachstumsregulation in humanen Pankreaskarzinomzellen eine bedeutsame Rolle spielt, konnten Korc und Mitarbeiter liefern [8]. Sie zeigten, daß eine Reihe primärer humaner

Pankreaskarzinome eine deutliche Überexpression des EGF-Rezeptors, des Liganden EGF und des Liganden TGF-α parallel aufweisen (Abb. 7). Im Normalgewebe des humanen Pankreas war dies nicht zu beobachten [8]. Dennoch kann hieraus nicht ohne weiteres geschlossen werden, daß die Liganden EGF und TGF-α unabhängig von dem Weg ihrer Applikation in jedem Fall einen wachstumsstimulierenden Effekt ausüben. Wird humanen Pankreastumorzellen (A 818-4) TGF-α 7 Tage lang zugesetzt, so zeigen die Zellen einen deutlich verlangsamtes Wachstum. Dies zeigt sich an einer verminderten Inkorporation von ^{3}H-Thymidin wie auch im morphologischen Wachstumsbild, obwohl die Zellinie sowohl EGF-Ligand wie auch EGF-Rezeptor überexprimiert [6]. Die exogene Applikation des Liganden in pharmakologischer Konzentration bewirkt also offensichtlich das Gegenteil des endogen exprimierten Liganden. Die zellbiologischen Grundlagen für dieses Phänomen sind noch nicht vollständig verstanden. Unbestritten ist jedoch, daß Rezeptortyrosinkinasen und intrazellulär lokalisierte Tyrosinkinasen, wie etwa STAT 91, MAP-Kinase und andere für das autonome Wachstum humaner Pankreaszellinien von essentieller Bedeutung sind. Inhibiert man durch breit wirksame Tyrosinkinaseinhibitoren wie etwa Tyrphostine die endogene Tyrosinkinaseaktivität, so kommt es zu einem deutlichen Abfall des Zellwachstums, ablesbar an einer verminderten Inkorporation von ^{3}H-Thymidin [6]. Bei derartigen Experimenten wird natürlich unspezifisch global wahrscheinlich ein großer Teil der von der Zelle exprimierten Tyrosinkinasen inhibiert, wobei völlig unklar ist, welche dieser Enzyme für die Vermittlung der autonomen Proliferation unverzichtbar sind.

Ein neuartiger Mechanismus zur Wachstumsstimulation von Pankreastumorzellen durch gastrointestinale Hormone wurde kürzlich von der Arbeitsgruppe um Yamada postuliert [21]. Die Autoren berichteten, daß C-terminal nicht amidiertes, sondern um einen Glycinrest verlängertes Progastrin wachstumsstimulierende Effekte auf die Rattenpankreastumorzellinie AR42J ausübt, obwohl Progastrin sonst in einer Vielzahl von Untersuchungen als biologisch völlig inaktiv charakterisiert wurde [10]. Insbesondere bindet Progastrin mit über tausendfach niedrigerer Affinität an den CCK-B-Gastrin-Rezeptor. Die wachstumsstimulierende Potenz von Glycin-extendiertem Progastrin, bezogen auf die Thymidininkorporation, war der des aktiven Gastrins vergleichbar. Aufgrund von Bindungsdaten, die zeigten, daß Glycin-extendiertes Progastrin nicht am CCK-B/Gastrinrezeptor bindet, sondern als ^{125}J-markiertes Hormon nur durch sein nicht-markiertes Analog aus der spezifischen Bindung verdrängt werden kann, schlossen die Autoren, daß ein spezieller Rezeptor, der nicht mit dem bekannten CCK-A oder B-Rezeptor identisch ist, für diese wachstumsstimulierenden Effekte von Progastrin verantwortlich ist. Die Autoren stellten die provokante These auf, daß durch eine Veränderung des C-terminalen Processings hier ein Prohormon seine sekretorischen Eigenschaften verliert, seine wachstumsstimulierende Eigenschaft jedoch behält. Entscheidende Nachteile dieser Untersuchung sind, daß dieser Effekt nur an einer einzigen, sehr speziellen Zellinie gezeigt werden konnte. Die

Möglichkeit eines Artefakts wurde methodisch nicht völlig überzeugend widerlegt. So bedarf es weiterer Untersuchungen anderer Arbeitsgruppen, bevor aus dieser Hypothese ein generelles Prinzip zur Wachstumsstimulation durch nichtprozessierte gastrointestinale Hormone abgeleitet werden kann.

Effekt von gastrointestinalen Hormonen und Zytokinen auf die Genregulation im exokrinen Pankreas

Gastrointestinale Hormone und Zytokine haben vielfältige Einflüsse auf die Genexpression im exokrinen Pankreas. Ausgangspunkt unserer Untersuchungen war die Frage, welche früh reagierenden Gene ("immediate early response genes") im Pankreas unter der Kontrolle von CCK stehen. Die Aktivierung dieser "immediate early genes" wie etwa c-fos ist als "third messenger" zu sehen, die nach Aktivierung der Second-messenger-Kaskade eine Signaltransmission in den Kern bewirken. Lu und Logsdon berichteten kürzlich, daß CCK bereits nach 30 min die c-fos-mRNA im Northern blot um ein Vielfaches erhöht [9]. Auch die c-jun-mRNA, deren Proteinprodukt zusammen mit dem c-fos-Protein den Transkriptionsfaktorkomplex AP1 bildet und schon in basalem Zustand relativ hoch transkribiert wird, konnte unter dem Einfluß von CCK im Northern blot verstärkt nachgewiesen werden. AP1 gehört zu den am weitesten verbreiteten und zuerst definierten Transkriptionsfaktorkomplexen. Es bindet an der Konsensussequenz 5'-TGAC/GTCA-3' in der Regel 100–250 Basenpaare am 5'-Ende der Initiationsstelle der Transkription. Die Arbeit von Lu und Logsdon zeigt zwar, daß CCK die mRNA-Level der Transkriptionsfaktoren c-fos und c-jun stimuliert, gibt jedoch keinen Aufschluß darüber, ob CCK die Bildung des aktivierten Transkriptionsfaktorkomplexes AP1 (c-Fos-c-Jun-Protein) induziert. Diese Frage kann am einfachsten mit "Electro Mobility Shift Assays (EMSA)" untersucht werden (Abb. 8). Hierzu wird die radioaktiv markierte DNA-Bindungsstelle innerhalb der Promotorsequenz mit einem Proteinextrakt aus Zellkernen inkubiert, die aus zuvor stimulierten Zellen gewonnen wurden. Befindet sich in diesem Kernextrakt bindungsfähiger, also aktivierter Transkriptionsfaktorkomplex, so ist dieser in der Lage, an die radioaktiv markierte Konsensussequenz des Promotors zu binden und damit in nicht-reduzierenden PAGE-Gelen einen Shift des sonst in der Gelfront laufenden Oligonukleotids zu bewirken (Abb. 8). Die Spezifität der Bindung kann durch Verdrängung mit Hilfe von nicht-radioaktiv markiertem Oligonukleotid bewiesen werden. Mit Hilfe dieses Assays konnten wir zeigen, daß AR42J-Zellen, die durch CCK vorbehandelt waren, in der Tat aktivierten AP1-Komplex enthalten, der an die AP1-Bindungsstelle bindet. Bereits nach einer 60minütigen Inkubation mit CCK ließ sich aktivierter AP1-Komplex nachweisen, das Maximum des Effekts war bei 10^{-8} M CCK–8 zu erkennen (Abb. 9). Die

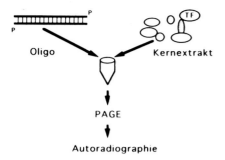
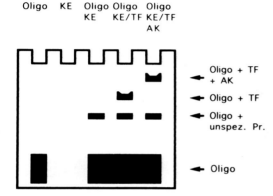

Abb. 8. Prinzip des Electro-mobility-shift-assays (EMSA) (Gel-shift-Assay). Um die Interaktion aktiver Transkriptionsfaktorproteine mit ihrer spezifischen DNA-Bindungsstelle zu charakterisieren, wird ein radioaktiv markiertes Oligonukleotid, das der zu untersuchenden Bindungsstelle entspricht, mit Proteinkernextrakt, welcher den zu untersuchenden Transkriptionsfaktorkomplex enthält, inkubiert, auf Polyacrylamidgel (PAGE) aufgetrennt und autoradiographiert. Im Vergleich zum freien radioaktiven Oligo führt die Bindung des Transkriptionsfaktors zu einer deutlichen Verzögerung ("gel shift") (Oligo + Transkriptionsfaktor TF). Durch Zugabe eines Antikörpers (AK) gegen das Transkriptionsfaktorprotein (TF) kann diese Verzögerung in Richtung hoher Molekulargewichte noch verstärkt werden (Supershift)

Signaltransduktion zur Aktivierung dieses Transkriptionsfaktorkomplexes verläuft im Pankreas unter Beteiligung von Proteinkinase C und Tyrosinkinasen, kann jedoch nicht durch cAMP-abhängige Sekretagoga wie VIP oder Sekretin ausgelöst werden. Eine wichtige Rolle scheint dabei der sogenannte MAP-Kinase-Pathway der EGF-Rezeptorsignaltransduktion zu spielen, der durch CCK unter Vermittlung der Proteinkinase C oder anderer Signaltransduktionswege aktiviert wird (Abb. 10; R. Günther, F. Gundlach, W.E. Schmidt, unveröffentlichte Ergebnisse, [3]).

Als zweites Beispiel für die spezifische und schnelle Genregulation im exokrinen Pankreas kann die Expression von Pankreatitis-assoziiertem Protein PAP angesehen werden. Dieses 175 Aminosäuren umfassende

AR42J, 2h Stimulation mit:

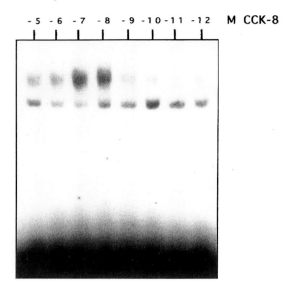

Abb. 9. Electro-mobility-shift-assay der AP1-Konsensusbindungsregion und Kernextrakten aus AR42J-Zellen nach Stimulation durch CCK-8. AR42J-Zellen wurden mit verschiedenen Konzentrationen CCK-8 2 h lang stimuliert. Nach Präparation der Kernextrakte werden diese mit dem ^{32}P-markierten AP1- Oligonukleotid inkubiert und auf einem Polyacrylamidgel aufgetrennt. Die untere schwächere Bande entspricht einer unspezifischen Adsorption von Protein, die obere dosisabhängige Bande dem AP1 Transkriptionsfaktorkomplex, gebunden an die AP1-Bindungsregion des Oligonukleotids. Das Maximum des Effekts liegt bei 10^{-8} M CCK-8

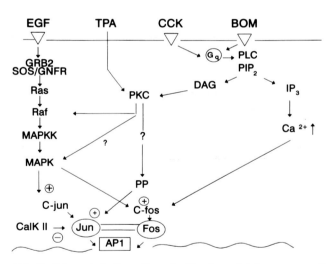

Abb. 10. Schematische Darstellung der Signaltransduktionswege zur Aktivierung des AP1-Komplexes über den EGF-Rezeptor/MAP-Kinaseweg sowie über CCK und Bombesin. EGF führt über Translokation von RAS zur Aktivierung der RAF-Kinase. Über Aktivierung von MAP-Kinase-Kinase (MAPKK) und MAP-Kinase (MAPK) werden c-jun und c-fos aktiviert, die den aktiven AP1-Transkriptionsfaktorkomplex bilden. Die über CCK, Bombesin oder direkte Stimulation mit Phorbolester (TPA) erfolgende Aktivierung der Proteinkinase C (PKC) kann über verschiedene, teils noch nicht vollständig charakterisierte Wege unter Einbeziehung des MAP-Kinaseweges oder unabhängiger Wege, an denen eine Proteinphosphatase (PP) beteiligt zu sein scheint, AP1-Komplex aktivieren

Protein kommt in hoher Konzentration im Pankreassaft nach Induktion einer akuten Pankreatitis vor [7]. Seine Funktion unter Normalbedingungen wie auch bei der akuten Pankreatitis ist noch unzureichend verstanden. Interferon-γ induziert mit einem Maximum von etwa 10 h die Transkription von PAP in der Rattenpankreastumorzellinie AR42J. Dieser Effekt ist in AR42J-Zellen für Interferon-γ spezifisch. Interferon-γ ist darüber hinaus in der Lage, einen Interferon-aktivierbaren Transkriptionsfaktorkomplex zu induzieren, der an die γ-Interferon-activated site (GAS-site) des PAP-Promotors bindet [2]. Bereits nach fünfminütiger Inkubation mit Interferon-γ läßt sich die Aktivität dieses Transkriptionsfaktorkomplexes nachweisen. Interferon-γ dürfte aufgrund dieses Zeitverlaufs wesentlich an der schnellen Transkription von PAP im Zustand der akuten Pankreatitis beteiligt sein (R. Günther, F. Gundlach, W.E. Schmidt, unveröffentlichte Ergebnisse).

Schlußbemerkung und Ausblick

Die Interaktion von gastrointestinalen Hormonen und Zytokinen bei der Regulation der Phänomene Sekretion, Wachstum und Genregulation im exokrinen Pankreas sind von einer ungeheuren und bisher unterschätzten Komplexität. Es fehlen jegliche Modellsysteme, die unter physiologischen Bedingungen auftretende Interaktion von 3 und mehr Hormonen oder Zytokinen zu untersuchen. Bei der Regulation der *Sekretion* scheinen gastrointestinale Hormone, Neuropeptide und neuroendokrine Modulatoren eine wesentlichere Rolle zu spielen als Interleukine oder Wachstumsfaktoren. Diesen Substanzen könnte aber zum Beispiel bei der in der Frühphase der akuten Pankreatitis beobachteten massiven Hemmung der stimulierten Sekretion eine entscheidende Rolle zukommen.

Während in der Vergangenheit der sog. *trophische Einfluß* gastrointestinaler Hormone auf das exokrine Pankreas Gegenstand vieler Untersuchungen war, verlagert sich das Interesse zunehmend auf die Regulation der Expression von Zytokinrezeptoren und ihren Liganden in Pankreastumorzellen, die im Sinne einer autokrinen Wachstumsstimulation interagieren und wahrscheinlich bei der Transformation und der fortlaufenden Proliferation maligner Zellen eine wichtige Rolle spielen. Vielfältige Signaltransduktionskaskaden übermitteln die Information in den Zellkern, wo ein direkter Einfluß von Hormonen und Zytokinen auf die *Expression wachstumsrelevanter Gene* nachgewiesen werden kann. Die Rolle der gastrointestinalen Hormone und Zytokine bei der Regulation und Kontrolle des Pankreaswachstums, insbesondere ihre Interaktion mit den Regulatoren des Zellzyklus, mit Tumorsuppressorgenen und Transkriptionsfaktoren rückt zunehmend in das Zentrum wissenschaftlicher Bemühungen, die molekularen Grundlagen der zellulären Wachstumsregulation zu verstehen.

Literatur

1. Gardner JD, Jensen RT (1987) Regulation of pancreatic enzyme secretion in vitro. In: Johnson LR (ed) Physiology of the gastrointestinal tract, 2nd edn. Raven, New York, pp 1109–1119
2. Günther R, Bauer I, Gundlach F, Schmidt WE (1994) Interferon gamma induziert die Bindung des Transkriptionsfaktors GAF an den Promoter des pankreatischen Akut-Phase-Proteins PAP. Z Gastroenterol 32:526
3. Günther R, Gundlach F, Bauer I, Fölsch UR, Schmidt WE (1994) CCK-8 induces the transcription factor complex AP1 by activation of the jun/fos proto-oncogen products in the exocrine pancreas. Digestion 55:302
4. Ibelgaufts H (1995) Dictionary of cytokines. Roche, Basel
4a. Kalthoff H (1992) Zell- und Immunbiologie des Pankreas Karzinoms. Habilitationsschrift, Universität Hamburg
5. Kalthoff H, Roeder C, Gieseking J, Humburg I, Schmiegel W (1993) Inverse regulation of human ERBB2 and epidermal growth factor receptors by tumor necrosis factor α. Proc Natl Acad Sci USA 90:8972–8976
6. Kalthoff H, Roeder C, Schmiegel W (1993) Cytokine-mediated regulation of growth factor receptors (EGF-R and erb-B2) in pancreatic tumors. In: Wagener C, Neumann S (eds) Molecular diagnostics of cancer. Springer, Berlin Heidelberg New York Tokyo, pp 175–186
7. Keim V, Iovanna JL, Dagorn JC (in press) The acute phase reaction of the exocrine pancreas. Review Article. Digestion
8. Korc M, Chandrasekar B, Yamanaka Y, Friess H, Buchler M, Beger HG (1992) Overexpression of the epidermal growth factor receptor in human pancreatic cancer is associated with concomitant increases in the levels of epidermal growth factor and transforming growth factor alpha. J Clin Invest 90:1352–1360
9. Lu L, Logsdon CD (1992) CCK, bombesin, and carbachol stimulate c-fos, c-jun, and c-myc oncogene expression in rat pancreatic acini. Am J Physiol 263:G327–G332
10. Matsumoto M, Park J, Sugano K, Yamada T (1987) Biological activity of progastrin posttranslational processing intermediates. Am J Physiol 252:G315
11. Paul WE, Seder RA (1994) Lymphocyte responses and cytokines. Cell 76:241–251
12. Schmidt ME, Creutzfeldt W (1991) Pancreastatin – a novel regulatory peptide? Acta Oncologica 30:441–449
13. Schmidt WE, Conlon JM, Mutt V, Carlquist M, Gallwitz B, Creutzfeldt W (1987) Identification of the C-terminally α-amidated amino acid in peptides by high-performance liquid chromatography. Eur J Biochem 162:467–472
14. Schmidt WE, Siegel EG, Kratzin H, Creutzfeldt W (1988) Isolation and primary structure of tumor-derived peptides related to human pancreastatin and chromogranin A. Proc Natl Acad Sci USA 85:8231–8235
15. Schmidt WE, Roy Choudhury A, Siegel EG, Löser C, Conlon JM, Fölsch UR, Creutzfeldt WE (1989) CCK-antagonist L-364,718: influence on rat pancreatic growth induced by caerulein and bombesin-like peptides. Regulatory Peptides 24:67–79
16. Schmidt WE, Stöckmann F, Roy Choudhury A, Wilms HM, Siegel EG, Nustede R, Fölsch UR, Creutzfeldt W (1989) Influence of CCK antagonist L-364,718, pancreastatin (33-49) and a somatostatin analogue on camostate-induced rat pancreatic hypertrophy. Digestion 44:105–116
17. Schmidt WE, Kratzin H, Eckart K, Drevs D, Mundkowski G, Clemens A, Katsoulis S, Schäfer H, Gallwitz B, Creutzfeldt W (1991) Isolation and primary structure of pituitary human galanin, a 30-residue nonamidated neuropeptide. Proc Natl Acad Sci USA 88:11435–11439
18. Schmidt WE, Seebeck J, Höcker M, Schwarzhoff R, Schäfer H, Fornefeld H, Morys-Wortmann C, Fölsch UR, Creutzfeldt W (1993) PACAP and VIP stimulate enzyme secretion in rat pancreatic acini via interaction with VIP/PACAP-2 receptors: Additive augmentation of CCK/carbachol-induced enzyme release. Pancreas 8:476–477
19. Schmidt WE, Fetz I, Meyer-Alber A, Fornefeld H, Höcker M, Fölsch UR (1994) Protein tyrosine

kinase and phosphatase inhibitors differentially modulate amylase secretion in rat pancreatic acinar cells. Gastroenterology 106:A1026
20. Schmiegel W, Roeder C, Schmielau J, Rodeck U, Kalthoff H (1993) Tumor necrosis factor alpha induces the expression of transforming growth factor alpha and the epidermal growth factor receptor in human pancreatic cancer cells. Proc Natl Acad Sci USA 90:863–867
21. Seva C, Dickinson CJ, Yamada T (1994) Growth-promoting effects of glycine-extended progastrin. Science 265:410–412
22. Siegel EG, Carstens OC, Meyer-Alber A, Fölsch UR, Schmidt WE (1994) Einfluß von Dexamethason, Epidermal Growth Factor und Cholezystokinin auf die Expression des CCK-A-Rezeptors im Pankreas. Z Gastroenterol 32:530
23. Stryjek-Kaminska D, Piiper A, Caspary WF (1994) Epidermal growth factor inhibits amylase secretion and activation of phospholipase C in response to calcium-mobilizing secretagogues in rat pancreatic acini. Z Gastroenterol 32:232–235
24. Tatemoto K (1982) Isolation and characterization of peptide YY (PYY), a candidate gut hormone that inhibits pancreatic exocrine secretion. Proc Natl Acad Sci USA 79:2514–2518
25. Tatemoto K, Mutt V (1978) Chemical determination of polypeptide hormones. Proc Natl Acad Sci USA 75:4115–4119
26. Tatemoto K, Neuropeptide Y (1982) Complete amino acid sequence of the brain peptide. Proc Natl Acad Sci USA 79:5485–5489
27. Tatemoto K, Rokaeus A, Jörnvall H, McDonald TJ, Mutt V (1983) Galanin: a novel biologically active peptide from porcine intestine. FEBS Lett 164:124–128
28. Tatemoto K, Efendic S, Mutt V, Makh G, Feistner GJ, Barchas JD (1986) Pancreastatin, a novel pancreatic peptide that inhibits insulin secretion. Nature 324:476–478
29. Wisner JR, McLaughlin RE, Rich KA, Ozawa S, Renner IG (1988) Effects of L-364,718, a new cholecystokinin receptor antagonist, on camostate-induced growth of the rat pancreas. Gastroenterology 94:109–113

Exokrine und endokrine Funktionen des Magens

W. Schepp

Zusammenfassung

Interleukin (Il)-1β ist der potenteste der bislang beschriebenen physiologischen und pharmakologischen Inhibitoren der Magensäuresekretion der Ratte. Diese Feststellung gilt unabhängig davon, ob die Injektion des Zytokins intrazerebroventrikulär, -hypothalamisch bzw. -zisternal (0,01-100 ng) oder intravenös bzw. -peritoneal (0,1-5,0 µg) erfolgt. Die niedrigere Potenz von peripher appliziertem Il-1β ist wahrscheinlich durch die überwiegend zentrale Wirkung des über die Blut-Hirn-Schranke transportierten Zytokins bedingt. Periphere Effekte scheinen weniger bedeutsam zu sein. Der säurehemmende zentrale Il-1β Effekt ist lang anhaltend (bis zu 8 h) und wird durch Il-1 Rezeptorantagonisten blockiert. Il-1β interagiert mit spezifischen Rezeptoren in definierten hypothalamischen Kerngebieten und im Hirnstamm, durch die der säurehemmende Effekt induziert wird. Anschließend wird er über nachgeordnete zentrale und periphere PGE$_2$-abhängige Mechanismen vermittelt. Hierbei spielen Somatostatin, Corticotropin releasing factor und adrenerge Mechanismen keine Rolle. Nach zentraler wie nach peripherer Applikation ist Il-1α deutlich weniger effektiv als Il-1β, während Il-4, Il-6 und Tumor Nekrosefaktor α zentral und peripher keinen Effekt auf die Säuresekretion in vivo haben. Die Säureproduktion in vitro (isolierte Drüsenschläuche, Parietalzellen) wird durch Il-1α, Il-1β und TNFα nicht beeinflußt. Bei Ratten steigert intrazisternales Il-1β die Serumgastrinspiegel, intraperitoneales TNFα die Peptid-YY-Freisetzung ins portalvenöse Blut, Il-1α die von Gastrin. Diese In-vivo-Effekte auf Gastrin könnten gegenregulatorisch durch die Säurehemmung bedingt sein. Dagegen stellt die Stimulation der Gastrinsekretion von Primärkulturen antraler G-Zellen des Kaninchens wahrscheinlich einen direkten Effekt von Il-1β und TNF-α (0,01-10 ng/ml) auf diesen Zelltyp dar. Die Säurehemmung durch zentral wirkendes Il-1β ist physiologisch wahrscheinlich nicht relevant. Gastroprotektive Effekte von zentralem Il-1β weisen jedoch auf eine mögliche pathophysiologische Relevanz z.B. bei septischen Zuständen oder Streß hin. Hier könnte die zentralnervöse Freisetzung von Il-1β durch Hemmung der Säuresekretion blutende Magenschleimhautläsionen verhindern.

Summary

Interleukin (Il)-1β is more potent than any other known physiological or pharmacological inhibitor of gastric acid secretion in the rat. This holds for intracerebroventricular, -hypothalamic or -cisternal (0.01–100 ng) as well as for intravenous or -peritoneal (0.1–5.0 μg) application of the cytokine. The lower potency of peripherally administered Il-1β is probably due to the mainly central mode of action of the cytokine after being transported across the blood-brain barrier. Peripheral effects appear to be of minor importance. The antisecretory effect of central Il-1β lasts for up to 8 hours and is blocked by Il-1 receptor antagonists. Il-1β interacts with specific receptors in defined areas in the hypothalamus, brainstem and medulla to induce inhibition of gastric acid secretion. Consecutively, the antisecretory effect is mediated by central and peripheral mechanisms involving the production of PGE_2, but not somatostatin, corticotropin-releasing factor and adrenergic mechanisms. Centrally as well as peripherally administered Il-1α are clearly less effective than Il-1β while central and peripheral Il-4, Il-6 and tumor necrosis factor α lack any effect on acid secretion in vivo. Acid production in vitro (isolated glands, parietal cells) is not modulated by Il-1α, Il-1β and TNFα. In rats, intracisternal Il-1β increases the serum gastrin-level while TNFα and Il-1α stimulate the release into the portalvenous blood of peptide YY and gastrin, respectively. These in vivo-effects on gastrin may counterbalance acid inhibition. On the other hand, stimulation of gastrin release from primary cultures of rabbit antral G-cells probably reflects a direct effect on this cell type of Il-1β and TNF-α (0.01–10 ng/ml). In all likelyhood, acid inhibition by central Il-1β is physiologically not relevant. However, gastroprotection by central Il-1β suggests pathophysiological relevance e.g. in septic conditions or stress, where centrally released Il-1β might inhibit acid secretion thereby conferring protection against hemorrhagic lesions of the gastric mucosa.

Einleitung

Interaktionen zwischen dem Zentralnervensystem, dem Gastrointestinaltrakt und Entzündungsmediatoren gewinnen zunehmende Bedeutung für das Verständnis physiologischer und pathophysiologischer Grundlagen von normalen Regulationsmechanismen bzw. Verdauungskrankheiten. Während schon seit Jahrzehnten bekannt war, daß das Zentralnervensystem eine Rolle in der Regulation der Säuresekretion spielt, wurden die hieran beteiligten definierten Kerngebiete erst seit etwa 10 Jahren charakterisiert. Zwischen 1985 und 1990 zeigten dann morphologische Studien, daß an der Regulation der Säuresekretion beteiligte Kerngebiete Zytokine produzieren und mit Zytokinrezeptoren ausgestattet sind. Darauf aufbauend entwickelt sich erst seit 1990 eine rasch voranschreitende Erforschung zentral vermittelter Zytokineffekte auf die Säuresekretion.

Andererseits werden Zytokine von Leukozyten freigesetzt, die die Magenschleimhaut im Rahmen der Helicobacter-pylori-Gastritis infiltrieren und die Funktion endo- und exokriner Zellen lokal beeinflussen können. Möglicherweise werden hierdurch Veränderungen der Magensekretion erklärt, die bei Patienten mit Gastritis und Ulcus duodeni beobachtet werden.

Im folgenden soll ein Überblick über den gegenwärtigen Kenntnisstand von Zytokineffekten auf die exo- und endokrine Magensekretion gegeben werden.

Zytokineffekte auf die Säuresekretion in vivo

Effekte von Il-1β nach zentraler Applikation

Intrazerebroventrikuläre (i.c.v.) Injektion von Il-1β

I.c.v.-Injektion von Il-1β in einen Seitenventrikel hemmt in pylorusligierten Ratten die basale Sekretion von Säure [40] und Pepsin [24] und die Pentagastrin (s.c.)-stimulierte Säuresekretion [30]. Die niedrigste effektive Dosis liegt bei 0,01 ng [40]. Die maximale Hemmung der Basalsekretion wird durch 1,0 ng (60%; 1) bzw. 100 ng Il-1β (90%; [24, 30]) erzielt, die maximale Hemmung der Pentagastrin-stimulierten Sekretion (50%) durch 100 ng Il-1β [30]. In diesem Dosisbereich erweist sich damit Il-1β als der potenteste zentral wirksame Inhibitor der Säuresekretion und übertrifft andere zentral wirksame Inhibitoren wie PGE_2, Bombesin, Kalzitonin, Neuropeptid Y und Corticotropin releasing factor. Die Hemmung resultiert zu etwa gleichen Teilen aus einer Reduktion des Sekretionsvolumens und der H^+-Ionenkonzentration [40]. Die Hemmung setzt bereits 30 min nach Injektion von Il-1β ein; sie ist lang anhaltend und noch nach 8 h nachweisbar [24, 30]. Hierfür wird die extrem langsame Degradation [3] von Il-1β verantwortlich gemacht, aber auch seine Fähigkeit, die eigene Produktion zu induzieren [44] und dadurch seinen Effekt zu perpetuieren.

Die gleichzeitige i.c.v.-Injektion eines Il-1 Rezeptorantagonisten hebt in pylorusligierten Ratten die Hemmung durch Il-1 vollständig auf [30] und bestätigt damit die Spezifität des antisekretorischen Effekts von Il-1β. Die im Zentralnervensystem nachgewiessen Il-1 Rezeptoren genören zum Subtyp I [2, 10, 11], zu dem der verwendete Antagonist [30] eine höhere Affinität hat als zu Il-1 Rezeptoren des Subtyps II. Der säurehemmende Effekt von Il-1β ist also wahrscheinlich durch zentrale Typ-I-Rezeptoren vermittelt. In Abwesenheit von exogenem Il-1β wird die Säuresekretion durch den Antagonisten nicht signifikant über das Niveau in Kontrolltieren gesteigert [30]. Dieses Ergebnis spricht gegen eine tonische Hemmung der Säuresekretion durch endogenes Il-1β und damit gegen eine physiologische Rolle dieses Zytokins bei der Regulation der Säuresekretion.

Injektion von Il-1β in definierte hypothalamische Kerngebiete der Ratte

Diese Il-1β Effekte nach i.c.v.-Applikation erlauben noch keinen Rückschluß darauf, in welchem Kerngebiet das Zytokin inhibierend wirkt, da sich i.c.v.-

verabreichte Testsubstanzen frei in beiden Seitenventrikeln und im dritten Ventrikel verteilen und grundsätzlich auf alle daran angrenzenden Kerngebiete wirken können. Die Injektion von Il-1β durch eine stereotaktisch implantierte Kanüle in definierte hypothalamische Kerngebiete ist ein geeignetes experimentelles Modell zur Lokalisation der spezifischen Struktur, über die das Zytokin die Säuresekretion hemmt.

Unilaterale Injektion von 10 ng Il-1β in den ventromedialen Hypothalamus oder in die unmittelbare Nachbarschaft des anterioren Hypothalamus und des Nucleus paraventricularis hat keinen Effekt [32]. Dagegen hemmt die Injektion von 1–10 ng Il-1β in die mediale Praeopticusregion, den anterioren und zentralen Hypothalamus und in den Nucleus paraventricularis die Säuresekretion dosisabhängig um bis zu 85% [32]. Die Hemmung resultiert überwiegend aus einer Reduktion des Sekretionsvolumens, weniger der H^+-Ionenkonzentration [32]. Spezifität wird durch das Fehlen eines Effekts bei Injektion in benachbarte Kerngebiete nahegelegt. Das Ausmaß der Hemmung und die hierfür erforderliche Menge Il-1β entsprechen denen nach i.c.v.-Applikation.

Diese Ergebnisse legen nahe, daß i.c.v.-injiziertes Il-1β seinen antisekretorischen Effekt durch Interaktion mit der medialen Praeopticusregion und mit dem anterioren Hypothalamus ausübt, über die auch die pyrrhogenen sowie die Insulin- und ACTH-stimulierenden Wirkungen von Il-1β vermittelt werden [8, 18, 22, 44]. Ferner wird die Bedeutung des Il-1β-Effekts auf den Nucleus paraventricularis dadurch unterstrichen, daß dieser hypothalamische Kern Projektionen von der Il-1β-sensiblen medialen Praeopticusregion empfängt [33] und darüber hinaus der einzige ist, der direkte Projektionen zu präganglionären Neuronen des dorsalen Vaguskomplexes sendet [35]. Dieser ist von großer Bedeutung für die zentrale Regulation der Säuresekretion [39]. Darüber hinaus finden sich Il-1β-positive Neuronen [7, 19] und Il-1-Rezeptoren [16] in hoher Dichte gerade in den hypothalamischen Kerngebieten, in denen die Injektion von Il-1β die Magensekretion hemmt.

Injektion von 1 μg PGE_2 in die mediale Praeopticusregion hemmt die Säuresekretion im selben Maße wie Il-1β [32]. Hiermit übereinstimmend vermag die Injektion von Il-1β in die mediale Praeopticusregion die Säuresekretion nicht mehr zu hemmen, wenn die Tiere eine Stunde zuvor Indometacin (5 mg/kg i.p.) erhalten haben [32]. Zusammen deuten diese Daten also darauf hin, daß der über hypothalamische Zentren ausgelöste antisekretorische Il-1β Effekt durch endogene Prostaglandine vermittelt wird, am ehesten durch PGE_2, weil dieses Prostanoid im Gegensatz zu PGD_2, PGI_2 und $PGF_{2\alpha}$ nach zentralnervöser Applikation die Säuresekretion von Ratten potent hemmt [26, 32].

Intrazisternale (i.c.) Injektion von Il-1β in die Basalzisterne von Ratten

Die enge funktionelle Verbindung der Il-1β-sensiblen hypothalamischen Kerne mit dem für die zentrale Regulation der Säuresekretion wichtigen dorsalen

Vaguskomplex im Hirnstamm wurde bereits erwähnt. Daraus ergibt sich die Frage, ob Il-1β die Magensekretion auch direkt über Kerne des Hirnstamms und oberen Halsmarks hemmen kann. Injektion von Il-1β in die Basalzisterne erlaubt die Untersuchung dieser Hypothese, da i.c.-applizierte Testsubstanzen weder die Seitenventrikel noch den dritten Ventrikel und die daran angrenzenden hypothalamischen Kerngebiete erreichen, sondern lediglich Zentren im Hirnstamm und oberen Halsmark.

In pylorusligierten Ratten wird die basale Säuresekretion durch 10–100 ng Il-1β i.c. um 80 % gehemmt [15, 30, 31]. Diese Hemmung wird durch den monoklonalen Somatostatinantikörper CURE.S6 (0,5 mg i.v. unmittelbar vor i.c. Il-1β) ebensowenig beeinflußt [30] wie durch α-helikales CRF 9–41 (50 μg i.c. gleichzeitig mit Il-1β) [31], einen Corticotropin releasing factor (CRF) Antagonisten. Periphere Somatostatinfreisetzung scheidet also als Vermittler der Säurehemmung durch Il-1β ebenso aus wie zentrale CRF-Freisetzung, die nach zentraler Il-1β-Applikation beobachtet wird [6, 34] und die z.B. den zentralen Il-1β-Effekt auf die ACTH-Sekretion vermittelt [27]. Auch adrenerge und noradrenerge Mechanismen [27] scheiden als Mediatoren der Säurehemmung durch i.c.-Il-1β aus, da weder Adrenalektomie noch der noradrenerge Blocker Bretylium (15 mg/kg i.p.) den antisekretorischen Effekt von Il-1β (100 ng i.c.) in pylorusligierten Ratten beeinflussen [31].

Im Gegensatz hierzu wird der antisekretorische Effekt von Il-1β durch Indometacin (10 mg/kg i.p. 1 h vor i.c. Il-1β) vollständig aufgehoben [15, 30]. Stimulation der astrozytären PGE_2-Produktion durch Il-1β [17] zeigt zumindest, daß es zentralnervöse Gewebe gibt, in denen das Zytokin die Prostaglandinsynthese steigert, so daß zentrale prostaglandinabhängige Mechanismen zur Vermittlung des antiskretorischen Il-1β durchaus existieren könnten. Zusammenfassend zeigen diese Daten, daß Il-1β die Säuresekretion nicht nur über hypothalamische Zentren hemmt, sondern zusätzlich über Kerngebiete im Hirnstamm. Hierbei entsprechen die Potenz und Effektivität von Il-1β sowie die Vermittlung durch endogene Prostaglandine dem Effekt, den Il-1β über hypothalamische Kerngebiete ausübt.

Zur Identifikation des Kerngebietes im Hirnstamm, über das Il-1β die Säuresekretion hemmt, tragen Experimente bei, in denen der Effekt des Zytokins auf die TRH-stimulierte Säuresekretion untersucht wird. TRH bzw. sein stabiles Analogon RX 77368 sind etablierte zentrale Stimuli der Säuresekretion, die über den dorsalen Vaguskomplex im Hirnstamm wirken und die efferente Vagusaktivität steigern [37, 38, 45]. Dementsprechend vervierfacht intrazisternale Injektion von RX 77368 die basale Säuresekretion, ein Effekt, der durch gleichzeitige intrazisternale Injektion von 100 ng Il-1β nahezu vollständig aufgehoben wird [31].

Insgesamt deuten die Ergebnisse mit i.c.v., intrahypothalamischer und i.c.-Injektion von Il-1β darauf hin, daß dieses Zytokin die Säuresekretion durch Interaktionen mit definierten hypothalamischen und mit dem dorsalen Vaguskomplex des Hirnstamms PGE_2-abhängig hemmt.

Effekte von Il-1β nach peripherer Applikation

Intravenöse (i.v.) Injektion von Il-1β

Durch intravenöse und intraperitoneale Injektion können peripher ausgelöste Il-1β Effekte nachgewiesen werden. In anästhesierten Ratten mit kontinuierlich perfundiertem Magen hemmt Il-1β (0,1–5,0 μg i.v.) dosisabhängig die basale und die Pentagastrin-stimulierte Säuresekretion um bis zu 80%, gleichgültig, ob Il-1β 30 min vor oder nach Beginn der Gastrininfusion injiziert wurde [43]. Die erforderlichen Il-1β-Dosen liegen jedoch um das 100- bis 1 000fache über denjenigen, die bei zentralnervöser Applikation eine vergleichbare Säurehemmung hervorrufen. Der antisekretorische Effekt des i.v. applizierten Zytokins wird durch vorherige Immunneutralisation von Il-1β mit einem polyklonalen Kaninchenantikörper gegen rekombinantes humanes Il-1β aufgehoben [43]. Somit scheint ausgeschlossen zu sein, daß nicht das Zytokin, sondern dessen Präparation kontaminierende Endotoxine für die Inhibition verantwotlich sind.

Im Gegensatz zum Pentagastrineffekt vermag i.v. Il-1β cholinerg (Bethanechol) oder durch Histamin stimulierte Säuresekretion in anästhesierten Ratten nicht zu hemmen [43]. Diese Daten könnten dahingehend interpretiert werden, daß Il-1β die Gastrin-stimulierte Histaminsekretion aus gastralen ECL-Zellen blockiert, so daß Il-1β die Gastrin-stimulierte Säuresekretion indirekt auf dem Umweg über die ECL-Zellen hemmt; in Übereinstimmung hiermit hätte Il-1β keinen antisekretorischen Effekt mehr, wenn die Stimulation der Parietalzellen – unter Umgehung der ECL-Zellen – direkt durch Histamin oder cholinerge Agonisten erfolgt. Gegen diese Spekulation spricht freIlich, daß zumindest in Primärkulturen von ECL-Zellen der Ratte Il-1β keine inhibitorischen, sondern stimulierende Effekte hat (Prinz und Schepp, unveröffentlichte Beobachtung).

Vorbehandlung der Ratten mit Indometacin (5 mg/kg s.c.) verhindert nicht die Hemmung der Pentagastrin-stimulierten Säuresekretion durch i.v.-Il-1β [43]. Insofern ergibt sich ein Unterschied zu den durch zentralnervöse [15, 30, 32] und intraperitoneale (s. unten) Applikation induzierten Il-1β-Effekten, die durch 5–10 mg/kg s.c. Indometacin aufgehoben werden. Es kann nicht ausgeschlossen werden, daß die in dieser Studie [43] gewählte s.c. Dosis weniger effektiv ist als die teilweise höheren i.p.-Dosen in den Untersuchungen mit zentralnervöser Il-1β Applikation. Die Säurehemmung durch i.v.-Il-1β wird also möglicherweise nur deshalb durch Indometacin nicht aufgehoben, weil die in dieser Studie [43] gewählte Dosis die Prostaglandinproduktion nur unvollständig supprimiert. Eine andere Erklärung wäre die, daß Il-1β die Säureproduktion durch Prostaglandinabhängige und -unabhängige Mechanismen hemmt.

In beidseitig trunkulär vagotomierten Ratten hemmt Il-1β die Säuresekretion nur noch um 47% [43]. Dies könnte bedeuten, daß auch i.v. verabreichtes Il-1β zumindest einen TeIl seines säurehemmenden Effekts über zentralnervöse Mechanismen ausübt, die letztendlich zu einer Verminderung der efferenten

Vagusaktivität führen; lediglich der durch Vagotomie nicht aufhebbare Anteil käme demnach durch periphere Il-1β-Effekte zustande. Voraussetzung für zentral ausgelöste Effekte von Il-1β nach peripherer Verabreichung ist, daß das Zytokin die Blut-Hirn-Schranke überwindet. In der Tat wird dies durch sättigbaren, Carrier-vermittelten Transport von Il-1β (3-5), und durch Internalisation [13] erreicht, wobei in kein Hirnareal mehr Il-1β transportiert wird als in den Hypothalamus [4], der ja Kerngebiete beinhaltet, über die der zentrale säurehemmende Effekt des Zytokins ausgelöst wird [32]. Außerdem kann systemisch zirkulierendes Il-1β zirkumventrikuläre Zellen außerhalb der Blut-Hirn-Schranke beeinflussen (Organum vasculosum lineae terminalis), die PGE_2-vermittelte neurale Signale an die mediale Präoptikusregion schicken [18]. Die Notwendigkeit des Transports über die Blut-Hirn-Schranke könnte erklären, warum die Säurehemmung durch peripher appliziertes Il-1β so viel höhere Dosen (0,1–5,0 μg) benötigt als die durch zentrales (0,01–100 ng).

Intraperitoneale (i.p.) Injektion von Il-1ß

Auch i.p. verabreichtes Il-1β hemmt in pylorusligierten Ratten die basale Sekretion von Säure [28] und Pepsin [24]. Die hierfür erforderliche Dosis – 1,5 μg – liegt im Bereich der i.v. wirksamen, also 100- bis 1 000fach über der zentralnervös wirksamen Il-1β Dosis. Intraperitoneale Injektion eines Il-1 Rezeptorantagonisten (500 μg/kg) hebt den antisekretorischen Il-1β Effekt nahezu vollständig auf, ebenso wie Vorbehandlung mit intraperitonealem Indometacin (5 mg/kg, [28]). Ähnlich wie zentralnervös verabreichtes hemmt also auch peripheres Il-1β die Säuresekretion über Rezeptor-abhängige Mechanismen, wobei offen bleibt, ob die Vermittlung durch Prostaglandine im ZNS und/ oder peripher stattfindet, da sie in jedem Fall durch Indometacin blockiert wird. Il-1β i.p. stimuliert die PGE_2-Produktion der Magenschleimhaut, Indometacin i.p. hebt diese Stimulation auf [28]. Auch in vitro stimuliert Il-1β die PGE_2-Synthese der Magenschleimhaut [21]. Neben den eingangs dargestellten zentralnervösen aktiviert Il-1β also auch periphere PGE_2-abhängige Mechanismen.

Effekte von Il-1α

Im Gegensatz zu Il-1β ist Il-1α ein 5- bis 10fach weniger potenter Inhibitor der Säuresekretion der Ratte nach intrazisternaler [31] und intravenöser Applikation [43]. Wahrscheinlich interagieren beide Interleukine über ihre nahezu identischen C-Termini mit denselben Rezeptoren, zu denen jedoch Il-1α eine geringere Affinität hat. Diese ist möglicherweise durch seine von Il-1β unterschiedliche N-terminale Sequenz bedingt [9, 20, 27]. Die geringere Affinität zum Rezeptor könnte die Ursache für die geringere Potenz des antisekretorischen Effekts von Il-1α sein.

Effekte von Il-4, Il-6 und TNFα

Interleukin-4 (1–20 μg/kg i.v.) [29], Interleukin-6 (100 ng i.c., [30]) sowie TNFα (100 ng i.c., [30]); (0,1–5,0 μg/kg i.v., [43]) haben bei Mensch [29] bzw. Ratte [30, 43] keinen Einfluß auf die Säuresekretion in vivo.

Zytokineffekte auf die Säureproduktion in vitro

Zu Zytokineffekten auf die Säuresekretion in vitro liegen keine publizierten Daten vor. In isolierten Fundusdrüsenschläuchen des Kaninchens (G. Sachs, persönliche Mitteilung) und in angereicherten Parietalzellen des Hundes (A.H. Soll, persönliche Mitteilung) und der Ratte (W. Schepp, unveröffentlichte Beobachtung) haben Il-1α, Il-1β und TNFα keinen Effekt auf die Säureproduktion. Somit liegen bislang zumindest keine Ergebnisse vor, die eine direkte Hemmung der Parietalzellfunktion durch Zytokine belegen. Die in vivo beobachteten antisekretorischen Interleukineffekte kommen also nicht durch einen direkten, sondern durch einen indirekten Effekt auf die Parietalzellen zustande.

Zytokineffekte auf die Sekretion gastrointestinaler Hormone

Zytokineffekte in vivo

In einer hohen (100 ng) und einer exzessiven (500 ng) Dosis steigert intrazisternal verabreichtes Il-1β die Serumgastrinspiegel pylorusligierter Ratten [31]. Da in dieser experimentellen Anordnung bereits 100 ng Il-1β die Säuresekretion um 80 % hemmen [31], ist es wahrscheinlich, daß der Anstieg der Gastrinspiegel als Feedback-Mechanismus in Reaktion auf die gastrale Hypazidität zu verstehen ist.

TNF-α (3 · 100 μg/kg i.p.) hat keinen Effekt auf die Spiegel von Vasoaktivem Intestinalem Polypeptid (VIP) und Sekretin im portalvenösen Blut von Ratten, verdreifacht jedoch den Peptid YY (PYY) Spiegel [48]. Da dieses Peptid die Säuresekretion hemmt [1], wäre es möglich, daß TNFα über eine gesteigerte PYY-Freisetzung antisekretorisch wirkt. Bei Ratten wird jedoch die Säuresekretion durch i.c.-TNF-α nicht gehemmt [30], so daß es für die Steigerung der PYY-Spiegel durch Il-1β [48] kein funktionelles Korrelat hinsichtlich der Magensekretion gibt.

Il-1α (3 · 100 μg/kg i.p.) steigert lediglich die Gastrinspiegel im portalvenösen Blut von Ratten um ca. 70 %, hat aber keinen Einfluß auf die Spiegel von VIP, PYY, Sekretin, Substanz P und Gastrin-releasing-Peptid [48]. Parallele Messungen der Säuresekretion liegen nicht vor, so daß offen bleiben muß, ob der geringe säurehemmende Effekt von Il-1α ausgereicht hat, um zu einer gegenregulatorischen Hypergastrinämie zu führen.

Zytokineffekte in vitro

In Primärkulturen antraler G-Zellen des Kaninchens [47] sind Rückkoppelungsmechanismen mit der Magensäuresekretion ausgeschlossen. In diesem experimentellen System stimulieren Il-1β und TNF-α (0,01–10 ng/ml) die basale Gastrinsekretion [46]. Dieser Effekt ist am ehesten als direkter Effekt auf die G-Zellen zu interpretieren und erreicht immerhin 50–75% der maximalen Stimulation durch den Standardstimulus Neuromedin C.

In vorläufigen Untersuchungen konnten wir zeigen, daß Il-1β eine dosisabhängige Freisetzung von Histamin aus Primärkulturen von Enterochromaffin-like (ECL) Zellen des Rattenmagens erzeugt; in diesem Kultursystem stimuliert Il-8 ebenfalls die Histaminfreisetzung, jedoch weniger potent als Il-1β (Prinz und Schepp, unveröffentlichte Beobachtungen).

Diese Ergebnisse zeigen, daß Zytokine direkte Effekte auf endokrine Zellen des Gastrointestinaltraktes ausüben, die sich von den zentral induzierten unterscheiden. Die Stimulation von G- und ECL-Zellen durch Zytokine könnte zu Hypergastrinämie und Hyperazidität beitragen, die bei Patienten mit Helicobacter-pylori-Gastritis und bei vielen Patienten mit Ulcus duodeni beobachtet werden. Quelle der Zytokinproduktion könnten hierbei Leukozyten sein, die im Rahmen der Gastritis die Magenschleimhaut zunehmend infiltrieren und durch parakrin freigesetzte Zytokine die G- und ECL-Zellen beeinflussen.

Physiologische und pathophysiologische Relevanz von Zytokineffekten auf die Magensekretion

Il-1β spielt wahrscheinlich keine Rolle in der physiologischen Regulation der Säuresekretion. Die basale Säuresekretion pylorusligierter Ratten wird durch i.c.v.-Injektion eines Il-1β Antagonisten nicht gesteigert [30], so daß eine tonische Hemmung durch endogenes zentrales Il-1β unwahrscheinlich ist. Darüber hinaus wird Il-1β nicht konstitutiv produziert und freigesetzt, sondern nur nach pathophysiologisch relevanten Stimuli [41], so daß Il-1β eine bedeutende Rolle in pathophysiologischen Situationen spielen könnte, die durch eine Verminderung der Magensäuresekretion charakterisiert sind.

Demnach könnte die gastrale Hypoazidität bei schweren Infektionen, Sepsis und Endotoxinschock durch zentrale Effekte von Il-1β vermittelt sein, das unter diesen pathophysiologischen Bedingungen von Astrozyten und Mikroglia freigesetzt wird [12, 41]. So induzieren z.B. Endotoxine die Expression der Il-1β-mRNA in Neuronen hypothalamischer Kerngebiete des Rattenhirns mit hoher Dichte für Il-1β-Rezeptoren [14, 23]. Die Expression der Il-1α-mRNA wird dagegen durch Endotoxine nicht gesteigert [23], so daß im Gehirn Il-1β die pathophysiologisch relevante Form zu sein scheint.

Die durch zentrales Il-1β induzierte Hemmung der Magensäuresekretion könnte zur Verhinderung von Läsionen der Magenschleimhaut bei Sepsis und Endotoxinschock beitragen. Dieser teleologische Schluß wird durch Experimente nahegelegt, in denen exogenes Il-1β (i.c.v., i.c. oder i.p.) Ratten vor Magenschleimhautläsionen schützt, die durch Kältestress, Aspirin, Indometacin oder TRH-induzierte zentrale Vagusaktivierung verursacht werden [25, 28, 36, 40, 42]. Hierbei sind die gleichen Il-1β-Dosen über Prostaglandin-vermittelte Mechanismen effektiv, die auch die Säuresekretion hemmen. Ob jedoch auch endogenes zentrales Il-1β einen solchen pathophysiologisch sinnvollen protektiven Effekt durch Hemmung der Säuresekretion ausübt, ist bislang nicht gezeigt worden. Die entsprechende Extrapolation von Untersuchungen mit dem exogenen Zytokin ist noch nicht experimentell untermauert.

Literatur

1. Adrian TE, Savage AP, Sagor GR, Allen JM, Bacarese-Hamilton AJ, Tatemoto K, Polak JM, Bloom SR (1985) Effect of peptide YY on gastric, pancreatic, and biliary function in humans. Gastroenterology 89:494–499
2. Arend WP (1991) Interleukin-1 receptor antagonist a new member of the interleukin-1 family. J Clin Invest 88:1445–1451
3. Banks WA, Kastin AJ (1991) Blood to brain transport of interleukin links the immune and central nervous systems. Life Sci 48:PL117–PL121
4. Banks WA, Kastin AJ, Durham DA (1989) Bidirectional transport of interleukin-1 alpha across the blood brain barrier. Brain Res Bull 23:433–437
5. Banks WA, Ortiz L, Plotkin SR, Kastin AJ (1991) Human interleukin (Il) 1α, murine Il-1α and murine Il-1β are transported from blood to brain in the mouse by a shared saturable mechanism. J Pharmacol Exp Ther 259:988–996
6. Berkenbosch F, Van Oers J, Del Rey A, TIlders F, Besedovsky H (1987) Corticotropin-releasing factor-producing neurons in the rat activated by interleukin-1. Science 238:524–526
7. Breder CD, Dinarello CA, Saper CB (1988) Interleukin-1 immunoreactive innervation of the human hypothalamus. Science 240:321–324
8. Cornell RP, Schwartz DB (1989) Central administration of interleukin 1 elicits hyperinsulinemia in rats. Am J Physiol 257 (Regulatory Integrative Comp Physiol 26):R839–R846
9. Dinarello C (1988) Biology of interleukin-1. FASEB J 2:108–115
10. Dinarello C, Thompson RC (1991) Blocking Il-1: interleukin-1 receptor antagonist in vivo and in vitro. Immunol. Today 12:404–410
11. Farrar WL, Kilian PL, Ruff MR, Hill JM, Pert CB (1987) Visualization and characterization of interleukin-1 receptors in brain. J Immunol 139:459–463
12. Fontana A, Weber E, Dayer J (1984) Synthesis of interleukin 1/endogenous pyrogen in the brain of endotoxin-treated mice. J Immunol 133:1696–1698
13. Hashimoto M, Ishikawa Y, Yokota S, Goto F, Bando T, Sakakibara Y, Iriki M (1991) Action site of circulating interleukin-1 on the rabbit brain. Brain Res 540:217–223
14. Higgins GA, Olschowka JA (1991) Induction of interleukin-1β mRNA in adult rat brain. Mol Brain Res 9:143–148
15. Ishikawa T, Nagata S, Ago Y, Takahashi K, Karibe M (1990) The central inhibitory effect of interleukin-1 on gastric acid secretion. Neurosci Lett 119:114–117
16. Katsuura G, Gottschall PE, Arimura A (1988) Identification of a high-affinity receptor for interleukin-1 beta in rat brain. Biochem Biophys Res Commun 156:61–67
17. Katsuura G, Gottschall PE, Dahl RR, Arimura A (1989) Interleukin-1 beta increases prostaglandin E_2 in the rat astrocyte cultures: modulatory effect of neuropeptides. Endocrinology 124:3125–3127
18. Katsuura G, Arimura A, Koves K, Gottschall PE (1990) Involvement of organum vasculosum of lamina terminalis and preoptic area in interleukin-1β-induced ACTH release. Am J Physiol 258:E163–172
19. Lechan RM, Toni R, Clark BD, Cannon JG, Shaw AR, Dinarello CA, Reichlin S (1990) Immunore-

active interleukin-1β localization in the rat forebrain. Brain Res 514:135-140
20. March CJ, Mosley B, Larsen A, Ceretti DP, Braedt G, Price V, Gillis S, Henney CS, Kronheim SR, Grabstein K, Conlon PJ, Hopp TP, Cosman D (1985) Cloning, sequence and expression of two distinct human interleukin-1 complementary DNAs. Nature 315:641-647
21. Mugridge KG, Donati D, Silvestri S, Parente L (1989) Arachidonic acid lipoxygenation may be involved in interleukin-1 induction of prostaglandin biosynthesis. J Pharmacol Exp Ther 250:714-720
22. Murakami N, Sakata Y, Watanabe T (1990) Central action sites of interleukin-1β for inducing fever in rabbits. J Physiol Lond 428:299-312
23. Nishida T, Nishino N, Takano M, Sekiguchi Y, Kawai K, Mizuno K, Nakai S, Masui Y, Hirai Y (1989) Molecular cloning and expression of rat interleukin-1α cDNA. J Biochem 105:351-357
24. Okumura T, Uehara A, Okamura K, Takasugi Y, Namiki M (1990) Inhibition of gastric pepsin secretion by peripherally or centrally injected interleukin-1 in rats. Biochem Biophys Res Commun 167: 956-961
25. Okumura T, Uehara A, Kitamori S, Okamura K, Takasugi Y, Namiki M (1991) Prevention by interleukin-1 of intracisternally injected thyrotropin-releasing hormone (TRH)-induced gastric mucosal lesions in rats. Neurosci Lett 125:31-33
26. Puurunen J (1983) Central nervous system effects of arachidonic acid PGE_2, PGF_2, PGD_2, and PGI_2, on gastric secretion in the rat. Br J Pharmacol 80:255-262
27. Rivier C, Vale W, Brown M (1989) In the rat, interleukin-1α and -β stimulate adrenocorticotropin and catecholamine release. Endocrinology 125:3096-3102
28. Robert A, Olafsson S, Lancaster C, Zhang WR (1991) Interleukin-1 is cytoprotective, antisecretory, stimulates PGE_2 synthesis by the stomach, and retards gastric emptying. Life Sci 48:123-134
29. Rubin JT, Lotze MT (1992) Acute gastric mucosal injury associated with the systemic administration of interleukin-4. Surgery 111:274-280
30. Saperas E, Taché Y (1993) Central interleukin-1β-induced inhibition of acid secretion in rats: specificity of action. Life Sci 52:785-792
31. Saperas E, Yang H, Rivier C, Taché Y (1990) Central action of recombinant interleukin-1 to inhibit acid secretion in rats. Gastroenterology 99:1599-1606
32. Saperas E, Yang H, Taché Y (1992) Interleukin-1β acts at hypothalamic sites to inhibit gastric acid secretion in rats. Am J Physiol 263 (Gastrointest Liver Physiol 26):G414-G418
33. Saphier D, Feldman S (1986) Effects of stimulation of the preoptic area on hypothalamic and paraventricular nucleus unit activity and corticosterone secretion in freely moving rats. Neuroendocrinology 42:167-173
34. Sapolsky R, Rivier C, Yamamoto G, Plotsky P, Vale W (1987) Interleukin-1 stimulates the secretion of hypothalamic corticotropin-releasing factor. Science 238:522-524
35. Sawchenko PE, Swanson LW (1982) Immunohistochemical identification of neurons in the paraventricular nucleus of the hypothalamus that project to the medulla or the spinal cord in the rat. J Comp Neurol 205:260-272
36. Shibasaki T, Yamauchi N, Hotta M, Imaki T, Oda T, Ling N, Demura H (1991) Interleukin-1 inhibits stress-induced gastric erosions in rats. Life Sci 48:2267-2273
37. Somiya H, Tonoue T (1984) Neuropeptides as central integrators of autonomic nerve activity: effects of TRH, SRIF, VIP and bombesin on gastric and adrenal nerves. Regul Pept 9:47-52
38. Stephens RL, Ishikawa T, Weiner H, Novin D, Taché Y (1988) TRH analog, RX 77368, injected into the dorsal vagal complex stimulates gastric secretion in rats. Am J Physiol 254:G639-G643
39. Taché Y (1992) Central mechanisms in control of gastric acid secretion. Curr Opinion Gastroenterol 7:842-848
40. Uehara A, Okumura T, Kitamori S, Takasugi Y, Namiki M (1990) Interleukin-1: A cytokine that has potent antisecretory and anti-ulcer actions via the central nervous system. Biochem Biophys Res Commun 173:585-590
41. Ulich TR, Guo K, Irwin B, Remick DG, Navatelis GN (1990) Endotoxin-induced cytokine gene expression in vivo. Am J Pathol 137:1173-1185
42. Wallace JL, Keenan CM, Mugridge KG, Parente L (1990) Reduction of the severity of experimental

gastric and duodenal ulceration by interleukin-1β. Eur J Pharmacol 86:279–284
43. Wallace J, Cucala M, Mugrigdge K, Parente L (1991) Secretagogue-specific effects of interleukin-1 on gastric acid secretion. Am J Physiol 261 (Gastrointest Liver Physiol. 24):G559–G564
44. Walter JS, Meyers P, Krueger JM (1989) Microinjection of interleukin-1 into brain: separation of sleep and fever responses. Physiol Behav 45:169–176
45. Wei JY, Taché Y (1990) Alterations of efferent discharges of the gastric branch of the vagus nerve by intracisternal injection of peptides influencing gastric function in rats (Abstract). Gastroenterology 98:A531
46. Weigert N, Schaffer K, Classen M, Schepp W (in press) Gastrin release from cultured rabbit antral G-cells: stimulation by cholinergic agonists and cytokines (Abstract). Hepatogastroenterology
47. Weigert N, Wegner U, Schusdziarra V, Classen M, Schepp W (1994) Functional characterization of a muscarinic receptor stimulating gastrin release from rabbit antral G-cells in primary culture. Eur J Pharmacol 264:337–344
48. Zamir O, Hasselgren P-O, Higashiguchi T, Frederick JA, Fischer JE (1992) Effect of sepsis or cytokine administration on release of gut peptides. Am J Surg 163:181–185

Immunoregulatory Role of Contra-inflammatory Cytokines in Inflammatory Bowel Disease

S. Schreiber, A. Raedler

Summary

Background. In inflammatory bowel disease peripheral monocytes and intestinal macrophages exhibit an increased state of priming and activation. The enhanced state of activation results in an increased capacity to secrete pro-inflammatory mediators (lipid autacoids and pro-inflammatory cytokines) and also non-specific toxic molecules (i.e. superoxide anions or nitric oxide) in vitro and in vivo. Contra-inflammatory mechanisms, in particular downregulating cytokines, may be of great importance in limiting the pro-inflammatory potential of activated mononuclear phagocytes. Our hypothesis is that the response of IBD mononuclear phagocytes to some of the downregulating factors, particularly Interleukin 4 (Il-4), may be altered.

Methods. Peripheral monocytes from IBD patients and normal controls were isolated by serial density centrifugations, intestinal lamina propria mononuclear cells (LPMNC) by collagenase digestion. The secretion of pro-inflammatory cytokines (Il-1β, TNF-α, Il-1-ra) into culture supernatants was assessed by ELISA. In parallel, superoxide anion release, macrophage mannose receptor, and monocyte Il-4 receptor expression were assessed. The immunoregulatory role of contra-inflammatory mediators (prostaglandin E2 (PGE2), Il-4, Il-10, Il13) on the release of pro-inflammatory molecules was investigated.

Results. Our findings confirm that IBD peripheral monocytes and intestinal macrophages show an enhanced capacity to secrete pro-inflammatory cytokines (Il-1β, TNF-α) and also non-specific effector molecules like superoxide anions in comparison with normal controls. Secretion of the anti-inflammatory molecule Il-1 receptor antagonist (Il-1-ra) by IBD monocytes is not increased, which leads to a preponderance of pro-inflammatory Il-1β over the receptor antagonist in IBD. As we find that Il-4 is effectively down-regulating pro-inflammatory cytokine (Il-1β, TNF-α) and superoxide anion secretion by resting as well as LPS-activated normal monocytes we also find that IBD peripheral monocytes show a diminished responsiveness to the inhibitory effect of Il-4. In vitro maturation did not change the altered response pattern of IBD monocytes to Il-4.

Moreover, an impaired down-regulation of TNF-α secretion by Il-4 could also be found in IBD intestinal LPMNC which was similar to that seen in peripheral monocytes. The Il-1-ra/Il-1β ratio is increased by Il-4 treatment of normal monocytes, whereas in IBD monocytes the persistence of low Il-1-ra/Il-1β ratios after Il-4 stimulation demonstrates that Il-1β secretion still prevails over Il-1-ra. To further characterize the complex immunoregulatory properties of Il-4, we studied its ability to induce expression of the macrophage mannose receptor, which is a molecule pivotal to macrophage mediated host defense by binding high mannose glycoproteins on pathogens. Il-4 is a potent inducer of the mannose receptor on normal monocytes whereas the responsivity of IBD monocytes is impaired. In monocytes from disease specificity controls (colonic diverticulitis, bacterial pneumonia) no impairment of the Il-4 regulation was seen. No impaired down regulation of activation by Il-10 or PGE2 was seen in IBD mononuclear phagocytes.

Conclusions. Interleukin 4 mediated down-regulation of pro-inflammatory molecules secreted by mononuclear phagocytes is disturbed in IBD.

1 Enhanced Secretion of Pro-inflammatory Molecules by Inflammatory Bowel Disease Mononuclear Phagocytes

Recent studies have demonstrated the heightened state of both peripheral monocyte and intestinal macrophage as well as lymphocyte activation in inflammatory bowel disease (IBD) [1–10]. Interleukin 1 (Il-1) and tumor necrosis factor-α (TNF-α) may be of particular importance in the induction of intestinal inflammation in IBD [2–4, 6–8, 11–13] . Both cytokines have potent pro-inflammatory properties and are expressed in increased amounts in inflamed and non-inflamed IBD intestinal mucosa [2–4, 6–8, 11–13]. TNF-α and Il-1β can be potentially secreted by many cells types, but two of the main producers are monocytes and macrophages. Most interestingly, monocytes produce an inhibitory molecule as well, the interleukin 1 receptor antagonist (Il-1-ra), which can block Il-1β effectively from binding to its receptor [14–16]. In a series of important studies Cominelli et al. have shown that Il-1 is an early mediator in the course of immune complex induced rabbit colitis and moreover that pretreatment with Il-1-ra is able to reduce the extent of inflammation in this model [14, 15].

In addition to specific mediators, monocytes and macrophages can secrete non-specific destructive effector molecules including superoxide anions. It has been demonstrated by previous studies that the capacity for superoxide anion generation by peripheral monocytes [17] as well as intestinal macrophages [18] is increased in IBD. Circulating bacterial lipopolysaccharides (LPS), which are increased in the sera of active IBD patients [17], may contribute to the enhanced level of monocyte priming and activation in active disease [17].

2 Contra-inflammatory Cytokines

Interleukin 4 (Il-4), a T cell derived cytokine, has been found to inhibit the production of Il-1β and TNF-α by human monocytes [19, 20]. Although initially defined as a B cell growth factor, Il-4 has potent effects on myeloid lineage cells [19–23]. These include the induction of major histocompatibility complex (MHC) class II expression [21] as well as an up-regulation of macrophage mannose receptor (MMR) function [22] and an augmentation of the capacity for antigen presentation [23]. The capacity of in vitro activated normal monocytes to secrete superoxide anions or reactive nitrogen intermediates is effectively down-regulated by Il-4 [24–26].

Interleukin 10 (Il-10), which has been recently identified as cytokine synthesis inhibitory factor (CSIF), has like many other cytokines multiple biologic effects (for review see [27, 28]). Il-10 has been found to inhibit the production of cytokines by activated macrophages and monocytes [29–31]. Human Il-10 downregulates the synthesis of Il-1α, Il-1β, Il-6, Il-8, TNF-α and G-CSF by activated monocytes [29, 30, 32, 33]. In addition to its cytokine synthesis inhibitory factor activities on mononuclear phagocytes, Il-10 strongly inhibits the production of IFN-γ and, to a lesser extent, Il-2 production by type 1 T_{helper} (Th) cells [34], but not the production of the type 2 Th cell cytokines Il-4 and Il-5 [32]. Recent studies also indicate an antiproliferative effect on human intestinal lamina propria T cells [35, 36]. The inhibitory effect on T cells is probably exerted via its action on activated macrophages [37]. In the mouse, Il-10 is produced by Th2 cells [34] and – in addition to other cells – by activated macrophages [33]. In man, activated monocytes are thought to be the main source of Il-10 (33), while a few T cell clones and EBV-transformed lymphoblastoid cell line cells have been also found to express Il-10 mRNA and protein after activation (39, 42). Interestingly, human Il-10 downregulates its own synthesis by monocytes via an autoregulative negative feedback mechanism [33]. The knockout of the Il-10 gene induced colitis in mice [40], thereby indicating a role of Il-10 in maintaining normal non-inflammatory intestinal immunoregulation.

3 Immunoregulatory Properties of Interleukin 4 in Inflammatory Bowel Disease

Both Il-1β and TNF-α have been suggested to be important mediators involved in the initiation and perpetuation of intestinal inflammation in IBD. Our studies show that enhanced levels of both cytokines are released by purified IBD peripheral monocytes in vitro and that Il-4 is a potent mediator in down-regulating Il-1β and TNF-α in a dose dependent maner (Fig. 1). The Il-4 dose-response curve we observed in normal monocytes was quite comparable to that shown by others [20, 41]. In accordance with the report by Donnelly and co-workers [20] we observed a reduction in Il-1β and TNF-α production as early as 24 h after addition of Il-4.

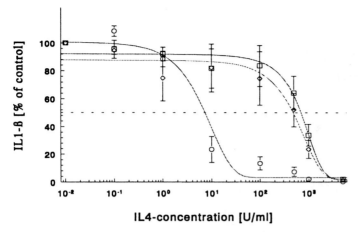

Fig. 1. Il-4 mediated down-regulation of monocyte Il-1β secretion. Isolated peripheral monocytes were cultured in the presence of increasing concentrations of rIl-4. Results are expressed as percent of Il-1β levels spontaneously secreted by controls receiving no Il-4. (mean ± SEM). A dose dependent down regulation of Il-1β secretion is seen in patients with UC (□, $n = 8$), with CD (◇, $n = 7$) and in normal controls (○, $n = 7$). However, monocytes of patients with IBD demonstrate a significantly diminished responsivity to Il-4 requiring approximately 100 fold higher amounts of Il-4 than normal monocytes for a 50% suppression of Il-1β secretion. ($p < 0.001$ between normal controls and CD or UC, resp.). Similar data were obtained with intestinal macrophages (Reprinted from Gastroenterology [26]. Copyright American Gastroenterological Association Inc.)

However, IBD monocytes show a "resistance" to immunoregulation by Il-4, requiring about 100-fold higher amounts of Il-4 to induce a down-regulation similar to that in normal monocytes.

The Il-1-ra can competitively block Il-1β from binding to its receptor. Secretion of Il-1-ra is therefore regarded as an important negative feedback mechanism to limit the potential pro-inflammatory effects of Il-1β. We assessed the ratio between Il-1-ra and Il-1β to estimate the pro-inflammatory potential of Il-1β secreted [42]. Spontaneous Il-1-ra secretion was seen at a much lower extent (relative to Il-1β levels) in IBD monocytes than in normal cells. We therefore find already under control conditions that pro-inflammatory Il-1β prevails over Il-1ra secreted by IBD monocytes (Fig. 2).

Under our culture conditions Il-4 induced down-regulation of Il-1β much more effectively than up-regulation of Il-1ra secretion in both normal and IBD monocytes. Our data demonstrate that Il-1-ra/Il-1β ratios in normal monocytes' culture supernatants are greatly enhanced by increasing amounts of Il-4 in a dose dependent manner whereas ratios in IBD remain statistically unchanged. Thus in normal monocytes Il-4 induces a preponderance of this potent anti-inflammatory molecule whereas in IBD the Il-1β secreted can not be blocked effectively by Il-1-ra (data not shown).

Maturation may alter the response of monocytes to Il-4. We therefore used an in vitro maturation assay to generate monocyte derived macrophages (MDM).

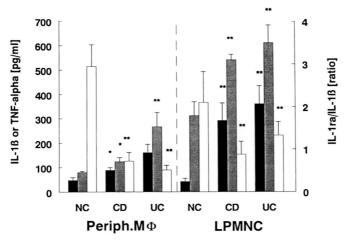

Fig. 2. Secretion of Il-1β, TNF-α and Il-1-ra by peripheral monocytes and intestinal LPMNC. Isolated peripheral monocytes (peripheral Mφ, *left*) or intestinal LPMNC (*right*), respectively, were cultured with and without presence of PWM (1% v/v). Cells were obtained from normal controls (NC, $n = 18-26$), patients with active Crohn's disease (CD, $n = 8-18$) or patients with active ulcerative colitis (UC, $n = 8-12$). Il-1β and Il-1-ra secretion were observed spontaneously, whereas TNF-α could only be detected after stimulation with PWM. In comparison with normal cells, the in vitro secretion of Il-1β (*solid bars, left y-axis*) as well as of TNF-α (*cross-hatched bars, left y-axis*) is increased by IBD peripheral monocytes as well as IBD intestinal LPMNC. In normal controls a preponderance of the anti-inflammatory molecule Il-1-ra over Il-1β exists (*open bars*, Il-1-ra/Il-1β ratios on the *right y-axis*), whereas in IBD peripheral monocytes as well as IBD intestinal LPMNC the Il-1-ra/Il-1β ratios are significantly lower than in normal controls. *$p < 0.05$, **$p < 0.005$ (Reprinted from Gastroenterology [43] Copyright American Gastroenterological Association.)

Moreover we investigated LPMNC containing mature tissue macrophages. Although we observed that maturation shifts the dose response curve to Il-4 to the right, we also could show that the observed differences between IBD and normal cells persist (data not shown, 26). Further studies will address the influence of maturation on Il-4 regulated mononuclear phagocyte functions and the question whether different monocyte/macrophage subpopulations exist in IBD incompanion with normal controls.

To determine whether the impaired regulation by Il-4 in IBD is selective to the secretion of pro-inflammatory cytokines we studied the capacity to release superoxide anions (Fig. 3). We have shown earlier that IBD monocytes are primed for an enhanced respiratory burst [17]. Il-4 turned out to be a potent inhibitor of superoxide anion secretion in resting or LPS activated normal monocytes. In IBD an impairment of the Il-4 mediated inhibition of superoxide anion release to a similar, although less pronounced extent, than that seen with pro-inflammatory cytokine secretion was observed.

Since two different systems of monocyte effector functions showed an impaired down-regulation by Il-4 in IBD, we concluded that altered regulation by Il-

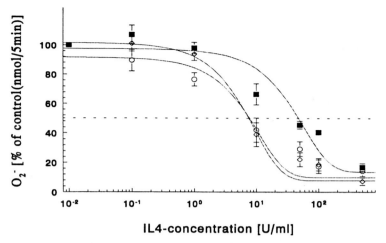

Fig. 3. Il-4 mediated down-regulation of FMLP induced superoxide secretion. Isolated peripheral monocytes were cultured (24 h) in the presence of increasing concentrations of rIl-4 either with or without LPS (10 ng/ml) Results are expressed as percent of superoxide levels secreted during 5 min activation with FMLP by controls receiving no Il-4 (mean ± SEM). A dose dependent down regulation of superoxide secretion by rIl-4 is seen in patients with IBD (■, 4 CD, 4 UC) as well as in normal controls cultured either without (○, $n = 8$) or with LPS (◇, $n = 5$). Monocytes from patients with IBD demonstrate a diminished responsivity to Il-4 mediated downregulation of superoxide secretion in comparison with both LPS stimulated and unstimulated normal monocytes and required ten-fold higher amounts of rIl-4 for a 50% inhibition ($p < 0.01$ between NC/NC + LPS and IBD monocytes, resp.) (Reprinted from Gastroenterology [26] Copyright American Gastroenterological Association, Inc.)

4 is not restricted to cytokine secretion and may effect simultaneously a multitude of Il-4 controlled macrophage effector events.

As the macrophage mannose receptor is a molecule pivotal to macrophage mediated host defense we evaluated the capacity of γIl-4 to induce MMR expression and function on monocytes following short term culture (Fig. 4). At similar Il-4 concentrations which were effective in inhibiting gIl-1β, TNF-α and superoxide production we observed enhancement of MMR activity. Our data confirm the study by Stein and coworkers [22] in which they could show that Il-4 is a potent inducer of MMR activity on murine macrophages. Again IBD monocytes exhibited an impaired responsivity to Il-4 in comparison with normal cells. Since induction of the MMR has been associated with macrophage deactivation [44–46], the impairment of Il-4 driven MMR expression in IBD supports the hypothesis that the deactivation of monocytes may be impaired in IBD. The diminished responsivity of IBD monocytes to Il-4 seems not to be limited to a set of monocyte effector functions but rather appears to impact on a host of Il-4 regulated cellular events. Moreover, the reduced induction of the MMR in IBD may result in a decreased capacity for monocyte antigen clearing [44, 47] and may reduce the ability of these cells to present antigens [47].

The up-regulation of the Il-1-ra by Il-4 already indicated that inhibitory effects of Il-4 on cytokine and superoxide secretion are not due to a non-specific cytotoxic

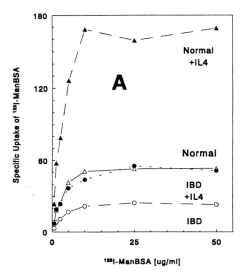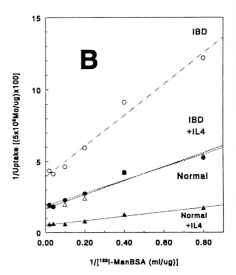

Fig. 4. Il-4 induced upregulation of mannose receptor mediated endocytosis. Isolated peripheral monocytes (IBD, normal controls) were cultured (24 h) and then exposed to 50 U/ml of either rIl-4 or mock rIl-4 (36 h). After incubation with increasing concentrations of ^{125}I-ManBSA, cells were then centrifuged through oil to separate bound from unbound ligand and the amount of radioactivity was measured in both supernatant and pellet with a LKB gamma counter. *Panel A* shows a representative experiment (one of five) demonstrating that ^{125}I-ManBSA uptake in IBD mononuclear phagocytes is decreased in comparison with normal cells. Il-4 (50 U/ml) stimulation leads to an increase in ^{125}I-ManBSA uptake, which is much less pronounced in IBD cells than in normal mononulcear phagocytes ($n = 3$), *Panel B* demonstrates the double reciprocal plot from the same experiment. Although the V_{max} is distinctly different between the groups, the uptake kinetics (as represented by the K_{uptake}) are similar. This indicates that the observed differences may represent differences in mannose receptor density rather than a change in binding or endocytosis kinetics. (Reprinted from Gastroenterology [26] Copyright American Gastroenterological Association, Inc.)

effect. Moreover, others have already shown that Il-4 does not reduce cell viability or protein synthesis by cultured monocytes [19, 23]. We also did not observe any differences in cell viability between those monocytes cultured in medium alone and those cultured under the influence of Il-4.

The possibility that preactivation of IBD monocytes (i.e. by circulating endotoxin [17]) would account for the impairment of Il-4 induced down-regulation of Il-1β, TNF-α and superoxide secretion was addressed by a series of experiments in which we either used LPS to preactivate normal monocytes or PWM to concomitantly stimulate monocytes during Il-4 treatment. As expected, LPS and PWM increased the absolute levels of Il-1β and TNF-α secretion. However, pretreatment or co-culture with LPS or PWM, respectively, did not change the Il-4 dose-response curve for down-regulation of Il-1β and TNF-α secretion. We also found that the impairment of Il-4 mediated down-regulation of monocyte superoxide and Il-4 induced MMR induction cannot be recuperated by in vitro LPS treatment. Moreover, in disease specificity controls (patients suffering from colonic diverticulitis and bacterial pneumonia, respectively) no impairment of Il-4 regulation was seen in comparison with normal controls. Therefore, alterations of Il-4 mediated down-regulation monocyte effector functions in IBD cannot be recuperated in a number of models and disease states producing cellular activation of monocytes.

The number of Il-4 receptors may be determinant of the ability of the monocyte to respond to Il-4 stimulation. We therefore assessed the number of Il-4 binding sites on normal and IBD monocytes and found a decreased (by approx. 30 %) number of Il-4 receptors on IBD monocytes in comparison with normal cells. Taking the small differenes into consideration, a lower number of Il-4 receptors on IBD peripheral monocytes in comparison to normal cells is very unlikely to exclusively account for the observed impairment in Il-4 mediated down-regulation without other alterations in intra- or inter-cellular signaling. Preliminary data show alterations in the chain of signal events transduced by the Il-4 receptor of IBD mononuclear phagocytes in response to Il-4 binding although Il-4 induced Stat-6 levels appea to be identical in IBD and normal control mononuclear phagocytes [53].

4 Immunoregulatory Properties of Interleukin 10 in Inflammatory Bowel Disease

Just as we found that Il-10 is a potent down-regulator of Il-1β secretion by IBD and normal mononuclear phagocytes we could also demonstrate that Il-10 is an inducer of Il-1-ra. As outlined above, in supernatants from normal mononuclear phagocytes a preponderance of this potent anti-inflammatory molecule exists which is not found in IBD. Il-10 increases Il-1-ra/Il-1β ratios in a dose dependent fashion by both inhibiting Il-1β and inducing Il-1-ra secretion. High doses of Il-10 were capable of restoring the diminished Il-1-ra/Il-1β ratio in IBD patients to normal values [43].

Interleukin 10 induced ownregulation of Il-1β, TNF-α and superoxide secretion by peripheral as well as intestinal mononuclear phagocytes appeared to be not different in IBD in comparison with normal controls. The regulatory deficits in IBD observed for Il-4 could not be found for the contra-inflammatory properties of Il-10.

In intestinal lamina propria homogenates we find considerable amounts of Il-10 after short culture of the biopsies in PWM without statistical differences between IBD and normal tissue. These findings indicate that Il-10 is present in the intestinal lamina propria and can play an important role in maintaining normal intestinal immunoregulation (data see [43]). Our data could therefore not confirm the hypothesis of a relative Il-10 deficiency in IBD intestinal lamina propria. However, data generated by animal models in which an knockout of the Il-10 gene has led to colonic inflammation, while knockout of the Il-4 gene does not induce any intestinal inflammation [40], may indicate that a relative Il-10 deficiency or a shortened half-life of the cytokine would be potentially capable of sustaining mucosal inflammation. Further studies, detailing the distribution of Il-10 producing cells within the intestinal lamina propria are therefore being conducted at present.

5 Conclusions

We confirmed that IBD peripheral monocytes and intestinal macrophages were in a heightened state of activation leading to an enhanced capacity to secrete specific pro-inflammatory cytokines like Il-1β and TNF-α or unspecific mediators including superoxide anions. We reported that Il-4 and also Il-10 were effectively down-regulating the secretion of these pro-inflammatory cytokines in a resting state and of LPS activated normal peripheral monocytes, and moreover, they are potent inducers of the Il-1-ra. We also found that Il-4 but not Il-10 mediated down-regulation of Il-1β, TNF-α and superoxide anion secretion was impaired in IBD monocytes (Fig. 5). In vitro maturation of monocytes did not eliminate the differences in the Il-4 response pattern between IBD and normal monocytes. Moreover, we found a resistance of IBD intestina lamina propria mononuclear cells (LPMNC) with regard to down-regulation by Il-4 in comparison with normal LPMNC which was similar to that seen in peripheral monocytes. The contra-inflammatory potential o Il-10 with regard to downregulation of pro-inflammatory cytokine and effector molecule secretion by LPMNC again appeared to be intact in IBD. Il-4 increased Il-1-ra/Il-1β ratios in supernatants of normal monocytes in a dose dependent manner whereas ratios were not changed in IBD. Il-10, on the other hand, increased Il-1-ra/Il-1β ratios in both IBD and normal mononuclear phagocytes and, moreover, restored the diminished spontaneous ratios seen in IBD. The MMR, a molecule pivotal to macrophage mediated host defense, which serves as a receptor for high mannose glycoproteins on pathogens, was up-regulated on normal monocytes by Il-4. We again found a diminished responsiveness

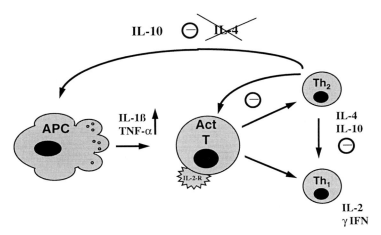

Fig. 5. Interleukin 4 "resistance" by IBD mononuclear phagocytes. IBD mononuclear phagocytes from peripheral blood or from intestinal lamina propria show a diminshed responsivity to downregulation by Il-4. This Il-4 "resistance" affects various Il-4 regulated monocyte/macrophage effector functions but cannot be seen with other downregulating cytokines (Il-10)

by IBD monocytes with regard to induction of the MMR by Il-4. A decreased number of Il-4 receptors on IBD monocytes in addition to an altered signal transduction by the receptor may contribute to the mechanism responsible for the reduced responsivity to Il-4.

These findings demonstrate that Il-4 regulation of a series of monocyte functions is disturbed in IBD. We suggest that in IBD the Il-4 mediated control of monocyte/macrophage effector functions may be impaired, which is not found in disease specificity controls of acute inflammatory disorders (colonic diverticulitis, bacterial pneumonia). Moreover, downregulation of activated IBD mononuclear phagocytes by Il-10 appears to be intact, a finding which underlines the specificity of the observed defects in Il-4 immunoregulation.

The normal intestinal mucosa has a great capacity to completely reconstitute even after severe defects. In IBD, however, a prolonged and continuing course of inflammatory tissue destruction is a characteristic pathological feature. To further characterize the mechanisms sustaining chronic intestinal inflammation in IBD, it may be important to deepen our understanding of the complex balance between pro- and anti-inflammatory mediators [48]. A potent candidate for limiting the inflammatory process may be interleukin 4 due to its profound macrophage and monocyte de-activating properties as well as its capacity to down-regulate T cell activation [49, 50]. We found that Il-4 mediated down-regulation of IBD monocyte effector functions was altered. Fiocchi and coworkers recently described a similar impairment of Il-4 regulation at the level of IBD T cell activation [49, 50].

The resistance of activated IBD monocytes to Il-4 induced down-regulation of effector functions may be specific for the disease or could be an important principle for sustaining chronic inflammation in general. Further studies will therefore expand the controls used and also include other chronic diseases in which mononuclear phagocyte activation occurs. Moreover, the applicability of these in vitro findings to in vivo pathophysiology has to be checked carefully.

The ability of Il-4 to down-regulate monocyte cytokine secretion and other monocyte effector functions represents what we believe to be a pivotal function limiting inflammation. The induction of molecules like the MMR, on the other hand, may be important for preparing de-activated monocytes again for host defense [45]. The data presented in this study were obtained in vitro on peripheral monocytes and were only controlled partially using intestinal macrophages. Although monocytes appear to enter the inflamed mucosa in IBD in great numbers [51, 52] careful further analysis of intestinal macrophages and their respective subpopulations [51, 52] is warranted to assess whether Il-4 resistance is a principle for prolonging the course of chronic mucosal inflammation. Additional support is given to this hypothesis by the recent findings of Fiona Powrie and coworkers [54], which describe a resistency to IL-4 but not IL-10 in an TH_1 type cytokine driven model of mouse colihs (CD45-RB high-CD4 Tall model). Further studies will therefore address the mechanism of Il-4 regulation of mucosal macrophages and try to ascertain whether an altered immunoregulation of IBD mononuclear phagocytes contributes to the perpetuation of a cascade of ongoing inflammatory reactions in the intestinal mucosa.

Acknowledgments. The contribution of the Mucosal Immunology Group, in particular of Jürgen Bauditz, Jan Baumann, Anja Bouchard, Tobias Glissmann, Jens Hämling, Thomas Heinig, Ulf Hellweg, Stefanie Howaldt, Ingrid Manske, Susanna Nikolaus, Ulf Panzer, Rüdiger Reinking, Yvonne Rückert, Nicole Sprathoff, Malte Syamken, Frederike Wullstein is gratefully acknowledged. Parts of the work described in this article are either in press (as referenced, copyrighted by the American Gastroenterological Association. Inc.) or under consideration for publication.

References

1. Pallone F, Fais S, Squarcia O, Biancone L, Pozilli P, Boivirant M (1987) Activation of peripheral blood and intestinal lymphocytes in Crohn's disease. In vivo state of activation and in vitro response to stimulation as defined by the expression of early activation antigens. Gut 28:745–753
2. Mahida YR, Wu K, Jewell DP (1989) Enhanced production of interleukin 1-β by mononuclear cells isolated from mucosa with active ulcerative colitis or Crohn's disease. Gut 30:835–838
3. Ligumsky M, Simon PL, Karmeli F, Rachnilewitz D (1990) Role of interleukin 1 in inflammatory bowel disease-enhanced production during active disease. Gut 31:686–689
4. MacDonald TT, Hutchings P, Choy MY, Murch, Cooke A (1990) Tumour necrosis factor-alpha and interferon-gamma production measured at the single cell level in normal and inflamed human intestine. Clin Exp Immunol 81:301–305
5. Schreiber S, MacDermott RP, Raedler A, Pinnau R, Bertovich M, Nash GS (1991) Increased activation of intestinal lamina propria mononuclear cells in inflammatory bowel disease. Gastroenterology 101:1020–1030
6. Raedler A, Steffen M, Reinecker C, Witthoeft Th, Schreiber S, MacDermott RP (1992) Lamina propria mononuclear cells in patients with inflammatory bowel disease secrete enhanced levels of Il-1β, TNF-α and Il-6. Gastroenterology 102:A681 (Abstract)
7. Brynskov J, Tvede N, Andersen CB, Vilien M (1992) Increased concentrations of interleukin 1β, interleukin 2, and soluble interleukin-2 receptors in endoscopic mucosal biopsy specimens with active inflammatory bowel disease. Gut 33:55–58
8. Pullman WE, Elsbury S, Masanobu K, Hapel AJ, Doe WF (1992) Enhanced mucosal cytokine production in inflammatory bowel disease. Gastroenterology 102:529–537
9. Mullin GE, Lazenby AJ, Harris ML, Bayless TM, James SP (1992) Increased interleukin 2 messenger RNA in the intestinal mucosal lesions of Crohn's disease but not ulcerative colitis. Gastroenterology 102:1620–1627
10. Schreiber S, Raedler A, Conn AF, Rombeau JL, MacDermott RP (1992) Increased release of soluble interleukin-2 receptor by colonic lamina propria mononuclear cells in inflammatory bowel disease. Gut 32:236–239
11. Stevens C, Walz G, Singaram C, Lipman ML, Zanker B, Muggia A, Antonioli D, Peppercorn MA, Strom TB (1992) Tumor necrosis factor-α, interleukin-1β and interleukin 6 expression in inflammatory bowel disease. Dig Dis Sci 37:818–826
12. Isaacs KL, Sartor RB, Haeskil JS (1990) Monokine profiles in inflammatory bowel disease; detection of messenger rna by polymerase chain reaction amplification. Gastroenterology 98:A455 (Abstract)
13. Dinarello CA, Wolff SM (1993) The role of interleukin 1 in disease. N Engl J Med 328:106–113
14. Cominelli F, Dinarello CA (1989) Interleukin-1 in the pathogenesis of and protection from inflammatory bowel disease. Biotherapy 1(4):369–375
15. Cominelli F, Nast CC, Clark BD (1990) Interleukin 1 (Il-1) gene expression, synthesis and effect of specific Il-1 receptor blockade in rabbit immune complex colitis. J Clin Invest 86(3):972–980
16. Dinarello CA (1991) Interleukin-1 and interleukin-1 antagonism. Blood 77:1627–1652
17. Baldassano RN, Schreiber S, Johnston RB, Muraki T, MacDermott RP (1993) Monocytes of patients with Crohn's disease are primed for accentuated release of toxic oxygen metabolites: possible role for endotoxin. Gastroenterology 105:60–66

18. Mahida YR, Wu KC, Jewell DP (1989) Respiratory burst activity of intestinal macrophages in normal and inflammatory bowel disease. Gut 30:1362-1370
19. Essner R, Rhoades K, McBride WH, Morton DL, Esconomou JS (1989) Il-4 down-regulates Il-1 and TNF gene expression in human monocytes. J Immunol 142:3857-2861
20. Donnelly RP, Fenton MJ, Finbloom DS, Gerrard TL (1990) Differential regulation of Il-1 production in human monocytes by IFN-γ and Il-4. J Immunol 145:569-575
21. Crawford RM, Finblooom DS, Ohara J, Paul WE, Mektzer MS (1987) B cell stimulatory factor-1 (interleukin 4) activates macrophages for increased tumorcidal activity and expression of Ia antigens. J Immunol 139:135-141
22. Stein M, Keskav S, Harris N, Gordon S (1992) Interleukin 4 potently enhances murine macrophage mannose receptor activity: a marker of alternative immunologic macrophage activation. J Exp Med 176:287-292
23. Te Velde AA, Klomp JP, Yard BA, de Vries JE, Figdor CG (1988) Modulation of phenotypic and functional properties of human peripheral blood monocytes by Il-4. J Immunol 140:1548-1553
24. Boey H, Rosenbaum R, Castracane J, Borish L (1989) Interleukin-4 is a neutrophil activator. J Allergy Clin Immunol 83:978-984
25. Alramadi BK, Meissler JJ, Huang D, Eisenstein TK (1992) Immunosuppression induced by nitric oxide and its inhibition by interleukin 4. Eur J Immunol 22:2249-2254
26. Schreiber S, Bouchard A, Heinig T, Panzer U, Reinking R, Raedler A (1994) Impaired response of activated mononuclear phagocytes to interleukin 4 in inflammatory bowel disease. Gastroenterology 108:21-33
27. Mosmann TR (1991) Regulation of immune responses by T cells with different cytokine secretion profiles: role of a new cytokine, cytokine synthesis inhibitory factor (Il-10). Int Arch Allergy Appl Immunol 94:110-115
28. de Waal Malefyt R, Yssel H, Roncarolo M-G, Spits H, de Vries JE (1992) Interleukin 10. Curr Opin Immunol 4:314-322
29. Fiorentino DF, Zlotnik A, Mosmann TR, Howard M, O'Garra A (1991) Il-10 inhibits cytokine production by activated macrophages. J Immunol 147:3815-3822
30. Ralph P, Nakoinz I, Sampson-Johannes A, Fong S, Lowe D, Min H-Y, Lin L (1992) Il-10, T lymphocyte inhibitor of human blood cell production of Il-1 and tumor necrosis factor. J Immunol 148:808-814
31. Oswald IP, Gazzinelli RT, Sher A, James SL (1992) Il-10 synergizes with Il-4 and transforming growth factor-β to inhibit macrophage cytotoxic activity. J Immunol 148:3578-3582
32. Fiorentino DF, Zlotnik A, Viera P, Mosmann TR, Howard M, Moore KW, O'Garra A (1991) Il-10 acts on the antigen presenting cell to inhibit cytokine production by Th1 cells. J Immunol 146:3444-3451
33. de Waal Malefyt R, Abrams J, Bennett B, Figdor CG, de Vries JE (1991) Interleukin 10 (Il-10) inhibits cytokine synthesis by human monocytes: an autoregulatory role of Il-10 produced by monocytes. J Exp Med 174:1209-1220
34. Fiorentino DF, Bond MW, Mosmann TR (1989) Two types of mouse T helper cells. IV. Th2 clones secrete a factor that inhibits cytokine production by Th1 clones. J Exp Med 170:2081-2085
35. Fukushima K, West GA, Klein JS, Levine AD, Fiocchi C (1993) Opposite modulatory activity of Il-10 and Il-4 on lamina propria mononuclear cells (LpMC) is stimulus-dependent. Gastroenterology 104:A702 (Abstract)
36. Matsuura T, West GA, Klein JS, Levine AD, Kusugami K, Morise K, Fiocchi C (1993) Immune activation gene products are resistant to Il-4 inhibitory activity in Crohn's disease (CD). Gastroenterology 104:A739 (Abstract)
37. Ding L, Shevach EM (1992) Il-10 inhibits motogen-induced T cell proliferation by selectively inhibiting macrophage costimulatory function. J Immunol 148:3133-3139
38. Yssel H, de Waal Malefyt R, Roncarolo M-G, Abrams JS, Lahesmaa R, Spits H, de Vires JE (1992) Il-10 is produced by subsets of human CD4$^+$T cell clones and peripheral blood T cells. J Immunol 149:2378-2384
39. Vieira P, de Waal-Malefyt R, Dang M, Johnson KE, Kastelein R, Fiorentino DF, de Vries JE, Roncarolo M-G, Mosman TR, Moore KW (1991) Isolation and expression of human cytokine

synthesis inhibitory factor (CSIF/Il-10) c-DNA clones: homology to Epstein-Barr virus open reading frame BCRFI. Proc Natl Acad Sci USA 88:1172–1177
40. Kühn R, Löhler J, Rennick D, Rajewsky K, Müller W (1993) Interleukin-10-deficient mice develop chronic enterocolitis. Cell 75:263–274
41. Hart PH, Vitti GF, Burgess DR, Whitty GA, Piccoil DS, Hamilton JA (1989) Potential antiinflammatory effects of interleukin 4: suppression of human tumor necrosis factor α, interleukin 1, and prostaglandin E_2. Proc Natl Acad Sci USA 86:3803–3808
42. Vannier E, Miller LC, Dinarello CA (1992) Coordinated antiinflammatory effects of interleukin 4: interleukin 4 suppresses interleukin 1 production but up-regulates gene expression and synthesis of interleukin 1 receptor antagonist. Proc Natl Acad Sci USA 89:4076–4080
43. Schreiber S, Heinij T, Thiele HG, Raedler A (1994) Immunoregulatory role of interleukin 10 in patients with inflammatory bowel disease. Gastroenterology 108:1434–1444
44. Schreiber S, Blum JS, Chappel JC, Stenson WF, Stahl PD, Teitelbaum SL, Perkins SL (1990) Prostaglandin E specifically upregulates the expression of the mannose-receptor on mouse bone marrow-derived macrophages. Cell Reg 1:403–413
45. Marodi L, Schreiber S, Anderson DC, MacDermott RP, Korchak HM, Johnston RB (1993) Enhancement of macrophage candidacidal activity by interferon-g: increased phagocytosis and killing mediated by a decreased number of mannose receptors. J Clin Invest 91:2596–2601
46. Schreiber S, Blum JC, Stenson WF, Stahl PD, Teitelbaum SL, Perkins SL (1991) Monomeric IgG2a are PGE and involved in the regulation of murine bone marrow macrophage maturation and mannose receptor expression. Proc Natl Acad Sci USA 88:1616–1620
47. Lorenz RG, Blum JS, Allen PM (1990) Constitutive competition by self proteins for antigen presentation can be overcome by receptor-enhanced uptake. J Immunol 144:1600–1606
48. Schreiber S, Perkins SL, Teitelbaum SL, Chappel J, Stahl PD, Blum JS (1993) Regulation of mouse bone marrow mannose receptor expression and activation by prostaglandin E and IFN-gamma. J Immunol, 151:4973–4981
49. Fukushima K, West GA, Klein JS, Levine AD, Fiocchi C (1993) Opposite modulatory activity of Il-10 and Il-4 on lamina propria mononuclear cells (LpMC) is stimulus-dependent. Gastroenterology 104:A702 (Abstract)
50. Matsuura T, West GA, Klein JS, Levine AD, Kusugami K, Morise K, Fiocchi C (1993) Immune activation gene products are resistent to Il-4 inhibitory activity in Crohn's disease (CD) Gastroenterology 104:A739 (Abstract)
51. Rugtveit J, Brandtzaeg P, Halstensen TS, Fausa O, Scott H (1994) Increased macrophage subset in inflammatory bowel disease: apparent recruitment from peripheral blood monocytes. Gut 35:669–674
52. Schreiber S, Wullstein F, Manske I, Halstensen T, Schäfer H, Raedler A (1994) Increase of immature macrophages in the intestinal mucosa of IBD patients. Gastroenterology 106:A770 (Abstract)
53. Rueckert Y, Koop I, Schindller U, Raeder A, Lochs H, Schreiber S (1995) Imparied deactivation of intestinal lamina propria macrophages by Il-4 in inflammatory bowel disease: the role of Il-4-receptor signal transduction (Il-4 STAT). Gut (in press)
54. Powrie F, Leach NW, Mause S, Menon S, Caddle LB, Coffmann RL (1994). Inhibition of TH1 responses prevents inflammatory bowel disease in SCID mice reconstituted with CD45-RB (high) CD4-T cells. Immunity 1:553–562

Zellproliferation und Zelldifferenzierung intestinaler Zellen*

W. Dippold, A. Walter

Zusammenfassung

Das intestinale Epithel ist charakterisiert durch kontinuierliche und schnelle Erneuerung. Zellproliferation und Zelldifferenzierung resultieren in der Generierung 4 verschiedener Zelltypen, von denen jeder einen eigenen Phänotyp aufweist. Jede Krypte enthält eine pluripotente Stammzellpopulation, deren Tochterzellen in der Lage sind in Enterozyten, Becherzellen, endokrine Zellen oder Paneth-Körnerzellen zu differenzieren. Die Mechanismen, die diese Proliferation und Differenzierung der verschiedenen Zellpopulationen regulieren, sind noch wenig verstanden. Untersuchungen an epithelialen Zellinien zeigen, daß neben Wachstumsfaktoren und Zytokinen auch Zell-Zell- und Zell-Matrix-Adhäsionsvorgänge eine wichtige Rolle spielen.

Summary

The intestinal epithelium is characterized to undergo continuous and rapid renewal. Proliferation and differentiation results in the generation of four different cell types, each with a unique phenotype. Each colonic crypt contains a pluripotent stem cell population, whose daughter cells are able to differentiate into enterocytes, goblet cells, enteroendocrine cells or Paneth cells. The mechanisms regulating the proliferation and differentiation into different cell types are yet not totally elucidated. An important role could be addressed not only to growth factors and cytokines but also to adhesion molecules mediating cell-cell and cell-matrix contact by investigations done with intestinal epithelial cell lines.

Einleitung

Die Regulation von Proliferation und Differenzierung des gastrointestinalen Epithels ist ein sehr dynamischer Prozeß, an dem verschiedene Zellpopulationen beteiligt sind. Warum dort eine solch hohe Proliferationsrate und ein Verlust hoch

---

* Diese Arbeit ist Herrn Prof. Dr. Dr. K.-H. Meyer zum Büschenfelde zu seinem 65. Geburtstag gewidmet.

differenzierter Zellen zu beobachten ist, bleibt bis heute unklar. Ein Grund könnte darin bestehen, daß damit eine Anhäufung von Mutationen vermieden wird, die zur malignen Entartung führt, da sich im Darm eine Vielzahl von nachgewiesenen Kanzerogenen befindet. Frühe In-vivo- und In-vitro-Studien unter Verwendung von radiomarkiertem Bromdesoxyuridin und Thymidin ergaben einen Umsatz der epithelialen Zellpopulationen in 24–96 h, mit Ausnahme der Paneth-Körnerzellen, deren Umsatzrate auf 25 Tage festgelegt werden konnte. Die Stammzellpopulation jeder Krypte, die nur wenige Zellen umfaßt, ist wahrscheinlich monoclonal, wie Untersuchungen mit chimären und transgenen Mäusen zeigten, und befindet sich im mittleren Drittel der Krypte [8, 20] Aus ihr gehen vier verschiedene Zelltypen hervor, die Enterozyten, die Becherzellen, die Paneth-Körnerzellen und die endokrinen Zellen.

Im Gegensatz zum hämatopoetischen System gibt es für gastrointestinale Zellen weder Kultursysteme noch Differenzierungsmarker, die Stammzellen und Vorläuferzellen charakterisieren. Viele Untersuchungen greifen deshalb auf epitheliale Zellinien zurück. Demnach werden Proliferation und Differenzierung einerseits durch Wachstumsfaktoren und Zytokine, deren Bindung membranständige Rezeptoren aktivieren, und andererseits durch Zell-Zell- sowie Zell-Matrix-Adhäsionsvorgänge reguliert.

Wirkung von Wachstumsfaktoren und Zytokinen auf Differenzierung und Proliferation

Zu den mitogenen Peptiden gehören der epidermale Wachstumsfaktor EGF, bzw. TGF-α, TGF-β ("transforming growth factor"), die Insulin ähnlichen Wachstumsfaktoren IGFs und der Hepatozytenwachstumsfaktor HGF, die auf Epithelien binden und teilweise von ihnen auch autokrin produziert werden. Dazu gehören aber auch Faktoren wie PDGF ("platelet-derived growth factor"), der das Fibroblastenwachstum stimuliert oder die FGFs ('fibroblast growth factor"), die in einem TGF-β abhängigen Mechanismus in IEC-Monolayern ('intestinal epithelial cell line") die epitheliale Wundheilung unterstützen [6]. Eine Verbindung zwischen Wachstumsfaktoren und Adhäsionsmolekülen stellt eine Gruppe von Proteinen, die mit EGF verwandt sind, dar. Zu dieser Gruppe, deren Mitglieder alle im extrazellulären Anteil EGF-ähnliche, repetitive Domänen besitzen, zählt der TGF-α. Zu Beginn der Expression wird eine membranständige 160 Aminosäuren große Pro-TGF-α-Form exprimiert, die erst nach Proteolyse in den löslichen, aus 50 Aminosäuren bestehenden Faktor überführt wird. Der membrangebundene Wachstumsfaktor kann somit an den entsprechenden Rezeptor (EGFR) einer benachbarten Zelle binden. Diese Form der interzellulären Stimulation unterscheidet sich von endokrinen, autokrinen und parakrinen Mechanismen und wird deshalb als "juxtakrin" bezeichnet [14]. Die Signaltransduktion, iniziiert durch Bindung von Wachstumsfaktoren an Rezeptortyrosinkinasen, führt über eine Rezeptordimerisierung zur Autophosphorylierung der Tyrosinreste im zytoplasmatischen Teil der Rezeptoren. An diese können nun Adaptorproteine zur Weiterleitung des Signals (z.B.: an Ras) binden. Interessanterweise zeigen Untersuchungen an IEC, daß die Zugabe von TGF-α

nicht nur zur Autoinduktion von TGF-α und zur Proliferation führt, sondern auch zur vermehrten Expression von TGF-β, welches die epitheliale Zellproliferation herunterreguliert. Neben inhibitorischen Effekten kann TGF-β in geringeren Konzentrationen, aber auch indirekt über PDGF auf Fibroblasten mitogen wirken [15].

Neben Basic-FGF beschleunigt, wie neueste Studien zeigen, der Hepatozytenwachstumsfaktor (HGF) die Wundheilung und Blutgefäßbildung [9]. HGF, auch als Scatter factor (SF) beschrieben, wird von mesenchymalen Zellen gebildet und kann durch Bindung an seinen Rezeptor Met, eine Rezeptor Tyrosin Kinase, auf epitheliale Zellen mitogen und motogen wirken [16, 25]. Es konnte gezeigt werden, daß die durch Heterodimerisierung und Autophosphorylierung des Metrezeptors vermittelte Signaltransduktion zur Aktivierung des Ras-Proteins durch Stimulation eines "guanine nucleotide exchange factors" führt [10]. Die "downstream" von Ras gelegenen Serin/Threoninkinasen, die als MAP-Kinasen ("mitogen-activated protein kinase") bezeichnet werden, sind durch neueste Untersuchungen sehr gut aufgeklärt [4]. Aber auch die Phospholipase C-γ und pp60$^{c\text{-src}}$ sind an der durch HGF vermittelten Signaltransduktion beteiligt. Interessanterweise wird die Produktion von HGF in Fibroblasten durch die Entzündungsmediatoren Interleukin-1α und -1β und den Tumornekrosefaktor-α gesteigert [24].

Einer weiteren Gruppe von mitogenen Proteinen, die als "Kleeblattpeptide" ("trefoil") bezeichnet werden, konnte kürzlich eine Rolle bei der Regulation des Epithelwachstums zugewiesen werden. Der Name leitet sich von der auffälligen Sekundärstruktur der Peptide ab, die durch 3 über Disulfidbrücken gebildete Loops charakterisiert wird. Drei humane Mitglieder dieser Proteinfamilie konnten bislang isoliert werden, von denen ein 75 Aminosäuren großer Faktor, der HITF ("human intestinal trefoil factor"), in der intestinalen Mukosa v.a. von Becherzellen exprimiert und sezerniert wird [19]. Die Wirkungsweise dieser "Kleeblattpeptide" ist noch nicht bekannt. Auffällig ist aber die starke Konservierung dieser Peptide zwischen verschiedenen Spezies, da homologe Faktoren nicht nur in anderen Säugern, sondern auch in der Haut und dem Magen von Fröschen nachgewiesen werden konnten, was auf eine zentrale biologische Funktion schließen läßt [12].

Die Regulation der epithelialen Proliferation wird demnach von einer Reihe von verschiedenen Peptiden gesteuert. Diese werden von den Epithelzellen selbst, aber auch von Nichtepithelzellen, z.B. den Fibroblasten produziert. Zur Regulation der epithelialen Zellproliferation haben wir heute nur wenige Antworten, jedoch viele Fragen wie Podolsky et al. [18] in einem kürzlich erschienenen Übersichtsartikel bemerkte.

Wirkung von Adhäsionsmolekülen auf Differenzierung und Proliferation

Neben den mitogenen Peptiden spielen offensichtlich die Zelladhäsionsmoleküle eine entscheidende Rolle bei der Proliferation und Differenzierung gastrointestinaler Epithelien. Neben den β1-Integrinen, die eine wichtige Rolle in der

Interaktion zwischen den Epithelzellen und der extrazellulären Matrix spielen, ist auch die durch E-Cadherin, auch als L-CAM und Uvomorulin beschrieben, vermittelte Zelladhäsion zwischen Epithelzellen entscheidend [5]. Die Ca^{2+}-abhängige Bindung zwischen E-Cadherinen benachbarter Epithelzellen wird durch den extrazellulären N-Terminus vermittelt. Der zytoplasmatische Anteil assoziiert mit den Cateninen α, β und γ, über die die Cadherine mit dem Zytoskelett verbunden sind [23]. Ohne E-Cadherin wird keine der interzellulären Verbindungen (z.B. Desmosomen) ausgebildet. In diesem Bereich der interzellulären Verbindung konnte auch eine erhöhte Konzentration von Protein-Tyrosin-Kinasen der src-Familie nachgewiesen werden, die die Signaltransduktion ins Zellinnere vermitteln können. Transformation von epithelialen Zellen mit $pp60^{v\text{-}src}$ führt zu einer Änderung der Zellmorphologie in einen fibroblastenähnlichen Typ, die einhergeht mit einer gesteigerten Tyrosinphosphorylierung der E-Cadherin/β-Catenin-Komplexe ohne allerdings die Expressionsrate der Adhäsionsproteine zu erhöhen [3]. Dies läßt vermuten, daß die durch E-Cadherin/β-Catenin-Komplexe vermittelte, interzelluläre Adhäsion über Phosphorylierung eines Tyrosinrests im zytoplasmatischen Teil von E-Cadherin reguliert werden kann. Andererseits konnte gezeigt werden, daß auf dem Weg zur malignen Entartung (normale Schleimhaut, Adenom, Karzinom) die Expression von E-Cadherin abnimmt und zu einer erhöhten Invasion und Metastasierung in verschiedenen humanen Tumoren führt [2]. Diese Beobachtungen erscheinen deshalb von so zentraler Bedeutung, da neueste Ergebnisse eine Verknüpfung zwischen der Regulation des Gens der familiären Polyposis und dem E-Cadherin herstellen. Das APC-Gen ist ein Tumorsuppressorgen und kodiert für ein zytoplasmatisches Protein, das an α- und β-Catenin binden kann [22]. Eine direkte Bindung des APC-Genprodukts an E-Cadherin konnte nicht gezeigt werden. Ein Defekt im APC-Gen der familiären Polyposis bedingt möglicherweise eine mangelnde Ausbildung von interzellulären Verbindungen von Epithelzellen, die damit für das Entstehen von Polypen mitverantwortlich sind. Auf direktem oder indirektem Weg scheinen bei diesem Vorgang Moleküle der Signaltransduktion beteiligt zu sein, da gezeigt werden konnte, daß in Adenomen und Karzinomen von FAP-Patienten die Phospholipase C-γ1 überexprimiert wird [17].

Ein weiteres Zelladhäsionsmolekül von Epithelzellen, das Genprodukt des Tumorsuppressorgens DCC ("deleted in colon cancer"), besitzt offensichtlich ebenfalls eine zentrale Bedeutung für die Differenzierung im Intestinaltrakt. Ein Allelverlust dieses Gens führt zu einer deutlich schlechteren Prognose von Patienten im Stadium II des kolorektalen Karzinoms, die der von Patienten im Stadium III vergleichbar ist [13]. Andererseits können gastrointestinale Epithelzellen im Rahmen der Tumorgenese neue Adhäsionsmoleküle wie ICAM-1 exprimieren [7, 21]. Diese werden normalerweise von Blutzellen exprimiert. Auf gastrointestinalen Epithelzellen werden sie als Kontaktmoleküle für die Endothelzellen im Rahmen der Metastasierung diskutiert. Auch durch alternatives Spleißen entstandene Varianten des Zelloberflächenmoleküls CD44, die in normalem humanen Kolonepithel nicht nachweisbar sind, werden in Adenokarzinomen und Metastasen exprimiert und eignen sich dadurch als Tumormarker [11]. In normaler Kolonmukosa wird die Standardform von CD 44 (CD 44s) in der proliferativen Zone der Krypten konstitutiv gebildet und scheint nicht mit der Tumorprogression korreliert zu sein [1].

Unser Verständnis der Proliferation und Differenzierung gastrointestinaler Epithelien ist demnach einem Mosaik vergleichbar, in dem wir z. Z. nur wenige zentrale Steine kennen. Allein die rasanten Fortschritte der letzten Jahre, nicht zuletzt aus dem Bereich der Tumorforschung über das kolorektale Karzinom, lassen für die nächsten Jahre die Komplettierung des gesamten Bildes erwarten. In diesem Zusammenhang werden sicherlich auch die Muzine, von denen mittlerweile 7 Mitglieder kloniert wurden und wir soeben ein achtes Muzinmolekül identifizieren konnten (Publikation in Vorbereitung), als epitheliale Marker eine zunehmende Bedeutung erlangen.

Literatur

1. Abbasi AM, Chester KA, Talbot IC et al. (1993) CD44 is associated with proliferation in normal and neoplastic human colorectal epithelial cells. Eur J Cancer 29A:1995–2002
2. Behrens J, Mareel MM, Van Roy FM, Birchmeier W (1989) Dissecting tumor cell invasion: epithelial cells acquire invasive properties after the loss of uvomorulin-mediated cell-cell adhesion. J Cell Biol 108:2435–2447
3. Behrens J, Vakaet L, Friis R et al. (1993) Loss of epithelial differentiation and gain of invasiveness correlates with tyrosine phosphorylation of the E-Cadherin/β-Catenin complex in cells transformed with a temperature-sensitive v-SRC gene. J Cell Biol 120:757–766
4. Blumer KJ, Johnson GL (1994) Diversity in function and regulation of MAP kinase pathway. TIBS 19:236–240
5. Bosman FT, De Bruine A, Flohil C et al. (1993) Epithelial-stromal interactions in colon cancer. Int J Dev Biol 37:203–211
6. Dignass AU, Podolsky DK (1993) Cytokine modulation of intestinal epithlial cell restitution: central role of transforming growth factor β. Gastroenterol 105:1323–1332
7. Dippold W, Wittig B, Schwaeble W, Mayet W, Meyer zum Büschenfelde K-H (1993) Expression of intercellular adhesion molecule-1 (ICAM-1, CD54) in colonic epithelial cells. Gut: 1593–1597
8. Gordon JI (1989) Intestinal epithelial differentiation: new insights from chimeric and transgenic mice. J Cell Biol 108:1187–1194
9. Grant DS, Kleinman HK, Goldberg ID et al. (1993) Scatter factor induces blood vessel formation in vivo. Proc Natl Acad Sci USA 90:1937–1941
10. Graziani A, Gramaglia D, dalla Zonca P, Comoglio PM (1993) Hepatocyte growth factor/Scatter factor stimulates the ras-guanine nucleotide exchanger. J Biol Chem 268:9165–9168
11. Heider K-H, Dämmrich J, Skroch-Angel P et al. (1993) Differetial expression of CD44 splice variants in intestinal- and diffuse-type human gastric carcinomas and normal gastric mucosa. Cancer Res 53:4197–4203
12. Hoffmann W, Hauser F (1993) Biosynthesis of frog skin mucins: cysteine-rich shuffled modules, polydispersities and genetic polymorphism. Comp Biochem Physiol 105B: 465–472
13. Jen J, Kim H, Piantadosi S et al. (1994) Allelic loss of chromosome 18q and prognosis in colorectal cancer. N Engl J Med 331:213–221
14. Massague J (1990) Transforming growth factor-α. J Biol Chem 265:21393–21396
15. Moses HL, Yang EY, Pietenpol JA (1990) TGF-β stimulation and inhibition of cell proliferation: new mechanistic insights. Cell 63:245–247
16. Nusrat A, Parkos CA, Bacarra AE et al. (1994) Hepatocyte growth factor/Scatter factor effects on epithelia. J Clin Invest 93:2056–2065

17. Park J-G, Lee YH, Kim SS et al. (1994) Overexpression of phospholipase C-γ1 in familial adenomatous polyposis. Cancer Res 54:2240–2244
18. Podolsky D (1993) Regulation of intestinal epithelial proliferation: a few answers, many questions. Am J Physiol 179–186
19. Podolsky DK, Lynch-Devany K, Stow JL et al. (1993) Identification of human intestinal trefoil factor. J Biol Chem 268:6694–6702
20. Roth KA, Hermiston ML, Gordon JI (1991) Use of transgenic mice to infer the biological properties of small intestinal stem cells and to examine the lineage relationships of their descendents. Proc Natl Acad Sci USA 88:9407–9411
21. Schwaeble W, Kerlin M, Meyer zum Büschenfelde K-H, Dippold W (1992) De novo expression of intercellular adhesion molecule-1 (I-CAM-1, CD54) in pancreas cancer. Proc Am Assoc Cancer Res 192
22. Su L-K, Vogelstein B, Kinzler KW (1993) Association of the APC tumor suppressor protein with Catenins. Science 262:1734–1737
23. Takeichi M (1991) Cadherin cell adhesion receptors as a morphogenetic regulator. Science 22:1451–1455
24. Tamura M, Arakaki N, Tsubouchi H et al. (1993) Enhancement of human hepatocyte growth factor production by Interleukin-1α and -1β and tumor necrosis factor-α by fibroblasts in culture. J Biol Chem 268:8140–8145
25. Weidner KM, Sachs M, Birchmeier W (1993) The met receptor tyrosine kinase transduces motility, proliferation, and morphogenic signals of scatter factor/hepatocyte growth factor in epithelial cells. J Cell Biol 121:145–154

Beeinflussung der Motilität des GI-Trakts*

P. Layer, A. Dignass

Zusammenfassung

Die Regulation der gastrointestinalen Motilität erfolgt auf mehreren Ebenen, die hierarchisch und interagierend aufgebaut sind. Die wichtigsten Komponenten sind die glatte Muskulatur, das enterische Nervensystem, die extrinsische Innervation sowie systemische und lokale Einflüsse (Hormone, Entzündungs- und Immunmediatoren, parakrine Botenstoffe). Während die Wirkungen einzelner Hormone und Neurotransmitter auf definierte motorische Funktionen relativ gut untersucht sind, ist die Regulation komplexer motorischer Antworten, die Integration mit sekretorischen, resorptiven und immunologischen Funktionen sowie das Zusammenspiel der zahlreichen Mediatorsysteme unter den unterschiedichen physiologischen und pathophysiologischen Bedingungen weitgehend unklar. Zytokine bilden offenbar eine zusätzliche modulatorische Ebene im Rahmen der Gesamtkontrolle: Sowohl in vitro als auch in vivo üben sie starke Effekte auf motorische Funktionen sowie auf die Bildung bzw. Freisetzung von Mediatoren aus.

Summary

Gastrointestinal motility is regulated on several different levels, which are organized in a hierarchical and interactive manner. The most important components are the smooth muscle, the enteric (intrinsic) nervous system, the extrinsic innervation and systemic and local messengers (hormones, inflammatory and immunologic mediators, paracrine messengers, cytokines). Although the effects of several hormones and neurotransmitters on defined motoric functions have been studied in detail, the regulation of complex motor responses is poorly characterized. These complex motor responses include the integration of motor responses with secretory, resorptive and immunological function as well as the interaction of several mediator systems under various physiological and pathophysiological conditions. It seems that cytokines play an additional role in modulating the motor

---

* Die zitierten eigenen Studien wurden durch Stipendien der Deutschen Forschungsgemeinschaft (La 483/5-2) unterstützt.

responses: they exert important effects on motor functions and on the synthesis and release of mediators in vitro and in vivo.

Einführung

Die Regulation der gastrointestinalen Motilität erfolgt auf mehreren Ebenen und schließt lokale, regionale und übergreifende Komponenten mit ein; auf jeder Ebene besteht gleichzeitig eine enge Interaktion und Integration mit anderen gastrointestinalen Funktionen, wie Sekretion, Resorption, Durchblutung, Trophik und immunologischer Aktivität. Die integrierte Regulation bedingt ein komplexes Zusammenspiel neuraler und humoraler Mechanismen unter Einbeziehung der elektrischen Aktivität der gastrointestinalen glatten Muskulatur, des extrinsischen und des intrinsischen (enterischen) Nervensystems sowie hormonaler und parakriner Mechanismen.

Im folgenden wird ein kurzer Überblick über die wichtigsten Prinzipien der neurohormonalen Regulation der gastrointestinalen Motilität und ihrer Modulation durch Zytokine gegeben sowie Prinzipien der integrierten Regulation am Beispiel von Feedback-Kontrollmechanismen dargestellt.

Ebenen der Regulation (Abb. 1, Tabelle 1)

Glatte Muskulatur

Die myoelektrische Aktivität der Darmwand ist durch regelmäßige Depolarisationen charakterisiert, die sich im Duodenum mit einer Frequenz von ca. 12/min, im Ileum von ca. 8/min nachweisen lassen. Diese elektrische Basisaktivität führt nur dann zu einer mechanischen Antwort (Kontraktion), wenn sie die Entstehung von salvenförmigen Aktionspotentialen (Spikes) auslöst. Für die Regulation der mechanischen Aktivität des Magen-Darm-Trakts ist daher die Kopplung der Spike-Aktivität an den myogenen elektrischen Grundrhythmus von entscheidender Bedeutung. Die Bildung der Aktionspotentiale wird durch eine Interaktion hormonaler und nervaler Mechanismen gefördert bzw. gehemmt. Eine Schlüsselposition nimmt hierbei das intrinsische (enterische) Nervensystem des Gastrointestinaltrakts ein.

Enterisches Nervensystem

Die intrinsische neurale Regulation gastrointestinaler motorischer Funktionen wird vom enterischen Nervensystem ausgeübt, das in der Darmwand lokalisiert ist. Es besteht aus einem Netzwerk von Neuronen und Fasern. Die entsprechenden Ganglienplexus liegen vorwiegend zwischen der Ring-und Längsmuskulatur (Plexus myentericus Auerbach), in der Submukosa (Plexus submucosus Meissner), in der Tiefe der Ringmuskulatur (Plexus Cajal), in der Längs-

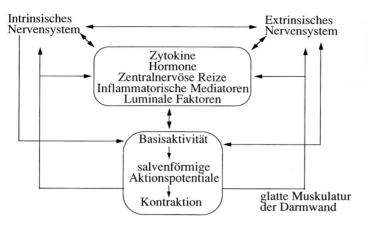

Abb. 1. Vereinfachte schematische Darstellung der Regulationsebenen der gastrointestinalen Motilität

Tabelle 1. Bestandteile der Regulation der gastrointestinalen Motilität

Regulationsebene	Funktionelles Regulationsprinzip
glatte Muskulatur	myoelektrische Aktivität der glatten Muskelfasern des Gastrointestinaltraktes
enterisches Nervensystem	Plexus myentericus Auerbach Plexus submucosus Meissner Plexus Cajal Ganglienplexus in der Längsmuskelschicht und Lamina propria
extrinsisches Nervensystem	N. vagus Nn. sacrales sympathische splanchnische Fasern des thorakolumbalen Rückenmarks (D 5–L 3)
hormonale Regulation	Peptidhormone (z.B. CCK, PYY, GLP-1)
Zytokin-vermittelte Modulation	verschiedene Zytokine (z.B. Il-1, Il-6, TNF α)

muskelschicht und der Lamina propria der Schleimhaut. Die enterischen Neurone enthalten u.a. sensorische Neurone, Interneurone und Motorneurone. Durch das enterische Nervensystem werden luminale, extrahumorale und zentralnervöse Reize und Impulse weitgehend autonom integriert und mittels programmierter Reflexmuster in die adäquate motorische Antwort umgesetzt. Die Tunica muscularis wird hierbei hauptsächlich aus dem myenterischen Plexus innerviert. Andererseits werden die Regelkreise sowie die Aktivität am Effektororgan durch zusätzliche lokale und extrinsische Einflüsse kontinuierlich moduliert und angepaßt.

Extrinsische Innervation

Die extrinsische Innervation des Magen-Darm-Trakts besteht in erster Linie aus dem N. vagus, den Nn. sacrales sowie den sympathischen splanchnischen Fasern des thorakolumbalen Rückenmarks (D 5-L 3). Die Funktion der extrinsischen Innervation besteht in der Modulation lokaler Aktivitäten sowie in der Induktion übergeordneter regulatorischer Leistungen. Es bildet also eine übergeordnete Kontrollebene der Motilität gegenüber der myogenen und intrinsisch-neuralen Regulation. Die extrinsische Innervation besteht zu einem kleineren Teil aus efferenten, zu einem größeren Teil aus afferenten Funktionen. Die Afferenzen werden hierbei durch sensorische Rezeptoren aktiviert, die mechanische, chemische, osmotische und thermische Stimuli erfassen; sie werden durch eine Vielzahl neurokriner, endokriner, parakriner, autokriner, inflammatorischer und immunologischer Mediatoren moduliert.

Hormonale Regulation

Obwohl die exakte physiologische Bedeutung für die meisten Peptidhormone ungeklärt ist, gilt eine Beteiligung zahlreicher dieser Hormone an der Regulation der gastrointestinalen Motilität als wahrscheinlich. Einflüsse werden hierbei nicht nur direkt am Effektororgan ausgeübt, sondern in vielen Fällen auf allen Ebenen der neuralen Kontrollsysteme (Neuromodulation). Darüber hinaus bestehen, ähnlich wie bei Neurotransmittern, für zahlreiche Hormone unterschiedliche Rezeptorsubtypen. Dies bedeutet, daß auch die Wirkung von Hormonen auf die intestinale Motilität keineswegs uniform ist, sondern vielmehr vom Zielorgan, von der Verteilung der einzelnen Rezeptorsubtypen sowie vom Funktionszustand des Verdauungstrakts (digestiv, interdigestiv) abhängt. Entsprechend sind die motorischen Antworten auf ein Hormon selbst bei definierten Dosierungen und innerhalb derselben Spezies uneinheitlich und in hohem Maße von anderen Komponenten des jeweiligen experimentellen Protokolls abhängig.

Zytokin-vermittelte Modulation

Der physiologische Beitrag von Zytokinen bei der Kontrolle der gastrointestinalen Motilität ist weitgehend ungeklärt. Unter pathophysiologischen Bedingungen, d.h. in Gegenwart gesteigerter Zytokinkonzentrationen, lokal oder systemisch, wird eine Beeinflussung der Motilität durch eine Reihe experimenteller Befunde in vitro und in Tiermodellen nahegelegt. Besonders attraktiv ist hierbei die Korrelation mit klinischen Befunden, wie z.B. schwere Motilitätsstörungen (Gastroparese, paralytischer Ileus) bei generalisierten entzündlichen Prozessen ("whole body inflammation"), z.B. bei der schweren akuten Pankreatitis. Ein weiterer Zusammenhang wird mit der signifikanten Zunahme motorischer Störungen im Rahmen von intestinalen Entzündungen (z. B. Colitis ulcerosa) vermutet [22, 26].

Inwieweit Zytokine spezielle motorische Antworten auslösen, ist nur unvollständig bekannt. Generell lassen die bisher verfügbaren Daten vermuten, daß ein Teil der proinflammatorischen Zytokine [Tumor-Nekrose-Faktor (TNF), Interleukin-1 (Il-1)] vorwiegend inhibitorische Effekte ausübt. In vitro bewirken sowohl TNF als auch Il-1 eine dosisabhängige, starke Relaxation der Serotoninstimulierten Magenfundusmuskulatur, während Il-6 keine Wirkung ausübte [20]. Die Vermittlung dieses Effekts soll den Lipoxygenasestoffwechselweg einschließen [21]. Auch in vivo bewirkte TNF eine starke Hemmung der Magenentleerung der Ratte [1]. Ähnlich wie TNF ist auch Il-1 ein potenter Inhibitor der Magenentleerung, ein Effekt, der über Prostaglandine vermittelt wird [18,25]. Darüber hinaus ist offenbar eine Il-1-induzierte Freisetzung von CCK, ein etablierter humoraler Inhibitor der Magenentleerung, an der Mediation beteiligt; dementsprechend waren die Il-1-Effekte durch einen CCK-Rezeptor-Antagonisten hemmbar [4].

Besonders starke Wirkungen übt Il-1 bei intrazerebroventrikulärer Injektion aus. Hierbei kommt es zu einer starken Hemmung der Magenentleerung und einer ausgeprägten Modulation der Dünndarm- und Kolonmotilität. Diese Effekte werden einerseits durch Prostaglandine, andererseits durch Cortikotropin-releasing-Faktor (CRF) vermittelt [6, 29].

Einen weiteren Hinweis auf den möglichen Wirkmechanismus von Zytokinen bietet der Befund einer Zytokin-induzierten Stimulation der Produktion von Stickoxid (NO) in intestinalen Epithelzellen [5]. Es ist hier denkbar, daß Zytokine, die physiologisch in der intestinalen Mukosa vorkommen und bei verschiedenen Krankheitszuständen in veränderten Konzentrationen in der Schleimhaut nachweisbar sind, durch den Mediator Stickoxid (NO) die gastrointestinale Motilität modulieren. Eine exzessiv gesteigerte NO-Produktion durch die entzündete Schleimhaut ist bekannt [15]. So konnte kürzlich demonstriert werden, daß die NO-Synthaseaktivität in der Colonschleimhaut von Patienten mit aktiver Colitis ulcerosa deutlich erhöht ist, verglichen mit gesunden Kontrollpatienten, so daß eine Beteiligung von NO in der Entstehung bzw. Perpetuierung der bekannten Motilitätsveränderungen bei Colitis ulcerosa eine Rolle spielen könnte [2]. Möglicherweise spielt auch ein veränderter Gehalt an Neuropeptiden im Rahmen chronisch entzündlicher Darmerkrankungen eine wichtige Rolle [10,11].

Insgesamt lassen also eine Reihe experimenteller Daten vermuten, daß Zytokine eine zusätzliche modulatorische Komponente bei der integrativen Kontrolle der gastrointestinalen Motilität darstellen. Hierbei kommt es offenbar sowohl lokal, systemisch und auch zentral zu einer Interaktion mit Neurotransmittern und Hormonen bzw. einer Beeinflussung ihrer Bildung und/ oder Freisetzung. Die physiologische regulatorische Bedeutung ist weitgehend unklar, denkbar ist eine Beteiligung an der Signalvermittlung im Rahmen der neuroimmunologischen Interaktionen sowie an neuromodulatorischen Einflüssen. Von besonderer Bedeutung sind diese Effekte wahrscheinlich bei lokalen und systemischen Entzündungen, möglicherweise auch bei malignen Erkrankungen. Neuere Hypothesen schließen sogar eine Beteiligung bei der Pathogenese von funktionellen Störungen des Magen-Darm-Trakts ein [3].

Integrierte regulatorische Leistungen

Für die normale Funktion des Verdauungstrakts ist ein feinreguliertes Zusammenspiel zwischen propulsiven und retardierenden Mechanismen sowohl lokal als auch zwischen den einzelnen Anteilen des Verdauungstrakts notwendig. Hierzu zählt eine abgestimmte Magenentleerung, eine Koordination mit der digestiven Sekretion der Verdauungsdrüsen, eine optimale Durchmischung des Chymus und seine Verteilung auf der Mukosa im Rahmen eines zeitgerechten Dünndarmtransits. Diese integrierten regulatorischen Leistungen werden vor allem durch eine Modulation lokaler motorischer Abläufe durch übergeordnete (extrinsisch-neurale, hormonale) Mechanismen erbracht. Von besonderer Bedeutung ist hierbei die Feedback-Regulation der gastrointestinalen Motilität. Beispielhaft dargelegt seien im folgenden die duodenale Hemmung der Magenentleerung und die ileale Hemmung der Magenentleerung und des Dünndarmtransits.

Die duodenale Regulation der Magenentleerung und -sekretion wird durch sensorische vagale (Capsaicin-sensitive) Afferenzen vermittelt. Bei starker mechanischer Stimulation werden zusätzliche splanchnische, ebenfalls Capsaicin-sensitive Afferenzen aktiviert. Die Hemmung läuft unter Vermittlung des CCK-A-Rezeptors ab [7, 8, 17, 23]. Humanphysiologische Experimente haben die wichtige physiologische Rolle von CCK bei der Regulation der Magenentleerung demonstriert [7].

Die Entdeckung, daß auch unter physiologischen Bedingungen ein beträchtlicher Teil der Nahrung nicht absorbiert wird, sondern das Ileum passiert, hat zu der Erforschung der ilealen Phase der gastrointestinalen Motilität und Sekretion geführt. Perfusion geringer Mengen an Kohlenhydraten oder Fett ins terminale Ileum des Menschen bewirkt eine ausgeprägte Hemmung der Magenentleerung und des Dünndarmtransits, wobei das motorische Muster fundamental moduliert wird [12, 13, 24, 27]. Die Vermittlung dieser Wirkungen ist unklar. Neurotensin und Enteroglukagon spielen hierbei offenbar keine (entscheidende) Rolle [24, 28]. Die Bedeutung von PYY ist ungeklärt [15, 28]. Ein wahrscheinlicher Kandidat ist Glucagon-like-Peptide 1 (GLP-1), das in Antwort auf ileale Nährstoffperfusion freigesetzt wird und hierbei Plasmakonzentrationen erreicht, die ausgeprägte inhibitorische Wirkungen auf die Magenentleerung beim Menschen ausüben [16, 30]. Die Effekte auf die Dünndarmmotilität werden offenbar unter Beteiligung endogener Opiate reguliert [9, 14].

Folgerungen

In den letzten Jahren hat sich unser Verständnis über die Regulation der gastrointestinalen Motilität unter physiologischen und pathophysiologischen Bedingungen erheblich erweitert. Hierzu haben Untersuchungen auf zellulärer und subzellulärer Ebene ebenso beigetragen wie In-vivo-Studien im Tierexperiment und beim Menschen. Offene Fragen betreffen hierbei insbesondere noch die Bedeutung der komplexen Interaktion zwischen Neurotransmittern, Hormonen und Zytokinen auf den einzelnen regulatorischen Ebenen.

Literatur

1. Arbos J, Lopez-Soriano FJ, Carbo N, Argiles JM (1992) Effects of tumour necrosis factor-alpha (cachectin) on glucose metabolism in the rat. Intestinal absorption and isolated enterocyte metabolism. Mol Cell Biochem 112:53–59
2. Boughton-Smith NK, Evans SM, Hawkey CJ et al. (1993); Nitric oxide synthase activity in ulcerative colitis and Crohn's disease. Lancet 342:338–340
3. Collins SM (1994); Irritable bowel syndrome could be an inflammatory disorder. Eur J Gastroenterol Hepatol 6:478–482
4. Daun JM, McCarthy DO (1993); The role of cholecystokinin in interleukin-1-induced anorexia. Physiol Behav 54:237–241
5. Dignass AU, Podolsky DK, Stamler JS, Rachmilewitz D (1994); Nitric oxide generation by intestinal epithelial cells is stimulated by cytokines and bacterial endotoxin. Gastroenterology 106:A603
6. Fargeas MJ, Fioramonti J, Bueno L (1993) Central action of interleukin-1 beta on intestinal motility in rats: mediation by two mechanisms. Gastroenterology 104:377–383
7. Fried M, Erlacher U, Schwizer W, Lochner C, Koerfer J, Beglinger C, Jansen JB, Lamers CB, Harder F, Bischof-Delaloye A, Stalder GA, Rovati L (1991); Role of cholecystokinin in the regulation of gastric emptying and pancreatic enzyme secretion in humans: Studies with the cholecystokinin-receptor antagonist loxiglumide. Gastroenterology 101:503–511
8. Holzer HH, Raybould HE (1992); Vagal and splanchnic sensory pathways mediate inhibition of gastric motility induced by duodenal distension. Am J Physiol Gastrointest Liver Physiol 262:G603–G608
9. Kinsman RJ, Read NW (1984); Effect of naloxone on feedback regulation of small bowel transit by fat. Gastroenterology 87:335–337
10. Koch TR, Carney JA, Go VLW (1987); Distribution and quantitation of gut neuropeptides in normal intestine and inflammatory bowel diseases. Dig Dis Sci 32:369–376
11. Koch TR, Roddy DR, Carney A, Go VLW (1988); Peptide YY concentrations in normal ileum and colon and in idiopathic inflammatory bowel disease. Dig Dis Sci 33:1322–1328
12. Layer P, Zinsmeister AR, DiMagno EP (1986); Effects of decreasing intraluminal amylase activity on starch digestion and postprandial gastrointestinal function in humans. Gastroenterology 91:41–48
13. Layer P, Peschel S, Schlesinger T, Goebell H (1990) Human pancreatic secretion and intestinal motility: effects of ileal nutrient perfusion. Am J Physiol 258 (Gastrointest Liver Physiol 21):G196–G201
14. Layer P, Ohe M, Leben J, Gröger G, Goebell H (1991); Naloxone abolishes small intestinal motor but not pancreatic secretory response to ileal carbohydrates in humans. Gastroenterology 100:A284
15. Layer P, Holst JJ, Gröger G, Grandt D, Goebell H (1992); Inhibition of human pancreatic secretion by intraileal carbohydrates: is PYY the mediator? Intern J Pancreatol 12:73
16. Layer P, Holst JJ, Grandt D, Goebell H (in press) Ileal release of glucagonlike peptide-1 (GLP-1): association with inhibition of gastric acid secretion in humans. Dig Dis Sci
17. Lloyd KCK, Holzer HH, Zittel TT, Raybould HE (1993); Duodenal lipid inhibits gastric acid secretion by vagal, capsaicin-sensitive afferent pathways in rats. Am J Physiol Gastrointest Liver Physiol 264:G659–G663
18. McCarthy DO, Daun JM (1992); The role of prostaglandins in interleukin-1 induced gastroparesis. Physiol Behav 52:351–353
19. Miller MJS, Zhang XJ, Sadowska-Krowicka H, Chotinaruemol S, McIntyre JA, Clark DA, Bustamante SA. (1993); Nitric oxide release in response to gut injury. Scand J Gastroenterol 28:149–154

20. Montuschi P, Preziosi P, Navarra P (1993) Interleukin-1 alpha and tumour necrosis factor inhibit rat gastric fundus motility in vitro. Eur J Pharmacol 233:303–304
21. Montuschi P, Tringali G, Curro D, Ciabattoni G, Parente L, Preziosi P, Navarra P (1994) Evidence that interleukin-1 beta and tumor necrosis factor inhibit gastric fundus motility via the 5-lipoxygenase pathway. Eur J Pharmacol 252:253–260
22. Rao SSC, Read NW, Brown C, Bruce C, Holdsworth CD (1987) Studies on the mechanism of bowel disturbance in ulcerative colitis. Gastroenterology 93:934–940
23. Raybould HE (1991) Capsaicin sensitive vagal afferents and CCK in inhibition of gastric motor function induced by intestinal nutrients. Peptides 12:1279–1283
24. Read, NW, A, McFarlane RJ, Kinsman TE, Bates NW, Blackhall GBJ. Farrar Hall JC G, Moss AP, Morris B, O'Neill I, Welch Y, Lee SR (1984) Bloom: Effect of infusion of nutrient solutions into the ileum on gastrointestinal transit and plasma levels of neurotensin and enteroglucagon. Gastroenterology 86:274–278
25. Robert A, Olafsson AS, Lancaster C, Zhang WR (1991); Interleukin-1 is cytoprotective, antisecretory, stimulates PGE2 synthesis by the stomach, and retards gastric emptying. Life Sci 48:123–134
26. Snape WJ, Samatarazzo SA, Cohen S (1980) Abnormal gastrocolonic response in patients with ulcerative colitis. Gut 21:392–396
27. Spiller RC, Trotman IE, Higgins BE (1984); The ileal brake inhibition of jejunal motility after ileal fat perfusion in man. Gut 25:365–374
28. Spiller RC, Trotman IF, Adrian TE, Bloom SR, Misiewicz JJ, Silk DBA (1988); Further characterisation of the "ileal brake" reflex in man – effect of ileal infusion of partial digests of fat, protein, and starch on jejunal motility and release of neurotensin, enteroglucagon, and peptide YY. Gut 29:1042–1051
29. Suto G, Kiraly A, Tache Y (in press) Interleukin-1 beta inhibits gastric emptying in rats: mediation through prostaglandin and corticotropin-releasing factor. Gastroenterology
30. Wettergren A, Schjoldager B, Mortensen PE, Myhre J, Christiansen J, Holst JJ (1993); Truncated glucagon-like peptide-1 (proglucagon 78–107 amide) inhibits gastric and pancreatic functions in man. Dig Dis Sci 38:665–673

**Molekulare Mechanismen
von Stoffwechseldefekten**

Aufnahmemechanismen und intrazelluläre Transportwege von Lipoproteinen und ihrer Komponenten in der Leber

S. Jäckle, F. Rinninger, U. Beisiegel, A. Block, H. Greten, E. Windler

Zusammenfassung

Drei funktionell verschiedene endosomale Franktionen wurden aus der Rattenleber isoliert und charakterisiert, um die intrazellulären Transportwege verschiedener Lipoproteine und deren Komponenten zu untersuchen. Diese endosomalen Fraktionen unterscheiden sich von anderen Zellorganellen durch hohe Konzentrationen des Annexin VI, eines Proteins, dessen Funktion bislang unbekannt war. Annexin VI, das als Markerprotein der hepatozyären Endosomen dienen kann, trägt wahrscheinlich zur Interaktion von Endosomen mit dem Zytoskelett bei.

"Low density lipoproteins" (LDL), Chylomikronen "remnants" und "high density lipoproteins" (HDL) werden zunächst in das endosomale "compartment of uncoupling of receptors and ligands" (CURL) und anschließend in die "multivesicular bodies" (MVB) aufgenommen, um schließlich lysosomal degradiert zu werden. Postprandial werden große Chylomikronen gebildet und im Nüchtern-Zustand sog. Kleine Chylomikronen. Nach intraplasmatischer Hydrolyse eines Teils der Triglyceride werden große Chylomikronen als sog. Remnants in die Leber aufgenommen. Verglichen mit kleinen Chylomikronen-Remnants, die direkt durch den LDL-Rezeptor aufgenommen werden, werden sie jedoch verzögert in die Endosomen internalisiert. Wie Leberperfusionsexperimente mit Heparin und Heparinase zeigen, erfolgt die verzögerte Endozytose durch eine initiale Bindung großer Chylomikronen-Remnants an die hepatische Lipase. Wahrscheinlich erst nach einer weiteren Modifizierung der große Chylomikronen-Remnants an der Leberoberfläche erfolgt dann die Aufnahme durch einen Rezeptor.

Die Aufnahme von HDL-Cholesterinestern übersteigt die der HDL-Apolipoproteine. Die Cholesterinester, die selektiv, Apolipoprotein-unabhängig aufgenommen werden, akkumulieren in einer nicht-endosomalen subzellulären Fraktion, wärend intakte HDL-Partikel dem klassischen endosomal-lysosomalen Abbauweg folgen.

Summary

Three functionally distinct endosomal fractions were isolated from rat livers to investigate the intracellular trafficking of different lipoproteins and their components. These endosomal fractions are characterized by high concentrations of annexin VI, which other subcellular fractions are lacking. Annexin VI, a new marker protein of hepatocytic endosomes, may be of significance for the interaction of endosomes with the cytoskeleton.

LDL, chylomicron remnants, and HDL were taken up into the compartment of uncoupling of receptors and ligands (CURL) and are subsequently transferred to the endosomal fraction of multivesicular bodies (MVB) at the bile canalicular pole of hepatocytes. Plasma clearance and hepatic uptake of large chylomicron remnants, obtained after a fat-rich meal, occur more rapidly than that of small chylomicron remnants, which are primarily taken up by the LDL receptor. However, the internalization of large chylomicron remnants into endosomes is substantially delayed. The delay of endocytosis is probably caused by an intitial binding of large chylomicron remnants to hepatic lipase. These particles require probably further processing before they are removed by receptor mediated endocytosis.

The liver takes up cholsteryl esters of HDL at a greater fractional rate than HDL-apolipoproteins. HDL-particles are internalized by hepatocytes into CURL and MVB and are finally degraded within lysosomes. However, HDL-cholesteryl esters, taken up selectively from HDL, accumulate in a nonendosomal compartment.

Einleitung

Der Katabolismus der LDL folgt dem gut charakterisierten klassichen Weg der LDL-Rezeptor-vermittelten Endozytose [2]. die Aufnahmemechanismen und intrazellulären Transportwege von Chylomikronen und von HDL sind jedoch noch immer Gegenstand intensiver Forschungsbemühungen. Zwei Rezeptoren vermögen das Apolipoprotein E der Chylomikronen-Remnants, also der teilweise hydrolysierten Chylomikronen zu binden: der LDL-Rezeptor und das "LDL receptor-related protein (LRP)". Wie wir zeigen konnten, wird der überwiegende Teil der Chylomikronen-Remnants zumindest von der Ratte durch den LDL-Rezeptor aufgenommen [8, 16]. Es kommt jedoch auch bei einer Defizienz des LDL-Rezeptors nicht zu einer nennenswerten Akkumulation von Chylomikronen-Remnants, sodaß ein zusätzlicher Aufnahmemechanismus z.B. durch das LRP postuliert wurde [4, 10, 13]. Die Aufnahme von Chylomikronen-Remnants kann durch einen Inhibitor der LRP-Bindung, das "receptor-associated protein" (RAP) wirkungsvoll inhibiert werden [11]. Die Arbeitsgruppe um Herz [15] konnte zeigen, daß es bei LDL Rezeptor-defizienten (Knock-out-)Mäusen durch das RAP zu einem dramatischen Anstieg der Chylomikronenplasmakonzentrationen kommt, während Mäuse mit intakten LDL-Rezeptoren nach Inhibition des LRP nur moderat erhöhte Chylomikronen konzentrationen aufweisen. Hieraus kann gefolgert werden, daß von Säugetieren mit intakten LDL-Rezeptoren zumindest der Großteil der Chylomikronen-Remnants durch den LDL-Rezeptor aufgenommen wird, daß jedoch im Falle des Ausfalls des LDL-Rezeptors der Chylomikronenkatabolismus durch das LRP erfolgt. Während LDL direkt an den LDL-Rezeptor binden und durch diesen Rezeptor aufgenommen werden, scheint die Aufnahme von Chylomikronen-Remnants in die Endosomen erst nach einer extrazellulären Modifierung verzögert zu erfolgen [5, 6, 14]. Dieser für den Chylomikronenkatabolisums wesentliche Mechanismus wurde teilweise aufgeklärt.

High density lipoproteins (HDL), sollen dem Rücktransport von Cholesterin aus peripheren Geweben zur Leber dienen und somit antiartherogen wirken. Die hepatische Aufnahme der HDL-Cholesterinester übersteigt die der HDL-Apolipoproteine. Es wurden insbesondere 3 Aufnahmemechanismen der HDL-Cholesterinester postuliert [9]: • Die transmembranäre Abgabe der Cholesterinester nach Bindung der HDL-Partikel an die Plasmamembran, • die intrazelluläre Abgabe von Cholesterinestern und anschließende Retroendozytose in Cholesterin-verarmten HDL-Partikeln und • die transmembranäre Abgabe der Cholesterinester nach Bindung der HDL-Partikel an die Plasmamembran und zusätzliche Endozytose sowie lysosomale Degradation von HDL-Partikeln. Die Untersuchung dieser postulierten Mechanismen ist ebenfalls Gegenstand dieser Arbeit.

Methode

Kleine und große Chylomikronen wurden aus der mesenterialen Rattenlymphe isoliert, Chylomikronen-Remnants wurden in vitro durch Inkubation mit Postheparinplasma oder in vivo durch Injektion in funktionell eviszerierte Ratten hergestellt [3, 16]. Die doppelte Markierung von HDL_3 mit lysosomal nichtdegradierbaren Substanzen erfolgte nach der von Pittman et al. beschriebenen Methode [9, 12]. Kinetische Untersuchungen in vivo und Leberperfusionsexperimente wurden wie beschrieben durchgeführt [8]. Endosomen wurden aus lebern unbehandelter und Östradiol-behandelter Ratten isoliert [1, 6].

Ergebnisse und Diskussion

Drei endosomale Fraktionen wurden aus Rattenlebern isoliert, um die intrazellulären Stoffwechselwege verschiedener Lipoproteine zu untersuchen. Liganden, die via Rezeptor-vermittelter Endozytose aufgenommen werden, akkumulieren zuerst im Compartment of uncoupling of receptors and ligands (CURL) und werden anschließend zum apikalen Pol des Hepatozyten in das endosomale Kompartiment der Multivesicular bodies (MVB) transportiert. Schließlich fusionieren MVB mit primären Lysosomen, um sekundäre Lysosomen zu bilden, in denen Liganden und Rezeptoren degradiert werden. Rezeptoren, die nach Abgabe ihrer Liganden zur sinusoidalen Zelloberfläche zurückkehren, werden im "receptor recycling compartment" (RRC) transportiert [1, 7]. Aufgrund morphologischer Untersuchungen, Bestimmungen verschiedener

Markerenzyme sowie der Analyse der Protein- und Lipidkompositionen der Membranen weisen die 3 endosomalen Fraktionen keine nennenswerten Kontaminationen mit anderen subzellulären Fraktionen auf [1, 6].

Das dominierende Membranprotein von MVB, CURL und RRC ist ein Protein mit einem elektrophoretisch bestimmten Molekulargewicht von ca. 68 kD. Dieses Protein wurde aus endosomalen Membranen gereinigt, tryptisch gespalten und teilweise sequenziert. Die Sequenzen von 6 Peptiden weisen eine 91 bzw. 96 % Homologie mit korrespondierenden Sequenzen des Annexin VI des Menschen bzw. der Maus auf. Mit Hilfe von Immunoblots konnten hohe Konzentrationen des Annexin VI in den endosomalen Fraktionen nachgewiesen werden. In isolierten Plasmamembranen und Lysosomen konnten keine relevanten Mengen des Annexin VI nachgewiesen werden. Annexin VI konnte durch EGTA vollständig aus der endosomalen Membran gelöst werden. Nach Inkubation intakter Endosomen mit Pronase kam es zu einer vollständigen Degradation des Annexin VI, während intraluminale endosomale Proteine wie Albumin und Asialoglycoproteine intakt blieben. Aufgrund der hohen Konzentrationen des Annexin VI in Endosomen und der Lokalisation des Annexin VI in der zytoplasmatischen Membran der Endosomen, ist Annexin VI wahrscheinlich an der Interaktion von Endosomen und Zytoskelett beteiligt.

Nach teilweiser Hydrolyse werden Chylomikronen-Remnants rasch durch die Leber eliminiert. Östradiol-behandelte Ratten, bei denen die Synthese des LDL-Rezeptors deutlich gesteigert ist, nehmen LDL, β-VLDL und Chylomikronen-Remnants mit gleicher Geschwindigkeit in die endosomalen Kompatimente auf [5]: Bei unbehandelten Ratten erfolgt die Endozytose der Chylomikronen Remnants trotz einer raschen Aufnahme in die Leber verzögert. Offensichtlich ist bei normaler LDL-Rezeptorzahl der Internalisation eine extrazelluläre Modifizierung der Partikel vorausgeschaltet [6]. In dieser Arbeit wurde die Leberaufnahme und Endozytose von großen, nach einer fettreichen Mahlzeit gewonnen Chylomikronen-Remnants mit der von kleinen Chylomikronen-Remnants, die nach Glucosegabe isoliert wurden, verglichen. Große Chylomikronen-Remnants werden schneller aus der Zirkulation eliminiert und in die Leber aufgenommen. Die Internalisation in die endosomalen Kompartimente erfolgt jedoch deutlich langsamer als die der kleinen Chylomikronen-Remnants. Diese Verzögerung der Endozytose der großen Chylomikronen-Remnants konnte auch nicht durch eine Stimulation der LDL-Rezeptorsynthese verhindert werden. Offensichtlich spielt die extrazelluläre Modifizierung der großen Chylomikronen-Remnants eine weit wichtigere Rolle als die der kleinen Chylomikronen-Remnants. Durch Leberperfusionen mit Heparin oder Heparinase kommt es zu einem weitgehenden Verlust der oberflächlich gebundenen hepatischen Lipase [14]. Diese Maßnahmen führen zu einer signifikanten Verminderung der hepatischen Aufnahme der großen jedoch nicht der kleinen Chylomikronen-Remnants. Die initiale Bindung der großen Chylomikronen-Remnants erfolgt an die hepatische Lipase; erst nach einer entsprechenden Modifizierung der Partikel kommt es dann zur Endozytose durch einen Lipoproteinrezeptor. Kleine Chylomikronen-Remnants binden hingegen überwiegend direkt an den LDL-Rezeptor, durch den sie aufgenommen werden. HDL sollen dem Rücktransport von Cholesterin aus peripheren Geweben zur Leber dienen, sie sollen daher eine Gefäß-protektive Wirkung ausüben. Die hepatische Aufnahme der Cholesterinester der HDL übersteigt die der Apolipoproteine; diese zusätzliche Cholesterinesteraufnahme wird als "selektive Aufnahme" bezeichnet. Mit Hilfe doppelt-markierter Apolipoprotein E-freier HDL wurden die Aufnahmemechanismen der HDL in vivo untersucht. Vergleichbare Raten der Apolipoproteine und Cholesterinester wurden in Endosomen und Lysosomen aufgenommen. Offensichtlich werden intakte HDL-Partikel in Endosomen internalisiert und schließlich in Lysosomen degradiert. HDL-Cholesterinester, die selektiv aufgenommen wurden, konnten aus einer nicht-endosomalen, nicht-lysosomalen subzellulären Fraktion isoliert werden, deren Proteinkomposition sich fundamental von der der Endosomen unterscheidet.

Literatur

1. Belcher JD, Hamilton RL, Brady SE, Hornick CA, Jäckle S, Schneider WJ, Havel RJ (1987) Isolation and characterization of three endosomal fractions from the liver of estradiol-treated rats. Proc Natl Acad Sci USA 84:6785–6789
2. Brown MS, Goldstein JL (1986) A receptor-mediated pathway for cholesterol homeostasis. Science 232:34–47
3. Imaizumi K, Fainaru M, Havel RJ (1978) Composition of proteins of mesenteric lymph chylomicrons in the rat and alterations produced upon exposure of chylomicrons to blood serum and serum proteins. J Lipid Res 19:712–722
4. Ishibashi S, Brown MS, Goldstein JL, Gerard RD, Hammer RE, Herz J (1993) Hypercholesterolemia in low density lipoprotein receptor knockout mice and its reversal by adenovirus-mediated gene delivery. J Clin Invest 92:883–893
5. Jäckle S, Brady SE, Havel RJ (1989) Membrane binding sites for plasma lipoproteins on endosomes from rat liver. Proc Natl Acad Sci USA 86:1880–1884
6. Jäckle S, Runquist E, Brady S, Hamilton RL, Havel RJ (1991) Isolation and characterization of three endosomal fractions from the liver of normal rats after lipoprotein loading. J Lipid Res 32:485–498
7. Jäckle S, Runquist EA, Miranda-Brady S, Havel RJ (1991) Trafficking of the epidermal growth factor receptor and transferrin in three hepatocytic endosomal fractions. J Biol Chem 266:1396–1402
8. Jäckle S, Rinninger F, Greeve J, Greten H, Windler E (1993) Regulation of the hepatic removal of chylomicron remnants and β-very low density lipoproteins in the rat. J Lipid Res 33:419–429
9. Jäckle S, Rinninger F, Lorenzen T, Greten H, Windler E (1993) Dissection of compartments in rat hepatocytes involved in the intracellular trafficking of high-density lipoprotein particles or their selectively internalized cholesteryl esters. Hepatology 17:455–465
10. Kita T, Goldstein JL, Brown MS, Watanabe Y, Hornick CA, Havel RJ (1982) Hepatic uptake of chylomicron remnants in WHHL rabbits: a mechanism genetically distinct from the low density lipoprotein receptor. Proc Natl Acad Sci USA 79:3623–3627
11. Mokuno H, Brady S, Kotite L, Herz J, Havel RJ (1994) Effect of the 39-kDa receptor-associated protein on the hepatic uptake and endocytosis of chylomicron remnants and low density lipoproteins in the rat. J Biol Chem 269:13238–13243
12. Pittman RC, Knecht TP, Rosenbaum MS, Taylor Jr CA (1987) A nonendocytic mechanism for the selective uptake of high density lipoprotein-associated cholesterol esters. J Biol Chem 262:2443–2450
13. Rubinsztein DC, Cohen JC, Berger GM, Van der Westhuyzen DR, Coetzee GA, Gevers W (1990) Chylomicron remnant clearance from the plasma is normal in familial hypercholesterolemic homozygotes with defined receptor defects. J Clin Invest 86:1306–1312

14. Shafi S, Brada SE, Bensadoun A, Havel RJ (1994) Role of hepatic lipase in the uptake and processing of chylomicron remnants in rat liver. J Lipid Res 35:709–720
15. Willnow TE, Sheng Z, Ishibashi S, Herz J (1994) Inhibition of hepatic chylomicron remnant uptake by gene transfer of a receptor antagonist. Science 264:1471–1474
16. Windler EET, Greeve J, Daerr W, Greten H (1988) Binding of rat chylomicrons and their remnants to the hepatic low-density-lipoprotein receptor and its role in remnant removal. Biochem J 252:553–561

Mechanismen der Aufnahme von Fettsäuren in Hepatozyten

C. Elsing, B. A. Fitscher, W. Stremmel

Zusammenfassung

Es gibt schlüssige Hinweise dafür, daß Fettsäuren in Hepatozyten über einen Membraninteraktionsprozeß aufgenommen werden. Die Aufnahme der Fettsäuren wird stimuliert durch die Akkumulation von Protonen an der Außenfläche der Plasmamembran. Obwohl von verschiedenen Untersuchern mehrere putative Transportproteine aus Membranen isoliert wurden, ist das verantwortliche Carrierprotein für Fettsäuren bisher nicht eindeutig identifiziert.

Summary

There is conclusive evidence that fatty acids enter hepatocytes by a plasma membrane protein-mediated transport mechanism. Uptake of fatty acids is stimulated by the accumulation of protons close to the outer surface of the plasma membrane. Although many investigators have identified different putative transport proteins, the carrier protein responsible has not yet been identified with certainty.

Einleitung

Es existieren noch weiterhin Kontroversen über die molekularen Mechanismen der Aufnahme langkettiger Fettsäuren in eukaryote Zellen und speziell in Hepatozyten. Zum einen wird diskutiert, ob der Aufnahmeprozeß als einfache Diffusion zu verstehen ist, oder ob ein Membraninteraktionsprozeß notwendig ist. Die Theorie der passiven Diffusion impliziert, daß die Aufnahme dieser lipophilen Substanzen durch ihren intrazellulären Metabolismus reguliert wird. Es wird auch postuliert, daß die Aufnahme freier Fettsäuren durch intrazytoplasmatische Fettsäuren bindende Proteine beeinflußt wird. Diese Daten sind experimentell jedoch nicht ausreichend belegt. Im Gegensatz zu dieser Hypothese steht die Beobachtung, daß in Zellen mit sehr hohen Fettsäureaufnahmeraten (vaskuläre Endothelzellen) eine extrem niedrige Konzentration an zytosolischen Fettsäure bindenden Proteinen zu finden ist. 0,1 % der Konzentration, die in Kardiomyozyten gemessen werden kann [10]. Der zelluläre Aufnahmeprozeß freier Fettsäuren über die Plasmamembran läßt sich in einzelne Schritte unterteilen: 1. Dissoziation vom Albumin, 2. Eintritt in die Membran, 3. Translokation über die Membran, 4. Abgabe von der Innenseite der Membran ins Zytosol.

Bis kürzlich war unklar, in welcher geladenen Form die Fettsäuren mit der Membran interagieren. Physikochemische In-vitro-Untersuchungen mit unilamillären Phospholipid-Vesikeln haben gezeigt, daß protonisierte Fettsäuren sehr rasch in die Membran eindringen, diese jedoch an der Innenseite nicht mehr verlassen können [6]. Im Gegensatz dazu vermögen Fettsäureanionen kaum in Phospholipidmembranen einzudringen [6]. Für beide Szenarien wurde daher ein spezifischer Membraninteraktionsprozeß postuliert. Diese Hypothese wird durch die Beobachtung unterstützt, daß einige Zellen nur zu einem geringen Teil Fettsäuren aufnehmen, hingegen andere Zellen hohe Aufnahmeraten für Fettsäuren aufweisen. Die klassische Diffusionstheroie wurde ebenfalls durch kinetische Beobachtungen verschiedener Untersucher in Frage gestellt [2, 13, 14, 16–19, 22]. Dazu gehört der Nachweis kinetischer Kriterien für einen Carrier-vermittelten Aufnahmeprozeß. Diese beinhalten eine sättigbare Aufnahmekinetik mit hoher Affinität (Km 100 nmol/l), Hemmung der Aufnahme durch vorherige Proteasebehandlung, Energie und Temperaturabhängigkeit.

Andere Autoren bieten für diese Untersuchungen jedoch ein unterschiedliches Erklärungsmodell an [12].

Zur Klärung dieser Kontroverse wurde ein experimentelles System entwickelt, um die Fettsäureaufnahme direkt auf einem subzellulären Level zu untersuchen. Dies ist möglich, wenn man das fluoreszierende Fettsäurederivat 12-NBD-Stearat verwendet. Subzelluläre Strukturen können mittels konfokaler Laser-Scanning-Mikroskopie unterschieden werden. Der Fortschritt besteht darin, daß es erstmals möglich ist, Membraninteraktion und intrazelluläre Akkumulation in lebenden Hepatozyten zu unterscheiden. Nach Inkubation der Hepatozyten mit der fluoreszierenden Fettsäure wurde die Akkumulation der Fluoreszenz in den Zellen (in Zeitintervallen bis zu 4 ms) analysiert. Dabei zeigte sich in Gegenwart von Albumin initial eine stärkere Anfärbung in der Zellmembran und dem äußeren Zytoplasma (Abb. 1), gefolgt von einer zeitabhängigen Zunahme der intrazellulären Fluoreszenz. Die genaue Analyse dieser Zunahme erlaubte die Kalkulation des zytoplasmatischen Diffusionskoeffizienten für diese Fettsäure. Er betrug $22{,}2 \pm 6{,}2 \cdot 10^{-9}$ cm^2/s. In Abwesenheit von Albumin war die Fettsäureaufnahme deutlich verlangsamt und die charakteristische initiale Fluoreszenzverteilung an der Plasmamembran fehlte. Aus der zeitabhängigen initialen linearen Zunahme der Fluoreszenz wurden Aufnahmeraten (V_0) errechnet. V_0 in Anwesenheit von Albumin betrug 100 %. Eine vergleichbare Aufnahmerate wurde beobachtet, wenn Albumin gegen ein anderes fettsäurebindendes Protein, β-Lactoglobulin, ausgetauscht wurde. Im Gegensatz dazu wurde die Aufnahme um 70 % verringert, wenn Albumin aus dem Medium entfernt wurde. Die Aufnahme wurde ebenfalls durch kompetitive Hemmung mit nicht markierter Stearinsäure (100 μM) gehemmt. Vergleicht man diese Aufnahmekinetiken mit Kinetiken die für kurz- (C 5) und mittel- (C 11) kettige Fettsäuren erhoben wurden, zeigte sich, daß in Gegenwart von Albumin diese

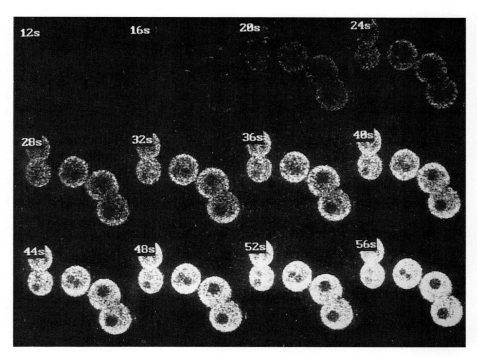

Abb. 1. Konfokale Darstellung der 12-NBD-Stearinsäureaufnahme in isolierte Hepatozyten. Hepatozyten wurden mit einem Medium superfundiert, das 50 μM 12-NBD-Stearinsäure und 25 μM Albumin enthielt. Dargestellt ist die Sequenz der Bilder, aufgenommen zwischen der 12. und 56. Sekunde nach Beginn der Inkubation. Die Aufnahme in die Hepatozyten ist rasch und zeigt eine deutliche Anfärbung der Plasmamembran

beiden Fettsäuren ebenfalls rasch aufgenommen werden, jedoch das typische initiale Fluoreszenzmuster mit Membrananfärbung nicht zu beobachten war. Aus diesen Untersuchungen kann geschlossen werden, daß langkettige Fettsäuren mit der Plasmamembran interagieren. Dieser Prozeß wird durch die Anwesenheit von Albumin begünstigt. Diese Befunde unterstützen frühere kinetische Daten über die hepatozelluläre Aufnahme von (^{3}H) Ölsäure.

Antriebskräfte für die hepatozelluläre Fettsäureaufnahme

Frühere experimentelle Daten aus verschiedenen Laboratorien haben gezeigt, daß die hepatozelluläre Fettsäureaufnahme durch einen nach innen gerichteten Na^+-Gradienten stimuliert wird [20, 24], obwohl Na^+ selbst wahrscheinlich nicht zusammen mit dem Fettsäuremolekül aufgenommen wird [15]. Die Aufnahme wird weiterhin durch ein mehr negatives intrazelluläres Potential stimuliert. In einer von uns kürzlich vorgelegten Untersuchung konnten wir zeigen, daß das Fettsäuremolekül für die Interaktion mit dem Carrierprotein entweder Na^+ Ionen oder Protonen benötigt [23].

Unsere gegenwärtigen Untersuchungen beschäftigten sich mit dem Einfluß eines Protonengradienten über der Plasmamembran auf die Fettsäureaufnahme. Fettsäureaufnahmeuntersuchungen wurden mit Kurzzeithepatozytenkulturen durchgeführt. Verschiedene molare Verhältnisse von Ölsäure: Albumin wurden eingesetzt. Die Einstromrate wurde während der ersten 30 s des Aufnahmeprozesses gemessen. Eine intrazelluläre Ansäuerung der Hepatozyten mittels eines Ammoniumchlorid "Präpuls" ergab einen signifikanten Anstieg des Km-Wertes von 220 nmol/l auf 378 nmol/l, bei unveränderten V_{max}-Werten. Dies weist auf eine verminderte Transportaktivität für Fettsäuren hin. Der gegenteilige Effekt wurde beobachtet, wenn Hepatozyten mit Ammoniumchlorid alkalinisiert wurden. Dabei kommt es zu einer Ansäuerung der Zelloberfläche, die verbunden ist mit einer beschleunigten Fettsäureaufnahme (Km 112 nmol/l, V_{max} konstant). Dieser Effekt wurde nicht durch Änderungen des Membranpotentials hervorgerufen, da ähnliche Resultate in Gegenwart von 1 mmol/l $BaCl_2$, einer Hemmsubstanz ph-sensitiver K^+-Kanäle, beobachtet wurden. Hierdurch wird ein relativ stabiles Membranpotential bewirkt. Der Hinweis, daß die Akkumulation von Protonen an der äußeren Zellmembran die Aufnahme von Fettsäuren beschleunigt, wurde durch weitere Experimente unterstützt.

Die Ansäuerung von Zellen mittels der Ammoniumchloridpräpulstechnik führt zu einer Aktivierung des Na^+-, H^+-Antiporters, der die vorhandenen Protonen aus der Zelle pumpt, bis ein ausgeglichener pH-Wert errreicht ist. Dies resultiert in einer Akkumulation von Protonen an der Außenfläche der Zelle. Nach Hemmung des Na^+-, H^+-Austauschmechanismus durch zusätzliche Inkubation mit 1 mM Amilorid, wurde die Fettsäureaufnahme bis auf 46% des Kontrollwertes gehemmt. Aus diesen Daten wurde geschlossen, daß die Akkumulation von Protonen an der Außenseite der Plasmamembran zu einem vermehrten Einstrom von Fettäuren in den Hepatozyten führt.

Die Beobachtung, daß eine Ansäuerung der Außenfläche der Plasmamembran zu einer vermehrten Aufnahme von Fettsäuren führt, mag die Hypothese stimulieren, daß es diese Protonen sind, die die Fettsäureaufnahme bewirken. Es wurden daher die folgenden Experimente durchgeführt.

In COS 1-Zellen (Zellen mit endogen niedriger Fettsäureaufnahmerate) wurden Aufnahmeexperimente nach intrazellulärer Alkalinisierung und perizellulärer Ansäuerung mit Ammoniumchlorid durchgeführt. Dabei zeigte sich, daß durch dieses Manöver die Fettsäureaufnahme nicht stimuliert werden konnte. Dies impliziert, daß ein Protonengradient allein nicht ausreichend ist für die Fettsäureaufnahme.

Die fehlende Stimulation könnte auch mit dem Fehlen zytosolischer fettsäurebindender Proteine, z.B. zytosolisches FABP, zusammenhängen. Es wurden daher identische Experimente mit Zellen durchgeführt, die vorher mit dem aP 2-Gen transfiziert wurden, dem cytosolischen fettsäurebinenden Protein der Adipozyten [11]. Auch hier konnte keine Stimulation der Fettsäureaufnahme mittels Ammoniumchlorid erreicht werden.

Ähnliche Experimente wurden mit Xenopus laevis Oozyten durchgeführt. Injektion eines in vitro Transkripts von L-FABP war nicht in der Lage die

Fettsäureaufnahme über die bereits niedrige endogene Fettsäureaufnahme dieser Zellen zu stimulieren. Im Gegensatz dazu ließ sich die Aufnahme nach Injektion von Gesamt-poly (A)+RNA, isoliert aus der Rattenleber, dosis- und zeitabhängig stimulieren. Nach Größenfraktionierung der Rattenleber mRNA zeigte die Fraktion der 1,1-2,1 kb RNA die höchsten Fettsäureaufnahmerate.

Diese Daten bestätigen, daß intrazelluläre Fettsäure bindende Proteine alleine nicht in der Lage sind die Fettsäureaufnahme zu beeinflussen, vielmehr ist eine spezifische Membraninteraktion mit einem Protein notwendig um zellulären Fettsäureeinstrom zu bewirken.

Identifizierung des Membrantransportproteins für Fettsäuren

Obwohl viele der Untersuchungen zur Identifizierung des putativen Membrancarriers für Fettsäuren noch nicht abgeschlossen sind, lassen sich denoch einige Bemerkungen machen.

Verschiedene experimentelle Ansätze wurden von verschiedenen Untersuchern gewählt, um das Protein zu isolieren. Im Folgenden werden die bisher vorliegenden Studien kritisch zusammengefaßt. Die meisten Ansätze gehen davon aus, daß der putative Membrancarrier eine hohe Affinität für Fettsäuren besitzt. Unser eigener Ansatz benutzte eine Oleat-Agarose-Affinitätschromatographietechnik zur Reinigung von mit Detergenz behandelten Membranen. Das Ergebnis war die Identifizierung eines 40 kDa, pI 8,5–9,5 Proteins [20]. Antikörper gegen dieses Protein waren in der Lage die Aufnahme von Fettsäuren in verschiedenen Geweben, einschließlich Hepatozyten, zu hemmen [20]. Kürzlich konnten wir in Zusammenarbeit mit einer kanadischen Gruppe zeigen, daß ein monoklonaler Antikörper gegen dieses Protein die Aufnahme von Fettsäuren in das isoliert perfundierte Herz um mehr als 90% hemmt [5]. Die weitere Analyse der Daten zeigte, daß ein Membranprotein der Kapillarendothelien vom Antikörper erkannt wird, und so den verminderten Einstrom ins Herz bewirkt.

In weiteren Studien wurde der Antikörper genutzt, um das verantwortliche Membranmolekül näher zu charakterisieren. Immunscreening einer Rattenleber-cDNA-Bank führte zur Isolierung von β-Ketothiolaseklonen. β-Ketothiolase ist das Schlüsselenzym der Fettsäureoxidation im Mitochondrium [4]. Unter der Vorstellung, daß es sich bei der Ketothiolase um ein bifunktionales Enzym handeln könnte, wurden Transfektionsexperimente mit der cDNA dieses Proteins durchgeführt. Die Lebertumorzellinie Huh 7 wurde für diese Experimente ausgewählt, da diese selbst nur wenig Fettsäuren aufnimmt und auch nur geringe Mengen β-Ketothiolase exprimiert. Es konnte gezeigt werden, daß trotz ausreichender Synthese des Proteins eine Erhöhung der Fettsäureaufnahme nicht stattfand. Diese Resultate wurden weiterhin bestätigt durch Aufnahmeexperimente in Xenopus laevis Oozyten nach Injektion von In-vitro-Transkripten der β-Ketothiolase.

Aus diesen Untersuchungen kann gefolgert werden, daß β-Ketothiolase nicht das membrangebundene Fettsäurecarrierprotein darstellt. Die klaren inhibitorischen Effekte des Antikörpers sind wahrscheinlich auf Kreuzreaktionen mit anderen, bisher nicht näher definierten Membranproteinen zurückzuführen.

Ein weiteres putatives Membranfettsäuretransportprotein wurde von einer anderen Gruppe beschrieben. Zur Isolierung benutzten sie eine hydrophobe Chromatographie von salzextrahierten Leberplasmamembranproteinen, zudem benutzen sie auch die bereits erwähnte Oleat-Agarose-Affinitätschromatographie [3]. Als Resultat isolierten diese Untersucher mitochondriale Aspartataminotransferase (mGOT, [3]). Spezifische Antikörper gegen dieses Protein waren ebenfalls in der Lage die Fettsäureaufnahme zu hemmen. Noch überzeugender waren die Resultate der Transfektionsstudien mit stabiler Transfektion der mGOT in 3T3 Fibroblasten. Obwohl unter diesen Bedingungen V_{max} nur 2fach vergrößert war, konnte nach Aktivierung des Metallothioneinpromotors eine 5,7 fache Steigerung von V_{max} erreicht werden [9]. In eigenen Experimenten, in welchen Huh 7-Zellen mit mGOT-cDNA transfiziert wurden, konnten wir keine Steigerung der Fettsäureaufnahme nachweisen. Dies wurde bestätigt durch Experimente mit Xenopus laevis Oozyten nach Injektion von In-vitro-Transkripten der mGOT. Nach Injektion von mGOT konnte keine Steigerung der Aufnahme nachgewiesen werden, obwohl sich das Enzym enzymatisch vermehrt nachweisen ließ.

Andere Gruppen benutzten photolabile Fettsäurederivate zur Isolierung putativer Membrancarrierproteine. Abumrad et al. [7] zeigten, daß kovalent mit langkettigen Fettsäuren gebundenes Sulpho-N-Succinimidyl die Aufnahme freier Fettsäuren in Adipozyten um ca. 70 % vermindert. Dies wird als Kriterium für die Existenz eines erleichterten Transports angesehen. Diese photoreaktive Fettsäure markierte neben anderen, ein 88 kDa, pI 6,9 Plasmamembranprotein. Isolierung und weitere Charakterisierung dieses Proteins ergab eine Homologie zu den bereits beschriebenen Membranglykoproteinen CD 36 und PAS IV. Die Funktion dieser Proteine ist bisher nur unzureichend bekannt [8]. In diesen Studien wurde ein Fettsäurederivat benutzt, dessen Carboxylende mit der photoreaktiven Gruppe markiert war, und daher keine repräsentative Fettsäure mehr darstellt.

Eine andere Gruppe benutzte daher die photoreaktive Substanz 11-m-Diazirrino-phenoxy[11-^{3}H] undecanoate, die sich im Metabolismus wie eine echte Fettsäure verhält. Trigatti et al. [21] verwendeten 3T3-L1-Adipozyten und markierten mit der photoreaktiven Substanz ein spezifisch 22 kDa Membranprotein, neben anderen mitochondrialen und zytosolischen fettsäurebindenden Proteinen. Die benutzte Probe besitzt jedoch den Nachteil, daß sie eine mittelkettige Fettsäure darstellt, deren Aufnahmemechanismus verschieden zu dem langkettiger Fettsäuren ist.

Als eine Erweiterung der vorher erwähnten Studien wurde eine eigene systemische Analyse aller fettsäurebindenden Membranproteine durchgeführt. Dazu wurden sowohl chromatographische als auch Photoaffinitätsmarkierungstechniken eingesetzt. Beide Techniken führten zur Isolation ähnlicher Proteine. Prominente Proteinbanden fanden sich bei 80, 66, 45, 40, 32 und 28 kDa.

Proteine im 40 kDa-Bereich entsprechen am ehesten mGOT oder β-Ketothiolase. Das 66 kDa-Protein war nicht Albumin, sondern wurde als Carnitinpalmitoyltransferase II identifiziert. Partielle Aminosäuresequenzen der 80 und 28 kDa-Proteine ergaben keine Homologie zu bisher bekannten Proteinen.

Zum gegenwärtigen Zeitpunkt werden cDNA-Klone der identifizierten Proteine konstruiert und in Zellinien transfiziert, um den Einfluß auf die Fettsäureaufnahme zu untersuchen. Gleichzeitig werden In-vitro-Transkripte in Xenopus-laevis-Oozyten injeziert, um so Kriterien für eine mögliche Funktion als Membrantransportproteine zu erhalten.

Bisher ist der Membrancarrier für Fettsäuren nicht eindeutig identifiziert. Eine gewisse Vorsicht gegenüber den Hypothesen ist berechtigt, die von einer Bifunktionalität bestimmter intrazellulärer Proteine ausgehen, da die heute zur Verfügung stehenden Methoden zur Isolierung reinster Zellmembranen unzulänglich sind und Kontaminationen mit Membranen aus dem endoplasmatischen Retikulum oder Mitochondrien unvermeidlich sind.

Neuere Methoden, z.B. die Entwicklung der monoklonalen rekombinanten Antikörpertechnik, lassen hoffen, daß es in Bälde gelingt, einen Fortschritt auch auf diesem Gebiet zu erreichen.

Literatur

1. Abumrad NA, Park JH, Park CR (1984) Permeation of long chain fatty aicd into adipoytes. J Biol Chem 259:8945–8953
2. Abumrad NA, Perkin RC, Park JH, Park CR (1981) Mechanism of long chain fatty acid permeation in the isolated adipocyte. J Biol Chem 256:9183–9191
3. Berk PD, Wada H, Horio Y, Potter BJ, Sorrentino D, Zhou SL, Isola LM, Stump D, Kiang L, Thung S (1990) Plasma membrane fatty acid binding protein and mitochondrial glutamic-oxaloacetic transaminase of rat liver are related. Proc Natl Acad Sci 87:3484–3488
4. Fitscher BA (1993) Isolierung und Charakterisierung des Gens für das Fettsäure-bindende Membranprotein aus Rattenleber. Med Dissertation, Heinrich-Heine Universität Düsseldorf
5. Goresky CA, Stremmel W, Rose CP, Guirguis S, Schwab AJ, Diede HE, Ibraim E (1994) The capillary transport system for free fatty acids in the heart. Circ Res 74:1015–1026
6. Hamilton J (1989) Medium-chain fatty acids binding to albumin and transfer to phospholipid bilayers. Proc Natl Acad Sci USA 86:2663–2667
7. Harmon CM, Abumrad NA (1993) Binding of sulfosuccinimidyl fatty acids to adipocyte membrane proteins: isolation and amino-terminal sequence of an 88-kD protein implicated in transport of long-chain fatty acids. J Membr Biol 133:43–49
8. Harmon CM, Luce P, Beth AH, Abumrad NA (1991) Labeling of adipocyte membranes by sulfo-N-succinimidyl derivatives of long-chain fatty acids: inhibition of fatty acid transport. J Memmbrane Biol 121:261–268
9. Isola LM, Zhou SL, Kiang CL, Stump DD, Berk PD (1993) 3T3 fibroblasts transfected with an aspartate aminotransferase cDNA express both plasma membrane fatty acid binding protein and saturable fatty acid uptake. Hepatology 18:137A
10. Linssen MC JG, Vork MM, Yong YF de, Glatz JF C, Vusse GJ van der (1990) Fatty acid oxidation capacity and fatty acid-binding protein content of different cell types isolated from rat heart. Mol Cell Biochem 98:19–25
11. Matarese V, Bernlohr DA (1988) Purification of murine adipocyte lipid-binding protein. J Biol Chem 263:14544–14551

12. Noy N, Zakim D (1983) Physical chemical basis for the uptake of organic compounds by cells. Tavoloni N, Berk PD, edi. Hepatic transportand bile secretion. Raven, New York, pp 313–336
13. Schwietermann W, Sorrentino D, Potter BJ, Rand J, Kiang CL, Stump D, Berk PD (1988) Uptake of oleate by isolated rat adipocytes is mediated by a 40-kDa plasma membrane fatty acid binding protein closely related to that in liver and gut. Proc Natl Acad Sci USA 256:9183–9191
14. Sorrentino D, Stump D, Potter BJ, Robinson RB, White R, Kiang CL, Berk PD (1988) Oleate uptake by cardiac myocytes is carrier mediated and involves a 40-kD plasma membrane fatty acid binding protein similar to that in liver, adipose tissue, and gut. J Clin Invest 82:928–935
15. Sorrentino D, Van Ness K, Moukabary K, Berk PD (1991) Hepatocellular $^{22}Na^+$ uptake: effect of oleate. Am J Physiol 261:G1024–G1029
16. Stremmel W (1987) Translocation of fatty acids across the basolateral rat liver plasma membrane is driven by an active potential-sensitive sodium dependent transport system. J Biol Chem 262:6284–6289
17. Stremmel W (1988) Fatty acid uptake by isolated rat heart myocytes represents a carrier mediated transport process. J Clin Invest 81:844–852
18. Stremmel W (1988) Uptake of fatty acids by jejunal mucosal cells is mediated by a fatty acid binding membrane protein. J Clin Invest 82:1–10
19. Stremmel W, Berk PD (1986) Hepatocellular influx of [14C] oleate reflects membrane transport rather than intracellular metabolism or binding. Proc Natl Acad Sci USA 83:3086–3090
20. Stremmel W, Strohmeyer G, Berk D (1986) Hepatocellular uptake of oleate is energy dependent, sodium linked, and inhibited by an antibody to a hepatocyte plasma membrane fatty acid binding protein. Proc Natl Acad Sci USA 83:3584–3588
21. Trigatti BL, Mangroo D, Gerber GE (1991) Photoaffinity labeling and fatty acid permeation in 3T3-L1 adipocytes. J Biol Chem 266:22621–22625
22. Trimble ME (1989) Mediated transport of long chain fatty acids by rat renal basolateral membranes. Am J Physiol 257:F539–F546
23. Vyska K, Stremmel W, Meyer W, Notohamiprodjo G, Minami K, Meyer H, Körfer R (1994) Effects of temperature and sodium on myocardial and hepatocellular fatty acid uptake. Circ. Res. 74:1–13
24. Weisiger RA, Fitz JG, Scharschmidt BF (1989) Hepatic oleate uptake: Electrochemical driving forces in intact rat liver. J Clin Invest 83:411–420

Bedeutung der Interaktion von Proteinen und Lipiden für den biliären Transport

D. Jüngst

Zusammenfassung

Cholesterin wird in der Blasengalle in Form von niedermolekularen gemischten Mizellen aus Gallensäuren und Phospholipiden und hochmolekularen Phospholipidvesikeln transportiert. Cholesterinmonohydratkristalle bilden sich bevorzugt aus den instabilen Cholesterinphospholipidvesikeln und sind Voraussetzung für die Entstehung von Cholesterinsteinen. Mit Hilfe der Gelchromatographie mit Elution von Galleproben vor und nach Dialyse konnte gezeigt werden, daß die biliären Proteine überwiegend mit den gemischten Mizellen assoziiert sind. Diese Interaktion kann durch KBr-Gradientenzentrifugation nicht gelöst werden und wirkt der Bildung von instabilen Phospholipidcholesterinvesikeln entgegen. Trotz höherer Proteinkonzentration in der Blasengalle von Patienten mit Cholesterinsteinen ist dort diese protektive Wirkung der Proteine z. T. aufgehoben.

Der Interaktion von Proteinen und Lipiden in der Blasengalle kommt somit eine Schlüsselrolle in der Pathogenese von Cholesterinsteinen zu.

Summary

Lipids are present in bile as low molecular weight mixed micelles consisting out of bile acids, phospholipids and cholesterol and high molecular weight phospholipidcholesterol vesicles. Cholesterol monohydrate crystals derive from the instable vesicle fraction in bile and are of key importance in the pathogenesis of cholesterol stones. Using gelchromatography the elution pattern of biliary lipids and proteins was compared after ultracentrifugation of native bile before and after dialysis. The results show a close association of biliary proteins and lipids before and after dialysis. This interaction counteracted the development of vesicles, which were regularly seen in control experiments with protein free artificial bile. Despite higher protein concentration in bile from patients with cholesterol stones than in bile from patients with pigment stones the protective effect of biliary proteins was more pronounced in bile from pigment stones.

Thus, the interaction of lipids and proteins in bile seems to be of considerable physiological importance favoring stable lipid-protein aggregates. Impairment of this interaction by till now unknown factors may be a key event in the pathogenesis of cholesterol gallstones.

Einleitung

Das nahezu wasserunlösliche Cholesterin wird in der Blasengalle in Form von niedermolekularen gemischten Mizellen aus Gallensäuren und Phospholipiden und hochmolekularen Phospholipidvesikeln transportiert [2, 8, 10]. Während die gemischten Mizellen die stabile Transportform für Cholesterin darstellen gelten die Vesikel als instabil. Man kann die Vesikel durch Elektronenmikroskopie darstellen, wobei sie einen Durchmesser von 600–800 Angström aufweisen. Durch rasterelektronenmikrokopische Aufnahmen konnte gezeigt werden, daß Blasengalle von Patienten mit Cholesterinsteinen eine höhere Zahl dieser Vesikel enthält als Blasengalle von Patienten ohne Steine. Mit Hilfe der Gelchromatographie über Sephacryl-300 Säulen konnte der Anteil des in Vesikeln transportierten Cholesterins auch chemisch ermittelt werden. Dabei bestätigten sich die rasterelektronenmikroskopischen Befunde eines deutlich höheren Anteils des biliären Cholesterins in Vesikeln in der Blasengalle von Cholesterinsteinträgern im Vergleich zur Blasengalle von Patienten mit Pigmentsteinen oder ohne Gallensteine [12]. Durch Aggregation der Vesikel entstehen Cholesterinmonohydratkristalle aus denen sich in der Folge Cholesterinsteine entwickeln können [11]. Die große pathogenetische Bedeutung der Cholesterinkristalle wird untermauert durch die hohe Prävalenz dieser Kristalle von über 80 % in der Blasengalle von Cholesterinsteinträgern im Vergleich zur niedrigen Prävalenz (10 %) in der Blasengalle von Patienten mit Pigmentsteinen [13]. Entsprechend findet man in der Blasengalle von Patienten mit Cholesterinsteinen eine deutlich raschere Nukleation von Cholesterinkristallen mit 1–2 Tagen als in der Blasengalle von Patienten mit Pigmentsteinen mit 10–20 Tagen [5]. Hinweise, daß Proteine die Vesikelbildung und die Nukleationszeit von Cholesterin in der Blasengalle beeinflussen könnten ergaben sich aus einer positiven Korrelation zwischen Cholesterinkonzentration in Vesikeln und der Proteinkonzentration und einer negativen Korrelation zwischen Proteinkonzentration und der Nukleationszeit. Diese Befunde waren Anlaß eine mögliche Interaktion von Proteinen und Lipiden in der Blasengalle zu untersuchen.

Methodik

Galleproben wurden von Patienten während laparoskopischer Cholezystektomie oder Cholezystotomie gewonnen. Die Einteilung der Patienten erfolgte aufgrund des Cholesteringehalts der Steine in Cholesterinstein- (50–100 % Cholesterin) und Pigmentsteinträger (0–10 % Cholesterin).

Die ultrazentrifugierten kristallfreien Gallen wurden zur Bestimmung der Nukleationszeit bei 37°C in vitro inkubiert und täglich im Phasenkontrastmikroskop auf das Auftreten von Cholesterinkristallen hin untersucht.

Zur Auftrennung der in der Galle hauptsächlich enthaltenen Lipidtransportformen (Vesikel und Mizellen) wurde die Gelchromatographie gewählt. Die ultrazentrifugierten Gallenproben wurden auf eine Sephacryl S-300 Säule (30·1,5 cm) aufgetragen, mit 10 mM Na-Taurocholatpuffer eluiert und Gallensäuren [15], Cholesterin [1], Phospholipide [3] und Proteine [6] in den einzelnen Fraktionen chemisch bestimmt. Zusätzlich wurden die Proben 72 h lang dialysiert und anschließend auf die Säulen aufgetragen, jedoch in Abwesenheit von Na-Taurocholat eluiert.

Um die Protein-Lipid-Assoziation näher zu untersuchen wurden die niedermolekularen Fraktionen, nach Gelfiltration, eingeengt und in einem 10 % KBr-Dichtegradienten ultrazentrifugiert (Vertikal-Rotor TV-865, 300 000 g·6 h). Nach 48 stündiger Dialyse der 6 gewonnenen Fraktionen wurden die Phospholipide und Proteine gemessen.

Die Herstellung von Kunstgallen erfolgte nach Groen et al. [4] Dabei wurden 5 mg/ml Cholesterin, 63 mg/ml Na-Taurocholat und 30 mg/ml Lecithin in organische Lösungen gelöst, lyophilisiert und in 50 mM Tris-Puffer (pH 8) gelöst und für 24 h bei 56°C inkubiert. Schließlich wurde die Lipidlösung abfiltriert. Die Lipidendkonzentrationen waren 128 mM Na-Taurocholat, 13 mM Cholesterin und 40 mM Lecithin (CSI: 1,0; TLC: 9,8 g/dl und NZ: 3 Tage).

Ergebnisse

Das Elutionsprofil der Kunstgalle zeigt erwartungsgemäß einen Peak der gemischten Mizellen bestehend aus Gallensäuren, Phospholipiden und Cholesterin, wobei die Integrität der Mizellen durch den Zusatz von 10 mM Na-Taurocholat zum Puffer gewährleistet wird (Abb. 1a). Nach der Dialyse mit vollständiger Entfernung der Gallensäuren und Elution ohne den Zusatz von Na-Taurocholat kommt es zu einer charakteristische Änderung des Elutionsprofils von Phospholipiden und Cholesterin. Es bildet sich eine hochmolekulare Vesikelfraktion, die im Bereich des Ausschlußvolumens der Säule eluiert wird (Abb. 1b). Unter den gleichen Versuchsbedingungen werden Blasengallen von Patienten mit Cholesterinsteinen eluiert. Regelmäßig zeigt sich ein ausgeprägter Peak aus Gallensäuren, Phospholipiden und Cholesterin, entsprechend den gemischten Mizellen. Der Hauptteil der biliären Proteine (90 %) wird in diesen Fraktionen eluiert (Abb. 2a). Nach der Dialyse und Entfernung der Gallensäuren kommt es zu einer Zunahme des vesikulären Peaks aber der größte Teil der Phospholipide und des Cholesterins verbleibt assoziiert mit den niedermolekularen biliären Proteinen, obwohl eine Zunahme der Aggregatgröße aus dem Elutionsverhalten ersichtlich wird (Abb. 2b). Ein vergleichbarer Befund wird bei der Elution von Blasengallen von Patientent mit Pigmentsteinen beobachtet, wobei es hier jedoch in keinem Fall zur Ausbildung eines Vesikelpeaks kommt (Abb. 3). Auch nach Rechromatographie des Proteinlipidkomplexes aus der Blasengalle bleibt die Assoziation zwischen Proteinen und Lipiden erhalten und ebenso nach der KBr-Dichtegradientenzentrifugation.

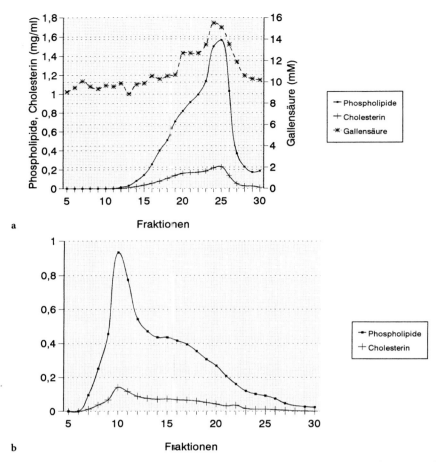

Abb. 1. a Elutionsprofil einer nicht dialysierten Kunstgalle (0,5 ml) und **b** einer dialysierten Kunstgalle (0,5 ml nach 72 h Dialyse)

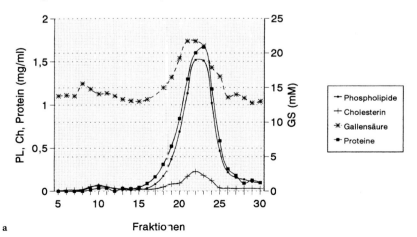

Abb. 2. a Elutionsprofil einer Cholesterinsteinblasengalle (0,5 ml ohne Dialyse) und **b** einer dialysierten Cholesterinsteinblasengalle (0,5 ml nach 72 h Dialyse)

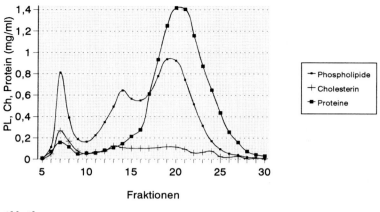

Abb. 2b.

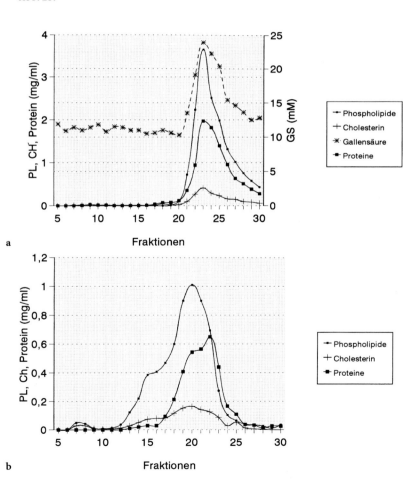

Abb. 3. a Elutionsprofil einer Pigmentsteinblasengalle (0,5 ml ohne Dialyse) und b einer dialysierten Pigmentssteinblasengalle (0,5 ml nach 72 h Dialyse)

Diskussion

Die bisherigen Untersuchungen wiesen darauf hin, daß Lipide in der Galle als gemischte Mizellen bestehend aus Gallensäuren, Phospholipiden und Cholesterin vorliegen. Daneben sind seit der Erstbeschreibung von Sömjen hochmolekulare Phospholipidcholesterinvesikel als weitere Transportform akzeptiert [14]. Lafont et al. [7] diskutierten bereits 1977 einen Lipoproteinkomplex in der Galle, konnten sich jedoch mit dieser Ansicht nicht durchsetzen. Miquel et al. [9] wiesen in einer späteren Studie eine Assoziation zwischen Lipidvesikeln aus der Lebergalle und einzelnen biliären Proteinen nach, die aber nur einen geringen Anteil der Proteine in der Galle ausmachen. Somit wurde bisher der Interaktion zwischen Lipiden und Proteinen in der Galle keine größere Bedeutung beigemessen. Dies resultiert nicht zuletzt aus den zahlreichen Versuchen an proteinfreier Kunstgalle die Pathogenese der Cholesterinsteine zu erklären.

In der vorliegenden Untersuchung konnte eindeutig gezeigt werden, daß der Hauptanteil der biliären Proteine mit gemischten Mizellen bestehend aus Gallensäuren, Phospholipiden und Cholesterin assoziiert ist. Dies trifft sowohl für die wohl physiologische Situation der Blasengalle von Patienten mit Pigmentsteinen zu als auch für die Blasengalle von Patienten mit Cholesterinsteinen. Die Interaktion von Proteinen und Lipiden ist stabil und kann durch Rechromatographie eingeengter Fraktionen oder KBr-Dichtegradientenzentrifugation nicht aufgehoben werden. Die Interaktion ermöglicht im Vergleich zur Kunstgalle auch nach völliger Entfernung von Gallensäuren durch Dialyse, die Persistenz niedermolekularer stabiler Transportformen für Cholesterin. Dieser protektiver Effekt der Proteine ist trotz höherer Proteinkonzentration in der Blasengalle von Patienten mit Cholesterinsteinen dort nur vermindert vorhanden. Dies könnte ein Schlüsselereignis in der Pathogenese der Cholesterinsteinbildung sein, deren Ursachen aber noch genauer untersucht werden müssen.

Literatur

1. Abell LL, Levy BB, Brodie BB, Kendall FE (1952) A simplified method for the estimation of total cholesterol in serum and demonstration of its specifity. J Biol Chem 195:357–366
2. Carey MC, Small DM (1978) The physical chemistry of cholesterol solubility in bile. Relationship to gallstone formation and dissolution in man. J Clin Invest 61:998–1026
3. Fiske CH, Subbarow Y (1925) The colorimetric determination of phosphorus. J Biol Chem 66:375–400
4. Groen AK, Ottenhoff R, Jansen PLM, Van Marle J, Tytgat G (1989) Effect of cholesterol nucleation-promoting activity on cholesterol solubilization in model bile. J Lipid Res 30:51–58
5. Holan KR, Holzbach RT, Hermann RE, Cooperman AM, Claffey WJ (1979) Nucleation time: A key factor in the pathogenesis of cholesterol gallstone disease. Gastroenterology 77:611–617
6. Jüngst D, Lang T, Von Ritter C, Paumgartner G (1991) Role of high total protein in gallbladder bile in the formation of cholesterol gallstones. Gastroenterology 100:1724–1729
7. Lafont H, Nalbone G, Lairon D, Dagorn JC, Domingo N, Amic J, Hauton JC (1977) Zone electrophoresis study of the bile lipoprotein complex. Biochimie (Paris) 54:445–452

8. Lee SP, Park HZ, Madani H, Kaler EW (1987) Partial characterization of a nonmicellar system of cholesterol solubilization in bile. Am J Physiol 252:G374–G384
9. Miquel JF, Rigotti A, Rojas E, Brandan E, Nervi F (1992) Isolation and purification of human biliary vesicles with potent cholesterol-nucleation-promoting activity. Clinical Science 82:175–180
10. Paumgartner G, Sauerbruch T (1991) Callstones: Pathogenesis. Lancet 338:1117–1121
11. Peled Y, Halpern Z, Eitan B, Goldman G, Konokoff F, Gilat T (1989) Biliary micellar cholesterol nucleates via the vesicular pathway. Biochim Biophys Acta 1003:246–249
12. Schriever CE, Jüngst D (1989) Association between cholesterol-phospholipid vesicles and cholesterol crystals in human gallbladder bile. Hepatology 9:541–546
13. Sedaghat A, Grundy SM (1980) Cholesterol crystals and the formation of cholesterol gallstones. New Engl J Med 302:1274–1277
14. Sömjen G, Gilat T (1983) A non-micellar mode of cholesterol transport in human bile. Febs Letters 156:265–268
15. Talalay P (1960) Enzymatic analysis of steroid hormones. Biochem Anal 8:119–143

Die Rolle von biliären Proteinen bei der Kristallisation von Cholesterin-Bedeutung für die Pathogenese von Gallensteinen

N. Busch, F. Lammert, S. Matern

Zusammenfassung

Gallensteine werden bei einer Störung der biliären Homöostase gebildet. Für ihre Entstehung sind neben der Bildung einer lithogenen Galle weitere Prozesse wie die Nukleation und das Wachstum von Cholesterinkristallen in der Gallenblase und ihre Agglomeration bis zur Ausreifung eines klinisch symptomatischen Gallensteins erforderlich.

Die molekularen Mechanismen für die Nukleation und das Wachstum von Cholesterinkristallen können nach 3 grundlegenden Aspekten aufgeteilt werden: Der *Löslichkeit* von Cholesterin in der Galle, der *Verweilzeit* eines bestimmten Reaktionsvolumens in der Gallenblase und der *Kinetik* der Nukleation und des Wachstums der Präzipitate in der Gallenblase.

In den vergangenen 10 Jahren konnten mehrere biliäre Proteine als kinetische Faktoren der Cholesterinkristallisation identifiziert werden. Ein Ungleichgewicht in der kinetischen Aktivität der verschiedenen Promotor- und Inhibitorproteine der Galle wird seither als wesentlicher pathogenetischer Faktor für die Steinbildung angesehen. Der Proteineffekt wird vermutlich über eine Wechselwirkung mit den Cholesterincarriern der Galle vermittelt. Promotorproteine werden in der Vesikelfraktion angereichert. Unter ihrem Einfluß wird die Bildung cholesterinreicher Vesikel gefördert, die als das Substrat für die Nukleation und das Wachstum der Cholesterinkristalle angesehen werden. Bei den Inhibitoren konnten wir die Existenz einer Gruppe von Proteinen nachweisen, die an die Cholesterinkristalle binden und die Kristallmorphologie verändern, wodurch das Wachstum der Kristalle verlangsamt wird. Die Modulation der Cholesterinkristallisation ist die Schlüsselreaktion, über die biliäre Inhibitor- und Promotor-Proteine die Gallensteinbildung beeinflussen.

Summary

The formation of cholesterol gallstones involves multiple steps including secretion of lithogenic bile and nucleation and growth of cholesterol crystals within the gallbladder followed by agglomeration of crystals into mature stones. For cholesterol crystal nucleation and growth to occur at least three primary defects must be present simultaneously: *Cholesterol supersaturation* is the precondition to the eventual crystallization of cholesterol. The nucleation process is accelerated by a defect in *kinetic factors* and facilitated by *gallbladder hypomotility* resulting in augmented residual volumes and prolonged residence times.

During the past 10 years several protein factors promoting or inhibiting cholesterol crystallization have been isolated from human bile. An imbalance of kinetic biliary protein factors is assumed to be the key defect in cholesterol gallstone pathogenesis. The protein effect is mediated via interactions with cholesterol carriers in bile. Promoters interact with vesicles leading to an increase in cholesterol rich vesicles from which cholesterol crystals nucleate. We report a new group of inhibitor proteins that bind to cholesterol crystals and modify crystal morphology thus impeding nucleation and crystal growth. Cholesterol crystallization is a key reaction in stone formation. By modulating this reaction biliary protein factors play a major role in cholesterol gallstone pathogenesis.

Einleitung

Die Cholesterinkristallisation, also Nukleation und Wachstum von Cholesterinkristallen in Galle, bildet die Schlüsselreaktion in der Gallensteinpathogenese [11]. Nach dem gegenwärtigen Verständnis können die dabei zugrunde liegenden molekularen Mechanismen in drei Prozesse aufgeteilt werden (Abb. 1):

Die Übersättigung der Galle mit den Lösungsbestandteilen Cholesterin, Kalzium und Pigment ist die notwendige thermodynamische Voraussetzung für ihre Präzipitation. Übersättigung von Galle mit Cholesterin bedeutet, daß mehr Cholesterinmoleküle in der Lösung vorhanden sind als in den einfachen und gemischten Mizellen im Gleichgewicht transportiert werden können [12]. Die Gleichgewichtslöslichkeit wird durch das Verhältnis der biliären Lipide bestimmt, sie ist definiert als die Menge Cholesterin, die in einer Modellgalle mit identischer Konzentration an Gallensäuren, Lecithin und Cholesterin im Gleichgewicht gelöst werden kann [42]. Übersteigt die Cholesterinkonzentration

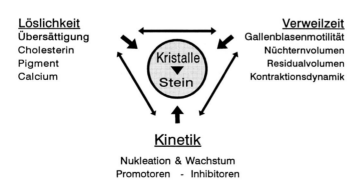

Abb. 1. Molekulare Mechanismen der Gallensteinpathogenese

die Sättigungsgrenze (CSI = 1), so wird eine neue Population cholesterinreicher Vesikel gebildet, die das überschüssige Cholesterin transportieren [14, 41]. Diese Vesikel neigen zur Fusion und zur Ausbildung multilamellärer Strukturen, von denen die Cholesterinmonohydratkristalle präzipitieren [21, 22]. Der Cholesterinsättigungsindex humaner Gallenblasengalle wird typischerweise im Bereich von 0,7–2,0 gemessen, in der Mehrzahl wird eine Übersättigung mit Cholesterin gefunden [13, 26].

Ein weiterer bedeutender Defekt bei Gallensteinträgern ist die Störung der Gallenblasenmotilität. Begünstigt durch ein vergrößertes Residualvolumen und eine verlängerte Verweilzeit werden Cholesterinkristalle leichter gebildet und wegen der Dysmotilität schlechter aus der Gallenblase entfernt. Die Abnahme der Kontraktionsdynamik verläuft proportional zum Übersättigungsgrad der Galle mit Cholesterin [2, 44]. Als Ursache der Gallenblasendysmotilität wird eine Störung der Freisetzung eines second messenger an der Sarkolemmembran vermutet, da sowohl die extrazelluläre Cholezystokininrezeptorfunktion als auch die intrazellulären Mechanismen der Signaltransduktion erhalten sind. Möglicherweise ist hierfür eine Versteifung des Sarkolemms verantwortlich, wobei vermehrt Cholesterin aus übersättigter Galle in die Membranen eingelagert wird [3].

Die Bedeutung kinetischer Faktoren für die Nukleation und das Wachstum der Cholesterinkristalle gründet auf der Beobachtung, daß zahlreiche Patienten mit übersättigter Galle weder Kristalle noch Gallensteine bilden [24]. Promotoren erleichtern und Inhibitoren erschweren das Überschreiten der Energiebarriere zur Bildung submikroskopischer Nuclei und ihrem Wachstum zu Cholesterinkristallen [16, 25]. Die Kinetik der Kristallisation wird einerseits durch nicht protein-abhängige Parameter wie dem Grad der Cholesterinübersättigung, der Zusammensetzung der biliären Lipide, der Hydrophobizität der Gallensäuren und der Gesamtkonzentration der biliären Lipide sowie der Konzentration an Calcium-Jonen beeinflußt [30]. Darüber hinaus konnten Untersuchungen der letzten Jahre nachweisen, daß Inhibitor und Promotorproteine der Galle eine übergeordnete Funktion bei der Modulation der Cholesterinkristallisation haben [7, 27, 38].

Promotorproteine der Cholesterinkristallisation

Schon bald nach Einführung des kinetischen Konzepts der Cholesterinkristallisation wurde gezeigt, daß die Galle von Patienten mit Cholesterinsteinen eine potente Pronukleationsaktivität enthielt, die Proteinen mit Molekulargewichten unterhalb 300 kD zuzuordnen war [4, 18]. Die Proteingesamtkonzentration in der Gallenblasegalle von Steinträgern war signifikant höher als die von Patienten ohne Gallensteine. Andere Untersuchungen konnten zeigen, daß eine hohe Proteinkonzentration der Galle (>10 g/l) fast immer mit dem Auftreten von Cholesterinkristallen in der Galle vergesellschaftet war, unabhängig von der Konzentration der Gesamtlipide, Gallensalze und Phospholipide [28]. In den letzten Jahren wurden mehrere Promotorproteine aus humaner Galle isoliert und charakterisiert (Tabelle 1).

Tabelle 1. Kinetische Proteinfaktoren der Cholesterinkristallisation

Inhibitorproteine	Promotorproteine
Delipidierte Proteinfraktion	Gallenblasenmuzin
Apolipoprotein A-I, A-II	Con-A-bindendes Protein (130 kD)
Lektin bindende Proteinfraktionen	Aminopeptidase N Fibronektin
(Con A, Wheat germ, Lentil, Helix p.) 58/63 kD Heterodimer	α_1-saures Glykoprotein
(Zytokeratin?)	Phospholipase C

Ein bedeutender Promotoreffekt auf die Cholesterinkristallisation und-steinbildung wurde für Gallenblasenmuzin nachgewiesen. Bei Konzentrationen im Bereich einiger mg/ml beschleunigte gereinigtes Gallenblasenmucin die Cholesterinkristalldetektionszeit (Nukleationszeit) in Modellgalle [17, 43]. In Tiermodellversuchen zur Gallensteinpathogenese wurde stets vor dem Auftreten von Cholesterinkristallen eine Hypersekretion von Gallenblasenmucin beobachtet. Die Gallenblasenwand wird durch das Mucingel ausgekleidet, das wahrscheinlich den Reaktionsort der Nukleation bildet. Mucin ist auch ein wesentlicher Bestandteil im Gallenblasensludge und ist vermutlich auch am weiteren Wachstum der Cholesteringallensteine beteiligt [31].

Mit Hilfe der Lektinaffinitätschromatographie konnten weitere Promotorproteine aus Gallenblasengalle isoliert werden. Dabei zeigte die an *Concanavalin* A Lektin gebundene Proteinfraktion eine starke Inhibitoraktivität, die zunächst einem Glykoprotein mit einem Molekulargewicht von 130 kD zugeordnet wurde [20]. Dieses Protein wurde kürzlich als Aminopeptidase N identifiziert [35]. In der Folgezeit konnten als weitere Promotorproteine der Cholesterinkristallisation in der *Concanavalin*-A-gebundenen Fraktion Immunglobuline, Fibronektin, α_1-saures Glykoprotein und Phospholipase C identifiziert werden [1, 23, 37].

Erste Untersuchungen zum Wirkungsmechanismus der Promotorproteine weisen darauf hin, daß der Promotoreffekt über eine Wechselwirkung mit den Vesikeln vermittelt wird. Es konnte gezeigt werden, daß die promotorreiche Concanavalin-A-gebundene Proteinfraktion von steinhaltiger Galle eine Verschiebung von Cholesterin aus den Mizellen in die Vesikel erzeugt. Hierdurch wird die Fraktion der cholesterinreichen Vesikel vergrößert, die als die Ausgangsfraktion der Nukleation angesehen werden [19]. Andererseits konnten aus der Vesikelfraktion nativer Galle verschiedene Proteine isoliert werden, die teilweise mit den Promotorproteinen der *Concanavalin*-A-gebundenen Fraktion übereinstimmen [32].

Inhibitorproteine der Cholesterinkristallisation

Der erste Hinweis auf die Existenz von Inhibitorproteinen der Cholesterinkristallisation in Galle wurde mit einem Proteingemisch erbracht, das durch aufwendige Reinigungs- und Delipidierungschritte von steinfreier Galle isoliert wurde [27]. Einen weitereren Beweis für einen Protein-vermittelten Inhibitoreffekt gibt die Wirkung der Apolipoproteine A-I und A-II, die beide in Galle als intakte Lipide vorliegen. Wegen ihrer Eigenschaft, Lipide zu binden und zu transportieren, wurde der Einfluß von Apo A-I und Apo A-II, die aus humanem Serum isoliert wurden, auf die Cholesterinkristallisation in Modellgalle getestet. Beide Faktoren zeigten eine Inhibition der Nukleation [29, 39]. Allerdings reicht der mäßige Effekt der Apolipoproteine nicht aus, den Unterschied in der Nukleationszeit steinfreier (normaler) und steinhaltiger (abnormaler) Galle zu erklären, zumal kein Unterschied in der Konzentration der Apolipoproteine in der Galle von Steinträgern und gesunden Patienten gefunden werden konnte [39].

Die Lektinaffinitätschromatographie wurde auch erfolgreich zur Isolation von Inhibitorproteinen aus Galle eingesetzt. Mit verschiedenen Lektinsäulen wurden unterschiedliche Glykoproteingemische aus normaler Galle isoliert, die alle Promotoren und Inhibitoren mit unterschiedlicher relativer Aktivität enthielten [8]. Dabei enthielt die *Concanavalin*-A-gebundene Fraktion die stärkste Promotoraktivität, während in der *Helix-pomatia*-gebundenen Fraktion die stärkste Anreicherung der Inhibitoraktivität gefunden wurde. Aus der *Helix*-gebundenen Fraktion wurde kürzlich als erstes spezifisches Inhibitorprotein ein heterodimeres Glycoprotein mit einem Molekulargewicht von 120 kD gereinigt, das aus Untereinheiten mit 58 und 63 kD zusammengesetzt ist. Dieses Glykoprotein gehört möglicherweise zur Familie der Zytokeratine [36].

Cholesterinkristallbindende Proteine

Die Inhibitoraktivität des 120 kD heterodimeren Glycoproteins ist geringer als die Aktivität der gesamten *Helix-pomatia*-gebundenen Proteinfraktion. Es muß also angenommen werden, daß weitere Inhibitorproteine in der Lektin-gebundenen Fraktion existieren. Um diese Proteine zu isolieren, haben wir die Hypothese genutzt, daß der Inhibitoreffekt über eine Wechselwirkung mit den Cholesterinkristallen vermittelt wird. Es ist dann eine Änderung der Kristallmorphologie zu erwarten. Außerdem sollte es möglich sein, die Inhibitorproteine mit Hilfe der Kristalle zu isolieren [5, 6].

Biliäre Proteine wurden über die Bindung an *Concanavalin* A oder *Lentil*-Lektinsäulen aus steinhaltiger Galle isoliert. Ein Teil jeder gebundenen Fraktion wurde über die Helix-pomatia-Säule nachgereinigt, so daß insgesamt 4 verschiedene Lektin-gebundene Fraktionen erhalten wurden. Diese Fraktionen wurden mit übersättigter Modellgalle vermischt. Am Ende des Kristallwachstums wurden die Kristalle durch Filtration geerntet, gewaschen und in organischem Lösungsmittel aufgelöst. Cholesterin wurde durch Diafiltration und Ultrafiltrationsschritte entfernt, so daß die Lösung nur noch die kristallgebundenen Proteine enthielt, die in der SDS-PAGE aufgetrennt wurden. Hierbei wurde über die Kristallbindung in allen Experimenten die gleiche Gruppe von 4 Proteinbanden gefunden, obwohl die eingesetzten 4 Lektin-gebundenen Fraktionen einen deutlichen Unterschied in der Proteinzusammensetzung zeigten. Neben der Hauptbande, die dem bekannten 58/63 kD Heterodimer zuzuordnen war, wurden zusätzliche Proteinbanden mit Molekulargewichten von 74, 28 und 16 kD gefunden. Die entsprechenden 4 Proteinbanden wurden durch präparative SDS-PAGE aus der Helix-pomatia-gebundenen Fraktion isoliert und im Kristallwachstumsversuch getestet. Dabei konnte für alle 4 Proteine ein deutlicher Inhibitoreffekt bei Konzentrationen im Bereich von 1–10 µg/ml nachgewiesen werden [9].

Durch Auftrennung der Lektin- und der Kristall-gebundenen Proteine in der 2D-Elektrophorese konnten wir nachweisen, daß zu allen Proteinbanden mehrere Isoformen mit isoelektrischen Punkten im Bereich pH 4 bis 9 existieren, von denen aber nur solche Isoformen mit isoelektrischen Punkten innerhalb eines engen Bereiches von ±1 pH-Einheit um das pH der Modellgalle an die Kristalle binden [10].

Elektronenmikroskopische Untersuchungen der Cholesterinkristalle zeigten einen signifikanten Unterschied in der Morphologie in den Populationen, die mit oder ohne Proteinzugabe gewachsen waren. Unter dem Einfluß der Effektorproteine wurden vorwiegend kompakte Kristalle mit glatter Oberfläche und schichtweisem gerichteten Wachstum gefunden. Ohne Effektorproteine waren polyzyklische Cholesterinkristallplättchen mit zahlreichen stufen- und schraubenförmigen Dislokationen vorherrschend, die eine zufällige Aggregation zeigten. Diese stufen-und schraubenförmigen Dislokationen werden als die Hauptwachstumszonen der Cholesteinkristalle angesehen, ihre Ausbildung wird unter dem Einfluß der Inhibitor proteine unterdrückt [9].

Schlußbemerkung

Die Gallenblasengalle enthält zahlreiche antagonistische Proteinfaktoren, die einen fördernden oder inhibierenden Einfluß auf die Cholesterinkristallisation ausüben und somit eine bedeutende Rolle in der Pathogenese der Cholesteringallensteine bilden. Bisher vorliegende Untersuchungen weisen darauf hin, daß der Promotoreffekt über eine Wechselwirkung mit der Vesikelfraktion vermittelt wird, wodurch die Zusammensetzung der Vesikelpopulation und ihre Aggregation beeinflußt wird. Durch weitere Untersuchungen bleibt zu klären, ob alle oder nur einige der bisher identifizierten Promotoren eine spezifische Bedeutung in der Gallensteinpathogenese haben. Das gehäufte Auftreten von Cholesterinkristallen bei hohem Gesamtproteingehalt der Galle mag darauf hinweisen, daß Proteine als Kristallisationskeime einer heterogenen Nukleation einen unspezifischen Pronukleationseffekt vermitteln können.

Dagegen weisen unsere Ergebnisse darauf hin, daß Gallenblasengalle eine besondere Untergruppe von Proteinen enthält, die die Cholesterinkristallisation über eine Wechselwirkung mit den Cholesterinkristallen behindern. Hierbei scheint es sich um ein generelles Prinzip zur Regulation der Biomineralisation in biologischen Systemen zu handeln. Bisher sind mehrere Beispiele bekannt, bei

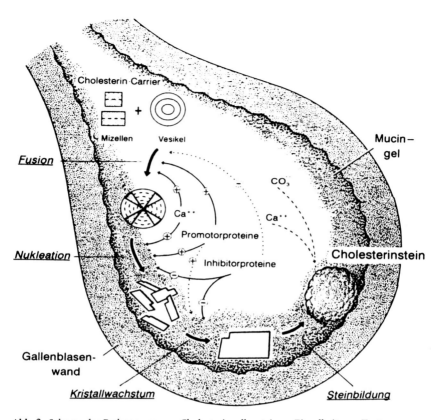

Abb. 2. Schema der Pathogenese von Cholesteringallensteinen. Einzelheiten s. Text

denen die Steinbildung über eine Wechselwirkung von Proteinen mit den Kristallen verhindert wird. Hierzu zählen ein 14 kD-Glykoprotein, das die Bildung von Kalziumoxalatnierensteinen verhindert [34] und ein <10 kD-Glykoprotein aus Gallen- [40] oder Pankreassteinen [33], das die Präzipitation von Kalziumkarbonat behindert. Weitere Glykoproteine und Glykopeptide wurden bei Polarfischen gefunden, die als "Gefrierschutzproteine" die Bildung von Eiskristallen bei Temperaturen unterhalb des Gefrierpunkts verhindern [15].

Das gegenwärtige Konzept der Pathogenese von Cholesteringallensteinen ist in Abb. 2 schematisch zusammengefaßt [5]: Die Fusion cholesterinreicher Vesikel führt zur Bildung multilamellarer Strukturen, von denen Cholesterinkristalle präzipitieren. Die Fusion und die Nukleation werden neben Kalziumionen durch biliäre Promotorproteine gefördert. Inhibitoren hemmen über eine Wechselwirkung mit den Mikrokristallen sowohl die Nukleation als auch das weitere Kristallwachstum. Den Reaktionsort für die Cholesterinkristallisation bildet wahrscheinlich die Mucingelschicht, die die Gallenblasenwand auskleidet. In dieser Schicht werden als Folge der Wasserresorption durch die Gallenblase die Reaktionspartner angereichert und immobilisiert. Sowohl die Bildung der

Kristalle als auch ihre Akkumulation in der Gallenblase werden außerdem durch die Gallenblasenstase gefördert. Kristalle, Muzin, Kalziumsalze, Proteine und Pigment bilden die Bausteine der Gallensteine. Unter welchen Bedingungen und durch welche Mechanismen aus diesem Sludge Gallensteine reifen, ist noch weitgehend unverstanden.

Literatur

1. Abei M, Kawczak P, Nuutinen H, Langnas A, Svanvik J, Holzbach RT (1993) Isolation and characterization of a cholesterol crystallization promotor from human bile. Gastroenterology 104:531–548
2. Bèhar J, Lee KY, Thompson WR, Biancani P (1989) Gallbladder contraction in patients with pigment and cholesterol stones. Gastroenterology 97:1479–1484
3. Bèhar J, Rhim BY, Thompson W, Biancani P (1992) Impaired signal transduction in human gallbladder muscle exposed to lithogenic bile with cholesterol. 3rd World Congress on Biliary Lithotripsy, Orlando, Florida, 13.
4. Burnstein MJ, Ilson RG, Petrunka CN, Strasberg SM (1983) Evidence for a potent nucleating factor in gallbladder bile of patients with cholesterol gallstones. Gastroenterology 85:801–807
5. Busch N, Holzbach RT (1990) Crystal growth-inhibiting proteins in bile. Hepatology 12:195S-198S
6. Busch N, Matern S (1991) Current concepts in cholesterol gallstone pathogenesis. Eur J Clin Invest 21:453–460
7. Busch N, Tokumo H, Holzbach RT (1990) A sensitive method for determination of cholesterol crystal growth using model solutions of supersaturated bile. J Lipid Res 31:1903–1909
8. Busch N, Matiuck N, Sahlin S, Pillay SP, Holzbach RT (1991) Inhibition and promotion of cholesterol crystallization by protein fractions from normal human gallbladder bile. J Lipid Res 32:695–702
9. Busch N, Lammert F, Matern S (1992) A subgroup of lectin bound biliary proteins attaches to cholesterol crystals and modifies crystal morphology. Hepatology 16:124A
10. Busch N, Lammert F, Marschall HU, Matern S (1993) Isolation of a new potent inhibitor protein of cholesterol crystal growth from human bile. Hepatology 18:96A
11. Carey MC (1988) Formation of cholesterol gallstones: the new paradigms. In: Paumgartner G, Stiehl A, Gerok W (eds) Trends in Bile Acid Research. Kluwer Academic, Dordrecht, pp 259–281
12. Carey MC, Cohen DE (1987) Biliary transport of cholesterol in vesicles, micelles and liquid crystals. In: Paumgartner G, Stiehl A, Gerok W (eds) Bile Acids and the Liver. MTP, Lancaster, pp 287–300
13. Carey MC, LaMont JT (1992) Cholesterol gallstone formation. 1. Physical-chemistry of bile and biliary lipid secretion. Prog Liver Dis 10:139–163
14. Carey MC, Small DM (1978) The physical chemistry of cholesterol solubility in bile: relationship to gallstone formation and dissolution in man. J Clin Invest 61:992–1026
15. De Vries AL (1986) Antifreeze glycopeptides and peptides: (Interactions with ice and water. Meth Enzymol 127:293–303
16. Donovan JM, Carey MC (1991) Physical-chemical basis of gallstone formation. Gastroenterol Clin North Am 20:47–66
17. Gallinger S, Taylor RD, Harvey PRC, Petrunka CN, Strasberg SM (1985) Effect of mucous glycoprotein on nucleation time of human bile. Gastroenterology 89:648–658
18. Gallinger S, Harvey PRC, Petrunka CN, Ilson RG, Strasberg SM (1987) Biliary proteins and the nucleation defect in cholesterol cholelithiasis. Gastroenterology 92:867–875
19. Groen AK (1990) Nonmucous glycoproteins as pronucleating agents. Hepatology 12:189S-194S
20. Groen AK, Noordam C, Drapers JAG, Egbers P, Jansen PLM, Tytgat GNJ (1990) Isolation of a potent cholesterol nucleation promoting activity from human gallbladder bile. Hepatology 11:525–533
21. Halpern Z, Dudley MA, Kibe A, Lynn MP, Breuer AC, Holzbach RT (1986) Rapid vesicle formation and aggregation in abnormal human bile. Gastroenterology 90:875–885
22. Halpern Z, Dudley MA, Lynn MP, Nader JM, Breuer AC, Holzbach RT (1986) Vesicle aggregation

in model systems of supersaturated bile: Relation to crystal nucleation and lipid composition of the vesicular phase. J Lipid Res 27:295–306
23. Harvey PRC, Upadhya GA, Strasberg SM (1991) Immunoglobulins as nucleating proteins in the gallbladder bile of patients with cholesterol gallstones. J Biol Chem 266:13996–14003
24. Holan KR, Holzbach RT, Hermann RE, Cooperman AM, Claffey WJ (1979) Nucleation time: a key factor in the pathogenesis of cholesterol gallstone disease. Gastroenterology 77:611–617
25. Holzbach RT, Busch N (1991) Nucleation and growth of cholesterol crystals. Kinetic determinants in supersaturated bile. Gastroenterol Clin North Am 20:67–83
26. Holzbach RT, Marsh M, Olszewski M, Holan KR (1973) Cholesterol solubility in bile. Evidence that supersaturated bile is frequent in healthy man. J Clin Invest 52:1467–1479
27. Holzbach RT, Kibe A, Thiel E, Howell LH, Marsh M, Hermann RE (1984) Biliary proteins: unique inhibitors of cholesterol crystal nucleation in human gallbladder bile. J Clin Invest 73:35–45
28. Jüngst D, Lang T, Ritter C von, Paumgartner G (1991) Role of high total protein in gallbladder bile in formation of cholesterol gallstones. Gastroenterology 100:1724–1729
29. Kibe A, Holzbach RT, LaRusso NF, Mao SJT (1984) Inhibition of cholesterol crystal formation by apolipoproteins in supersaturated model bile. Science 225:514–516
30. Kibe A, Dudley MA, Halpern Z, Lynn MP, Breuer AC, Holzbach RT (1985) Factors affecting cholesterol monohydrate crystal nucleation time in model systems of supersaturated bile. J Lipid Res 26:1102–1111
31. Lee SP, Maher K, Nichols JF (1988) Origin and fate of biliary sludge. Gastroenterology 94:170–178
32. Miquel JF, Nunez L, Rigotti A, Amigo L, Brandan E, Nervi F (1993) Isolation and partial chracterization of cholesterol pronucleating hydrophobic glycoproteins associated to native biliary vesicles. FEBS Lett 318:45–49
33. Montalto G, Bonicel J, Multigner L, Rovery M, Sarles H, De Caro A (1986) Partial amino acid sequence of human pancreatic stone protein, a novel pancreatic secretory protein. Biochem J 238:227–232
34. Nakagawa Y, Ahmed M, Hall SL, Deganello S, Coe FL (1987) Isolation from human calcium oxalate renal stones of nephrocalcin, a glycoprotein inhibitor of calcium oxalate crystal growth: Evidence that nephrocalcin from patients with calcium oxalate nephrolithiasis is deficient in gamma-carboxyglutamic acid. J Clin Invest 79:1782–1787
35. Offner GD, Gong D, Afdahl NH (1994) Identification of a 130-kilodaltion human biliary Concanavalin A binding protein as aminopeptidase. N Gastroenterology 106:755–762
36. Ohya T, Schwarzendrube J, Busch N, Gresky S, Chandler K, Takabayashi A, Igimi H, Egami K, Holzbach RT (1993) A human biliary glycoprotein that inhibits nucleation and growth of cholesterol crystals. Purification and characterization. Gastroenterology 104:527–538
37. Pattinson NR, Willis KE (1991) Effect of phospholipase C on cholesterol solubilization in model bile. A Concanavalin A-binding nucleation-promoting factor from human gallbladder bile. Gastroenterology 101:1339–1344
38. Sedaghat A, Grundy SM (1980) Cholesterol crystals and the formation of cholesterol gallstones. N Engl J Med 302:1274–1277
39. Sewell RB, Mao SJ, Kawamoto T, LaRusso NF (1983) Apolipoproteins of high, low, and very low density lipoproteins in human bile. Lipid Res 24:391–401
40. Shimizu S, Sabsay B, Veis A, Ostrow JD, Rege RV, Dawes LG (1989) Isolation of an acidic protein from cholesterol gallstones, which inhibits precipitation of calcium carbonate in vitro. J Clin Invest 84:1990–1996
41. Small DM (1980) Cholesterol nucleation and growth in gallstone formation. N Engl J Med 302:1305–1307
42. Small DM, Bourges M, Dervichian DG (1966) Ternary and quaternary aqueous systems containing bile salt, lecithin and cholesterol. Nature 211:816–818
43. Smith BF (1987) Human gallbladder mucin binds biliary lipids and promotes cholesterol crystal nucleation in model bile. J Lipid Res 28:1088–1097
44. Van der Werf SDJ, Berge Henegouwen GP van, Palsma DMH, Rubere AT (1987) Motor function of the gallbladder and saturation of duodenal bile. Neth J Med 30:160–17

Mechanismen des zellulären Proteintransports*

B. Wiedenmann, E.O. Riecken, M. John, G. Ahnert-Hilger

Zusammenfassung

Eukaryonte Zellen verfügen über ein intrazelluläres Verteilersystem mit dem sie neu synthetisierte Proteine in verschiedene subzelluläre Kompartimente und auch in den Extrazellulärraum befördern können. Dabei werden Proteine, die für den Export bestimmt sind, entweder kontinuierlich (konstitutiv) oder nach Stimulation der Zelle (reguliert) sezerniert. Während der Translation der mRNA werden die neu entstehenden Proteinketten zu Translokationsstellen des endoplasmatischen Retikulums (ER) gebracht, wo sie entweder in der ER-Membran verbleiben oder über spezifische Proteinkanäle in das Lumen gelangen. Nach der Passage durch das ER werden die Proteine in Vesikel verpackt, wobei lösliche Proteine luminal, und integrale Membranproteine membranständig vorliegen. Mit einem Mantel ("coat") aus zytoplasmatischen strukturgebenden Proteinen versehen, wandern die Vesikel zur nächsten Zielorganelle. Dort verschmelzen sie mit der Membran, wobei der Mantel unter Mitwirkung monomerer G-Proteine und Hydrolyse von GTP abgelegt wird. Die Membran der Vesikel wie auch die Membranen der jeweiligen Akzeptororganellen enthalten spezifische Proteine, die eine gerichtete Membranfusion und damit auch einen gerichteten Proteintransport sichern (SNARE-Hypothese). In dieser Arbeit werden die grundlegenden Mechanismen des Proteintransports erläutert und Zusammenhänge mit bekannten, v. a. gastroenterologischen Krankheitsbildern hergestellt.

Summary

Eucaryotic cells possess an intracellular transport system which distributes newly synthesized proteins into various subcellular compartments and out of the cell. Proteins designed for export are secreted by the cell either constitutively or after

---

* Die Arbeit unserer Arbeitsgruppe wären nicht ohne die Unterstützung der Deutschen Forschungsgemeinschaft (Wi 617/5-3; SFB 366. Teilprojekt A5 und Sche 326/3-1), der Deutschen Krebshilfe/Dr. Mildred Scheel-Stiftung (W41/94/Wi2), dem Bundesministerium für Forschung und Technologie (Partnerschaftprojekt Neurobiologie) sowie der Verum-Stiftung möglich gewesen. Frau M. Szott danken wir für die zuverlässige und geschickte Anfertigung des Manuskripts.

stimulation in a regulated manner. During translation of mRNA the growing peptide chains are transferred to the endoplasmic reticulum (ER) where they either reside in the ER membrane or are translocated through specific ion channels into the lumen of the ER. Following passage through the ER, proteins are packed into vesicles, whereby soluble proteins are found in the lumen and integral membrane proteins in the membrane of the vesicles. Coated by cytoplasmic structural proteins the vesicles reach their next target organelle. The hydrolysis of GTP by monomeric G proteins starts the uncoating of the vesicles, a prerequisite for the subsequent fusion with the membrane of the target organelle. The membranes of both the vesicles and the acceptor organelles contain specific proteins which guarantee targeted membrane fusion and protein transport (SNARE hypothesis). In the present communication some basic principles of membrane transport in the context of well-known, in particular gastroenterological, diseases are discussed.

Einleitung

Intakte und gestörte Protein-Protein-Wechselwirkungen stellen die Grundlage einer Vielzahl von physiologischen bzw. pathophysiologischen, zellulären Vorgängen dar. Zur Aufrechterhaltung einer normalen Zellfunktion sind verschiedene, subzelluläre Kompartimente wie Lysosmen, Mitochondrien, der Golgi-Apparat mit dem Trans-Golgi-Netzwerk, Endosomen, das endoplasmatische Retikulum (ER), die Plasmamembran u. a. notwendig. Die jeweiligen Membranen sind durch eine spezifische Struktur und Proteinkomposition definiert. Zellbiologische Untersuchungen der letzten Jahre zeigen nun, daß jede Zelle über ein komplex angelegtes Verteilersystem verfügt, das einen gerichteten Transport und eine spezifische Sortierung von neu synthetisierten Proteinen in die verschiedenen Kompartimente erlaubt. So wird die kontinuierliche Biogenese verschiedenster Membranen gewährleistet. Vesikel die konstitutiv sezerniert (Exozytose) und wieder aufgenommen (Endozytose) werden, halten die Lipid- und Proteinzusammensetzung der Plasmamembran konstant. In Neuronen und neuroendokrinen Zellen befördern Vesikel nach einem extrazellulären Reiz Sekretionsprodukte wie Neurotransmitter und Hormone in den Extrazellulärraum (regulierte Sekretion). Wegen des limitierten Umfangs können nur einige Aspekte der Sekretion behandelt werden.

Translation und Proteintransport zum Endoplasmatischen Retikulum

Nach Abschluß der Transkription erfolgt die Proteinsynthese im Zytoplasma durch Anlagerung der jeweiligen, neu entstandenen mRNA an Ribosomen. Zwei Mechanismen der Translokation neu synthetisierter Proteine in das Lumen des ERs sind bekannt (s. hierzu Übersichtsartikel [6, 7, 13]).

Meistens leiten Signalsequenzen (6–20 nebeneinanderliegende, apolare Aminosäuren), die im Vorläufermolekül fast immer N-terminal gelegen sind die

Proteintranslokation ins ER ein, indem sie an das Signalerkennungspartikels (SRP) binden. Der Komplex aus dem Ribosom/mRNA-Komplex, SRP und der herauswachsende Proteinkette bindet an einen membran-ständigen Rezeptors des ERs (SRP-Rezeptor). Durch GTP-Hydrolyse am SRP-Rezeptor wird SRP freigesetzt. Der Ribosom/mRNA-Komplex, aus dem das neu entstehende Protein langsam weiter herauswächst, lagert sich an einen Kanal an, über den die Proteinkette in das ER-Lumen gelangt.

C-terminal-verankerte Proteine mit nur einem Transmembransegment (Proteine mit "Schwanzanker") werden posttranslational über einen von SRP und den klassischen Translokationskomponenten des ERs unabhängigen Mechanismus ins Lumen des ER transportiert [7]. Dieser Vorgang ist bisher jedoch nur unvollständig untersucht. Proteine, die keine Signalsequenz besitzen und mehr als ein Transmembransegment besitzen werden wahrscheinlich – mit wenigen Modifikationen – wie im erst genannten Fall zum Proteinkanal des ERs transportiert. Dort erfolgt dann eine laterale Freisetzung der Transmembransegemente in die Phospholipidschicht der ER-Membran. Bisher ist dieser Vorgang jedoch nur unzureichend untersucht (Rapoport, persönl. Mitteilung, [13]).

Vesikulärer Proteintransport in Post-ER-Kompartimenten

Nach Erreichen des Lumens bzw der Membran des ER wandert das neu synthetisierte Polypeptid weiter unter Einbezug verschiedener Transportvesikel und aufeinander abgestimmter Glykosylierungsschritte durch den Golgi-Apparat zum Trans-Golgi-Netzwerk. Von hier aus wird es, abhängig von seiner jeweiligen Funktion, in unterschiedliche sekretorische Vesikel verpackt, die dann das Polypeptid zum endgültigen Bestimmungsort transportieren. Polypeptide, die direkt für das ER oder den Golgi-Apparat bestimmt sind, werden auf ihrem Weg in den jeweiligen Zellorganellen retiniert. Nur durch das koordinierte Zusammenspiel aller Transportkomponenten läßt sich die Synthese einer funktionsfähigen Plasmamembran, von Lysosomen, Mitochondrien, sekretorischen Vesikeln sowie die Ausbildung einer polarisierten Zelle erklären. Wie ist dieser komplexe Transportmechanismus auf molekularer Ebene zu verstehen und welche pathophysiologische Bedeutung hat dieser Vorgang?

Donor- und Akzeptormembranen, Vesikelfusion, SNARE-Hypothese

Die Entwicklung eines zellfreien Membranfusionssystems, mit dem im Reagenzglas erstmals ein gerichteter Proteintransport zwischen subzellulären Kompartimenten nachvollzogen werden konnte, trug entscheidend zum Verständnis der molekularen Grundlagen des Proteintransports bei. Hiermit konnten erstmals einzelne Komponenten identifiziert werden, die in früheren Untersuchungen morphologisch nicht erfaßbar waren. Es zeigte sich, daß

Proteintransport vektoriell gerichtet ist, wobei die Proteine in unterschiedlich zusammengesetzte Vesikel verpackt, verschiedene Organellen durchlaufen [15].

Der Golgi-Apparat ist sowohl bzgl. seiner Morphologie wie auch seiner molekularen Zusammensetzung eingehend untersucht worden. Morphologisch ist der Golgi-Apparat durch eng benachbarte Membranschollen (Zisternen) sowie eine Vielzahl kleiner (70 nm im Durchmesser) Vesikel charakterisiert. Weiterhin ist bekannt, daß über Vesikel ein ausgeprägter, vektorieller Membranaustausch zwischen einzelnen Zisternen stattfindet, der dazu führt, daß die Membranoberfläche einer Zisterne innerhalb weniger Minuten durch den vesikulären Membranfluß einmal ausgetauscht wird. Im Rahmen der Weitergabe (Transport) eines neu synthetisierten Proteins von einer Zisterne zur nächsten, zentripetal gelegenen Zisterne sind 2 entscheidende Membranereignisse notwendig. Zum einen muß eine Abschnürung eines neuen Vesikels zusammen mit dem zu transportierenden Protein von der sog. Donormembran (z.B. cis-Golgi-Zisterne) geschehen. Zum zweiten muß es dann mit der Akzeptormembran (z.B. Medium-Golgi) verschmelzen, um so das jeweilige Protein wiederum an das nächste Membrankompartment weiterzureichen (in diesem Fall die Trans-Golgi-Zisternen). Voraussetzung ist, daß die neu entstandenen Vesikel mit dem jeweils richtigen Membransystem (z. B. im Rahmen der Sekretion vom Zellkern in Richtung Plasmamembran) fusionieren. Für die Entstehung eines Transportvesikels aus dem Donormembrankompartiment ist ein Mechanismus notwendig, der kleine Vesikel (Durchmesser: 70 nm) von den jeweiligen organellen "abschnürt". Als molekulare "Schnur und Mantel" dient dabei ein Proteinkomplex, der sich aus ARF (ADP-ribosylation-Faktor) und "Coatamer" zusammensetzt. Coatamer selbst besteht aus 7 Proteinen (COPs).

GTP-Hydrolyse löst die Ausbildung des proteinösen Mantels aus und leitet die Membranabschnürung und Vesikelausbildung ein. Da jedoch Vesikel mit einem Proteinmantel nicht fusionsfähig sind, ist eine *Mantelabgabe* vor der Fusion mit der Akzeptormembran notwendig. Auch dies wird u.a. durch GTP-Hydrolyse vermittelt und über ARF bewerkstelligt.

Gerichteter Membrantransports setzt die Existenz von Rezeptoren voraus, die sowohl für die Donor- wie auch für die Akzeptormembran spezifisch sind, wie mit der SNARE-Hypothese von Rothman 1994 vorgestellt. Die Fusion von Vesikeln mit ihrem Akzeptorkompartiment wird durch zytosolische Proteine, N-ethylmaleimide-sensitiv-Faktor (NSF) und die α-, β-, γ-soluble-NSF-attachment-Proteine (SNAPs) eingeleitet. NSF bindet an Membranen wenn eines oder mehrere SNAPs ihren Rezeptor (SNAP-receptor, SNARE) gefunden haben. SNAREs sind Komplexe aus einem integralen Membranprotein des Donorvesikels und mehreren integralen Membrankomponenten der Akzeptormembran. Für jedes intrazelluläre Fusionsereignis gibt es nur einen spezifischen SNARE-Komplex aus Proteinen der Vesikelmembran (v-SNARE) und der Akzeptormembran (t-SNARE). Beim letzten Schritt der Sekretion, bei dem sekretorische Vesikel mit der Plasmamembran verschmelzen, um ihren Inhalt nach draußen zu befördern (Exozytose) sind die v-SNAREs Proteine der Synaptobrevinfamilie, die t-SNAREs an der Plasmamembran Synataxine und das "synaptosomal associated protein of

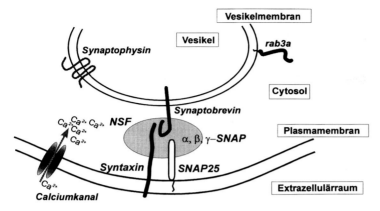

Abb. 1. Molekulare Modellvorstellung der Exozytose. Das SSV-Membranprotein Synaptobrevin (v-SNARE) und die in der Plasmamembran verankerten Proteine Syntaxin und SNAP 25 (t-SNAREs) bilden einen Komplex, der die Vesikel an die Plasmamembran anheftet. Die Komplexbildung wird durch die zytosolischen Proteine NSF und α-, β-, γ-SNAPs in Gegenwart von ATP iniiziert und so die Vesikel für die Fusion vorbereitet. Bei regulierten Vesikeln wird die Membranfusion durch den Einstrom von Ca^{2+} ausgelöst

25 kDa" (SNAP 25). SNAPs und SNAP 25 sind Akronyme, die unterschiedliche Proteine bezeichnen (s. Abb. 1).

Die Kenntnis der molekularen Erkenntnisse bei der Proteintranslokation und beim Proteintransport in normalen Zellen, erlaubt nun die Suche nach molekularen Defekten der Vesikelabschnürung und Membranfusion bei neuroendokrinen und anderen neoplastischen Krankheitsbildern

Pathophysiologie der regulierten Sekretion

Obwohl Erkrankungen mit pathologischer Sekretion wie beim Diabetes mellitus, bei der peptischen Ulkuskrankheit oder bei neuroendokrinen Tumoren (z.B. Insulinome) funktionell und auch morphologisch erfaßt sind, gibt es bisher kein Krankheitsbild, das nachweislich durch eine direkte Störung des Membrantransports bedingt ist. Unklar ist zusätzlich, ob die beobachteten, morphologischen Veränderungen einzelner Vesikel primär die Ursache oder nur Folge eines andersartigen Defekts sind.

Aktuelle Befunde weisen daraufhin, daß der Membrantransportapparat auf subtile Veränderungen wie die intrazelluläre Konzentration von Protonen (pH), Elektrolyte und verschiedenste Pharmaka (z.B. Brefeldin A) sehr empfindlich in Form von einer Auflösung verschiedenster Membrankompartimente reagiert. So läßt sich z. B. auch bei der Mukoviszidose im Pankreas, bedingt durch einen erhöhten intralobulären und wahrscheinlich auch geringgradig erhöhten intrazellulären pH ein verändertes Membran-Recycling beobachten. Als Folge sind in den Pankreasazini keine Zymogengranula mehr nachweisbar (G. Scheele, persönliche Mitteilung; [4, 16]. Wie oben bereits dargestellt, sind somit die beobachteten ausgeprägten, morphologischen Veränderungen der Azinuszellen in diesem Fall lediglich Folge des bekannten Defektes des CFTR-Gens.

Neuroendokrine Tumoren sind morphologisch durch interindividuell sowie auch innerhalb einer Tumorgruppe sehr unterschiedlich große, sekretorische Granula gekennzeichnet [1, 3, 8, 14]. Auffallend ist besonders bei Insulinomen, daß diese häufiger große Mengen von Insulin freisetzen ohne oder nur wenige, z.T. atypische Granula aufzuweisen. Aufgrund dieser variablen Morphologie sekretorischer Granula wäre hier ein primärer Membrandefekt denkbar. Ob hierbei bekannte Hormonprocessing-Defekte wie bei einzelnen Sonderformen des Diabetes mellitus oder NE-Tumoren zu einer direkten Veränderung der Membranmorphologie führen, ist bisher unklar (P. Arvan, Harvard Medical School, Boston, persönliche Mitteilung).

Rezeptordefekte wie z.B. bei Mutationen der zytosolischen Domäne des LDL-Rezeptors führen zu einem Defekt des Internalisierungssignal für LDL. Dies hat zur Folge, daß durch eine gestörte Rezeptor-coat-Interaktion zwar "coated pits" jedoch keine LDL-Rezeptor-mediierten "coated vesicles" (Mantelvesikel) ausgebildet werden. Durch die mangelnde intrazelluläre Aufnahme von Cholesterin kommt es dann zur Hypercholesterinämie und den damit verbundenen, bekannten Folgen (s. hierzu Übersichtsartikel [2]).

Im Tiermodell (Drosophila) ist ein weiterer, vesikulärer Transportdefekt molekular erfaßt worden. Bei Fruchtfliegen des Stammes Shibire ist ein Gendefekt von Dynamin dafür verantwortlich, daß ebenfalls die Ausbildung von "coated vesicles" temperaturabhängig behindert ist [17]. Inwieweit ähnliche Defekte bei einzelnen gastroenterologischen Krankheitsbildern eine Rolle spielen bleibt abzuwarten.

Clostridiale Neurotoxine wie die Botulinustoxine A, B und E sind Proteine, deren einer Teil, die schwere Kette, für die Aufnahme in Nervenzellen sorgt, während der andere Teil die leichte Kette eine Zinkprotease ist [10]. Die leichten Ketten der clostridialen Neurotoxine spalten ausschließlich Proteine des SNARE-Komplexes: Botulinustoxin B spaltet Mitglieder der Synaptobrevinfamilie und Botulinustoxin A sowie E das Polypeptid SNAP 25. Obwohl Botulinustoxine die potentesten Toxine überhaupt sind, wirken diese nicht direkt zytotoxisch. Bedingt durch eine komplette Blockade neuromuskulärer Synapsen kommt es zu den bekannten Krankheitsbildern der Tetanus- und Botulinumintoxikation, die längerfristig den kompletten Organismus erfassen [18]. Die Zelltyp-spezifische Membrangängigkeit und die pharmakokinetischen Eigenschaften sind Voraussetzung für die bereits etablierte, therapeutische Anwendung von Botulinustoxinen beim Torticollis spasticus und neuerdings versuchsweise auch bei der Achalasie, Analspasmus und Oddi-Sphincter-Dysfunktionen [5, 11, 12]. Injektionen weniger Nanogramm in die Region der Nervenendigungen (v. a. L. muscularis propria wie auch L. muscularis mucosae) führen zu einer bis zu Wochen andauernden Paralyse. Die lange Wirkung scheint durch das hohe Molekulargewichts des Komplexes bestehend aus Botulinustoxin und Hämaglutinin bedingt zu sein. Hierdurch wird ein Abdiffundieren des Toxins in den Extrazellulärraum verhindert und gleichzeitig für eine zusätzliche, zelluläre Begrenzung des ausgelösten Effekts gesorgt.

Wie oben dargestellt, sind Kenntnisse über pathophysiologische Vorgänge des Membrantransportes bisher nur ansatzweise vorhanden.

Mit zunehmender Kenntnis des oben geschilderten Membrantransports in nicht pathologisch veränderten Zellsystemen bleibt nun abzuwarten inwieweit mit diesen Befunden auch präzise Erklärungen für einzelne Krankheitsbilder gefunden werden und sich hiermit neue diagnostische und therapeutische Ansatzmöglichkeiten finden lassen.

Literatur

1. Berger M, Bordi C, Cuppers HJ, Berchtold P, Gries FA, Munterfering H, Sailer R, Zimmermann H, Orci L (1983) Functional and morphological characterization of human insulinomas. Diabetes 32:921–931
2. Brown MS, Goldstein JL (1986) A receptor mediated pathway for cholesterol homeostasis. Science 232:34–47
3. Creutzfeldt W, Arnold R, Creutzfeldt C, Deuticke V, Fredrichs H, Track NS (1973) Biochemical and morphological investigations of 30 human insulinomas. Diabetologia 9:217–231
4. Freedman SD, Kern HF, Scheele GA (1994) Apical membrane trafficking during regulated pancreatic exocrine secretion – Role of alkaline pH in the acinar lumen and enzymatic cleavage of GP2, a GPI-linked protein. Eur J Cell Biol 65:354–365
5. Gui D, Cassetta E, Anastasio G, Bentivoglio AR, Maia G, Albanese A (1994) Botulinum toxin for chronic anal fissure. Lancet 344:1127–1128
6. Kutay U, Hartmann E, Rapoport TA (1993) A class of membrane proteins with a C-terminal anchor. Trends Cell Biol 3:72–74
7. Kutay U, Ahnert-Hilger G, Hartmann E, Wiedenmann B, Rapoport TA (im Druck) Transport route for synaptobrevin via a novel pathway of insertion into the ER membrane. EMBO J
8. Lloyd RV (1990) Neuroendocrine cells and neoplasms of the gastrointestinal tract. In: Lloyd RV (ed) Endocrine pathology. Springer, Berlin Heidelberg New York Tokyo, pp 111–127
9. Jahn J, Niemann H (1994) Molecular mechanisms of clostridial neurotoxins. Ann NY Acad Sci 733:245–255
10. Niemann H, Blasi J, Jahn R (1994) Clostridial neurotoxins: new tools for dissecting exocytosis. Trends Cell Biol 4:179–185
11. Pasricha PJ, Ravich WJ, Kalloo AN (1993) Effects of intrasphincteric botulinum toxin on the lower esophageal sphincter in piglets. Gastroenterology 105:1045–1049
12. Pasricha PJ, Ravich WJ, Hendrix TR, Sostre S, Jones B, Kalloo AA (1994) Treatment of achalasia with intrasphincteric injection of botulinum toxin. A pilot trial. Ann Intern Med 121:590–591
13. Rapoport TA (1992) Transport of proteins across the endoplasmic reticulum membrane. Science 258:931–936
14. Roth J, Klöppel G, Madsen OD, Storch M-J, Heitz PU (1992) Distribution patterns of proinsulin and insulin in human insulinomas: an immunohistochemical analysis in 76 tumors. Virchows Arch [B] 63:51–61
15. Rothman JE (1994) Mechanism of intracellular protein transport. Nature 372:55–63
16. Scheele GA, Fukuola S, Freedman SD (1994) Role of the GP2/THP family of GPI-anchored proteins in membrane trafficking during regulated exocrine secretion. Pancreas 9/2:139–149
17. Vallee RB, Okamoto PM (1995) The regulation of endocytosis: identifying dynamin's binding partners. Trends Cell Biol 5:43–47
18. Ahnert-Hilger G, Brigalke, H (1995) Molecular aspects of tetauus and botulinum neurotoxin poisoning. Progft Neurolsiol 46:83–96

Kontrolle der Leberzellfunktion durch ihren Hydratationszustand*

D. Häussinger

Zusammenfassung

Die Leberzelle ändert innerhalb von Minuten ihren Hydratationszustand, d.h. ihr Zellvolumen, unter dem Einfluß von Substraten, Hormonen und oxidativem Streß Diese, nur mit empfindlichen Techniken nachweisbaren Änderungen des hepatozellulären Hydratationszustands beeinflussen wie ein Second messenger nachhaltig Stoffwechsel und Genexpression der Leberzelle, indem sie zur Aktivierung intrazellulärer Signaltransduktionswege und Änderung der Proteinphosphorylierung führen. So steigert Zellschwellung die Protein- und Glykogensynthese und hemmt gleichzeitig den Protein- und Glykogenabbau, steigert die Gallensäurenexkretionskapazität, beeinflußt die Expression zelleigener Gene und hemmt die Virusreplikation. Es ist denkbar, daß der hepatozelluläre Hydratationszustand als wichtige Determinante der Zellfunktion von Bedeutung für die Pathophysiologie einer Reihe von Lebererkrankungen ist.

Summary

Hepatocellular hydration changes within minutes under the influence of substrates, hormones and oxidative stress. These changes of cell hydration act as another "second messenger" for metabolic liver cell function and gene expression via alterations of intracellular signalling cascades and consecutively alterations of protein phosphorylation. Liver cell swelling stimulates protein and glycogen synthesis, whereas proteolysis and glycogenolysis are inhibited. Further, cell swelling increases within minutes the capacity for bile acid excretion, affects gene expression and inhibits viral replication. It is conceivable that the hepatocellular hydration state, which is an important determinant of liver cell function, may be of relevance also in liver pathophysiology.

---

*Die eigenen Arbeiten wurden mit Unterstützung der Deutsche Forschungsgemeinschaft (Sonderforschungsbereich 154, Gottfried Wilhelm Leibniz-Preis) der Schilling Stiftung und des Fonds der Chemischen Industrie durchgeführt.

Einleitung

Der Hydratationszustand der Zelle, d.h. das Zellvolumen wurde in der Vergangenheit bei Stoffwechseluntersuchungen stillschweigend als konstante Größe angenommen, da man annahm, daß wirksame volumenregulatorische Mechanismen eine Konstanz des Zellvolumens sicherstellen. In den letzten Jahren wurde aber klar, daß der zelluläre Hydratationszustand physiologischerweise innerhalb von Minuten Schwankungen unterliegt; wahrscheinlich verhindern die seit langem bekannten volumenregulatorischen Mechanismen lediglich exzessive Zellvolumenänderungen. Kleine Änderungen der zellulären Hydratation stellen bereits für sich genommen ein Signal dar, welches die Zellfunktion steuert. Dieses neue Regulationsprinzip wurde in erster Linie an Leberzellen erarbeitet; es besitzt aber auch Gültigkeit für andere, bislang untersuchte Zellen, wie Makrophagen, Astrozyten, Fibroblasten und Muskelzellen. Tatsächlich sind es rasche Änderungen des zellulären Hydratationszustandes, die zumindest teilweise den Einfluß von Hormonen und Nährstoffen auf die Zellfunktion und Genexpression vermitteln. Die durch Änderungen der zellulären Hydratation aktivierten intrazellulären Signaltransduktionsmechanismen sind sehr komplex und bisher nur teilweise verstanden. Inzwischen mehren sich auch Hinweise, daß Störungen der zellulären Hydratation für die klinische Medizin bedeutsam sind.

Effektoren auf den hepatozellulären Hydratationszustands

Experimentell lassen sich Zellvolumenänderungen durch Exposition gegenüber anisotonen Medien erzeugen. Bei hypo-/hyperosmotischer Exposition schwellen/-schrumpfen Leberzellen innerhalb von Sekunden wie perfekte Osmometer, aktivieren dann aber volumenregulatorische Mechanismen, die innerhalb von wenigen Minuten das Zellvolumen wieder dem Ausgangswert annähern, diesen aber nie völlig wiederherstellen. Das Ausmaß dieser verbleibenden Volumendeviation nach Abschluß der volumenregulatorischen (Teil)kompensation korreliert mit dem Ausmaß der funktionellen Konsequenzen für die Zelle (s. unten). Die volumenregulatorischen Mechanismen umfassen bei Zellschwellung die Eröffnung von K^+ und Anionenkanälen in der Plasmamembran; der resultierende K^+- und Cl^--Ausstrom führt zum "regulatory volume decrease". Umgekehrt führt die Aktivierung der Na^+/K^+-ATPase zusammen mit der Aktivierung des Na^+/H^+-Austauschers und des Cl^-/HCO_3^--Antiporters zur zellulären Akkumulation von Na^+, K^+ und Cl^- und damit zu einer Zunahme der zellulären Hydratation. Die wichtigsten Effektoren, die physiologischerweise den hepatozellulären Hydratationszustand innerhalb von Minuten verändern können, sind in der folgender Übersicht aufgeführt. Von besonderer Bedeutung sind hier der kumulative Substrattransport in die Zelle, Hormone und oxidativer Stress. Manche Aminosäuren, wie z.B. Glutamin werden in die Leberzelle mit Hilfe Na^+-abhängiger Transportsysteme aufgenommen (Übersicht bei [12]) und so unter Ausnutzung des elektrochemischen Natriumgradienten im Zellinnern bis zum

20fachen konzentriert. Auf diese Weise entsteht ein osmotisch wirksamer Gradient, dem passiv Wasser nachströmt und die Zelle schwillt innerhalb von 2 min unter dem Einfluß dieser Aminosäure an. Das Ausmaß der aminosäureinduzierten Zellschwellung wird durch den aufgebauten Konzentrationsgradienten, und damit durch die Aktivität des membranständigen Na^+ abhängigen Transportsystems determiniert. Hormone und oxidativer Streß beeinflussen die Aktivität von Ionentransportsystemen (Ionenkanäle, Na^+/H^+ Austauscher etc.). Die daraus resultierenden Ionenverschiebungen über die Plasmamembran sind von osmotischen Wasserverschiebungen über die Zellmembran begleitet, so daß die Zelle schrumpft oder schwillt. Bespielsweise führt Insulin zur intrazellulären Na^+-, K^+- und Cl^--Akkumulation und damit zur Zellschwellung durch Aktivierung des Na^+/H^+-Austauschers, des Na-K-2Cl-Kotransporters und der Na^+/K^+-ATPase. Die insulininduzierte Zellschwellung kann durch Hemmstoffe der genannten Transportsysteme, wie Bumetamid und Amilorid aufgehoben werden. Andererseits führt Glukagon zur Zellschrumpfung. Dies erfolgt durch Aktivierung der Na^+/K^+-ATPase zusammen mit der Eröffnung von Kaliumkanälen, so daß eine Depletion von K^+, Na^+ und Cl^- und demzufolge eine etwa 12 %ige Zellschrumpfung auftritt. Die Hormoneffekte auf den hepatozellulären Hydratationszustand erfordern keineswegs pharmakologische Konzentrationen; im Falle von Insulin und Glukagon sind halbmaximale Zellvolumenveränderungen bei physiologischen Pfortaderkonzentrationen dieser Hormone zu verzeichnen [5]. Oxidativer Stress, ausgelöst durch endogen gebildete oder exogen zugeführte Hydroperoxide führt zur Eröffnung von Kaliumkanälen in der Membran und damit zur Zellschrumpfung [3, 18].

Effektoren auf den Hydratationszustand der Leberzelle
- Zellschwellung verursachen:
  Insulin, IGF-1, Bradykinin, α-adrenerge Stimulation, Aminosäuren die Na^+- abhängig aufgenommen werden, konjugierte Gallensäuren, ras-Onkogenexpression, Hypoosmolarität;
- Zellschrumpfung verursacht:
  Glukagon cAMP, Adenosin, extrazelluläres ATP, Vasopressin, Serotonin, oxidativer Stres, Harnstoff in supraphysiologischen Konzentrationen, Hyperosmolarität.

Regulation der Zellfunktion durch den Hydratationszustand

Die dynamischen Veränderungen der zellulären Hydratation, wie sie physiologischerweise unter dem Einfluß eines geänderten Nährstoff- und Hormonangebots an die Zelle auftreten, bedingen innerhalb von Minuten tiefgreifende Umstellungen der Leberzellfunktion, die in ihrer Gesamtheit Zellschwellung als ein anaboles Signal erscheinen lassen (Tabelle 1). Tatsächlich können manche hormon- und substratinduzierten Stoffwechseleffekte einfach dadurch nachgeahmt werden, indem man durch anisotone Exposition Zellvolumenänderungen herbeiführt, die quantitativ denen unter dem Einfluß von

Tabelle 1. Leberzellschwellung als anaboles Signal

Zellschwellung steigert	Zellschwellung erniedrigt
Proteinsynthese	Proteolyse
Glykogensynthese	Glykogenolyse
Laktataufnahme	Glykolyse
Aminosäurenaufnahme	
Glutaminabbau	Glutaminsynthese
Glyzinoxidation	
Ketoisocaproatoxidation	
Acetyl-CoA-Carboxylase	
Harnstoffsynthese aus Aminosäuren	Harnstoffsynthese aus Ammoniak
Glutathion (GSH)-Efflux	GSSG-Ausscheidung in die Galle
Gallensäurenausscheidung in die Galle	
Aktinpolymerisation	
pH in vesikulären Kompartimenten	zytosolischen pH
mRNA-Spiegel für c-jun, Ornithindecarboxylase, β-Aktin, Tubulin	mRNA-Spiegel für PEPCK, Virus-replikation Synthese viraler Proteine

Hormonen und Substraten induzierten, entsprechen. Zellvolumenverschiebungen sind daher als ein neues Stoffwechselregulationsprinzip anzusehen [4, 5, 13]: Substrate und Hormone üben ihre Wirkung teilweise über eine Veränderung des zellulären Hydratationszustandes aus. So führt Zellschwellung zur Steigerung der Protein-, der DNA- und Glykogensynthese und hemmt gleichzeitig die Proteolyse und die Glykogenolyse. Entgegengesetzte Stoffwechselumstellungen werden durch Zellschrumpfung getriggert. Damit stellt eine Zunahme des zellulären Hydratationszustandes bereits für sich genommen ein proliferativ-anaboles Signal dar, während Zellschrumpfung offenbar katabol wirkt. Dieses anabole Signal wird auch dann gesetzt, wenn der zelluläre Hydratationszustand unter dem Einfluß von Aminosäuren und Insulin zunimmt. Somit erlauben Veränderungen der zellulären Hydratation die rasche Anpassung der Zellfunktion an ein geändertes Substrat- und Hormonangebot an die Zelle. Dies heißt, daß die Bedeutung von natriumabhängigen Aminosäuretransportsystemem in der Plasmamembran nicht mehr einfach mit einer Aminosäuretranslokation gleichgesetzt werden darf; diese Transporter sind vielmehr Bestandteil eines transmembranären Signalsystems, welches die Zellfunktion in Abhängigkeit vom Substratangebot durch Änderung des zellulären Hydratationszustands anpaßt [4, 5]. Eine solche Signalfunktion läßt auch die seit langem bekannte zellspezifische Heterogenität von Transportsystemen und auch deren unterschiedliche Expression während der zellulären Ontogenese in einem anderen Licht erscheinen: je nach exprimiertem Transportertyp stellen individuelle Aminosäuren ein unterschiedlich starkes *Schwell-* und damit Anaboliesignal dar. In Analogie dazu müssen die transmembranären Ionenflüsse, wie sie durch Hormone induziert werden, als Bestandteil der hormonalen Signaltransduktion angesehen werden; auch hier fungieren hormoninduzierte Veränderungen des zellulären Hydratationszustandes als ein weiterer Second messenger der Hormonwirkung. Nach jüngsten Erkenntnissen führt Zellschwellung zur Aktivierung von MAP-Kinasen, d.h. Proteinkinasen, die eine zentrale Stelle bei der intrazellulären Signaltransduktion von Wachstumsfaktoren einnehmen. Änderungen der Proteinphosphorylierung [2, 13, 14] bildet möglicherweise die molekulare Grundlage für die anabole Wirkung einer Zunahme der hepatozellulären Hydratation. Im folgenden seien nur einige Beispiele zur Regulation der Leberzellfunktion durch ihren Hydratationszustand angesprochen; ansonsten sei auf neuere Übersichten verwiesen [4, 5, 10, 13].

Hepatozellulärer Hydratationszustand und Proteinturnover

Der Proteinumsatz in der Leberzelle unterliegt bekanntermaßen der Kontrolle durch Aminosäuren und Hormone, wie Insulin und Glukagon; die zugrundeliegenden Mechanismen blieben jedoch unklar [15, 20]. Es zeigte sich nun, daß der zelluläre Hydratationszustand eine entscheidende Determinante für die Rate des Proteinabbaus in der Leberzelle ist [6]: Zellschwellung hemmt, Zellschrumpfung steigert den Proteinabbau. Tatsächlich kann die antiproteolytische Wirkung von Insulin und mancher (nicht aller) Aminosäuren, z.B. Glutamin, Alanin und Glycin auf die insulin-bzw. aminosäureinduzierte Zellschwellung zurückgeführt werden, während sich die proteolysesteigernde Wirkung von Glukagon durch die hormoninduzierte Zellschrumpfung erklärt [6]. Es gelingt nämlich, den Einfluß von Glutamin, IGF-1, Glycin, Insulin und Glukagon auf die Proteolyse quantitativ nachzuahmen, wenn durch anisotone Exposition der zelluläre Hydratationszustand ebenso stark verändert wird, wie es unter dem Einfluß der genannten Effektoren geschieht. Hemmung der insulininduzierten Zellschwellung durch Bumetanid und Amilorid, Hemmstoffe der insulinaktivierten Ionentransportsyteme (Na-K-2Cl-Kotransporter, Na^+-H^+-Antiporter), bringt die antiproteolytische Wirkung des Hormons zum Verschwinden. Die molekularen Mechanismen, über welche eine Änderung des Hydratationszustands die autophagische Proteolyse beeinflußt, sind nur teilweise verstanden, erfordern aber einen intakten mikrotubulären Apparat und beruhen zumindest teilweise auf einer Beeinflussung des pH Gradienten über die Lysosomen- und Autophagosomenmembran durch den zellulären Hydratationszustand [1, 19]. Da die autophagische Proteolyse an einen niedrigen pH (ca. pH 5) in Lysosomen und Autophagosomen gebunden ist, ist die schwellungsinduzierte Hemmung der Proteolyse zumindest teilweise durch eine schwellungsinduzierte vesikuläre Alkalinisierung bedingt.

Leberzellschwellung hemmt nicht nur die Proteolyse, sondern steigert gleichzeitig auch die Proteinsynthese in der Leber. Umgekehrt hemmt Zellschrumpfung die Proteinsynthese und steigert die Proteolyse. Damit ist eine Zunahme des hepatozellulären Hydratationszustands ein proteinanaboles, Zellschrumpfung dagegen ein proteinkataboles Signal.

Die empfindliche Regulation von Proteinabbau und -synthese durch den zellulären Hydratationszustand gilt wahrscheinlich nicht nur für die Leberzelle, sondern auch für die Skelettmuskelzelle. Dies könnte von Bedeutung für die Pathogenese proteinkataboler Zustände sein. Tatsächlich besteht eine enge Korrelation zwischen dem Hydratationszustand der Skelettmuskelzelle und dem Ausmaß der Proteinkatabolie bei Schwerkranken, unabhängig von der zugrunde liegenden Erkrankung. Es ist denkbar, daß die Verminderung des Hydratationszustands der Skelettmuskel- und Leberzelle die gemeinsame Endstrecke einer Vielzahl von Noxen darstellt, die letztendlich als Trigger des "Protein-Wasting" fungiert [8].

Zellvolumen und Gallensäuretransport

In der perfundierten Leber steigert Zellschwellung durch anisotone Exposition, Insulin oder Aminosäuren den transzellulären Taurocholattransport [7]. Dabei führt eine 10 %ige Zellschwellung innerhalb von Minuten zu einer Verdoppelung der Transportkapazität an der kanalikulären Membran. Wahrscheinlich stellt Zellschwellung ein Signal dar, welches zur Insertion von zuvor innerhalb der Zelle gelagerten Gallensalztransportermolekülen in die kanalikuläre Membran führt [7, 9]: auf diese Weise führt eine 10 %ige Zellschwellung innerhalb von Minuten zur mikrotubulusabhängigen Verdoppelung der V_{max} des kanalikulären Gallensalztransports. Ursodesoxy-cholsäure wird zur Behandlung cholestatischer Erkrankungen, wie der primär biliären Zirrhose und der primär sklerosierenden Cholangitis, verwendet, obwohl der zugrundeliegende Mechanismus nicht verstanden ist. Tatsächlich führt Tauroursodesoxycholsäure in kleinen Konzentrationen zur Leberzellschwellung und vermag so durch eine schwellungsinduzierte Steigerung der Gallensäuretransportkapazität [19] die Ausscheidung anderer, endogener Gallensäuren zu steigern. Der Zusammenhang zwischen hepatozellulärem Hydratationszustand und Gallensäuresekretion läßt auch vermuten, daß das Zellvolumen eine Rolle bei der Entstehung cholestatischer Erkrankungen spielen kann. Tatsächlich ist die cholestatische Wirkung von Taurocholat abhängig vom hepatozellulären Hydratationszustand [7].

Der zelluläre Hydratationszustand und die Azidifizierung intrazellulärer Kompartimente

Zunahme der hepatozellulären Hydratation führt zur sofortigen Alkalinisierung intrazellulärer, saurer Kompartimente [1, 19], wie Untersuchungen mit endozytiertem Fluoreszein-gekoppeltem (FITC)-Dextran zeigten. Umgekehrt senkt Zellschrumpfung den pH in endozytotischen Vesikeln. Gleichzeitig beeinflußt der zelluläre Hydratationszustand den pH-Wert im Zytosol gegenläufig: Zellschwellung senkt den zytosolischen pH, während Zellschrumpfung alkalinisiert. Da die vakuoläre Azidifizierung von entscheidender Bedeutung für eine Vielzahl von Prozessen ist, wie z.B. die Sortierung von Rezeptorligandkomplexen, die Exozytose und das Targeting von neu synthetisierten Proteinen [21], ist es denkbar, daß der zelluläre Hydratationszustand auch Einfluß auf diese Prozesse nimmt. Daneben gibt es Hinweise, daß der hepatozelluläre Hydratationszustand die rezeptorvermittelte, nicht jedoch die "fluid-phase" Endozytose beeinflußt [11, 17].

Zellvolumen und Virusreplikation

Der zelluläre Hydratationszustand reguliert nicht nur die Expression zelleigener Gene, wie für c-jun, β-actin und β-tubulin gezeigt, sondern beeinflußt auch die Virusreplikation [16]. Dies wurde am Modell der Entenhepatitis-B-Virusinfektion gezeigt [16]. Nach In-vivo-Infektion frischgeschlüpfter Enten mit dem DHB-Virus wurden 10 Tage später Hepatozyten isoliert und in Kultur genommen. Nach einer 2-tägigen Equilibrierungsphase wurden diese Zellen dann Medien unterschiedlicher Tonizität ausgesetzt und die Synthese von viraler DNA, RNA und viralen Proteinen gemessen. Dabei zeigte es sich, daß Zellschrumpfung die Virusreplikation steigert, Zellschwellung dagegen hemmt. Interessanterweise ist das Verhalten von viraler und Wirtsproteinsynthese reziprok: Zellschrumpfung hemmt die Proteinsynthese der Wirtszelle, aber steigert gleichzeitig die Virusproteinsynthese; Umgekehrtes läßt sich bei Zellschwellung beobachten. Die Ursache für die Abhängigkeit der Virusreplikation vom Hydratationszustand der Wirtszelle ist unklar; möglicherweise sind eine zellvolumenabhängige Bildung und Aktivierung von Transkriptionsfaktoren, die an regulatorische Elemente der Virus-DNA binden, beteiligt.

Literatur

1. Busch GL, Schreiber R, Dartsch PC, Völkl H, Dahl S vom, Häussinger D, Lang F (1994) Involvement of microtubules in the link between cell volume and pH of acidic cellular compartments in rat and human hepatocytes. Proc Natl Acad Sci USA 91:9165–9169
2. Grinstein S, Furuya W, Bianchini L (1992) Protein kinases, phosphatases, and the control of cell volume. News Physiol Sci 7:232–237
3. Hallbrucker C, Ritter M, Lang F, Gerok W, Häussinger D (1993) Hydroperoxide metabolism in rat liver. K+ channel opening, cell volume changes and eicosanoid formation. Eur J Biochem 211:449–458
4. Häussinger D, Lang F (1991) Cell volume in the regulation of hepatic function: a new mechanism for metabolic control. Biochim Biophys Acta 1071:331–350
5. Häussinger D, Lang F (1992) Cell volume and hormone action. Trends Pharmacol Sci 13:371–373
6. Häussinger D, Hallbrucker C, Dahl S vom, Decker S, Schweizer U, Lang F, Gerok W (1991) Cell volume is a major determinant of proteolysis control in liver. FEBS Lett 283:70–72

7. Häussinger D, Hallbrucker C, Saha N, Lang F, Gerok W (1992) Cell volume and bile acid excretion. Biochem J 288:681–689
8. Häussinger D, Roth E, Lang F, Gerok W (1993) Cellular hydration state: an important determinant of protein catabolism in health and disease. Lancet 341:1330–1332
9. Häussinger D, Saha N, Hallbrucker C, Lang F, Gerok W (1993) Involvement of microtubules in the swelling-induced stimulation of transcellular taurocholate transport in perfused rat liver. Biochem J 291:355–360
10. Häussinger D, Lang F, Gerok W (1994) Regulation of cell function by the cellular hydration state. Am J Physiol 267:E343–357
11. Heuser JE, Anderson RGW (1989) Hypertonic media inhibit receptor-mediated endocytosis by blocking clathrin-coated pit formation. J Cell Biol 108:389–400
12. Kilberg M, Häussinger D (eds) (1992) Mammalian amino acid transport: mechanisms and control. Plenum, New York
13. Lang F, Häussinger D (eds) (1993) Interaction of cell volume and cell function. Springer, Berlin Heidelberg New York, Tokyo
14. Minton AP, Colclasure GC, Parker JC (1992) Model for the role of macro-molecular crowding in regulation of cellular volume. Proc Natl Acad Sci USA 89:10504–10506
15. Mortimore GE, Pösö AR (1987) Intracellular protein catabolism and its control during nutrient deprivation and supply. Ann Rev Nutr 7:539–564
16. Offensperger WB, Offensperger S, Stoll B, Gerok W, Häussinger D (1994) Effect of anisotonic exposure on duck hepatitis B virus replication. Hepatology 20:1–7
17. Oka JA, Christensen MD, Weigel PH (1989) Hyperosmolarity inhibits galactosyl receptor-mediated but not fluid phase endocytosis in isolated rat hepatocytes. J Biol Chem 264:12016–12024
18. Saha N, Schreiber R, Dahl S vom, Lang F, Gerok W, Häussinger D (1993) Endogenous hydroperoxide formation, cell volume and cellular K^+ balance in perfused rat liver. Biochem J 296:701–707
19. Schreiber R, Stoll B, Lang F, Häussinger D (1994) Effects of anisoosmolarity and hydroperoxides on intracellular pH in isolated rat hepatocytes as assessed by BCECF and FITC-dextran fluorescence. Biochem J 303:113–120
20. Seglen PO, Gordon PB (1984) Amino acid control of autophagic sequestration and protein degradation in isolated rat hepatocytes. J Cell Biol 99:435–444
21. Tager JM, Aerts JMFG, Oude-Elferink RJA, Groen AK, Hollemans M, Schram AW (1988) pH regulation of intracellular membrane flow. In: Häussinger D (ed) pH Homeostasis. Academic Press, London, pp 123–162

Reconstitution of apo B mRNA Editing in Liver by Gene-Transfer as a Potential Approach for the Treatment of Severe Forms of Polygenic Hypercholesterolemia: an Outline of the Rationale

J. Greeve, J.R. Chowdhury

Summary

Apolipoprotein (apo) B is the essential structural protein of the atherogenic lipoproteins, most notably low density lipoproteins (LDL) and lipoprotein (Lp) a. The apo B mRNA is subject to a unique mRNA modification which is termed RNA editing: at nucleotide position 6666 the genomically encoded cytidine is posttranscriptionally deaminated to uridine. This renders amino acid residue 2351 from glutamin CAA into a translational stop codon UAA and therefore leads to the synthesis of the truncated isoform apo B48. Apo B mRNA editing with production of apo B48 has been previously thought to be limited to the small intestine. However, recent results have suggested that in contrast to man in many species apo B mRNA editing is not intestine specific but does occur also in liver. Since apo B48 apparently has an accelerated plasma turnover, apo B mRNA editing in liver limits the plasma concentration of the atherogenic LDL and Lpa. It is therefore proposed that the reconstitution of apo B mRNA editing in liver by gene transfer of the apo B mRNA editing enzyme is an attractive approach for lowering high plasma cholesterol. Current work in our laboratory is addressing the feasability, efficiency and physiological impact of hepatic gene transfer of the apo B mRNA editing enzyme. In the following article the background and rationale for this approach are outlined in detail.

Low density lipoproteins (LDL) and lipoprotein (a) (Lp(a)) are key players in the generation of atherosclerosis in man. Each of these lipoprotein particles have been shown to be independent risk factors for coronary artery artery disease [1-6]. High density lipoproteins (HDL), on the other hand, help in the transport of cholesterol between cells and body fluids. HDL, specifically the HDL_2 subclass provides protection against coronary heart disease. The ratio between serum concentrations of LDL, the "bad cholesterol" and HDL, the "good cholesterol" is used for clinical estimation of the risk of coronary heart disease. Not all mammals are in the predicament of having an excess of LDL over HDL. Unlike humans, monkeys, cows, pigs and rabbits, which do have a high LDL/HDL ratio, dogs, horses, rats and mice have a low ratio of LDL to HDL.

Apolipoprotein (apo) B is the protein core component for LDL and for Lp(a). Therefore, for nearly two decades, apo B has been studied extensively. Most intriguingly, apo B was found to exist in two different forms, referred to as apo B100, the full length protein, and apo B 48, that consists of the amino-terminal 48% of apo B100 [7, 8]. The two forms constitute very distinct lipoprotein particles that follow different metabolic routes [7, 8]. Unprecedentedly for eukaryotic genes, it was discovered in 1987 that apo B48 is produce because of a novel post-transcriptional base alteration in the apo B mRNA. A single cytidine residue is converted to uracil, resulting in the mutation of a glutamine codon (CAA) to a translational termination codon (UAA), thereby leading to the synthesis of the carboxy terminal-truncated form apo B48 [9, 10].

Such alterations of specific nucleotide sequences in mRNAs, now generally referred to as mRNA editing, were first described in 1986 for mitochondrial mRNAs of kinetoplastid protozoa where many U residues are inserted or deleted at precise sites in mRNA to remove translation termination codons and render the reading frames translatable [11]. RNA editing has since been discovered in mitochondrial genes from marsupials, plants, the slime mold, *Physarum polycephalum*, and in the RNA of paramyxoviruses and the hepatitis virus delta [12–19]. In addition to apo B, two nuclear genes have now been found to undergo editing of the mRNAs, the glutamate-gated channel in the brain and the Wilm's tumor gene WT1 [20, 21]. After switching the ion selectivity of the glumate receptor from Ca+ to Na+ and decreasing the transacting activity of WT1, RNA editing results in both cases in profound changes in the function of both proteins [20, 21]. Taken together, RNA editing appears to be an important regulatory process in gene expression, that leads to a diversification of gene functions. The molecular basis for the editing of the apo B mRNA and its physiological impact is discussed below. It is outlined that the expression of the apo B mRNA editing enzyme in liver is a major genetic trait that determines the overall plasma concentrations of apo B containing lipoproteins, especially the atherogenic LDL. Gene transfer for the apo B mRNA editing enzyme into the liver of species that do not express this enzyme in the liver may provide a unique approach for modifying the LDL/HDL ratio, thereby reducing the generation and progression of atherosclerosis.

In humans and many other mammals the liver secretes the triglyceride-rich very LDL, VLDL, in association with the full-length protein apo B100 [1, 7]. After triglyceride hydrolysis most of the VLDL remnants are rapidly taken up by the liver, but some are further metabolized to LDL which remain in plasma with a half-life of approximately 20 h [7, 22]. LDL consist of apo B100 and cholesterol [22]. In humans, about 60–70% of the total plasma cholesterol is in LDL [22]. The clearance of LDL from plasma mainly (approximately 70%) results from the endocytosis of LDL via the LDL receptor expressed in liver and peripheral tissues [7, 22]. The interaction of LDL with the LDL receptor is mediated by the carboxy-terminal half of apo B100, which contains a cysteine-rich region [22–25].

The liver is also the site of origin of Lp(a) [3, 4], which consists of one LDL particle to which one 400–700 kDa molecule of the plasminogen homologue (a) is attached, probably by disulfide bonding to the cysteine-rich region in the carboxy-terminal domain of apo B100 [3, 4]. Whether the linkage of apo B100 and the plasminogen homologue (a) occurs early in the secretory pathway in the liver or later in the circulation or both, has not been definitively established [3, 4]. The clearance of Lp(a) from plasma is apparently not mediated in a major way by the LDL receptor, probably because the plasminogen homologue (a) may mask the receptor binding domain of apo B100 [3, 4]. However, overexpression of LDL receptor in transgenic mice accelerates the plasma removal of Lp(a) [26]. The plasma concentration of Lp(a) is mainly determined by the inherited allele of the plaminogen homologue (a). The larger the size of the protein, the lower is the concentration of Lp(a) [3, 4]. However, the inherited size of the plasminogen homologue (a) does not completely acount for the variations of plasma Lp(a) concentrations. Therefore, besides this gene, other unknown factors are likely to regulate Lp(a) concentrations [3, 4]. Besides high LDL levels, high concentrations of Lp(a) represent a second strong risk factor for atherosclerosis, which is largely dependent on the synthesis of apo B100 [5, 6].

The small intestine assembles dietary lipids into very large triglyceride-rich lipoprotein particles, the chylomicrons, which are secreted into the mesenteric lymph duct and enter the peripheral circulation at the superior vena cava [7, 8]. Chylomicrons contain numerous apoproteins, including apo B48, apo AI and apo A-IV, and immediately upon contact with plasma acquire apoproteins C and E [8]. After triglyceride hydrolysis all apoproteins except apo B48 and apo E are exchanged, mainly to HDL [8]. Therefore, apo B48 represents the protein core component of chylomicrons and defines the particles [8]. After triglyceride hydrolysis the chylomicron remnants are rapidly and completely cleared by the liver with an overall plasma half life for chylomicrons of less than 5-10 min [8]. The uptake of chylomicrons by the liver does not involve apo B48, which lacks the binding domain to the LDL receptor. Instead, it is mediated by apo E [9, 10, 27, 28]. Apparently, chylomicron remnants are trapped in the space of Disse by interaction with proteoglycans or hepatic lipase. The trapped chylomicron remnants are then endocytosed mainly via the interaction of apo E with the LDL receptor or a related large multifunctional receptor with strong homologies to the LDL receptor [29-36].

Metabolism of chylomicron remnants poses an interesting enigma. Instead of synthesizing the full length apo B, the intestine produces apo B48 that lacks the binding site for hepatic LDL receptor, and yet chylomicrons acquire a second distinct apoprotein, apo E, exactly for interaction with this receptor. Why does the intestine not simply synthesize apo B100 with its intrinsic receptor binding domain? The answer to this question must be sought in the very fast plasma turnover of chylomicrons. Somehow, the presence of the truncated form apo B48 accelerates the metabolic pathway of triglyceride-rich lipoproteins, leading to rapid and complete hepatic uptake, thereby preventing the formation of LDL. Most notably, LDL does not contain apo B48. In fact, the only obvious difference between chylomicron remnants, derived from the intestine and VLDL remnants derived from the liver, is that the former contains apo B48, while the latter contains apo B100 [1, 8]. Therefore, synthesis of the truncated isoform, apo B4B, by editing of the apo B mRNA appears to direct the resulting lipoproteins rapidly and exclusively to the liver. In this way many dietary lipophilic substances that are incorporated into chylomicrons can be inactivated rapidly by the liver. Thus, editing of apo B mRNA with the formation of apo B48 appears to constitute a biochemical defense that prevents the uptake of chylomicrons during direct contact with tissues during its transit via the mesenteric lymph duct and upper caval vein.

During the last few years the editing of apo B mRNA has been the subject of intensive research. Editing of apo B mRNA is an intranuclear event that follows transcriptionally and is coincident with splicing and polyadenylation of the apo B mRNA [37]. A system, in which to study the editing process in vitro is a mainstay in research elucidating the manner in which apo B mRNA is edited [38]. This permitted the identification of nucleotide sequences in apo B mRNA required for the editing and the enzymatic activity that mediates this process. An 11-nucleotide motif at position 6671 to 6681, located five bases downstream of the editing position C-6666, is absolutely required for editing. This motif has been proposed as the binding, or mooring, sequence for the apo B mRNA editing enzyme [39–41]. A region at 6648 to 6661 (upstream to the editing position), although not absolutely required for editing, affects the editing efficiency [39–41]. Editing in vitro is linear with time, independent of energy sources such as nucleotide triphosphates, has a Km of 1 nM for the RNA substrate. The purified enzyme has a density of 1.3 g/ml which is consistent with its being purely composed of a protein [42]. Editing activity is resistant to nuclease treatment after initial purification [42]. Thus, in contrast to the RNA splicing or editing systems in the mitochondria of kinetoplastid protozoa, the apo B mRNA editing enzyme apparently has no integral RNA component [43]. Whether apo B mRNA editing requires the formation of a large multi-component complex, as has been proposed, is debatable [42, 43].

Overall experimental results so far indicate that the apo B mRNA editing enzyme is probably composed of at least two different protein subunits [1, 44]. Interestingly, chicken enterocytes do not edit apo B mRNA but express factors that promote editing activity in vitro using a rat intestinal cytosolic preparation [45]. This suggests that the chicken intestine contains one or more subunits of the enzyme, but lacks certain components that are required for the catalytic activity of the enzyme. Therefore, it is possible to reconstitute the enzyme activity in extracts of tissues that express the catalytic subunit. Exploiting this finding, Teng and associates isolated a cDNA encoding a 27 kDa protein, termed REPR, by expression cloning in *Xenopus oocytes* and complementation with chicken enterocyte extracts [46]. REPR has high degree of homology to cytidine deaminase in bacteria, yeast and humans and exhibits cytidine deaminase activity [47]. Therefore, REPR is considered to be the catalytic subunit of the apo B mRNA editing enzyme that acts as a site-specific RNA cytidine deaminase [47]. The editing enzyme has been shown to act by deaminating cytidine, thereby converting it to a uracil residue [48, 49]. Components of the apo B mRNA editing enzyme other than the catalytic subunit await definitive identification.

Editing of apo B mRNA is not restricted to the intestine. Indeed, many different species such as dog, horse, mouse and rat do express apo B mRNA editing to a high extent also in the liver [50]. Apo B mRNA editing activity in rat liver is induced by thyroid hormones and growth hormone, and is repressed by estrogens [51–53]. Nutritional stimuli also regulate the apo B mRNA editing activity in rat liver, which is stimulated by feeding, and repressed during starvation [54]. Thus, apo B mRNA editing in rat liver is tightly regulated in regard to the metabolic need. When abundant dietary lipids have to be metabolized, the rat liver secretes short-lived apo B48-containing lipoproteins, but during starvation apo B100-containing particles are produced, which are metabolized into LDL with a long half-life. During ontogenic development, there is a sharp rise in apo B mRNA editing just before birth in all mammals studied [55, 56], which may be necessary for the metabolism of dietary lipids.

Because editing of apo B mRNA fundamentally changes the metabolism of the resulting lipoproteins, we were tempted to speculate that apo B mRNA editing has a major impact on the levels of circulating lipoproteins. Therefore, an interspecies comparison of the levels of apo B mRNA editing in the liver and intestine was made with the plasma levels of the major circulating lipoprotein classes VLDL, LDL and HDL (Table 1) [50]. Species including humans, monkeys, pigs or cows have high LDL levels and a high ratio of apo B100-containing lipoproteins (VLDL + LDL) to the apo AL/ALL-containing lipoprotein (HDL). These species do not express apo B mRNA editing in liver. In contrast, four (dog, horse, rat and mouse) out of six species (cat, rabbit, dog, horse, rat and mouse) with a relatively low (VLDL + LDL) to HDL ratio do express apo B mRNA editing activity in the liver at a high level. In all species, the apo B mRNA from the small intestine is almost completely edited, pointing to the important role of mRNA editing in the metabolism of dietary lipids. Therefore, we recently proposed that the expression of the apo B mRNA editing enzyme in liver is a major genetic determinant for the species-specific plasma levels of apo B100-containing plasma lipoproteins, especially of LDL. The absence of editing of apo B mRNA in the liver of humans and many other species appears to be one of the causes of relatively high LDL levels.

However, the non-expression of apo B mRNA editing in human liver appears to be an evolutionary gain of function, rather than a loss of function. In humans apo B mRNA editing is found in many other tissues of the gastrointestinal tract besides the small intestine such as stomach or colon and even in brain and kindey, but notably not in liver [55]. The repression of editing in liver with consequent high LDL concentrations might have carried an evolutionary advantage. Only very recently, with the introduction of high fat diets in modern societies, has this genetic trait of repression of hepatic mRNA editing turned into a major disadvantage by conferring susceptibility to arteriosclerosis due to elevated LDL levels.

The cloning of the catalytic subunit REPR of the apo B mRNA editing enzyme has now provided a tool to further study the impact of hepatic editing on plasma LDL levels. REPR expressed in Xenopus oocytes complements the editing activity in vitro using human liver extract [57]. Moreover, REPR is expressed in livers of species that do express editing, but not in those that do not. Thus, the lack of expression of REPR in the liver appears to be the limiting factor that prevents hepatic apo B mRNA editing in species that do not exhibit this activity. This hypothesis can be tested by transferring the REPR genes into liver cells that do not express the editing activity. Our recent findings support the notion that the apo B mRNA editing activity can be reconstituted in human liver cell lines by transferring the REPR gene.

The possibility of reconstituting apo B mRNA editing in the liver in vivo may give us an opportunity to directly determine the impact of hepatic mRNA editing on plasma LDL levels. We are encouraged to undertake gene therapy for hypercholesterolemia by transferring the REPR gene to the liver by the results of observations in patients with hypocholesterolemia. In familial hypobetalipoproteinemia point mutations in one allele of the apo B gene generate premature translational termination codons leading to the truncation of various lengths of the carboxy terminal regions of apo B, resulting in shortened forms of the

Table 1. Interspecies comporrison of levels of apo B mRNA editing in the liver and interline with plasma levels of the major lipoprotein classes VLDL, LDL and HDL

	apo B mRNA editing liver (%)	apo B mRNA editing intestine (%)	VLDL+LDL / HDL
Human ($n = 4$)	0 (0;0;0;0)	98 (97;97;98;99)	1.92
Monkey ($n = 3$)	0 (0;0;0)	97 (95;97;98)	0.91
Pig ($n = 3$)	0 (0;0;0)	82 (80;82;85)	1.40
Cow ($n = 3$)	0 (0;0;0)	95 (91;96;98)	1.04
Sheep ($n = 3$)	0 (0;0;0)	40 (38;40;43)	0.65
Cat ($n = 4$)	0 (0;0;0;0)	84 (70;78;94;95)	0.47
Rabbit ($n = 3$)	<1 (0.4;0.4;1.3)	90 (85;93;93)	0.32
Guinea pig ($n = 3$)	<1 (0.4;0.7;0.8)	87 (82;84;95)	12.3
Dog ($n = 5$)	18 (11;14;18;22;24)	84 (81;83;87)	0.26
Horse ($n = 6$)	43 (29;35;42;44;50;57)	73 (62;68;72;90)	0.44
Rat ($n = 3$)	62 (43;65;78)	88 (86;88;91)	0.41
Mouse ($n = 3$)	70 (61;70;80)	89 (84;91;93)	0.25

protein, such as apo B89, apo B67, apo B61, apo B54, apo B46, apo B37 and apo B31 [58–64]. These genetically encoded isoforms of apo B are competent to form buoyant lipoproteins [65] which are more rapidly cleared from human plasma, thereby causing hypobetalipoproteinemia [58, 66–68]. Recessive hypobetalipoproteinemia has no adverse consequences, and, in fact, was reported to be associated with longevity [69]. Recently, a patient with homozygous hypobetalipoproteinemia was described, who has a C → T nucleotide substitution at codon 2252 in both apo B alleles, generating a premature translational stop codon [70]. In this patient, the truncated apo B50 is the only form of apo B produced. This patient has normal metabolism of chylomicrons and VLDL, but LDL is completely absent [70]. This finding strongly supports the hypothesis tht apo B mRNA editing in human liver achieved by gene therapy should also lead to a lowering of plasma LDL levels.

References

1. Chan L (1992) Apolipoprotein B, the major protein component of triglyceride-rich and low density lipoproteins. J Biol Chem 267:25621–25624

2. Young SY (1990) Recent progress in understanding of apolipoprotein B. Circulation 82:1574–1594
3. Uterman G (1989) The mysteries of lipoproteins. Science 246:904–910
4. Anonymous (1985) NIH Consensus conference. Lowering blood cholesterol to prevent heart disease. JAMA 253:2080–2086
5. Scanu AM, Fless GM (1990) Lipoprotein (a). Heterogeneity and biological relevance. J Clin Invest 85:1709–1715
6. Rhoads GG, Dahlen G, Berg K, Morton NE, Danenberg AL (1986) Lp(a) lipoprotein as a risk factor for myocardial infarction. JAMA 256:2540–2544
7. Kane JP, Hardman DA, Paulus HE (1980) Heterogeneity of apolipoprotein B: Isolation of a new species from human chylomicrons. Proc Natl Acad Sci 77:2465–2469
8. Havel RJ, Kane JP (1989) In: Scriver CR, Beaudet AL, Sly WS, Valle D (eds) The metabolic basis of inherited disease, 6th edn. McGraw-Hill, New York, pp 1129–1138
9. Powell LM, Wallis SC, Pease RJ, Edwards YH, Knott TJ, and Scott J (1987) A novel form of tissue-specific RNA processing produces apolipoprotein B 48 in intestine. Cell 50:831–840
10. Chen S-H, Habib G, Yang C-Y, Gu Z-W, Lee BR, Weng S-A, Silbermann SR, Cai S-J, Deslypere JP, Rosseneu M, Gotto AM, Li W-H, Chan L (1987) Apolipoprotein B 48 is the product of a messenger RNA with an organ-specific in-frame stop codon. Science 238:363–366
11. Benne R, Van Den Burg J, Brakenhoff JPJ, Sloof P, Van Boom JH, Tromp MC (1987) Major transcript of the frameshifted coxII gene from trypanosome mitochondria contains four nucleotides that are not encoded in the DNA. Cell 46:819–826
12. Covello PS, Gray MW (1989) RNA editing in plant mitochondria. Nature 341:662–664
13. Gualberto JM, Lamattina L, Bonnard G, Weil J-H, Grienenberger J-M (1989) RNA editing in wheat mitochondria results in the conservation of protein sequences. Nature 341:660-662
14. Hiesel R, Wissinger B, Schuster W, Brennicke A (1989) RNA editing in plant mitochondria. Science 246:1632–1634
15. Mahendran R, Spottswood MR, Miller DL (1991) RNA editing by cytidine insertion in mitochondria of physarum polychephalum. Nature 349:434–438
16. Janke A, Paebo S (1993) Editing of a tRNA anticodon in marsupial mitochondria changes its condon recognition. Nucl Acids Res 21:1523–1525
17. Cattaneo R, Kaelin K, Baczko K, Billeter MA (1989) measles virus editing provides an additional cysteine-rich protein. Cell 56:759–764
18. Casey JL, Bergmann KF, Brown TL, Gerin JL (1992) Structural requirements for RNA editing in hepatitis delta virus: Evidence for a uridine-to-cytidine editing mechanism. Proc Natl Acad Sci 89:7149–7153
19. Zhen H, Fu T-B, Lazinski D, Taylor J (1992) Editing on the genomic RNA of hepatitis delta virus. J Virol 66:4693–4697
20. Sharma PM, Bowman M, Madden SL, Rauscher FL, Sukumar S (1994) RNA editing in the Wilms tumor susceptibility gene WT1. Genes Dev 8:720–731
21. Sommer B, Köhler M, Sprengel R, Seeburg PH (1991) RNA editing in brain controls a determinant of ion flow in glutamate-gated channel. Cell 67:11–19
22. Brown MS, Goldstein JL (1986) A receptor mediated pathway for cholesterol homeostasis. Science 232:34–47
23. Knott TJ, Pease RJ, Powell LM, Wallis SC, Rall SC, Innerarity TL, Blackhart B, Taylor WH, Marcel Y, Milne R, Johnson D, Fuller M, Lusis AJ, McCarthy BJ, Mahley RW, Levy-Wilson B, Scott J (1986) Complete protein sequence and identification of structural domains in human apolipoprotein B. Nature (London) 323:734–738
24. Knott TJ, Rall SC, Innerarity TL, Jacobson SF, Urdea MS, Levy-Wilson B, Powell LM, Pease RJ, Eddy R, Nakai H, Beyers M, Priestley LM, Robertson E, Rall LB, Betsholtz C, Shows TB, Mahley RW, Scott J (1985) Human apolipoprotein B: structure of carboxyterminal domains, sites of gene expression and chromosomal localisation. Science 230:37–43
25. Chen SH, Yang CY, Chen PF, Chan L (1986) The complete cDNA and amino acid sequence of human apolipoprotein B. J Biol Chem 261:12918–12921
26. Yokode M, Hammer RE, Ishibashi S, Brown MS, Goldstein JL (1990) Diet-induced hypercholesterolemia in mice: prevention by overexpression of LDL-receptors. Science 250:1273–1275
27. Hui DY, Innerarity TL, Milne RW, Marcel YL, Mahley RW (1984) Binding of chylomicron remnants of B-very low density lipoproteins to hepatic and extrahepatic lipoprotein receptors. A process

independent of apolipoprotein B-48. J Biol Chem 259:15060–15069
28. Milne R, Theolis R, Maurice R, Pease, RY, Weech PK, Rassart E, Fruchard JC, Scott J, Marcel YL (1989) Epitope mapping of apolipoprotein B by a series of monoclonal antibodies. J Biol Chem 262:19754–19760
29. Ji Z-S, Brecht WJ, Miranda RD, Hussain MM, Innerarity TL, Mahley RW (1992) Role of heparan sulfate proteoglycans in the binding and uptake of apolipoprotein E-enriched remnant lipoproteins by cultured cells. J Biol Chem 268:10160–10167
30. Shafi S, Brady A, Bensadoun RJ, Havel R (1994) Binding of chylomicron remnants to the LDL receptor is enhanced by proteoglycans. J Lipid Res 35:709–716
31. Windler E, Greeve J, Daerr W, Greten H (1988) Binding of chylomicrons and their remnants to the hepatic low-density-lipoprotein receptor and its role in remnant removal. Biochem J 252:553–561
32. Chen Q, Floren CH, Nilsson A, Infante R (1991) Binding of chylomicron remnants to the low density lipoprotein receptor. Biochem Biophys Acta 1083:173–178
33. Choi SY, Cooper AD (1993) A comparison of the roles of the low density lipoprotein (LDL) receptor and the LDL receptor related protein /α2-macroglobulin receptor in chylomicron removal in the mouse in vivo. J Biol Chem 268:15804–15811
34. Kowal RC, Herz J, Weisgraber KH, Mahley RW, Brown MS, Goldstein JL (1989) Opposing effects of apolipoproteins E and C on lipoprotein binding to low density lipoprotein receptor related protein. J Biol Chem 265:10771–10779
35. Beisiegel U, Weber W, Bengtsson-Olivecrona G (1991) lipoprotein lipase enhances the binding of chylomicrons to low density lipoprotein receptor-related protein. Proc Natl Acad Sci 88:8342–8346
36. Willnow TE, Sheng Z, Ishibashi S, Herz J (1994) inhibition of hepatic chylomicron remnant uptake by gene transfer of a receptor antagonist. Science 264:1471–1474
37. Lau P-P, Xiong W, Zhu H-J, Chen S-H, Chen L (1991) Apolipoprotein B mRNA editing is an intranuclear event that occurs posttranscriptionally coincident with splicing and polyadenylation. J Biol Chem 266:20550–20554
38. Driscoll DM, Wynne JK, Wallis SC, Scott J (1989). An in vitro system for editing of apolipoprotein B mRNA. Cell 58:519–525
39. Shah RR, Knott TJ, LeGros JE, Navaratnam N, Greeve J, Scott J (1991) Sequence requirements for editing of apolipoprotein B mRNA. J Biol Chem 268:16301–16304
40. Backus JW, Smith HC (1992) Three distinct RNA sequence elements are required for efficient apolipoprotein B RNA editing in vitro. Nucl Acids Res 20:6007–6014
41. Driscoll DM, Lahke-Reddy S, Oleksa LM, Martinez D (1993) Induction of RNA editing at heterologous sites by sequences in apolipoprotein B mRNA. Mol Cell Biol 13:7288–7294
42. Greeve J, Navaratnam N, Scott J (1991) Characterisation of the apolipoprotein B mRNA editing enzyme: no similarity to the proposed mechanism of RNA editing in kinetoplastid protozoa. Nucl Acids Res 19:3569–3576
43. Goehringer HU, Koslowsky DJ, Morales TH, Stuart K (1994) Editing of mitochondrial RNA in trypanosomes involves large ribonucleoprotein particles. Proc Natl Acad Sci 91:1776–1780
44. Hodges P, Scott J (1992) Apolipoprotein B mRNA editing: A new tier for the control of gene expression. Trends Biochem Sci 17:77–81
45. Teng BB, Davidson NO (1992) Evolution of intestinal apolipoprotein b mRNA editing. J Biol Chem 267:21265–21272
46. Teng BB, Burand CF, Davidson NO (1993) Molecular cloning of an apolipoprotein B messenger mRNA editing protein. Science 260:1816–1819
47. Navaratnam N, Morrison JR, Battacharya S, Patel D, Funahashi T, Giannoni F, Teng B-B, Davidson NO, Scott J (1993) The p27 catalytic subunit of the apolipoprotein B mRNA editing enzyme is a cytidine deaminase. J Biol Chem 268:20709–20712
48. Hodges PE, Navaratnam N, Greeve J, Scott J (1991) Site-specific creation of uridine from cytidine in apolipoprotein B mRNA editing. Nucl Acids Res 19:1197–1201
49. Johnson DF, Poksay KS, Innerarity TL (1993) The mechanism for apo b mRNA editing is deamination. Biochem Biophy Res Comm 195:1204–1210
50. Greeve J, Altkemper I, Dieterich J-H, Greten H, Windler E (1993) Apolipoprotein B mRNA editing in 12 different mammalien species: hepatic expression is reflected in low concentrations of apoB-containing plasma lipoproteins. J Lipid Res 34:1367–1383
51. Davidson NO, Powell LM, Wallis SC, Scott J (1988) Thyroid hormone modulates the introduction

of a stop codon in rat liver apolipoprotein B messenger RNA. J Biol Chem 263:13482-13485
52. Sjöberg A, Oscarsson J, Boström K, Innerarity TL, Eden S, Olofsson S-O (1992) Effects of growth hormone on apolipoprotein-B (apo B) messenger ribonucleic acid editing, and apo B48 and apo B100 synthesis and secretion in the rat liver. Endocrinology 130:3356-3363
53. Seishima M, Bisgaier CL, Davies SL, Glickman RM (1991) Regulation of hepatic apolipoprotein synthesis in the 17α-ethinyl estradiol-treated rat. J Lipid Res 32:941-951
54. Baum CL, Teng B-B, Davidson NO (1990) Apolipoprotein B messenger RNA editing in rat liver: modulation by fasting and refeeding a high carbohydrate diet. J Biol Chem 265:19263-19270
55. Teng B-B, Verp M, Salomon J, Davidson NO (1990) Apolipoprotein B messenger RNA editing is developmentally regulated and widely expressed in human tissues. J Biol Chem 265:20616-20620
56. Teng B-B, Black DD, Davidson NO (1990) Apolipoprotein B messenger RNA editing is developmentally regulated in pig small intestine: nucleotide comparison of apolipoprotein B editing regions in five species. Biochem Biophys Res Comm 173:74-80
57. Giannoni F, Bonen DK, Funuahshi F, Hadjiagapiou C, Burand C, Davidson NO (1994) Complementation of apo B mRNA editing by human liver accompanied by secretion of apolipoprotein B-48. J Biol Chem 269:5932-5936
58. Parhofer KG, Barrett PH, Bier DM, Schonfeld G (1992) Lipoproteins containing the truncated apolipoprotein Apo B-89, are cleared from human plasma more rapidly than Apo B-100 containing lipoproteins in vivo. J Clin Invest 89:1931-1937
59. Weltry FK, Hubl ST, Pierotti VR, Young SG (1991) A truncated species of apolipoprotein B (B67) in a kindred with familial hypobetalipoproteinemia. J Clin Invest 87:1748-1754
60. Pullinger CR, Hillas E, Hardmann DA, Chen GC, Naya-Vigne JM, Iwasa JA, Hamilton RL, Lalouel JM, Williams RR, Kane JP (1992) Two apolipoprotein B gene defects in a kindred with hypobetalipoproteinemia, one of which results in a truncated variant, apo B-61, in VLDL and LDL. J Lip Res 33:699-710
61. Wagner RD, Krul ES, Tang J, Parhofer KG, Garlock K, Talmud P, Schonfeld G (1991) Apo B-54.8, a truncated apolipoprotein found primarily in VLDL, is associated with a non-sense mutation in the apo B gene and hypobetalipoproteinemia. J Lip Res 32:1001-1011
62. Young SG, Hubl ST, Chappell DA, Smith RS, Claiborne F, Snyder SM, Terdiman JF (1989) Familial hypobetalipoproteinemia associated with a mutant species of apolipoprotein B (B-46). N Engl J Med 320:1604-1610
63. Young SC, Bertics SJ, Curtiss LK, Witztum JL (1987) Characterisation of an abnormal species of apolipoprotein B, apolipoprotein B-37, associated with familial hypobetalipoproteinemia. J Clin Invest 79:1831-1841
64. Young SG, Hubl ST, Smith RS, Snyder SM, Terdiman JF (1990) Familial hypobetalipoproteinemia caused by a mutation in the apolipoprotein B gene that results in a truncated species of apolipoprotein B (B-31). A unique mutation that helps to define the portion of the apolipoprotein B molecule required for the formation of buoyant, triglyceride rich lipoproteins. J Clin Invest 85:933-942
65. Graham DL, Knott TJ, Jones TC, Pease RJ, Pullinger CR Scott J (1991) Carboxyl-terminal truncation of apolipoprotein B results in gradual loss of the ability to form buoyant lipoproteins in cultured human and rat liver cells. Biochemistry 30:5616-5621
66. Parhofer KG, Daugherty A, Kinoshita M, Schonfeld G (1990) Enhanced clearance from plasma of low density lipoproteins containing a truncated apolipoprotein, apo B-89. J Lip Res 31: 2001-2007
67. Vega GL, von Bergmann K, Grundy SM, Beltz W, Jahn C, East C (1987) Increased catabolism of VLDL-apolipoprotein B and synthesis of bile acids in a case of hypobetalipoproteinemia. Metabolism 36:262-269
68. Krull ES, Parhofer KG, Barrett PHR, Wagner RD, Schonfeld G (1992) Apo B75, a truncation of apolipoprotein B associated with familial hypobetalipoproteinemia: genetic and kinetic studies. J Lip Res 33:1037-1050
69. Maruhama Y (1984). Longevity syndrom: lipoprotein abnormalities in families of homozygous hyperalphalipoproteinemia and hypobetalipoproteinemia. Nipp Ro Igak Z 21:337-340
70. Hardmann DA, Pullinger CR, Hamilton RL, Kane JP, Malloy MJ (1991) Molecular and metabolic basis for the metabolic disorder normotriglyceridemic abetalipoproteinemia. J Clin Invest 88: 1722-1729

Die Bedeutung von Sauerstoffradikalen und Stickstoffmonoxid in der Gastroenterologie

Freie Sauerstoffradikale: Biologische Grundlagen und Nachweismethoden

M. Saran

Zusammenfassung

Die mit chemischen und strahlenchemischen Methoden in vitro erarbeiteten Kenntnisse über Radikalreaktionen sind nur mit großen Einschränkungen auf die Verhältnisse in vivo übertragbar. Gesetzmäßigkeiten der chemischen Kinetik lassen sich in Strenge nur auf homogene Lösungen anwenden; zur Deutung des Geschehens in komplex zusammengesetzten und durch Kompartimentgrenzen unterteilten zellulären Strukturen ist man auf die Hilfe mehr oder weniger modellhafter Vorstellungen angewiesen, um den Verlauf einer radikalischen Reaktion zu beschreiben.

Aus den für Radikale typischen Reaktionscharakteristika lassen sich die folgenden allgemein gültigen Aussagen ableiten: Unter den in vivo herrschenden Bedingungen sind radikalische Kettenreaktionen sowohl im intra- wie auch im extrazellulären Bereich auf in Relation zu zellulären Dimensionen relativ kleine Bezirke beschränkt. Durch Reaktion mit den in der Zelle, in der Interstitialflüssigkeit oder im Blut gelösten Substanzen entstehen aus den primären Radikalen innerhalb kurzer Diffusionsstrecken andere radikalische Kettenträger und die für Radikalreaktionen charakteristischen peroxidischen Endprodukte. Erst die als Folge des primären radikalischen Prozesses entstehenden Peroxide sind relativ frei diffusibel und können mit spezifischen Targets – z.B. Bindungsstellen für Übergangsmetallionen – unter Bildung neuer Radikale reagieren. Damit läßt sich erklären, daß Radikalreaktionen, obwohl sie im Prinzip unspezifisch sind, letzten Endes doch zu ortsspezifischen Effekten führen können. Radikale per se sind nur unter ganz speziellen Voraussetzungen in der Lage, Kompartimentgrenzen zu überschreiten. Da aber viele ihrer peroxidischen Folgeprodukte membrangängig sind, kann es zu *grenzüberschreitenden* Sekundärreaktionen kommen, die in ihren chemischen Folgen von radikalischen Primärreaktionen nicht zu unterscheiden sind.

Radikalreaktionen müssen nicht notwendigerweise schädigend sein, sondern können auch – im teleologisch positiven Sinne – von der Zelle zu metabolischen und synthetischen Leistungen herangezogen werden.

Unter den Nachweismethoden eröffnen nur die aufwendigen, mehr physikalisch orientierten, Verfahren der Pulsradiolyse und der Elektronen-Spinresonanz-Spektroskopie die Möglichkeit, Radikale direkt zu identifizieren. Wegen der auftretenden schnellen Reaktionen sind chemische Nachweisverfahren mehr oder weniger darauf angewiesen, Endprodukte radikalischer Kettenreaktionen zu erfassen und daraus indirekte Schlüsse zu ziehen. Diese Schlüsse müssen durch den Einsatz spezifischer Radikalfänger überprüft und verifiziert werden. Ferner sind die Nachweismethoden zu modifizieren, je nachdem, ob *intra*zellulär generierte Radikale detektiert werden sollen oder ob Information gewünscht wird über Art und Ausbeute von Radikalen, die sekretiert oder *extra*zellulär gebildet wurden.

Summary

The attempt to extrapolate radiation chemical in vitro-data of radical reactions to the in vivo-situation meets with severe restrictions. The laws of chemical kinetics are strictly valid only in homogeneous solutions; to arrive at a proper description of radical reactions in complex cellular environments being subdivided by compartment boundaries, one has to rely on model conceptions. From the characteristics which are typical for radical reactions the following statements of general validity may be derived: under the conditions prevailing in vivo, radical chain reactions are intracellularly as well as extracellularly confined to rather limited spatial areas with regard to cellular dimensions. Within short diffusion distances they are bound to react with cellular components, with interstitial fluid or with substances dissolved in the blood, producing radical chain carriers and those peroxidic products which are characteristic for aerobic chain reactions. Only these peroxides are able to diffuse rather freely and thus may react with specific targets – e.g. binding sites of transition metals – to initiate secondary radical chains. This explains why radicals, even though their reactions are intrinsically unspecific, are able to exert "site specific" effects. Only under very special conditions radicals proper are able to cross compartment boundaries. As many of their their peroxidic products are able to do so, nevertheless secondary reactions may occur, which are chemically not discernible from their primary counterpart.

Radical reactions are not necessarily deleterious but can also be used by the cell to fulfill teleogically meaningful metabolic or synthetic purposes.

Amongst the identification methods for radical reactions only the physical procedures of pulse radiolysis and Electron-Spinresonance Spectroscopy offer the possibility to identify radicals directly. Owing to the inherent velocity of radical reactions analytical procedures have to rely on the identification of endproducts of the pertinent chain reactions and to arrive at conclusions in an indirect way. These conclusions must then be corroborated by application of specific scavengers. Furthermore the detection methods have to be modified depending on the goal of either identifying intracellularly generated radicals or of quantifying radicals which are secreted or formed extracellularly.

Prinzipien von Radikalreaktionen

Unter der Voraussetzung, daß die Geschwindigkeitskonstanten der Reaktionen aller Reaktionspartner untereinander bekannt sind, läßt sich – wenn man sowohl die Ausgangskonzentrationen wie auch die räumliche Verteilung der Moleküle kennt – der Verlauf einer chemischen Reaktion in einem aus wenigen Komponenten bestehenden Modellsystem mit einiger Genauigkeit voraussagen. Obwohl aus strahlenchemischen Untersuchungen eine Vielzahl von Daten über die Reaktionen von Radikalen mit Biomolekülen bekannt ist und entsprechende Geschwindigkeitskonstanten aus einer vom amerikanischen National Institute of Standards geführten computerbasierten Datenbank abgerufen werden können (NIST) [19], ist es dennoch nicht möglich, unter In-vivo-Bedingungen, wo sich ein Radikal innerhalb einer hochstrukturierten Zelle einer unübersehbaren Vielfalt potentieller Reaktionspartner gegenüber sieht, den Reaktionsverlauf exakt vorherzusagen.

Im folgenden soll daher die Frage nach der biologischen Wirkung von Sauerstoffradikalen auf einige prinzipielle Eigenschaften von Radikalreaktionen reduziert und nur diejenigen Modellvorstellungen kurz skizziert werden, die zur Diskussion der im Zusammenhang mit dem Radikalnachweis im biologischen Milieu bestehenden Probleme notwendig sind.

Warum verlaufen Radikalreaktionen als Kettenreaktionen?

Chemische Bindungen, die die atomaren Bestandteile einzelner Moleküle zusammenhalten, werden immer durch das Zusammenwirken von mindestens 2 Elektronen hervorgebracht. Besitzt ein molekulares Teilchen ein ungepaartes *einsames* Elektron – entweder weil ihm ein Elektron genommen oder ein Elektron hinzugefügt wurde – hat es eine *halboffene* chemische Bindung und wird als Radikal bezeichnet. Aus der Nichtvollständigkeit der Elektronenhülle resultiert die im allgemeinen sehr hohe Reaktivität von Radikalen: zur Beseitigung ihrer elektronischen Instabilität müssen sie bestrebt sein, von einem geeigneten Nachbarmolekül ein Elektron zu bekommen oder ein Elektron abzustoßen. Damit haben sie selbst ihre Elektronenhülle zwar bereinigt, der Nachbar ist aber zu einem Radikal geworden; Radikalreaktionen verlaufen deshalb immer als Kettenreaktionen: der Circulus vitiosus, bzw. die verhängnisvolle Kette, ist erst dann zu Ende, wenn 2 Radikale zusammentreffen, um eine stabile Bindung einzugehen.

Warum ist Sauerstoff besonders prädestiniert, an Radikalreaktionen teilzunehmen?

Immer wenn biologische Materie unter aeroben Bedingungen sich selbst überlassen ist, beginnen irgendwann die Folgen von Radikalreaktionen sichtbar zu werden: Öle werden im Lauf der Zeit ranzig, Bier und andere Lebensmittel verderben, wenn sie nicht in braunen Flaschen aufbewahrt bzw. wenn ihnen nicht Antioxidanzien zugesetzt werden. Dies beruht auf einer speziellen Eigenschaft des Sauerstoffmoleküls: es besitzt in seiner Elektronenhülle in 2 getrennten Molekülorbitalen je ein ungepaartes Elektron – ist also ein Biradikal – und zudem haben beide Elektronen eine parallele Drehrichtung (Spin) – sie sind in einem Triplettzustand. Sauerstoff unterscheidet sich dadurch von allen anderen biologisch relevanten Molekülen, deren chemische Bindungen aus je 2 Elektronen mit antiparallelen Spin aufgebaut sind. Sauerstoff kann mit anderen Substanzen nur reagieren, wenn er *aktiviert* wird. Ist durch eine Initialzündung die Reaktion aber einmal angestoßen, beschleunigt sie sich durch die freiwerdende Energie selbst und es werden die extrem hohen Energiebeträge frei, die bei manchen der sauerstoffverbrauchenden Reaktionen als Feuer zu registrieren sind. Die Natur profitiert vom Vorhandensein der Aktivierungsschwelle für Autoxidationsreaktionen: gäbe es sie nicht, wäre Bier in Sekundenschnelle verdorben und auch alle sonstige organische Materie in kürzester Zeit unkontrolliert verbrannt.

Warum ist Sauerstoffaktivierung zwangsläufig mit Radikalbildung verknüpft?

Ketteninitiierende Aktivierungsschritte sind relativ seltene Ereignisse. Als hauptsächlich in Betracht kommende Mechanismen sind in Tabelle 1 einige Reaktionsschritte der Metall- und Lichtkatalyse kurz skizziert. Der obere Teil beschreibt den Prozeß, in dem ein Metallatom, das entweder in frei gelöster oder

Tabelle 1. Metall- und lichtkatalysierte Autoxidationskettenreaktionen. Wiedergegeben sind einige für den katalysierten Kettenstart und den *autokatalysierten* Kettenverlauf repräsentative Reaktionen. Sobald über Reaktionen am solvatisierten oder chelierten Metall $Fe(II)_{ch}$ – bzw am lichtangeregten Sensibilisatormolekül S – ein Superoxidanion O_2^- gebildet worden ist, kann H_2O_2 entstehen. Dieses ist dann verantwortlich, wenn über einen der Fentonreaktion analogen Mechanismus OH-Radikale gebildet werden, die aufgrund ihrer extrem hohen Reaktivität in der Lage sind, alle möglichen anderen Moleküle in die autoxidative Kettenreaktion einzubeziehen. Wichtig ist die Feststellung, daß – wie in der Summengleichung ausgedrückt – das Zusammenwirken von H_2O_2 und O_2^- für alle autoxidativen Prozesse von ausschlaggebender Bedeutung ist

Metallkatalyse

$[Fe(II)]_{ch} + O_2$	→	$[Fe(III)]_{ch} + O_2^- \cdot$	$k = 10^3 - 10^6 \, M^{-1} s^{-1}$
$O_2^- \cdot + HO_2 \cdot + H^+$	→	$H_2O_2 + O_2$	$k = 10^6 \, M^{-1} s^{-1}$ (pH7)
$Fe(II) + H_2O_2 + H^+$	→	$Fe(III) + \cdot OH + H_2O$	$k < 100 \, M^{-1} s^{-1}$
			Fentonreaktion
$\cdot OH + H_2O_2$	→	$HO_2 \cdot + H_2O$	$k = 2 \times 10^7 \, M^{-1} s^{-1}$
$HO_2 \cdot$	⇌	$H^+ + O_2^- \cdot$	pK = 4.8
$O_2^- \cdot + Fe(III)$	→	$Fe(II) + O_2$	$k = 10^6 \, M^{-1} s^{-1}$

Summe: $H_2O_2 + HO_2 \cdot + H^+ \xrightarrow{Fe(II)/Fe(III)} O_2 + 2 H_2O$ Haber-Weiss-Reaktion

Lichtkatalyse:

S	+ Licht	→	$^1S^*$	→ $^3S^*$
$^3S^*$	+ $O_2 \cdot$	→	S	+ $^1O_2$	(Typ II-Reaktion)
		→	S^+	+ $O_2^- \cdot$	(Typ I-Reaktion)

Tabelle 2. Sauerstoffmetabolismus. Das extrem hohe Oxidationspotential, das bei der Übertragung eines Elektrons auf Wasserstoffperoxid zur Verfügung steht, kann entweder aus einem enzymgebundenen Zustand heraus gezielt umgesetzt werden, oder in Form eines freigesetzten OH-Radikals – in unkontrollierter Weise – auf die unmittelbare Umgebung des Entstehungsorts einwirken

4-Elektronenreduktion von Sauerstoff zu Wasser

formal:	O_2	$O_2^{-}\cdot$	O_2^{2-}	$[O_2^{3-}]\cdot$	$[O_2^{4-}]$
Zwischenprodukte:	O_2	$O_2^{-}\cdot$	H_2O_2	$[H_2O + \cdot OH]$	$2 H_2O$
4 e$^-$ Redoxpotential:			0,815 Volt		
2 e$^-$ Redoxpotential:		0,28 V		1,35 V	
1 e$^-$ Redoxpotential:	−0,33 V	+0,89 V	+0,38 V	+2,32 V	

in gebundener (chelierter) Form dafür besonders geeignete Orbitale hat, aus molekularem Sauerstoff durch Elektronenübertragung ein Superoxidradikal O_2^- erzeugt. Der untere Teil steht symbolisch für den Vorgang, daß ein Sensibilisatormolekül S durch Lichtenergie angeregt wird und diese Energie dann an Sauerstoff weitergibt, um eines der beiden ungepaarten Elektronen umzudrehen, d.h. den Sauerstoff in eine reaktionsfähige Singulett-Konfiguration zu bringen, oder ein Elektron auf Sauerstoff überträgt, wodurch das gleiche Superoxidradikal entsteht, wie beim metallkatalysierten Initiationsschritt.

Warum ist das Vorkommen von O_2^- und H_2O_2 in allen Autoxidationskettenreaktionen von zentraler Bedeutung?

Die Begründung hierfür folgt aus einer Betrachtung von Tabelle 2. Beide Spezies sind Durchgangsstadien bei der Reduktion von Sauerstoff zu Wasser, wie sie zur metabolischen Energiegewinnung in den Mitochondrien abläuft. Im ersten Reduktionsschritt entstehen Superoxidanionen, die zweite Reduktion führt zu Wasserstoffperoxid. Beim dritten Schritt, d.h. beim Aufbringen eines Elektrons auf H_2O_2, entsteht ein Zwischenzustand, der in seiner chemischen Brisanz einmalig ist. Dies wird deutlich beim Betrachten der zugehörigen Redoxpotentiale, die ein Maß für die chemische Triebkraft der Reaktionen sind. Während die Werte für die Gesamtreduktion bzw. die der beiden Teilreaktionen von Sauerstoff zum Wasserstoffperoxid und von diesem zum Wasser nicht besonders beeindruckend sind, fällt der enorm hohe Wert von 2,3 Volt auf, wenn ein weiteres Elektron auf H_2O_2 übertragen wird. Das hierbei entstehende Hydroxylradikal ·OH besitzt eine Oxidationskraft, wie sie in der ganzen zellulären Biochemie sonst nirgends erreicht wird. Dieses Radikal ist in der Lage, mit fast jedem Molekül des Zellstoffwechsels zu reagieren und die Vorteile liegen auf der Hand, wenn es den

Zellen im Laufe der Evolution gelungen ist, dieses Potential für Stoffwechselleistungen nutzbar zu machen. Peroxidasen und die für das Hydroxylieren von Fremdstoffen zuständigen Cytochrom-P 450-Systeme arbeiten nach dem obengenannten Prinzip der *reduktiven Aktivierung von Peroxid*. Anderseits ist aber auch klar, daß unkontrolliertes Entstehen von Hydroxylradikalen, etwa durch die geschilderten Autoxidationsreaktionen, von verheerender Wirkung sein muß, wenn es der Zelle nicht gelingt, die Ausbreitung der unerwünschten Kettenreaktionen unter Kontrolle zu halten. Da es nicht möglich ist, OH-Radikale enzymatisch zu entschärfen – diese sind so reaktiv, daß sie sich an jeder beliebigen Stelle eines Enzymmoleküls festbeißen würden, ohne jemals mit der aktiven Stelle in Berührung zu kommen – bleibt als einzige Möglichkeit, die beiden Vorläufer O_2^- und H_2O_2 durch die dafür geschaffenen Spezialenzyme Superoxiddismutase und Katalase sorgfältig zu kontrollieren.

Bei allen Diskussionen über Sauerstoffradikale sollten daher die 3 Stichworte Metallkatalyse, Wasserstoffperoxid und Superoxidanion in unmittelbarem Zusammenhang gesehen werden, wenn es darum geht, die Rolle von Radikalen in der Biologie zu beschreiben [21].

Entstehungsmechanismus und Entstehungsorte von Radikalen

Es ist leicht vorstellbar, daß Abfallprodukte mit *einsamen* Elektronen besonders häufig dort entstehen, wo Elektronen intensiv verarbeitet werden. Klassisches Beispiel dafür ist das Mitochondrion, in dem die metabolische Energiegewinnung durch die sukzessive Elektronenübertragung auf Sauerstoff stattfindet. Man hat abgeschätzt [9], daß bis zu 4% aller durch die Atmungskette geschleusten Elektronen durch *Elektronenlecks* verloren gehen und somit potentiell zur Radikalbildung führen. Daraus lassen sich mehrere Effekte verstehen:

- Mitochondrien sind ein Ort relativ intensiver Radikalgeneration;
- die Zahl radikalgenerierender Entgleisungsreaktionen ist abhängig vom Stoffwechselumsatz, was sich z.B. daran ablesen läßt, daß die Pegel der antioxidativen Schutzenzyme SOD und Katalase nach Langzeitbelastung durch Hochleistungssport deutlich erhöht sind [10, 25].

Während Leckreaktionen in der unmittelbaren Umgebung der Mitochondrien als Ausgangspunkt für gewebsschädigende Radikalreaktionen in fast allen Zelltypen gleichermaßen in Frage kommen, sind für Zellregionen mit anderen Stoffwechselfunktionen auch noch andere Mechanismen für lokale Radikalanreicherungen zu diskutieren. Zum Beispiel tritt die unter dem Stichwort "futile redox-cycling" oft zitierte akzidentielle Elektronenübertragung in der Umgebung von Organellen besonders gehäuft auf, die mit Einelektronen-Redoxreaktionen befaßt sind [24].

Neben diesen intrazellulären Radikalquellen die zu akzidentieller Radikalentstehung beitragen können, gibt es ganze Reihe von Prozessen, die in dafür spezialisierten Zellen auf die Produktion von Radikalen ausgelegt sind. Die NADPH-Oxidase der Phagozyten ist ein membranständiges Enzym, das im Prinzip dafür vorgesehen ist, seine beim oxidativen "burst" entstehenden großen Mengen an O_2^- zur Keimabtötung in die Phagolysosomen zu entleeren. Da aber auch dieser Prozeß nicht ganz fehlerfrei abläuft, ist leicht einzusehen, daß auch phagozytierende Zellen als wandelnde Quellen für unkontrollierte Radikalgeneration in Betracht kommen und daß bei entzündlichen Prozessen ein erhöhter Level an Radikalen in der Umgebung des Entzündungsherdes festgestellt wird.

Reaktionsorte von Radikalen: Das Konzept der lokalen Reaktionscluster

Entsteht an irgendeiner Stelle innerhalb einer Zelle ein Radikal, muß dies zwangsläufig der Ausgangspunkt für eine radikalische Kettenreaktion sein. Wie sich diese Kettenreaktion ausbreitet, ist abhängig von der molekularen Zusammensetzung und der Strukturierung des Ausgangsortes. Mit Sicherheit wird die Reaktion in einer Lipidmembran anders verlaufen als in einer mit Glukosemolekülen angereicherten Umgebung oder einem Kompartiment, das gerade mit Proteinsynthese beschäftigt ist. Aus den in chemischen Modellsystemen bestimmten Reaktionskonstanten für die verschiedenen Radikaltypen lassen sich einige Grundaussagen ableiten: unabhängig davon, ob als ketteninitiierender Radikaltyp eines der anorganischen Radikale wie Hydroxyl- (·OH), Superoxid- (O_2^-·), Hydroperoxyl (HO_2·) oder ein organisches Radikal des allgemeinen Typs Alkyl- (R·), Alkoxyl- (RO·). Peroxyl- (ROO·) in Betracht kommt, sind die meisten dieser Radikale so reaktiv [4], daß sie mit großer Wahrscheinlichkeit in unmittelbarer Nähe ihres Entstehungsorts reagieren und über keine im zellulären Größenmaßstab relevanten Strecken in der Zelle diffundieren. Steigt in einem Radikalcluster die lokale Konzentration an Kettenträgern, nimmt die Wahrscheinlichkeit für Kettenabbruchreaktionen durch Radikalrekombination zu und die Kette kommt zum Stillstand. Für Radikalkettenreaktionen in der Lipidmembran sind in Abhängigkeit von der Vitamin-E-Dotierung dynamische Kettenlängen von etwa 8–20 experimentell bestimmt worden [13], in künstlich erzeugten Lipidmizellen werden wesentlich höhere Kettenlängen registriert. Geht man von der sehr vereinfachenden

Tabelle 3. Mittlere Lebensdauer und Diffusionsweglängen einige niedermolekularer Radikale. im Zellmilieu (Nach [20]) (Einige zelluläre Dimensionen zum Vergleich: Dicke der Phospholipiddoppelschicht in der Membran = 5 nm; Durchmesser eines globulären Proteins = 7,5 nm; Durchmesser der DNA–Helix = 2 nm)

Radikal	Halbwertszeit [ns]	Diffusionsweglänge [nm]
·OH	0,3	1,8
e_{aq}^-	3,7	9,2
·H	9	19
O_2^-·	$400-10^6$	55–3000

Annahme aus, die Zelle sei eine Lösung in der die verschiedenen Biomoleküle in einer ihrem tatsächlichen Vorkommen entsprechenden Häufigkeit vorhanden sind, lassen sich für die häufigsten Kettenauslöser – die auch das in der Strahlenbiologie relevante hydratisierte Elektron einschließen – die in Tabelle 3 wiedergegebenen freien Diffusionsweglängen abschätzen und die wichtige Aussage ableiten, daß in vivo die Reaktionen aller Radikale – auch die von Superoxidanionen und relativ langlebigen Peroxylradikalen – in bzgl. der Dimensionen der Gesamtzelle begrenzten räumlichen Clustern ablaufen und daß keines der klassischen Sauerstoffradikale per se in der Lage ist, eine ganze Zelle zu durchqueren [20].

Sind Radikale in der Lage, Kompartimentgrenzen zu überwinden?

Für alle Nachweisreaktionen für Radikale ist diese Frage von zentraler Bedeutung. Wie eben ausgeführt, verliert ein Radikal, indem es in eine Kettenreaktion eintritt, innerhalb eines Clusters vollständig seine Identität. Gesetzt den Fall man hätte ein Reagens, das spezifisch auf eine ganz bestimmte Radikalsorte reagiert – schon in wenigen Nanometern Entfernung vom Entstehungsort des Primärradikals wäre es nicht mehr in der Lage, sein Substrat zu identifizieren, weil sich dieses in einer nicht vorhersehbaren Weise verändert hat. Diese Tatsache wird oft übersehen. In vielen experimentellen Arbeiten werden nichtmembrangängige Detektormoleküle in das Zell-Suspensionsmedium gegeben und es wird dort eine Nachweisreaktion beobachtet. Damit unterstellt man, daß das nachgewiesene Radikal die Membran durchquert habe. Nach allen über Radikale bekannten Gesetzmäßigkeiten ist eine solche Vorgehensweise nicht legitim, denn man kann sich nicht vorstellen, daß irgendeines der gängigen Radikale die Membran durchquert, ohne dort zu reagieren. Einzige Ausnahme ist – außer dem vielzitierten messenger $NO^{\cdot}$, der aber mit Sicherheit nicht als Kettenträger bei intrazellulären Radikalkalketten vorkommt – möglicherweise das Superoxidanion, für das die Möglichkeit besteht, daßes über Anionenkanäle durch die Membran hindurchtreten kann. Nach heutigem Kenntnisstand kann noch nicht entschieden werden, ob einem derartigen Mechanismus unter In-vivo-Bedingungen eine Bedeutung zukommt. Abgesehen von dieser etwas vagen Möglichkeit für O_2^-, kann man mit einiger Sicherheit für alle anderen Radikale die Eingangsfrage nach der Membrangängigkeit verneinen, zumindest in dem Sinne, daß ein bestimmtes Radikal auf der einen Membranseite eintritt und diese auf der anderen Seite in unveränderter Form wieder verläßt.

Das Konzept ortsspezifischer Radikalreaktionen ("site-specific reactions")

Bei reaktiven Radikalen ist die Wahrscheinlichkeit, daß sie mit einem Molekül in ihrer unmittelbaren Umgebung reagieren, relativ hoch. Anders herum gesagt: nur ein relativ reaktionsträges Radikal wird Zeit haben, sich einen spezifischen Ort für eine Reaktion heraussuchen zu können. Dies wird am Beispiel des radikalischen Messengers Stickstoffmonoxid (NO˙) deutlich, der nur wegen seiner extrem geringen Dimerisierungsneigung und seiner sehr geringen sonstigen Reaktivität so lange überleben kann, bis er mit einem Molekül der löslichen Guanylatcyclase zusammentrifft, um dort die cGMP-Bildung einzuleiten. Eine solche Spezifität des Reaktionsortes läßt sich für keines der anderen Radikale annehmen, außer vielleicht für das Superoxidanion, das zumindest von der inhärenten Lebensdauer her für ortsspezifische Reaktionen im subzellulären Maßstab in Frage käme.

Ganz anders ist die Situation für die Endprodukte von Radikalreaktionen. Als prominentes Beispiel mag das Wasserstoffperoxid dienen, das nach Tabelle 1 bei autoxidativen Kettenreaktionen als dominierendes Reaktionsprodukt auftritt, entweder über die spontane oder über die durch Superoxiddismutase katalysierte Disproportionierung von Superoxidanionen. Außerdem werden bei Radikalkettenreaktionen im Membranbereich eine ganze Reihe von Fettsäure-Hydroperoxiden freigesetzt [12]. Diese Hydroperoxide als Endprodukte radikalischer Reaktionen sind in der Lage – entsprechend der Fenton-Reaktion in Tabelle 1 – mit ortsgebundenen Metallen zu reagieren und dort ein Alkoxyl-oder OH-Radikal zu erzeugen. Mit einem solchen Mechanismus lassen sich zwei verschiedene Aspekte erklären: erstens, der einer ortsspezifischen *Schädigung* und zweitens, der einer an Radikale gekoppelten *Zelleistung*. Im Falle einer Schädigung zerfällt das diffundierende Hydroperoxid an der Metallbindungstelle in ein Radikal, das nun seinerseits eine Kettenreaktionen in Gang setzt, die in der Umgebung der Metallbindungsstelle zerstörerisch wirkt. Für den Fall, daß die Bindungsstelle auf eine teleologisch erwünschte Zelleistung programmiert ist, muß das mit dem Hydroperoxid reagierende Übergangsmetall einen "Feuerlöscher" in der Hinterhand haben, mit dem die Ausbreitung einer lokalen Kettenreaktion verhindert werden kann, ohne daß die hohe Oxidationskraft der OH-Teilreaktion verschenkt wird. Viele der hämhaltigen Enzyme scheinen nach diesem Prinzip zu arbeiten: sie sind zu einer reduktiven Aktivierung des Peroxids bis zum Oxidationspotential des OH-Radikals befähigt, andererseits müssen sie aber ein zweites Elektron zur Verfügung stellen können, um einen möglichen radikalischen Flächenbrand im Keime zu ersticken.

Können Radikale in verschiedenen Zellregionen verschiedene Bedeutung haben?

Diese Frage ist sicherlich mit ja zu beantworten. Eine Radikalreaktion an der DNA, die z.B. als Folge einer Bestrahlung mit ionisierender Strahlung abläuft, wird, falls sie nicht repariert werden kann, u. U. fatale Folgen für die Zelle haben. Andererseits kann man bei einer Radikalkette, die in einer Ansammlung von Stoffwechselmolekülen stattfindet, mit einiger Berechtigung davon ausgehen, daß sie von der Zelle toleriert wird. Besondere Auswirkungen radikalinduzierter Störungen sind aber zu erwarten, wenn sie in strukturierten Bezirken ablaufen, die zur Aufrechterhaltung zellulärer Funktionen notwendig sind. Paradebeispiel dafür ist die Zellmembran. Lipidperoxidation ist wohl die allgemeinste und am leichtesten meßbare Folge von oxidativem Streß. Als qualitativer Indikator am Gesamtorganismus kann die Exhalation von Pentan in der Atemluft herangezogen werden, als Meßkriterium im Labormaßstab und am experimentellen System wird meistens die als TBARS ("thiobarituric acid reactive substances") bestimmbare Menge an Malondialdehyd verwendet, weil dieses Produkt des radikal-initiierten Phospholipidabbaus mit dem Ausmaß an Membranzerstörung korreliert ist. Im Detail kann in vielen Fällen eine direkte Störung der Membran durch Radikalreaktionen beobachtet werden. Extrazelluläre Generation von Superoxidanionen durch das Xanthin/Xanthinoxidase-System oder Bestrahlung mit ionisierender Strahlung führt zu meßbaren Fluiditätsveränderungen [23], bei niedrigen Dosisleistungen, die einer Radikalgeneration im nanomolaren Bereich entsprechen, werden Veränderungen des Kalziumeinstroms und eine erhöhte Permeabilität der Membran festgestellt [11].

Die Mechanismen, die innerhalb der Membran zu Veränderungen führen, sind weitgehend geklärt. Nach Initiation einer Radikalkettenreaktion irgendwo im Bereich der Phospholipidmatrix wandert die Radikalstelle zunächst durch intra- und intermolekulare Transferreaktionen, bis sie als langlebiges Radikal an einer der ungesättigten Fettsäuren stabilisiert wird. Dadurch vermindert sich die Geschwindigkeit der Transferreaktionen zunächst so stark, daß Sauerstoff Zeit finden kann, sich an die Radikalstelle unter Ausbildung eines Peroxylradikals anzulagern. Diese entstehenden Peroxylradikale spielen dann die Rolle von Kettenpropagatoren, wenn nicht das in die Membran eingelagerte Vitamin E interveniert, indem es die überschüssige Elektronenladung als Chromanoxylradikal stabilisiert, um sie dann durch Vitamin C neutralisieren zu lassen. Obwohl die absolute Reaktivität der Peroxylgruppen gegenüber den bisallylischen Wasserstoffatomen benachbarter Fettsäuremoleküle relativ gering ist (<100 M^{-1} s^{-1}) [2], findet auf lange Sicht doch ein Wasserstofftransfer statt und es kommt zur Ausbildung von Hydroperoxiden als den dominierenden Endprodukten von Radikalkettenreaktionen in der Phospholipidmatrix. Die durch die Hydroperoxide entstehenden Strukturunstetigkeiten – die Hydroperoxylgruppe ist hydrophiler als die vorherige Fettsäure und versucht, sich aus der Membran herauszudrehen – werden vom Enzym Phospholipase A_2 erkannt und die zerstörte Fettsäure wird aus der Membran ausgeschnitten, um über die Glutathionperoxidase entsorgt zu werden (s. Abb. 1). Es ist leicht einzusehen, daß ein solcher Reparaturvorgang eine relativ langsame Antwort der Natur auf eine radikalabhängige Störung der Membran ist, während transiente Veränderungen des intrazellulären Calciums, mit ihren Rükwirkungen auf Ca^{2+} – abhängige Enzymsysteme wie die Proteinkinase C-abhängige Signaltransduktionskette, sicher viel schnellere Wirkungen haben.

Eine andere zelluläre Struktur, an der Radikale aus theoretischen Erwägungen eine ganz besondere Bedeutung haben müßten, sind die strukturbildenden und funktionellen Proteine des Zytoskeletts. Radikale sind die Polymerisationsstarter schlechthin – als solche werden sie in der gesamten Kunststoffindustrie eingesetzt – andererseits sind sie in hoher Konzentration die besten Depolymerisatoren –

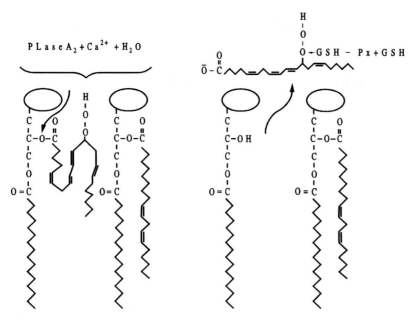

Abb. 1. Veranschaulichung der Strukturunstetigkeiten, die entstehen, wenn an einer ungesättigten Fettsäure in der Phospholipidmatrix der Zellmembran durch oxidativen Streß ein Hydroperoxid entsteht. Diese Unstetigkeit wird vom Enzym Phospholipase A_2 erkannt, das Hydroperoxid wird aus der Membran ausgeschnitten, und anschließend durch das Enzym Glutathionperoxidase entsorgt. (Nach [12])

Abbaureaktionen von Kunststoffen und anderen Polymerisaten verlaufen in der Regel über Radikale. Man sollte also erwarten, daß radikalische Störungen am cytokinetischen Apparat, an dem laufend Polymerisationen und Depolymerisationen stattfinden, einen großen Einfluß auf intrazelluläre Abläufe haben. Dies ist allerdings ein Gebiet, das derzeit noch kaum erforscht ist und in dem große Wissenslücken bestehen.

Nachweismethoden

Es ist nicht Ziel dieses Artikels, die Labormethoden im Detail zu diskutieren, die zur Identifizierung von Radikalreaktionen entwickelt wurden.

Da zu diesem Thema eine ganze Reihe von methoden-orientierten Übersichtsbänden existieren [7, 8, 15–18], soll nur eine kursorische Übersicht gegeben werden. Eine Auflistung der gebräuchlichsten Methoden mit den entsprechenden Literaturverweisen ist im Anhang zusammengefaßt.

Im Prinzip lassen sich folgende Verfahren verwenden:

a) direktes Radikalmonitoring durch zeitaufgelöste Spektroskopie,
b) Identifizierung von Reaktionsprodukten,
c) Bestimmung biologischer Endpunkte.

In jedem Fall müssen die erhaltenen Ergebnisse durch Kompetitions-Experimente mit verschiedenen Radikal-Scavengern oder durch ihre Beeinflußbarkeit durch die *antioxidativen* Enzyme verifiziert werden.

Zu a) zählen die in der Grundlagenforschung wohl am meisten verwendeten Methoden der Pulsradiolyse und der Elekronenspinresonanzspektroskopie (ESR). Erstere hat den Vorteil, daß sie optische Spektren und z.T. auch Leitfähigkeitsveränderungen – nach radiolytischer Radikalgeneration durch Kuzzeitradiolyse – im Zeitbereich von Nano- bis Millisekunden erfassen kann. Dies ist für die meisten Radikale der reale Zeitbereich ihrer chemischen Reaktion und daher ist Pulsradiolyse – neben Laserblitzphotolyse – die einzige experimentelle Methode, die es erlaubt, Chemie *in Echtzeit* zu erfassen. In der Tat ist die Mehrzahl aller bekannten Reaktionskonstanten kurzlebiger Radikale mit dieser Methode bestimmt worden. Allerdings hat sie den Nachteil, daß optische Spektren nur in beschränktem Umfang Auskunft geben über die tatsächliche Struktur von Radikalen. In diesem Punkt ist die Methode der ESR der Pulsradiolyse überlegen, sie erlaubt wesentlich präzisere Aussagen über strukturelle Gegebenheiten einzelner Radikale, ist aber – wegen der im Bereich mehrerer Sekunden liegenden Zeitdauer des einzelnen Meßvorgangs – nicht in der Lage, in die extrem kurzen Zeitbereiche der Pulsradiolyse vorzustoßen. Als sehr vorteilhaft zum Nachweis von Radikalen unter In-vivo-Bedingungen hat sich hier in letzter Zeit die Möglichkeit erwiesen, kurzlebige Radikale durch Zugabe sog. Spintraps abzufangen, um sie in Form langlebiger Nitroxylradikale einer ESR-Messung zugänglich zu machen. Gemeinsamer Nachteil beider Methoden ist der hohe apparative Aufwand, der die Möglichkeiten klinischer Labors in der Regel übersteigt; sie bleiben daher den mit Grundlagenforschung beschäftigten Großforschungszentren und größeren Max-Planck-Instituten vorbehalten und brauchen im Zusammenhang mit Radikalnachweisen im Labormaßstab nicht weiter diskutiert zu werden.

Die unter b) fallenden Methoden sind die in der Praxis am häufigsten verwendeten. Neben der Möglichkeit, Lipidperoxidation über die Ethan- und Pentanbildung oder über die Bildung von Malondialdehyd nachzuweisen, stehen für peroxidische Endprodukte eine ganze Menge iodometrischer oder enzym(peroxidase)katalysierter Nachweisreaktionen zur Verfügung, die sich der Hochdruckflüssigkeitschromatographie, der Gaschromatographie mit nachgeschalteter Massenspektrometrie, der Chemilumineszenz- oder der Fluoreszenzdetektion bedienen. Tatsächlich gemessen werden bei all diesen Methoden aber jeweils die Endprodukte einer Radikalkettenreaktion. Es ist oft schon in einfachen Modellsystemen nicht möglich, die an der Reaktion beteiligten Radikalspezies selektiv zu identifizieren. Der Nachweis der Bildung des blauen Formazans aus Nitroblautetrazoliumsalz, die oft als spezifischer O_2^--Nachweis verwendet wird, ist insgesamt eine 4-Elektronen-Reduktion, bei der nicht notwendigerweise alle 4 Schritte von O_2^- abhängen müssen, und selbst die Reduktion von Cytochrom C muß mit Vorsicht betrachtet werden, weil sie auch von anderen Reduktantien wie Ascorbat und Ferroeisen zustande gebracht werden kann [1]. Die Produktion von Nitrit aus Hydroxylamin ist ein zweistufiger Prozeß, bei dem Hydroxylradikale alsKetteninitiatoren fungieren und erst dann O_2^--abhängige Weiteroxidationen ablaufen [3, 6]. In der Tat läßt sich die Nitritbildung durch Katalase, Superoxiddismutase sowie durch den Zusatz von OH-Radikalscavengern wie Mannitol oder von Chelatoren für Übergangsmetalle stark beeinflussen [14], was darauf hindeutet, daß der gesamte Reaktionsablauf komplexer Natur ist und genau dem entspricht, was oben über autoxidative Kettenreaktionen gesagt wurde.

Zu c) Die Verwendung biologischer Endpunkte zur Charakterisierung von Radikalreaktionen ist ein breites Spezialkapitel. Es lassen sich eine Reihe mikroskopisch sichtbarer oder mit Hilfe von Mikrosondentechniken oder Durchflußzytometrie feststellbarer Veränderungen an Zellmembranen mit Radikalreaktionen in Verbindung bringen. Am präzisesten dürften hier wohl aber molekularbiologische Methoden sein, wenn sich mit ihnen spezifische Antworten auf das Vorhandensein einzelner Radikalspezies nachweisen lassen, wie z.B. die Induktion bestimmter messenger-RNA, die Aktivierung von Onkogenen oder von Transkriptionsfaktoren, die wie der Faktor NF-κB mit dem Vorhandensein von oxidativem Streß in Verbindung gebracht werden [22].

Die Überprüfung der mit den obengenannten Methoden gewonnenen Ergebnisse durch selektives Abfangen radikalischer Kettenträger wäre eigentlich die Methode der Wahl, um Beweise für die Beiträge einzelner Radikale zum Gesamtergebnis einzugrenzen. Aus zweierlei Gründen ist dies unter In-vivo-Bedingungen nicht einfach. Das erste Problem liegt im Erzielen der notwendigen Konzentrationen. Nähme man z.B. einen spezifischen Scavenger für das OH-Radikal, wie den oft verwendeten tert-Butylalkohol, und wollte mit diesem eine intrazellulär ablaufende OH-Reaktion unterbinden, wäre zu einer 90% igen Hemmung der Reaktion eine 14 molare Alkoholkonzentration notwendig [5], – eine Konzentration, von der man sicher annehmen kann, daß sie das zelluläre System in unvorhersehbarer sonstiger Weise beeinflußt und die gewünschte Messung verfälscht. Das zweite Problem liegt darin, daß ja nicht a priori bekannt ist, ob ein zu untersuchender medizinisch-klinisch relevanter Radikalprozeß innerhalb oder außerhalb der Zelle seinen Ausgang nimmt und auf welchem Wege er sich dann, über folgeproduktabhängige Sekundärprozesse, in einem möglicherweise ganz anderen Kompartiment manifestiert.

Hierin liegt die Hauptschwierigkeit, Radikalreaktionen auf der systemischen Ebene zu erfassen. Jedes Laborsystem, das in vitro zur Identifizierung von Radikalen verwendet werden kann, gibt nur einen artifiziellen Ausschnitt aus dem Gesamtgeschehen wieder, das sich unter In-vivo-Bedingungen möglicherweise abspielen würde. Schon bei der Deutung des Ischämie-Reperfusionssyndroms ist die Differenzierung schwierig, welche relative Bedeutung der molekularen Ebene, z.B. der oft zitierten Umfunktionierung der Xanthindehydrogenase in eine Xanthinoxidase zukommt und über welche Folgeprozesse sich dann die pathologisch manifesten Gewebsnekrosen ausbilden. Zur Klärung derartiger Fragen müssten Methoden zur In-situ-Radikalidentifizierung entwickelt werden, bei denen bestimmte Reportermoleküle *ortsfest* in Gewebe eingebaut werden können, um dann am Ende einer Episode radikalischer Aktivität Auskunft zu geben über deren zeitlichen und örtlichen Verlauf. Bis dahin sind wir darauf angewiesen, mit Hilfe der in vitro gültigen Spielregeln für Radikalreaktionen auf die In-vivo-Verhältnisse zu schließen und die bestehenden Arbeitshypothesen auf ihre mögliche Gültigkeit zu prüfen.

Literatur

1. Beyer W, Imlay J, Fridovich I (1991) Superoxide dismutases. Progr Nucleic Acid Res Mol Biol 40: 221–253
2. Bielski BHJ, Arudi RL, Sutherland MW (1983) A study of the reactivity of HO_2/O_2^- with unsaturated fatty acids. J Biol Chem 258:4759–61
3. Bielski BHJ, Arudi RL, Cabelli DE, Bors W (1984) Reevaluation of the reactivity of hydroxylamine with O_2^-/HO_2. Anal Biochem 142:207–209
4. Bors W, Saran M, Michel C, Tait D (1984) Formation and reactivities of oxygen free radicals in: Breccia A, Greenstock CL, Tamba M (eds) Advances on Oxygen Radicals and Radioprotectors. Lo Scarabeo, Bologna, pp 13–27
5. Czapski G (1984) On the use of OH scavengers in biological systems. Israel J Chem 24:29–32
6. Elstner EF, Heupel A (1976) Inhibition of nitrite formation from hydroxylammoniumchloride: a simple assay for SOD. Anal Biochem 70:616–620
7. Forum articles (1987) Free Radic Biol Med 3:317–361
8. Greenwald RA (ed) (1985) CRC Handbook of methods in oxygen radical research. CRC, Boca Raton
9. Imlay JA, Fridovich I (1991) Assay of metabolic superoxide production in E. coli. J Biol Chem 266: 6957–65
10. Ji LL, Fu R (1992) Responses of glutathione system and antioxidant enzymes to exhaustive exercise and hydroperoxide. J Appl Physiol 72:549–554
11. Kass GEN, Nicotera P, Orrenius S (1992) Calcium-modulated cellular effects of oxidants. In Cochrane CG, Gimbrone MA (eds) Biological Oxidants: Generation and Injurious Consequences. Cell Mol Mechan Inflamm. Academic Press, San Diego, pp 4:133–156
12. Kuijk FJGM van, Sevanian A, Handelman GJ, Dratz EA (1987) A new role for phospholipase A2: protection of membranes from lipid peroxidation damage. Trends Biochem Sci 12:31–34
13. Miki M, Tamai H, Mino M, Yamamoto Y, Niki E (1987) Free radial chain oxidation of rat red blood cells by molecular oxygen and its inhibition by α-tocopherol. Arch Biochem Biophys 258:373–380
14. Nagano T, Fridovich I (1985) The co-oxidation of ammonia to nitrite during aerobic XOD reaction. Arch Biochem Biophys 241:596–601
15. Packer L (ed) (1984) Methods in enzymolgy, Vol 105. Oxygen radicals in biological systems, Part D. Academic Press, New York
16. Packer L (ed) (1994) Methods in enzymolgy, Vol 233. Oxygen radicals in biological systems, Part C. Academic Press, San Diego
17. Packer L (ed) (1994) Methods in enzymolgy, Vol 234. Oxygen radicals in biological systems, Part D. Academic Press, San Diego
18. Packer L, Glazer AN (eds) (1990) Methods in enzymolgy, Vol 186. Oxygen radicals in biological systems, Part B. Academic Press, New York
19. Ross AB, Mallard WG, Helman WP, Buxton GV, Huie RE, Neta P (1994) NDRL-NIST Solution kinetics Database – Ver 2. NIST Standard Reference Data, Gaithersburg, MD.
20. Saran M, Bors W (1989) Oxygen radicals acting as chemical messengers: a hypothesis. Free Rad Res Comm 7:213–220
21. Saran M, Bors W (1990) Radical reactions in vivo – an overview. Radiat Environ Biophys 29:249–262
22. Schreck R, Baeuerle PA (1991) A role for oxygen radicals as second messengers. Trends Cell Biol 1: 39–42
23. Sott JA, Rabito CA (1988) Oxygen radicals and plasma membrane potential. Free Rad Biol Med 5: 237–246

24. Sies H (ed) (1991) Oxidative Stress: Oxidants and Antioxidants. Academic Press, London
25. Witt EH, Reznick AZ, Viguie CA, Starke-Reed P, Packer L (1992) Exercise, oxidative damage and effects of antioxidant manipulation. J Nutr 122:766–773

Anhang

Nachweismethoden

1. Direktes Radikalmonitoring durch zeitaufgelöste Spektroskopie:
   a) Pulsradiolyse
   b) ESR (Elektronen-Spinresonanz-Spektroskopie) (inclusive "spin-trapping").
2. Identifizierung von Reaktionsprodukten:
   a) Chemilumineszenz (Luminol, Lucigenin, Luciferinderivate),
   b) Reduktion von Cytochrom C,
   c) Produktion von Formazan aus Nitroblautetrazoliumsalz,
   d) Produktion von Nitrit aus Hydroxylamin,
   e) Produktion von Ethylen aus Methionin oder Ketomercaptobuttersäure,
   f) Decarboxylierung von ^{14}C-markierter Benzoesäure,
   g) Degradation von Deoxyribose (MDA-Messung),
   h) Produktion von Sulfinsäure aus Dimethylsulfoxid,
   i) Oxidation von Adrenalin,
   k) Bleichung von Carotinoiden,
   l) Freisetzung von Hydroperoxiden (Nachweis über GC-MS, HPLC, Chemilumineszenz oder Fluoreszenz),
   m) Produktion von Aldehyden (Quantifizierung von TBARS "thiobarbituric acid reactive substances"),
   n) Exhalation gasförmiger Membrandegradationsprodukte (Ethan, Pentan),
   q) Bestimmung von Cholesterol-Epoxiden und -Hydroperoxiden,
   r) Oxidation von Proteinen (Carbonylbestimmung, SH-Bestimmung),
   s) Degradation von DNA-Basen (z.B. Bestimmung von 8-Hydroxyguanosin).
3. Bestimmung biologischer Endpunkte:
   a) Identifizierung von In-vivo-DNA-Schäden,
   b) Nachweis von Chromosomenaberrationen,
   c) Untersuchung morphologischer und metabolischer Parameter (z.B. durch Durchflußzytometrie, histologisch-mikroskopische Techniken),
   d) Messung von Membranparametern (Potential, Fluidität), z.B. mit Mikrosonden, Spin- oder Fluoreszenzlabelling,
   e) Messung von Organfunktionen (z.B. an perfundierten Organen),
   f) Oxystattechniken,
   g) molekularbiologische Methoden zur Bestimmung von mRNA, Onkogenaktivierung, Genamplifikation, Aktivierung von Transkriptionsfaktoren, Transformation.

Literatur hinweise zu den owfgelisteten Nachweismethoden

Zu den einzelnen Stichpunkten sind meist nicht die ursprünglichen Originalarbeiten zitiert, sondern bevorzugt die in den methodenorientierten Übersichtsbänden I-V am leichtesten greifbaren Zusammenfassungen. Auf diese wird in den nachfolgenden Literaturhinweisen über die entsprechende römische Ziffer Bezug genommen. Für ausführliche Referenzlisten und weitergehende Information muß auf die Übersichtsbände selbst verwiesen werden.

I   Packer L (ed) (1984) Methods in enzymology. Vol 105. Oxygen radicals in biological systems. Academic Press, New York
II   Packer L, Glazer AN (eds) (1990) Methods in enzymology. Vol 186. Oxygen radicals in biological systems, Part B. Academic Press, New York
III Packer L (ed) (1994) Methods in enzymology. Vol 233. Oxygen radicals in biological systems, Part C. Academic Press, San Diego
IV Packer L (ed) (1994) Methods in enzymology. Vol 234. Oxygen radicals in biological systems, Part D. Academic Press, San Diego
V   Greenwald RA (ed) (1985) CRC Handbook of methods in oxygen radical research CRC, Boca Raton

1a Asmus KD (1984) Pulse radiolysis methodology. In I: pp 167-178
1a Saran M, Vetter G, Erben-Russ M, Winter R, Kruse A, Michel C, Bors W (1987) Pulse radiolysis equipment a setup for simultaneous multiwavelength kinetic spectroscopy. Rev Sci Instrum 58:363-368
1a Sonntag C von, Schuchmann HP (1994) Pulse radiolysis. In III: pp 3-20
1b Mason RP, Knecht KT (1994) In vivo detection of radical adducts by electron spin resonance. In III: pp 112-117
1b Buettner GR, Mason RP (1990) Spin-trapping methods for detecting superoxide and hydroxyl free radicals in vitro and in vivo. In II: pp 127-133
1b Janzen EG (1990) Spin trapping and associated vocabulary. Free Radic Res Commun 9:163-167
1b Rosen GM, Pou S, Britigan BE, Myron SC (1994) Spin trapping of hydroxyl radicals in biological systems. In III: pp 105-111
2a Gotoh N, Niki E (1994) Measurement of superoxide reaction by chemiluminescence. In III: pp 154-160
2a Murphy ME, Sies H (1990) Visible-range low-level chemiluminescence in biological systems. In II: pp 595-610
2a Nakano M (1990) Assay for SOD based on chemiluminescence of luciferin analog. In II: pp 222-231
2b Fridovich I (1985) Cytochrome C. In V: pp 121-122
2c Auclair C, Voisin E (1985) Nitroblue tetrazolium reduction. In V: pp 123-132
2d Elstner EF, Heupel A (1976) Inhibition of nitrite formation from hydroxylammoniumchloride: a simple assay for SOD. Anal Biochem 70:616-620
2d Bors W, Lengfelder E, Saran M, Michel C, Fuchs C, Frenzel C (1977) Oxidation

of hydroxylamine to nitrite as an assay for the combined presence of superoxide anions and hydroxyl radicals. Biochem Biophys Res Commun 75:973–979

2d Bielski BHJ, Arudi RL, Cabelli DE, Bors W (1984) Reevaluation of the reactivity of hydroxylamine with O_2^-/HO_2. Anal Biochem 142: 207–209

2e Saran M, Bors W, Michel C, Elstner EF (1980) Formation of ethylene from methionine. Reactivity of radiolytically produced oxygen radicals and effect of substrate activation. Int J Radiat Biol 37:521–527

2e Youngman RJ, Elstner EF (1985) Ethylene formation from methionine in the presence of pyridoxal phosphate. In V: pp 165–168

2f Winston GW, Cederbaum AI (1985) Decarboxylation of ^{14}C-benzoic acid. In V: pp 169–175

2g Halliwell B, Gutteridge JMC (1985) Hydroxyl radicals assayed by aromatic hydroxylation and deoxyribose degradation. In V: pp 177–180

2g Aruoma OI (1994) Deoxyribose assay for detecting hydroxyl radicals. In III: pp 57–66

2h Babbs CF, Steiner MG (1990) Detection and quantitation of hydroxyl radical using DMSO as molecular probe. In II: pp 137–147

2i Misra HP, Fridovich I (1972) The role of O_2^- in the autoxidation of epinephrine and a simple assay for SOD. J Biol Chem 247:3170–75

2i Bors W, Saran M, Michel C, Lengfelder E, Fuchs C, Spoettl, R (1975) Pulse radiolytic investigations of catechols and catecholamines. I. Adrenaline and adrenochrome. Int J Radiat Biol 28:353–371

2k Bors W, Saran M, Michel C (1982) Radical intermediates involved in the bleaching of the carotenoid crocin. OH radicals, O_2^- and (e^-)aq. Int J Radiat Biol 41:493–501

2k Bors W, Michel C, Saran M (1984) Inhibition of the bleaching of the carotenoid crocin. A rapid test for quantifying antioxidant activity. Biochim Biophys Acta 796:312–319

2l Jessup W, Dean RT, Gebicki JM (1994) Iodometric determination of hydroperoxides in lipids and proteins. In III: pp 289–303

2l van Kuijk FJGM, Thomas DW, Stephens RJ, Dratz EA (1990) GC-MS assays for lipid peroxides. In II: pp 388–398

2l Iwaoka T, Tabata F, Takahashi T (1987) Lipid peroxidation and lipid peroxide detected by chemiluminescence. Free Rad Biol Med 3:329–333

2l Miyazawa T, Fujimoto K, Suzuki T, Yasuda K (1994) Determination of phospholipid hydroperoxides using luminol chemiluminescence-high-performance liquid chromatography. In III: pp 324–332

2l Sattler W, Mohr D, Stocker R (1994) Rapid isolation of lipoproteins and assessment of their peroxidation by high performance liquid chromatography postcolumn chemiluminescence. In III: pp 469–489

2l Yamamoto Y (1994) Chemiluminescence-based high-performance liquid chromatography assay of lipid hydroperoxides. In III: pp 319–324

2l Meguro H, Akasaka K, Ohrui H (1990) Determination of hydroperoxides with fluorometric reagent diphenyl-1-pyrenyl-phosphine. In II: pp 157–160

2m Gutteridge JMC (1986) Aspects to consider when detecting and measuring

lipid peroxidation. Free Rad Res Comm 1:173-184
2m Bird RP, Draper HH (1984) Comparative studies on different methods of malonaldehyde determination. In I: pp 299-305
2m Knight JA, Pieper RK, McClellan L (1988) Specificity of the thiobarbituric acid reaction: its use in studies of lipid peroxidation. Clin Chem 34:2433-38
2m Esterbauer H, Cheeseman KH (1990) Determination of aldehydic lipid peroxidation products: malonaldehyde and 4-hydroxynonenal. In II: pp 407-420
2m Chirico S (1994) High-performance liquid chromatography-based thiobarbituric acid tests, In III: pp 314-318
2m Cueto R, Squadrito GL, Pryor WA (1994) Quantifying aldehydes and distinguishing aldehydic product profiles from autoxidation and ozonation of unsaturated fatty acids. In III: pp 174-182
2n Lawrence GD, Cohen G (1984) Concentrating ethane from breath to monitor lipid peroxidation in vivo. In I: pp 305-311
2n Mueller A, Sies, H (1984) Assay of ethane and pentane from isolated organs and cells. In I: pp 311-319
2n Remmer H, Gharaibeh A (1984) Measurement of the oxidation rate of volatile alkanes: a new and non-invasive procedure for testing the drug-metabolizing capacity of the liver. Biochem Soc Trans 12:28-30
2q Ansari GAS, Smith LS (1994) Assay of cholesterol autoxidation, In III: 332-338
2r Pacifici RE, Davies KJA (1990) Protein degradation as an index of oxidative stress. In II: pp 485-501
2r Levine RL, Garland D, Oliver CN, Amici A, Climent I, Lenz A, Ahn BW, Shaltiel S, Stadtman ER (1990) Determination of carbonyl content in oxidatively modified proteins. In II: pp 464-477
2r Levine RL, Williams JA, Stadtman ER, Shacter E (1994) Carbonyl assays for determination of oxidatively modified proteins. In III: pp 346-357
2r Kalef E, Gitler C (1994) Purification of vicinal dithiol-containing proteins by arsenical-based affinity chromatography. In III: pp 395-403
2r Mitton KP, Trevithick JR (1994) High-performance liquid chromatography-electrochemical detection of antioxidants in vertebrate lens; glutathione, tocopherol, and ascorbate. In III: pp 523-539
2r Thomas JA, Chai YC, Jung CH (1994) Protein S-thiolation and dethiolation. In III: pp 385-395
2s Birnboim HC (1990) Fluorometric analysis of DNA unwinding to study strand breaks and repair in mammalian cells. In II: pp 550-554
2s Dizdaroglu M, Gajewski E (1990) Selected-ion mass spectrometry: assays of oxidative DNA damage. In II: pp 530-544
2s Hayes JJ, Kam L, Tullius TD (1990) Footprinting protein-DNA complexes with gamma-rays. In II: pp 545-549
2s Lown JW (1984) Ethidium binding assay for reactive oxygen species generated from reductively activated adriamycin (doxorubicin). In I: pp 532-539
2s Sonntag C von, Schuchmann HP (1990) Radical-mediated DNA damage in

presence of oxygen. In II: pp 511-520
3a Hsie AW, Recio L, Katz DS, Lee CQ, Wagner M, Schenley RL (1986) Evidence for reactive oxygen species inducing mutations in mammalian cells. Proc Nat Acad Sci USA 83: 9616-20
3a Shigenaga MK, Park JW, Cundy KC, Gimeno CJ, Ames BN (1990) In vivo oxidative DNA damage: measurement of 8-hydroxy-2'-deoxyguanosine in DNA and urine by HPLC with electrochemical detection. In II: pp 521-529
3a Häring M, Rüdiger H, Demple B, Boiteux S, Epe B (1994) Recognition of oxidized abasic sites by repair endonucleases. Nucleic Acid Res 22: 2010-2015
3b Dellarco VL, Voytek PE, Hollaender A (eds) (1985) Aneuploidy. Plenum, New York
3b Polak JM, McGee J O'D (eds) (1990) In situ hybridization: Principles and practice. Oxford Univ. Press, Oxford
3c Melamed MR, Lindmo T, Mendelsohn ML (eds) (1990) Flow cytometry and sorting. 2. edn. Wiley-Liss, New York
3c Arrio B, Arrio M, Bonnefont-Rousselot D, Catudioc JD, Packer L (1994) Assaying low density lipoprotein oxidation by laser light scattering. In III: pp 453-459
3c Bass DA, Parce JW, Dechatlet JR, Szeijda P, Seeds MC, Thomas M (1983) Flow cytometric studies of oxidative product formation by neutrophils: A graded response to membrane stimulation. J Immunol 130:1510-1517
3c Menzel DB, Vandagriff R, Ziegler B (1990) Imaging of reactive oxygen species in living lung cells exposed to oxidizing air pollutants. Free Rad Biol Med 9. [Suppl 1]:Abstract 12.7
3c Rothe G, Valet G (1994) Flow cytometric assays of oxidative burst activity in phagocytes. In III: pp 539-548
3d Scott JA, Fischman AJ, Homcy CJ, Fallon JT, Khaw BA, Peto CA, Rabito CA (1989) Morphologic and functional correlates of plasma membrane injury during oxidant exposure. Free Rad Biol Med 6:361-367
3d Scott JA, Rabito CA (1988) Oxygen radicals and plasma membrane potential. Free Rad Biol Med 5:237-246
3d Fuchs J, Zimmer G, Thürich T, Bereiter-Hahn J, Packer L (1990) Noninvasive fluorometric measurement of mitochondrial membrane potential in isolated working rat hearts during ischemia and reperfusion. In II: pp 723-728
3d Hearse DJ, Kusama Y, Bernier M (1989) Rapid electrophysiological changes leading to arrhythmias in the aerobic rat heart. Photosensitization studies with rose bengal-derived reactive oxygen intermediates. Circul Res 65:146-153
3e Babbs CF (1994) Histochemical methods for localization of endothelial superoxide and hydrogen peroxide generation in perfused organs. In III: pp 619-630
3e Ravindranath V (1994) Animal models and molecular markers for cerebral ischemia-reperfusion injury in brain. In III: pp 610-619
3e Seeger W, Walmrath D, Grimminger F, Rosseau S, Schütte H, Krämer HJ, Ermert L, Kiss L (1994) Adult respiratory distress syndrome: model systems

using isolated perfused rabbit lungs, In III: pp 549–585

3e Shuter SL, Davies MJ, Garlick PB, Hearse DJ, Slater TF (1990) Studies on the effects of antioxidants and inhibitors of radical generation on free radical production in the reperfused rat heart using ESR spectroscopy. Free Rad Res Comm 9:223–232

3e Sussman MS, Bulkley GB (1990) Oxygen-derived free radicals in reperfusion injury. In II: pp 711–722

3f Groot H de (1990) Oxystat technique in the study of reactive oxygen species. In II: pp 443–447

3g Crawford DR, Edbauer-Nechamen CA, Lowry CV, Salmon SL, Kim YK, Davies J, Davies KJA (1994) Assessing gene expression during oxidative stress. In IV: pp 175–217

3g Storz G, Altuvia S (1994) OxyR regulon. In IV: pp 217–224

3g Schreck R, Baeuerle PA (1994) Assessing oxygen radicals as mediators in activation of inducible eukaryotic transcription factor NF-κB. In IV: pp 151–163

Bedeutung von Sauerstoffradikalen in der Sepsis und im septischen Schock

M.H. Schoenberg, B. Poch, S. Eisele, M. Siech, H.G. Beger

Zusammenfassung

Der septische Schock ist nach wie vor ein ungelöstes klinisches Problem, das auch heute noch mit einer hohen Letalität belastet ist. Die Patienten versterben an deletären Veränderungen des Herzkreislaufsystems und den daraus resultierenden Organschäden, die nach heutiger Sicht durch Mediatoren ausgelöst werden. Sauerstoffradikale scheinen für diese irreversiblen Gewebsschäden und die Kreislaufveränderungen mitverantwortlich zu sein. Radikale sind unter physiologischen Bedingungen in niedriger Konzentration nachweisbar. Die in der Sepsis in hohen Konzentrationen entstehenden Sauerstoffradikale sind bedingt durch die Akkumulation und Stimulation von PMN-Leukozyten, durch den gesteigerten Prostaglandinstoffwechsel und durch die Gewebshypoxie im septischen Schock. Sauerstoffradikale können somit einen Großteil der tierexperimentell und klinisch zu beobachtenden Veränderungen in der Sepsis erklären. Therapeutische Behandlungsmöglichkeiten im Sinne einer Radikalenfängertherapie erscheinen tierexperimentell erfolgversprechend. Erste klinische therapeutische Studien jedoch sind in ihren Ergebnissen nicht immer eindeutig. Darüber hinaus gibt es keine klinisch prospektiv randomisierte Doppelblindstudie, die zeigen konnte, daß Radikalenfänger einen positiven Einfluß auf die Mortalität und Morbidität dieses Krankheitsbildes haben könnte. Es bleibt nach wie vor unklar, welche Radikalenfänger wann und in welcher Dosierung den Patienten gegeben werden sollten.

Summary

Accumulation and stimulation of PMN leukocytes, enhanced prostaglandin metabolism and tissue hypoxia lead to high concentrations of oxygen radicals and their metabolites in septic shock. Oxygen radicals seem to be responsible for the irreversible tissue damage leading to multiple organ failure in sepsis. Thereby, oxygen radicals are already present in an early phase of sepsis and seem to influence the course and prognosis of this severe disease. The results of preliminary clinical therapeutic studies are not always conclusive. It is still unclear which scavenger or inhibitor should be given when and at what dosage in order to improve the outcome of sepsis and septic shock. Furthermore, it remains unclear to which extent oxygen radicals might potentiate its effects with other mediators such as nitric oxide, proteases, and prostaglandin metabolites. The open questions still warrant further research and may lead to new therapeutic options improving the morbidity and mortality of this severe disease.

Einleitung

Septische Krankheitszustände, insbesondere der septische Schock, sind nach wie vor ein ungelöstes klinisches Problem. Trotz Fortschritte in der Diagnostik und Intensivmedizin, sind nach wie vor diese Krankheitszustände mit einer hohen Letalität belastet, wobei die Patienten in der Regel an einem irreversiblen septischen Schock mit Multiorganversagen (MOV) versterben. Trotz intensivster Forschung der letzten Jahrzehnte ist eine spezifische Therapie insbesondere des septischen Schocks jedoch nicht in Sicht, obwohl verschiedene therapeutische Ansätze in prospektiven klinischen Studien untersucht wurden.

Die deletären Veränderungen des Herzkreislaufsystems sowie der Mikrozirkulation und die daraus resultierenden Organschäden werden nach heutiger Sicht durch Mediatoren ausgelöst. Im Mittelpunkt des wissenschaftlichen Interesses der letzten Jahre steht u. a. ein Mediator, der als *molekularer Trigger* der Entzündungsreaktion für einen Großteil der in der Sepsis zu beobachtenden Schäden verantwortlich gemacht wird. Dieser Mediator sind die Sauerstoffradikale, die in der Frühphase der Sepsis vermehrt freigesetzt werden.

Unter *physiologischen* Bedingungen sind Sauerstoffradikale für die Immunität von entscheidender Bedeutung. Sauerstoffradikale tragen nämlich wesentlich zur bakteriziden Funktion der neutrophilen Leukozyten bei, d.h. sind die Entzündungszellen nicht in der Lage, Sauerstoffradikale zu produzieren, führt dies zu schweren Störungen der immunologischen Abwehrlage [2].

Obwohl Sauerstoffradikale eine positive Schlüsselposition in der Steuerung der Entzündungsreaktionen einnehmen, kommt es bei der Sepsis und dem septischen Schock durch eine überschießende Freisetzung von Sauerstoffradikalen direkt bzw. indirekt zu irreversiblen Zell- und letztendlich Gewebsschäden, die zum Multiorganversagen führen.

Entstehungsmechanismen der Sauerstoffradikale in der Sepsis und im septischen Schock (s. Abb. 1)

Ausgangspunkt des septischen Schocks sind Entzündungen im Bereich des Peritoneums, Bronchopneumonien oder Entzündungen des Gastrointestinal- sowie Urogenitaltrakts. Die Kreislaufveränderungen sowie Störungen der Mikrozirkulation und die daraus entstehenden Organschäden werden vermutlich durch das Endotoxin, ein Lipopolysaccharid, das aus den Membranen gramnegativer Bakterien stammt, ausgelöst. Bereits in der Frühphase des septischen Schocks finden sich hohe Endotoxinkonzentrationen im Plasma,

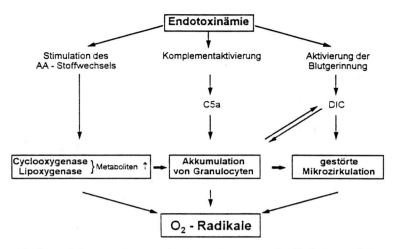

Abb. 1. Mögliche Entstehungsmechanismen der Sauerstoffradikale im septischen Schock, wobei Endotoxin verschiedene Kaskadenreaktionen induziert, die alle über verschiedene Pathomechanismen zu einer vermehrten Freisetzung von Sauerstoffradikalen führen

bedingt sowohl durch die allgemeine Bakteriämie als auch durch die gestörte Filterfunktion des RES für Endotoxin [3].

Endotoxin führt zu verschiedenen Kaskadenreaktionen und Aktivierung der humoralen und zellulären Abwehrsysteme. Dabei induziert neben der vermehrten Entstehung von Zytokinen und dem Tumornekrosefaktor die Endotoxinämie eine disseminierte intravaskuläre Koagulopathie durch Aktivierung verschiedener Gerinnungsfaktoren und stimuliert das Komplementsystem sowie direkt oder indirekt den Arachidonsäurestoffwechsel. Indirekt führt die Stimulation dieser unterschiedlichen Kaskadenreaktionen zu einer Störung der Mikrozirkulation und, induziert durch das Komplementsystem, den Prostaglandinen und insbesondere Leukotrienen, zu einer Akkumulation, Aktivierung und Migration von neutrophilen Leukozyten im Gewebe. Dabei können die einzelnen Reaktionen nicht isoliert betrachtet werden, vielmehr greifen sie ineinander und verstärken sich gegenseitig im Sinne eines Circulus vitiosus. Auch wenn eine zeitliche Abfolge ihrer Aktivierung in der Entwicklung des septischen Schocks und Multiorganversagens (MOV) nicht zu existieren scheint, so führen diese verschiedenen Kaskadenreaktionen durch Aktivierung der PMN-Leukozyten und eine gestörte Mikrozirkulation mit konsekutiver Gewebshypoxie zu irreversiblen Gewebsschäden, die als gemeinsame Endstrecke entscheidend für den weiteren Ausgang und die hohe Mortalität des septischen Schocks sind.

Bislang wurde angenommen, daß die durch verschiedene Mediatoren induzierten Störungen der Gewebedurchblutung für die septischen Organschäden verantwortlich sind. In den letzten Jahren konnte anhand pathophysiologisch ähnlicher Erkrankungen gezeigt werden, daß nicht nur die Hypoxie per se diese Schäden hervorruft, sondern daß sekundär durch stimulierte PMN-

Leukozyten, durch den Prostaglandinstoffwechsel und nach Wiederherstellung der Gewebsdurchblutung Sauerstoffradikale entstehen, die vermutlich einen beträchtlichen Teil der Schäden hervorrufen [21].

Einer der ersten Schritte bei der Entwicklung des akuten Organversagens, insbesondere im Bereich der Lunge, ist die Akkumulation und Migration von PMN-Leukozyten [20]. Durch Stimulation des Komplementsystems sowie des Prostaglandin- und Leukotrienstoffwechsels kommt es zu einer vermehrten Expression von Adhäsionsmolekülen an den Endothelien bzw. an den Membranen der Leukozyten. PMN-Leukozyten verändern ihre Fließeigenschaften und bleiben an den Endothelwänden haften [10]. Diese durch verschiedene endothel- und leukozytenständige Adhäsionsmoleküle gesteuerte Adhäsion der Entzündungszellen an dem Endothel ist eine der Grundvoraussetzungen für die Aktivierung der PMN-Leukozyten und ihre spätere Migration aus dem intravasalen in den interstitiellen Bereich.

Nach Aktivierung z.B. durch Phagozytose setzen PMN-Leukozyten verschiedene Substanzen wie Proteasen, Prostaglandinmetabolite und auch Sauerstoffradikale frei. Es konnte darüber hinaus in In-vitro-Studien gezeigt werden, daß bereits geringe Mengen Endotoxin die Stimulierbarkeit der PMN-Leukozyten erhöhen. Dies führt nach entsprechender Aktivierung zur Freisetzung von deutlich mehr Proteasen, Prostaglandinmetaboliten und auch Sauerstoffradikalen [11]. Sauerstoffradikale ihrerseits inaktivieren α_1-Antiproteasen, die wichtigsten Inhibitoren der Proteasen und verstärken somit die schädigende Wirkung der freigesetzten Proteasen an den Endothelzellen und am Bindegewebe.

Die gestörte Mikrozirkulation und die damit verbundene Gewebshypoxie können Ausgangspunkt für die vermehrte Entstehung von Sauerstoffradikalen sein. Durch die schockbedingte Organischämie kommt es zu einem Abbau von energiereichen Phosphaten und letztendlich zur Akkumulation von Hypoxanthin im Gewebe. Ein weiterer Abbau kann aufgrund des fehlenden Sauerstoffs nicht stattfinden. Nach Wiederherstellung der Durchblutung, d.h. durch lokale Reperfusion im Rahmen der Dissoziation der Mikrozirkulation oder im Rahmen der Reperfusion nach Therapie, d.h. nach erneuter *Zufuhr* von Sauerstoff, wird nunmehr Hypoxanthin über das umgewandelte Enzym Xanthinoxidase zu Xanthin und letztendlich Harnsäure abgebaut. Gleichzeitig entstehen als Nebenprodukte dieser sauerstoffverbrauchenden Reaktion in hohen Konzentrationen Sauerstoffradikale und überfordern die Schutzmechanismen der Zelle [23].

Der Anstieg der Prostaglandin- und Thromboxankonzentration im septischen Schock beruht nicht nur auf einer eingeschränkten Inaktivierung dieser Stoffwechselprodukte, sondern auf einer gesteigerten De-novo-Synthese [17]. Dabei scheint nach In-vitro-Untersuchungen das Endotoxin sowohl für die verminderte Inaktivierung als auch für die gesteigerte Prostaglandinsynthese verantwortlich zu sein. Ebenso konnte in In-vitro-Experimenten gezeigt werden, daß nicht nur aktivierte Thrombozyten und PMN-Leukozyten, sondern auch andere Zellen des reticuloendothelialen Systems, im speziellen Monozyten, Makrophagen und sogar Endothelzellen, nach Aktivierung durch Endotoxin vermehrt Prostaglandine freisetzen. Im Rahmen ihrer gesteigerten Synthese, speziell durch die Umwandlung von PGG_2 zu PGH_2 und weiter zu PGE_2 und $PGF_{2\alpha}$, entstehen als Nebenprodukte Sauerstoffradikale.

Auswirkung der Sauerstoffradikale im septischen Schock
(s. Abb. 2)

Sauerstoffradikale haben im wesentlichen einen direkten und einen indirekten Effekt auf das umliegende Gewebe bzw. Zellen. Direkt reagieren Sauerstoffradikale grundsätzlich mit allen biologischen Substanzen. Am empfindlichsten auf Sauerstoffradikale sind aufgrund ihrer Doppelbindungen die mehrfach ungesättigten Fettsäuren. Reaktionen dieser Verbindung mit den reaktiven Sauerstoffmolekülen führen zu sogenannten Lipidperoxidationen, die weitere Kettenreaktionen auslösen. Als Phospholipide kommen die mehrfach ungesättigten Fettsäuren in hohen Konzentrationen in den Zellmembranen vor. Reaktionen dieser Membranlipide mit freien Radikalen schädigen nicht nur die Zellmembran, sondern auch die intrazellulären Organellen. Solche schwerwiegenden Zellveränderungen führen unausweichlich zum Zelltod und zu irreversiblen Gewebsschäden.

Indirekt induzieren Sauerstoffradikale die vermehrte Akkumulation und Aktivierung von PMN-Leukozyten. Verschiedene Pathomechanismen, die zu dieser radikalisch induzierten vermehrten Adhärenz von PMN-Leukozyten an den Endothelien führen, werden derzeit diskutiert. In der Sepsis und im septischen Schock scheint die vermehrte Synthese, speziell von Leukotrien B_4 und Thromboxan A_2, stimuliert durch die Entstehung von Lipidperoxiden, die

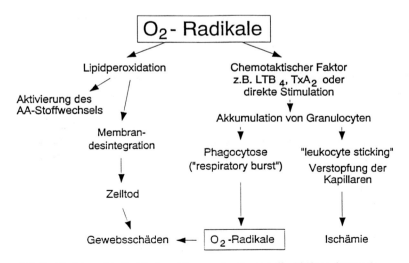

Abb. 2. Direkte und indirekte Auswirkungen der Sauerstoffradikale in der Sepsis

Akkumulation und Aktivierung der PMN-Leukozyten zu induzieren [8, 25]. Diese vermehrte Freisetzung der Leukotriene und Prostaglandine scheint somit indirekt durch erhöhte Konzentrationen von Sauerstoffradikalen bedingt zu sein [13].

Neben der Bedeutung des gesteigerten Arachidonsäurestoffwechsels für die Akkumulation von PMN-Leukozyten können Sauerstoffradikale auch *direkt* die Adhäsion, Akkumulation und nachfolgende Migration von PMN-Leukozyten in den Kapillaren und postkapillären Venolen beeinflussen. Aufgrund von In-vitro-Untersuchungen stellten Patel et al. [13] fest, daß Endothelzellen, die nur eine kurze Zeit mit dem Oxidans Wasserstoffperoxid in Verbindung gebracht wurden, den Rezeptor GMP-140, ein P-Selektin, das über sialyl Lewis an L-Selektin von Leukozyten bindet, vermehrt exprimiert wird. Dieser erste Schritt der Leukozytenendothelinteraktion, der als "rolling" bezeichnet wird, ist eine notwendige Vorbedingung für die feste Adhärenz der Leukozyten an den Gefäßendothelien [27], die durch eine vermehrte Expression der Endothelmembran und Leukozytenintegrine induziert wird [12]. Auch dieser Mechanismus scheint durch Sauerstoffradikale direkt stimuliert zu werden. In In-vitro-Experimenten zeigte sich, daß eine Exposition von PMN-Leukozyten mit Sauerstoffradikalen zu einer vermehrten Expression der membrangebundenen Leukozytenselektine führte [7]. Dies bedeutet, daß die entscheidenden Schritte der Adhärenz der PMN-Leukozyten an den mikrovaskulären Endothelien direkt (über vermehrte Expression von Selektinen und Integrinen) oder indirekt (über Leukotrien B_4 und Thromboxan A_2) durch die vermehrte Freisetzung von Sauerstoffradikalen gesteuert wird.

Nach Adhäsion der PMN-Leukozyten an den Endothelien und ihrer Aktivierung (z.B. durch Phagozytose), setzen sie verschiedene Substanzen wie Proteasen, Prostaglandinmetabolite, Leukotriene und in erheblichen Mengen Sauerstoffradikale frei (im englischen als "respiratory burst" bezeichnet [2]). Diese gleichzeitige Freisetzung von Sauerstoffradikalen, Proteasen und Arachidonsäuremetaboliten erleichtert ihre Interaktionen miteinander und potenziert damit, wie bereits beschrieben, ihre schädigenden Auswirkungen [22, 24].

Insgesamt wirken somit Sauerstoffradikale nicht nur *direkt* schädigend (über Lipidperoxidation), sondern lösen auch entzündliche Reaktionen und andere Stoffwechselvorgänge aus, die im Sinne eines Circulus vitiosus die schädigenden Mechanismen immer wieder in Gang halten. Dabei sind sie für die Entzündungsreaktionen, die die gemeinsame Endstrecke aller Gewebsveränderungen in Sepsis und septischem Schock darstellt, zumindest mitverantwortlich.

Experimentelle und klinische Befunde zur Bedeutung der Sauerstoffradikale in Sepsis und septischem Schock

Die meisten Patienten, die an einem septischen Schock leiden, entwickeln ein sog. "adult respiratory distress syndrome" (ARDS). Erst später kommt es zu erheblichen Beeinträchtigungen der Leber- und Nierenfunktion und Schäden im Bereich des Magen-Darm-Trakts. Die konsekutive Entwicklung der Organinsuffizienzen wird als Multiorganversagen (MOV) bezeichnet, das in einem hohen Prozentsatz zum Tod führt. Untersucht man die histologischen Veränderungen dieser Organe in der Frühphase des septischen Schocks, so zeigt sich, daß die Entwicklung der Schäden in der Regel eine gemeinsame "Endstrecke" aufweisen. Unabhängig von der Genese der Sepsis und des septischen Schocks kommt es vor den schweren Funktionseinschränkungen zu einer Akkumulation der PMN-Leukozyten in den Kapillaren und insbesondere postkapillären Venolen. Ebenso bilden sich aufgrund einer aktivierten Hämostase Mikrothromben insbesondere in den Venolen der pulmonalen Endstrombahn. Vermutlich durch Aktivierung von PMN-Leukozyten sowie Thrombin- und Fibrinspaltprodukten entwickeln sich zunehmend Endothelschäden, die zu einer Steigerung der Gefäßwandpermeabilität und damit zu einem perivaskulären Ödem führen [14]. Dieser Ablauf der septischen Organschäden und ihr histologisches Bild lassen vermuten, daß PMN-Leukozyten und Makrophagen in der frühen Phase von entscheidender Bedeutung sind und daß Sauerstoffradikale zumindest einen Teil dieser Schäden induzieren. Sie reichen jedoch nicht als Beweis für eine Beteiligung von Sauerstoffradikalen an den septischen Schäden aus. Auch konnte bislang diese These nicht durch direkte Messung von Sauerstoffradikalen erhärtet werden, da diese Moleküle, wie bereits beschrieben, hochreaktiv und nur mit erheblichem Aufwand direkt zu bestimmen sind.

Es gibt jedoch eine andere Möglichkeit, die Beteiligung von Sauerstoffradikalen im septischen Schock nachzuweisen. Die Effekte von Sauerstoffradikalen können antagonisiert werden. Dies geschieht durch die Substitution von den sog. Schutzenzymen Superoxiddismutase und Katalase oder durch die Behandlung mit Radikalenfängern. Diese Enzyme und Radikalenfänger sind zumeist hochspezifische Substanzen, die die Sauerstoffradikale und ihre Wirkung blockieren. Ein möglicher positiver Behandlungseffekt mit diesen Substanzen kann somit als indirekter *Beweis* für die vermutete Beteiligung von Sauerstoffradikalen in der Pathophysiologie der Sepsis und des septischen Schocks gewertet werden. Gleichzeitig zeigen sie auch neue Möglichkeiten einer Behandlung dieser Erkrankung bzw. dieser pathophysiologischen Zustände auf.

Aus diesen Gründen bedienten sich zahlreiche Forschungsgruppen dieser induktiven Therapie. In Tierversuchen wurden durch Infusion von Bakterien (E. coli oder Corynebacterium) mit oder ohne Endotoxin oder durch den Verschluß und Perforation des Zoekums septische Zustände induziert. Andere infundierten das Endotoxin gramnegativer Bakterien, um die Schäden einer gramnegativen Sepsis zu simulieren. Da Patienten im septischen Schock häufig ein ARDS entwickeln, ist die Lunge am intensivsten im Hinblick auf eine mögliche Beteiligung von Sauerstoffradikalen und den Veränderungen untersucht worden. Obwohl die Ergebnisse dieser tierexperimentellen Untersuchung nicht immer eindeutig waren, konnte gezeigt werden, daß die Vorbehandlung mit Superoxiddismutase und Katalase sowie mit den verschiedenen Radikalenfängern (z.B. N-Acetylcystein, Dimethlschwefelharnstoff, Dimethylsulfoxid) die pathologischen und histologischen Veränderungen der Lunge nach Endotoxininfusion deutlich verbessert [4, 26]. Ebenso konnten Arthur et al. [1] zeigen, daß durch die antioxidative Therapie mit Superoxiddismutase (SOD) und Katalase die histologischen Veränderungen an der Leber von Mäusen nach Bakteriämie deutlich verbessert werden konnten. In gleicher Weise verhindert die antioxidative Therapie myokardiale Schäden, Magenulzerationen, posttubuläre Nierenschäden, wie sie sich normalerweise nach Induktion einer Sepsis, z.B. durch Endotoxin oder kotige Peritonitis, entwickeln [9, 15, 16].

Nur wenige wissenschaftliche Untersuchungen beschäftigten sich mit den Auswirkungen einer Radikalenfänger(-Scavenger-)therapie auf den Gesamtorganismus im septischen Schock. Yoshikawa stellte fest, daß eine disseminierte intravaskuläre Koagulation und makrozirkulatorische Schockveränderungen, wie sie regelmäßig nach Endotoxininfusion bei der Ratte zu beobachten sind, durch die Behandlung von Superoxiddismutase und Katalase verhindert werden konnten [28]. In einem weiteren Tiermodell des septischen Schocks an der Ratte untersuchten Pearce et al. die Auswirkungen des Sauerstoffradikalenfängers 2,3-Dehydroxybenzoensäure auf die Überlebensrate der Tiere im septischen Schock. Die Autoren stellten fest, daß eine Kombination von Antibiotika – in der Studie wurde Gentamycin verwendet – mit dem Radikalenfänger die Überlebensrate der Tiere deutlich verbessern konnte, selbst wenn die Behandlung 4 h nach Sepsisbeginn eingeleitet wurde [19].

Obwohl die tierexperimentellen Untersuchungen zumindest eine Mitwirkung der Sauerstoffradikale an den septischen Schäden vermuten lassen, wurden bislang wenig klinische Studien von guter Qualität durchgeführt. Indirekt konnten Cochrane et al. [6] zeigen, daß in der bronchoalveolären Lavage von Patienten, die im Rahmen der Sepsis an einem ARDS leiden, hohe Konzentrationen von Lipidperoxidationsprodukten festzustellen sind. Brigham et al. [5] publizierten vorläufige Ergebnisse einer klinischen Studie, bei der Patienten mit einer sich entwickelnden akut respiratorischen Insuffizienz im Rahmen der Sepsis mit dem Radikalenfänger N-Acetylcystein behandelt worden sind. Die Autoren konnten zeigen, daß die Behandlung mit N-Acetylcystein, im Sinne einer direkten Radikalenfängerbehandlung oder über die Erhöhung des reduzierten Glutathions, tatsächlich die pulmonale Funktion und konsekutiv auch die radiologischen Veränderungen der Lunge deutlich verbessern konnte.

Dennoch sind im Gegensatz zu den vielen erfolgreichen experimentellen Studien bzgl. Sauerstoffradikale und Sepsis die klinischen Behandlungsergebnisse letztendlich enttäuschend geblieben, Ein Grund für diese schlechten therapeutischen Ergebnisse ist nach wie vor die Unsicherheit, welches Antioxidans man zu welchem Zeitpunkt geben soll, um ein Maximum an therapeutischem Effekt zu erreichen. Obwohl es sehr wahrscheinlich ist, daß Sauerstoffradikale auch in den parenchymalen Zellen durch Endotoxin-induzierte Veränderungen entstehen, kommt eine Radikalenfängertherapie möglicherweise zu spät und nicht an den richtigen Ort des Geschehens. Es scheint daher sinnvoller zu sein, die metabolischen Prozesse, die zu einer vermehrten Freisetzung von Sauerstoffradikalen führen, zu unterbrechen oder die Adhäsion der PMN-Leukozyten an den Endothelien zu verhindern.

Schlußfolgerung

Akkumulation und Stimulation von PMN-Leukozyten, der gesteigerte Prostaglandinstoffwechsel und die Gewebshypoxie führen zu einer vermehrten Entstehung von Sauerstoffradikalen und ihren Metaboliten im septischen Schock. Diese Sauerstoffradikale sind wahrscheinlich verantwortlich für einen Großteil der irreversiblen Gewebsschäden, die zum Multiorganversagen führen. Als "molekularer Trigger" können sie somit einen Großteil der tierexperimentell und klinisch zu beobachtenden septischen Veränderungen erklären. Dabei scheinen Sauerstoffradikale in der Frühphase der Erkrankung zu entstehen und den weiteren Krankheitsverlauf wesentlich zu beeinflussen. Therapeutische Interventionen im Sinne einer Radikalenfängertherapie erscheinen erfolgversprechend. Erste klinische therapeutische Studien jedoch sind in ihren Ergebnissen nicht immer eindeutig. Es bleibt nach wie vor unklar, welche Radikalenfänger wann und in welcher Dosierung einen positiven Einfluß auf die Mortalität und Morbidität dieses komplexen Krankheitsbildes haben können. Unklar ist auch, inwieweit sich Sauerstoffradikale in ihrer Wirkung mit anderen Mediatoren potenzieren bzw. neutralisieren. Trotz noch vieler offener Fragen bezüglich der Pathophysiologie dieses *molekularen Triggers* und ihren therapeutischen Möglichkeiten, ergeben sich möglicherweise in nächster Zukunft interessante therapeutische Optionen, die das Ausmaß der Organschäden verhindern und die Überlebensrate verbessern.

Literatur

1. Arthur MJP, Bentley IS, Tanner AR (1985) Oxygen-derived free radicals promote hepatic injury in the rat. Gastroenterology 89:1114
2. Babior BM (1978) Oxygen-dependent microbial killing by phagocytes. N Engl J Med 668:721-725
3. Beger HG, Gögler H, Kraas E, Bittner R (1981) Endotoxin bei bakterieller Peritonitis. Chirurg 52:81
4. Bernard GR, Lucht WD, Niedermeyer ME (1984) Effect of N-acetylcystein on the pulmonary response to endotoxin in the awake sheep and upon in vitro granulocyte function. J Clin Invest 73:1772
5. Brigham KL, Werthan J, Werthan M (1991) Oxygen radicals – an important mediator of sepsis and septic shock. Klin Wochenschr 21:951-957
6. Cochrane CG, Spragg RG, Revak LD (1983) Studies on the pathogenesis of the adult respiratory distress syndrome. J Clin Invest 71:754-761
7. Gansauge F, Poch B, Schoenberg MH, Gansauge S, Beger HG (1993) Oxygen radicals cause a contrary expression of the selectin LECAM-1 on neutrophils and lymphocytes. Eur Surg Res 25:60-61
8. Gimbrome MA, Brock AF, Schafer AI (1984) Leukotriene B4 stimulates polymorphnuclear leukocyte adhesion to cultured vascular endothelial cells. J Clin Invest 74:1552-1555
9. Haglund U, Arvidsson S, Schoenberg MH (1986) Oxygen radicals and acute gastrointestinal mucosal damage. In: Novelli GP, Ursini F (eds) Oxygen free radicals in shock, Karger, Basel, p 197
10. Hammerschmidt De, Weaver LJ, Hudson LD, Craddock PR, Jacob HS (1980) Association of complement activation and elevated plasma C5a with adult respiratory distress syndrome: Pathophysiological relevance and possible prognostic value. Lancet I:947
11. Haslett C, Henson PM, Guthrie CLA (1985) Modulation of multiple neutrophil functions by preparative methods or trace concentrations of bacterial lipopolysaccharide. Am J Pathol 119:101

12. Kishimoto TK, Jutila MA, Berg EL (1991) Neutrophil Mac-1 and MEL-14 adhesion proteins are inversely regulated by chemotactic factors. Science 245:1238–1241
13. Klausner JM, Paterson IS, Kobzik L, Valeri CR, Shepro D, Hechtman HB (1989) Oxygen free radicals mediate ischemia-induced lung injury. Surgery 104:192–199
14. Lee CT, Fein AM, Lippmann M (1981) Elastolytic activity in pulmonary lavage fluid from patients with ARDS. N Engl J Med 304:192
15. Manson NH, Hess ML (1983) Interaction of oxygen free radicals and cardiac sarcoplasmic reticulum. Circ Shock 10:205
16. Moch D, Schoenberg MH, Birk S, Brückner UB (1993) Hat die Hemmung der Lipoxigenase einen protektiven Effekt in der Frühphase der Sepsis? In: Becker H-M (ed) Chirurgische Form '93 für Experimentelle und Klinische Forschung. Springer, Berlin-Heidelberg-New York, p 403–407
17. Oettinger W, Walter G, Jensen U, Beyer A, Peskar A (1983) Endogenous prostaglandin F2 in the hyperdynamic state of severe sepsis in man. Br J Surg 70:237
18. Patel KD, Zimmermann GA, Prescott SM, McEver RP, McIntyre TM (1991) Oxygen radicals induce human endothelial cells to express GMP-140 and bind neutrophils. J Cell Biol 112:749–759
19. Pearce RA, Finley RJ, Mustard RA, Duff JH (1985) 2,2-dihydroxybenzoic acid: Effect on the mortality rate in a septic rat model. Arch Surg 120:937
20. Rügheimer E (1992) New aspects of respiratory failure. Springer, Berlin-Heidelberg-New York
21. Schoenberg MH, Beger HG (1988) Sauerstoffradikale im septischen Schock. Chirurg 59:836–841
22. Schoenberg MH, Beger HG (1992) The involvement of oxygen radicals and their derivatives in ARDS. In: Rügheimer E (ed) New Aspects on Respiratory Failure. Springer, Heidelberg, p 75–84
23. Schoenberg MH, Fredholm BB, Haglund U (1985) Studies on the oxygen radical mechanism involved in the small intestinal reperfusion damage. Acta Physiol Scand 124:581
24. Smedly LA, Tonnesen MG, Sandhaus RA (1986) Neutrophil-mediated injury to endothelial cells. Enhancement by endotoxin and essental role of neutrophil elastase. J Clin Invest 77:1233–1243
25. Spagnuolo PJ, Ellner JJ, Hassid A, Dunn MJ (1980) Thromboxane A2 mediates augmented polymorphonuclear leukocyte adhesiveness. J Clin Invest 66:406–414
26. Traber DL, Adams T, Sziebert L (1985) Potentiation of lung vascular response to endotoxin by superoxide dismutase. J Appl Physiol 58:1005
27. Von Andrian UH, Hansell P, Chambers JD, Berger EM, Filho IT, Butcher EC, Arfors K-E (1992) L-selectin function is required for β2-integrin-mediated neutrophil adhesion at physiological shear rates in vivo. Am J Physiol 263:H1034–H1044
28. Yoshikawa T (1986) Endotoxin-induced disseminated intravascular coagulation and shock, and their relationship with oxygen free radicals. In: Novelli GP, Ursini F (eds) Oxygen free radicals in shock. Karger, Basel, p 234

Rolle freier Sauerstoffradikale bei akuter und chronischer Pankreatitis

H.-U. Schulz, K. Abicht, W. Halangk, I. Päge, C. Niederau

Zusammenfassung

In der vorliegenden Arbeit werden die Hinweise auf eine Beteiligung radikalvermittelter Prozesse in der Pathophysiologie der akuten und chronischen Pankreatitis kritisch bewertet und die sich daraus ergebenden Konsequenzen für eine Therapie mit Radikalfängern und Antioxidantien diskutiert. Gesteigerte Radikalaktivitäten und erhöhte Plasma- und Gewebskonzentrationen an Lipidperoxidationsprodukten wurden sowohl bei klinischer akuter und chronischer als auch bei experimenteller akuter Pankreatitis gemessen. Die Quelle der Radikale ist unklar, in erster Linie kommen Xanthinoxidase, aktivierte Entzündungszellen sowie das Zytochrom-P 450-System in Betracht. Da durch prophylaktische Anwendung von Antioxidantien und Radikalfängern insbesondere das Pankreasödem reduziert werden konnte, scheinen Radikale v.a. in der Pathogenese des Ödems eine Rolle zu spielen. Im Experiment eigneten sich niedermolekulare Substanzen wie Ebselen, eine organische Selenverbindung mit Glutathionperoxidaseaktivität, und CV-3611, ein Ascorbin säurederivat mit langer Halbwertszeit, zur Therapie der akuten Pankreatitis. Klinische Untersuchungen belegen eine Imbalanz zwischen Radikal-erzeugenden und antioxidativen Mechanismen auch bei chronischer Pankreatitis. Insbesondere ist bei diesen Patienten die alimentäre Zufuhr antioxidativ wirksamer Substanzen vermindert. Diese Reduktion des antioxidativen Potentials könnte Lipidperoxidationsprozesse begünstigen, da gleichzeitig ein erhöhter Bedarf infolge einer gesteigerten Zytochrom-P 450-Aktivität besteht. Bisher gibt es jedoch keine direkten Hinweise, daß diese Imbalance den primären pathogenetischen Mechanismus der chronischen Pankreatitis darstellt. Zahlreiche der bei chronischer Pankreatitis festgestellten Befunde (erhöhte Zytochrom-P 450-Aktivität, gesteigerte Lipidperoxidation in der Leber, verminderte Aufnahme von Antioxidantien mit der Nahrung) könnten eher Folge denn Ursache der Erkrankung sein. Es bedarf kontrollierter klinischer Studien, um den Wert einer mit antioxidativ wirksamen Substanzen angereicherten Diät bei Patienten mit chronischer Pankreatitis zu klären. Gegenwärtig können die Rolle von Sauerstoffradikalen und Lipidperoxidationsprozessen sowie das therapeutische Potential von Antioxidanzien und Radikalfängern bei akuter und chronischer Pankreatitis nicht abschließend beurteilt werden. Der klinische Einsatz derartiger Substanzen unter therapeutischer Zielstellung sollte daher nur im Rahmen von kontrollierten Studien erfolgen.

Summary

The present work reviews the evidence for an involvement of free radicals in the pathophysiology of acute and chronic pancreatitis and the potential of treatment with antioxidant and scavenger substances. Enhanced free radical activity and increased concentrations in plasma and tissue of lipoperoxides have been found in patients suffering from acute or chronic pancreatitis as well as in animals with experimental acute pancreatitis. The source of the radicals is unclear, however. Invading inflammatory cells, xanthine oxidase and the cytochromes P 450 are candidates which might generate the cytotoxic radicals in the pancreas. Since prophylactic administration of antioxidants diminished, in particular, pancreatic edema formation, free radicals seem to play an important role in the genesis of the edema in acute pancreatitis. Experimental data suggest that the seleno-organic compound Ebselen, which has a glutathione peroxidase-like activity, and the membrane permeable ascorbic acid derivative CV-3611 may have a therapeutic potential for treatment of acute pancreatitis. Furthermore, there is some evidence that the dietary intake of antioxidants may be reduced in patients with chronic pancreatitis. It was suggested that such reduction of antioxidant defenses in the face of an increased demand due to heightened radical-generating P 450 activities may facilitate lipid peroxidation. However, as yet, there is no direct evidence that a reduction of dietary antioxidants with a simultaneous increase in P 450 activity is the primary mechanism which initiates chronic pancreatitis without contribution of other factors. Many of the findings in patients with chronic pancreatitis (increased P450 activity, increase in hepatic lipid peroxidation, decrease in dietary intake of antioxidants) may be the sequelae rather than the cause of chronic pancreatitis. Only controlled clinical trials will determine whether treatment with antioxidants can influence the clinical course of chronic pancreatitis.

Einleitung

Radikale besitzen ungepaarte Elektronen in der äußeren Hülle, worauf ihre hohe Reaktivität beruht. Durch Entzug eines Elektrons können andere Moleküle bei Reaktion mit Radikalen oxidativ geschädigt werden. DNA-Veränderungen, alterierte Enzymaktivitäten und Kettenbrüche in ungesättigten Fettsäuren sind mögliche Folgen. Da biologische Membranen einen hohen Lipidgehalt aufweisen, bewirken derartige Kettenbrüche u.U. Permeabilitätsveränderungen und Zellschädigungen [22]. Eine pathogenetische Bedeutung radikalvermittelter Zellschädigungen wird für zahlreiche Krankheiten diskutiert. Auch in der Pathophysiologie der akuten Pankreatitis wird freien Sauerstoffradikalen eine Rolle zugeschrieben. So lassen sich erhöhte Radikalaktivitäten im Tiermodell und bei Patienten nachweisen. Es wurden verschiedene Antioxidanzien und Radikalfänger beschrieben, die die experimentell induzierten biochemischen Veränderungen und den morphologischen Schweregrad der Erkrankung günstig beeinflußten. Über die Bedeutung freier Radikale für die Pathophysiologie der chronischen Pankreatitis sowie das Potential von Antioxidanzien und Radikalfängern am chronisch geschädigten Pankreas gibt es ebenfalls zahreiche Daten. In der vorliegenden Arbeit werden die Hinweise auf eine Beteiligung radikalvermittelter Prozesse in der Pathoplyiologie der akuten und chronischen Pankreatitis kritisch bewertet und mögliche Ansätze für eine Therapie mit Antioxidanzien und Radikalfängern analysiert.

Auswirkungen von oxidativem Streß auf das Pankreas

Allgemein werden 3 wesentliche Quellen zytotoxischer Radikale diskutiert:

- Xanthinoxidase (XOD). Dieses v.a. in mikrovaskulären Endothelzellen lokalisierte Enzym spielt unter physiologischen Bedingungen eine Rolle im Purinstoffwechsel. XOD katalysiert die Umsetzung von Hypoxanthin zu Xanthin und dessen weiteren Abbau zu Harnsäure. Bei beiden Reaktionen entstehen Superoxidradikale ($\cdot O_2^-$). Superoxid dismutiert entweder spontan oder durch Katalyse von Superoxiddismutase (SOD) zu Wasserstoffperoxid (H_2O_2). H_2O_2 ist reaktionsträge, diffundiert aber leicht durch biologische Membranen und gilt als Muttersubstanz für andere, hochreaktive Sekundär-Substanzen wie z.B. Hypochlorit ($\cdot OHCl$) oder Hydroxylradikale ($\cdot OH$). Letztere können Membran bestandteile, Proteine und DNA schädigen und somit u.U. zum Zelltod führen [22, 36].
- Polymorphkernige Granulozyten (PMN). Phagozytierende Zellen produzieren Sauerstoffradikale und setzen diese frei. Physiologisch ist dies ein wichtiger Schutz gegenüber invadierenden Mikro organismen [23].
- Enzyme der Zytochrom-P 450-Familie (P 450). Die P 450-Enzyme sind wesentlich beteiligt an der Biotransformation von endogenen Molekülen und Xenobiotika. Biochemisch handelt es sich um Oxidasen, bei deren Wirkung (ähnlich wie bei der XOD) Superoxidanionen und Folgeprodukte entstehen [60].

Klinische Situation

Beim Abbau von Alkohol, Medikamenten und anderen Substanzen, denen ein ätiologischer Bezug zur Pankreatitis zugeschrieben wird, entstehen reaktive Intermediärverbindungen [8]. Obwohl die alkoholinduzierte Pankreatitis aufgrund ihrer Häufigkeit zu den wesentlichen Formen gezählt werden muß, gibt es bisher keine klinischen Untersuchungen über die Bedeutung von reaktiven Metaboliten des Ethanols für die akute alkoholtoxische Pankreaszellschädigung.

Tiermodelle

Die Hinweise auf eine Beteiligung radikalvermittelter Mechanismen in der Pathophysiologie der akuten Pankreatitis basieren überwiegend auf experimentellen Daten, die indirekt durch Hemmung der radikalproduzierenden XOD und PMN gewonnen wurden:

Hemmung der Xanthinoxidase-Aktivität

Allopurinol hemmt nicht nur die XOD, sondern ist darüber hinaus auch als Elektronenüberträger und Radikalfänger bekannt [37]. Seine Anwendung gründet sich auf die Beobachtung erhöhter XOD-Aktivität im Pankreas von Mäusen [32] sowie im Plasma von Ratten mit akuter Pankreatitis [16]. Zirkulierende XOD vermag Gefäßendothelien verschiedener Gewebe zu schädigen [65], was für die Entwicklung von Komplikationen der akuten Pankreatitis an Lunge und Nieren von Bedeutung sein könnte. Allopurinol konnte bei prophylaktischer Gabe den Schweregrad der experimentellen Pankreatitis in verschiedenen Modellen reduzieren [7, 24, 43–45, 62]. Dieser Effekt war aber nicht in allen derart konzipierten Studien nachweisbar [41, 63]. Wurde Allopurinol unter klinisch relevanten Bedingungen, also erst nach Induktion der Pankreatitis, verabreicht, zeigte sich in keinem Modell ein günstiger Effekt auf den Verlauf bzw. die Letalität der Erkrankung [27, 45].

Effekt einer Granulozytopenie

Die Einwanderung von Entzündungszellen in das Pankreas ist ein morphologisches Charakteristikum der akuten Pankreatitis. Aus stimulierten Granulozyten freigesetzte Sauerstoffradikale und lysosomale Enzyme können lokal eine Gewebsschädigung bewirken [28, 61]. Solche Mechanismen werden auch für die Pathogenese der akuten Pankreatitis als wesentlich erachtet [3, 39]. Es liegt nahe, diese Hypothese durch Hemmung der Granulozytenfunktion oder Reduktion der Leukozytenzahl zu prüfen. Während eine Granulozytopenie am ex vivo perfundierten Hundepankreas keinen Effekt auf eine Ölsäure-induzierte Pankreatitis hatte [46], konnte am Ceruleinmodell bei Ratten mit vorbestehender Agranulozytose sowohl eine Verminderung des Ausmaßes der Azinuszellnekrosen [21] als auch der pulmonalen Veränderungen [17, 21] beobachtet werden.

Diese auf indirekte Weise gewonnenen Daten sprechen dafür, daß oxidativem Streß eine Bedeutung in der Pathogenese der akuten Pankreatitis zukommt. Vor allem in der Frühphase der Erkrankung [44, 48, 64], insbesondere bei der Ausprägung des Pankreasödems [29, 41, 43], scheinnen Radikal-vermittelte Mechanismen eine Rolle zu spielen. Insgesamt bleiben jedoch zahlreiche Fragen offen. Die exakte Quelle der Radikale konnte bisher nicht eindeutig identifiziert werden. Zum Effekt von oxidativem Streß bzw. von Radikalfängern oder Antioxidantien an Tiermodellen der chronischen Pankreatitis liegen keine Daten vor, was am Fehlen geeigneter experimenteller Modelle zu liegen scheint.

In-vitro-Modelle der Pankreaszellschädigung

Isolierte Azinuszellen wiesen in allen untersuchten Systemen eine hohe Sensitivität gegenüber einer Schädigung durch freie Sauerstoffradikale auf [51, 53, 54]. Ein anhaltender Low-level-Einfluß freier Radikale bewirkte eine geringere Zellschädigung als eine kurzzeitige Einwirkung mit relativ hohem Peak [51]. Von den klassischen Radikalfängern war nur eine Kombination von Katalase mit Superoxiddismutase in der Lage, die oxidative Zellschädigung wirksam zu verhindern [51]. Niedermolekulare Radikalfänger vom Lazaroid-Typ haben ebenfalls ein therapeutisches Potential, das aber durch die geringe therapeutische Breite limitiert zu sein scheint [52]. Beim Ethanolabbau entstehende zytotoxische Metabolite stammen offensichtlich nicht vom Alkohol selbst, sondern sind vielmehr durch Ethanol-metabolisierende Oxidasen freigesetzte reaktive Sauerstoffspecies [53]. Der genaue Mechanismus, durch den oxidativer Stres letztendlich zum Azinuszelltod führt, ist jedoch noch unbekannt. Intrazellulär entstehende freie Radikale scheinen von größerer Relevanz zu sein als von außen auf die Zellen einwirkende. Aus stimulierten PMN stammende Sauerstoffradikale bewirkten in vitro keine Azinuszellschädigung [54]. Demgegenüber wiesen isolierte Zymogengranula eine wesentlich höhere Suszeptibilität gegenüber einer oxidativen Schädigung auf als isolierte Azinuszellen [31]. Ein direktes Ingangsetzen von Autodigestionsprozessen mittels Aktivierung pankreatischer Zymogene durch oxidativen Streß scheint jedoch keine Rolle zu spielen, da Radikale wie HOCl, $\cdot O_2^-$, und $\cdot OH$ Zymogene nicht aktivieren können [18].

Quantitative Daten über Radikalaktivitäten und Lipidperoxidation

Klinische Situation

Im operativ gewonnenen Pankreasgewebe von 12 Patienten mit akuter Pankreatitis konnten erhöhte Konzentrationen an Malondialdehyd (MDA) und konjugierten Dienen (KD) gemessen werden. Diese Substanzen gelten als grobe Indikatoren von Lipidperoxidationsprozessen. Die Höhe der MDA-Konzentrationen korrelierte mit dem Schweregrad der Erkrankung [47]. Bei einem Patienten fanden sich erhöhte Konzentrationen von Lipidperoxidationsprodukten auch im Gallensaft [4]. Die direkte Quantifizierung der Lipidperoxide im Plasma von 42 Patienten mit akuter Pankreatitis im Verlauf über 28 Tage ließ erhöhte Spiegel bei fast allen Patienten erkennen, es zeigte sich jedoch keine Korrelation zum Schweregrad und zur Prognose der Erkrankung (Abb. 1). Isolierte periphere PMN von Patienten mit akuter Pankreatitis weisen keine gesteigerte Produktion von reaktiven Sauerstoffmetaboliten auf. Ihr Potential zur Produktion von Hydroxylradikalen ist gegenüber gesunden Probanden sogar vermindert [55]. Basso et al. [1] berichteten über Radikalaktivitäten bei 49 Patienten mit chronischer Pankreatitis. Bei einigen dieser Patienten wurden erhöhte

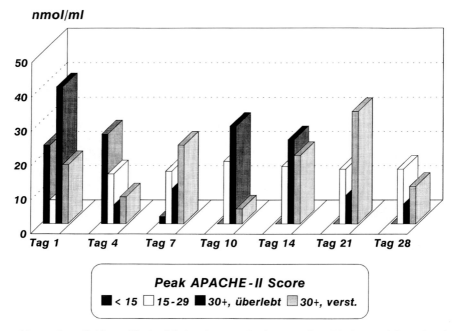

Abb. 1. Plasmalipidperoxidspiegel bei Patienten mit akuter Pankreatitis (n = 42) im Zeitverlauf während der ITS-Behandlung. Patienten, die von der ITS verlegt werden konnten, schieden aus dem Monitoring aus. Daraus resultieren die geringen Werte ab Tag 7 bei den Patienten mit leichter akuter Pankreatitis. Die Quantifizierung erfolgte colorimetrisch bei 675 nm mit einem kommerziell verfügbaren Testkit (Kamiya). Der Schweregrad der Pankreatitis wurde retrospektiv anhand des im Verlauf höchsten APACHE-II Scores ermittelt. Es konnten keine Signifikanzen zum Schweregrad der Erkrankung oder zur Prognose festgestellt werden

Serumkonzentrationen an Lipidperoxiden gefunden. Ähnliche Veränderungen wiesen jedoch auch Patienten mit verschiedenen extrapankreatischen Erkrankungen auf. Patienten mit einem akuten Schub einer chronischen Pankreatitis hatten höhere Serumkonzentrationen als solche ohne Zeichen aktiver Erkrankung. Diese Ergebnisse deuten darauf hin, daß bei unterschiedlichen Erkrankungen an verschiedenen Organen ein Zusammenhang zwischen dem Schweregrad der Entzündung und der ermittelten Serumkonzentration an Lipidperoxiden besteht. Dies trifft sowohl für die chronische Pankreatitis als auch für extrapankreatische Erkrankungen zu. Auch bei der chronischen Pankreatitis ließ sich eine pathogenetische Rolle aktivierter PMN bisher nicht nachweisen. Obwohl die Patienten mit aktiver chronischer Pankreatitis höhere Lipidperoxidserumkonzentrationen aufwiesen als jene ohne Krankheitsaktivität, ergab sich eine inverse Korrelation zwischen der Leukozytenzahl und den Folgeprodukten radikalvermittelter Reaktionen [1]. In einer anderen Studie wurden erhöhte Konzentrationen an 9-cis, 11-trans-Linolensäure (9, 11 LS) und anderen ungesättigten Fettsäuren im Duodenalsaft von Patienten mit akuter und chronischer Pankreatitis nachgewiesen [19]. 9, 11 LS entsteht durch Einwirkung freier Radikale auf 9-cis, 12-trans-Linolensäure (9, 12 LS). Der Quotient 9, 11 LS/9, 12 LS im Serum kann somit als Index für die Aktivität freier Radikale und das Ausmaß der Lipidperoxidation angesehen werden. Bei Patienten mit chronischer Pankreatitis reflektierte dieser Serumindex die Veränderungen, die im Duodenalsaft festgestellt worden waren [19]. In der gleichen Studie fanden sich auch erhöhte Konzentrationen konjugierter Diene und im UV-Bereich fluoreszeierender Substanzen (andere Marker der Radikalaktivität) im Duodenalsaft von Patienten mit chronischer Pankreatitis. Da diese Marker der Radikalativität im Duodenalsaft nahezu ausschließlich der Galle entstammen, sprechen die Ergebnisse zunächst nur für eine gesteigerte Lipidperoxidation in der Leber bei Patienten mit akuter und chronischer Pankreatitis. Dieser Befund könnte Folge eines vermehrten Einstroms toxischer Produkte der Pankreaszellschädigung in das Pfortaderblut sein. Die Vermutung, daß die Verhältnisse in der Leber jene im Pankreas reflektieren [19] konnte bislang nicht bewiesen werden. Es gibt jedoch einige Hinweise, die diese Hypothese stützen. So weist die Mehrzahl der Patienten mit idiopathischer chronischer Pankreatitis erhöhte P 450-Aktivitäten auf [58]. Ferner wurden in den Azinuszellen von Patienten mit chronischer Pankreatitis im "Frühstadium" Mikrovesikulationen und Lipofuscinablagerungen nachgewiesen - Veränderungen, die denen in der Leber ähneln [35]. Diese Befunde sprechen dafür, daß das P 450-System bei Patienten mit chronischer Pankreatitis auch im Pankreas induziert ist. Der immunzytochemische Nachweis dieser vermuteten P 450-Induktion gelang jüngst in Pankreasfragmenten, die von Patienten mit chronischer Pankreatitis bei der Laparotomie gewonnen wurden [19]. Der Nachweis von hohen Konzentrationen an Lipidperoxidationsprodukten im Duodenalsaft wie auch von Lipofuscin (einem Gewebsmarker der Lipidperoxidation) in histologischen Schnitten von Leber und Pankreas bei Patienten mit chronischer Pankreatitis stützt die Vermutung, daß das zelluläre Gleichgewicht zwischen jenen Prozessen, die Radikale freisetzen, und anderen Mechanismen, die Radikale neutralisieren, gestört ist. Da sich Patienten mit chronischer Pankreatitis häufig unausgewogen ernähren oder die Resorption bestimmter Stoffe durch die Krankheit beeinträchtigt ist, kann eine verminderte alimentäre Zufuhr an Antioxidanzien resultieren. Die Nahrung ist die einzige Quelle verschiedener Radikalfänger und Antioxidanzien bzw. entsprechender Vorstufen: Vitamin C und E, β-Carotin, Selen als Bestandteil der Glutathionperoxidase, Cystein bzw. Methionin als Baustoffe des reduzierten Glutathions. Die Zufuhr dieser Substanzen mit der Nahrung wurde bei 15 Patienten mit chronischer Pankreatitis analysiert [40]. Gleichzeitig untersuchte diese Studie die Aufnahme ungesättigter Fettsäuren, welche als Substrate der Lipidperoxidation deren Initiierung begünstigen können. Die Antioxidanzienaufnahme wurde in Bezug gesetzt zur Aktivität Kohlenwasserstoff-induzierbarer P 450-Formen, die sich mittels eines Theophyllintests ermitteln läßt. Da die Theophyllinclearance die P450-Aktivität widerspiegelt, kann sie als geeigneter Index des Bedarfs an Antioxidanzien angesehen werden. Patienten mit chronischer Pankreatitis nahmen weniger Selen, Vitamin E und C sowie Riboflavin auf als Kontrollpersonen. Mittels der Relation von Selenzufuhr und Theophyllintest konnte die Mehrzahl der Patienten (gekennzeichnet durch verminderte Selenzufuhr und beschleunigte Theophyllinclearance) von den Kontrollpersonen differenziert werden. Hingegen unterschied sich die Aufnahme ungesättigter Fettsäuren der Patienten nicht von der der Kontrollpersonen. Die verminderte alimentäre Zufuhr an Antioxidanzien spiegelt sich auch im Serum wider: bei 7 von 9 untersuchten Patienten mit chronischer Pankreatitis war der Vitamin A-, C-, E- oder Selenspiegel erniedrigt [57]. Zusammenfassend läßt sich sagen, daß Patienten mit chronischer Pankreatitis Zeichen einer gesteigerten Lipidperoxidation in der Leber aufweisen. Dieser Befund spricht für eine relative Verminderung der antioxidativen Kapazität bei gesteigerter P450-Aktivität. Neben dem gesteigerten Bedarf an Antioxidanzien könnte auch deren verminderte Zufuhr mit der Nahrung zur Imbalance zuungunsten der antioxidativen Kapazität beitragen. Interessanterweise fanden sich bei Patienten mit chronischer Pankreatitis höhere Radikalaktivitäten und Konzentrationen von Markern der Lipidperoxidation als bei Patienten mit akuter Pankreatitis. Dieser Befund wird als Folge einer erhöhten P450-Aktivität und einer längeren Dauer der Lipidperoxidation infolge der chronischen Pankreaszellschädigung bei verminderter alimentärer Antioxidantienzufuhr bei den Patienten mit chronischer Pankreatitis bewertet. Wenn sich diese Vermutung bestätigen lassen sollte, könnte eine mit Antioxidanzien angereicherte Diät Krankheitsrezidive verhindern. Diese Vermutung bedarf jedoch einer Bestätigung durch kontrollierte klinische Studien. Bisher gibt es keine direkten Hinweise, daß eine verminderte Antioxidanzienaufnahme bei gleichzeitig gesteigerter P450-Aktivität der primäre pathogenetische Mechanismus bei der chronischen Pankreatitis ist. Es scheint auch möglich, daß zusätzliche Ursachen oxidativen Stresses wie Alkohol, Medikamente, Xenobiotika oder temporäre Ischämie-Reperfusionszustände das Gleichgewicht zwischen P450-Aktivität und antioxidativer Kapazität stören und somit die erhöhten Konzentrationen an Lipidperoxidationsprodukten und die gesteigerten Radikalaktivitäten erklären. Zahlreiche der in diesem Abschnitt diskutierten Befunde bei Patienten mit chronischer Pankreasschädigung (gesteigerte P450-Aktivität, vermehrte Lipidperoxidation in der Leber, verminderte alimentäre Antioxidanzien-Aufnahme) könnten eher Folge denn Ursache der chronischen Pankreatitis sein. Außerdem wurden die meisten der Befunde an relativ kleinen Patientengruppen bzw. nur bei einem Teil der Untersuchten nachgewiesen.

Tiermodelle

Freie Radikale lassen sich aufgrund ihrer Kurzlebigkeit nur schwer direkt quantifizieren. Als Alternative hat daher die Messung stabiler Produkte der Lipidperoxidation weite Verbreitung gefunden. Derartige indirekte Marker der Radikalaktivität sind z.B. konjugierte Diene (KD) und Thiobarbitursäure-reaktive Substanzen (TBRS) wie Malondialdeyd (MDA). Pankreashomogenate von Ratten wiesen bereits 30 min nach Induktion einer nicht letalen Ceruleinpankreatitis erhöhte MDA- und KD-Konzentrationen auf [49, 50]. Die Werte erreichten nach ca. 3,5 h ihr Maximum (Anstieg auf das 3–5 fache [9, 50] und kehrten nach 12 h wieder auf das Ausgangsniveau zurück [32, 49, 50]. Im Serum von Ratten wurden 3fach erhöhte TBRS-Konzentrationen 6 h nach Auslösung einer akuten Pankreatitis, die durch Ligatur des Galle-Pankreasganges induziert worden war, gemessen [24]. Im Pankreashomogenat von Mäusen mit Cholinmangeldiät-induzierter akuter Pankreatitis fanden sich die höchsten Lipidperoxidkonzentrationen nach 24 h [32]. Parallel zum zeitlichen Verlauf der Lipidperoxidkonzentrationen verhielt sich die im Pankreashomogenat gemessene XOD-Aktivität [32]. Die bereits kurze Zeit nach Induktion einer akuten Pankreatitis im Pankreas nachweisbaren erhöhten Lipidperoxidkonzentrationen lassen auf gesteigerte Radikalaktivitäten in der Frühphase der Erkrankung schließen. XOD könnte eine wesentliche Quelle der Radikale sein [32]. Die Bedeutung anderer radikalerzeugender Systeme wurde bislang jedoch nicht quantitativ untersucht. Ebenso liegen quantitative Daten über Radikalaktivitäten bei durch oxidativen Streß induzierter Azinuszellschädigung in vitro bislang nicht vor.

Effekte von Antioxidanzien und Radikalfängern

Klinische Situation

Kuklinski et al. [25] berichteten 1991 über eine drastische Senkung der Letalität der nekrotisierenden akuten Pankreatitis durch Selensupplementation. Dieses Spurenelement wird von dem antioxidativ wirksamen Enzym Glutathionperoxidase als Kofaktor benötigt. Die kleinen Fallzahlen (n = 8 in der Therapiegruppe, n = 9 in der Kontrollgruppe) sowie die ungewöhnlich hohe Letalität in der Kontrollgruppe (8 von 9 Patienten verstarben) gebieten eine zurückhaltende Interpretation dieser Daten. Durch zusätzliche α-Tocopherolsupplementation konnte die gleiche Autorengruppe die Letalität bei 99 Patienten mit akuter Pankreatitis von 34 % (historische Kontrollgruppe) auf 1 % senken, überdies waren Operationen und eine Intensivtherapie nicht mehr erforderlich [26]. Experimentelle Daten weisen jedoch auf eine Toxizität [42], Pankreasschädigung [20] und Kanzerogenität [11] verschiedener Selenverbindungen hin. Zudem scheint ein endemischer Selenmangel nicht mit einem erhöhten Krankheitsrisiko einherzugehen [12]. Patienten mit nekrotisierender Pankreatitis weisen nur zu etwa 35 % verminderte Selenplasmaspiegel auf, die zudem nicht mit dem Schweregrad der Erkrankung und der Prognose korrelieren (Abb. 2). In einer Placebo-kontrollierten Doppelblindstudie wurde der Effekt einer mit Antioxidantien (Methionin, Selen, β-Carotin, Vitamin C und E) angereicherten Diät bei Patienten mit rezidivierender Pankreatitis untersucht. Diese Diät bewirkte eine weitere Reduzierung der Schmerzen, welche bereits durch das Placebo deutlich gelindert werden konnten. Diese günstige Wirkung war unabhängig sowohl von der Diagnose (akuter Schub oder beschwerdefreies Intervall) als auch

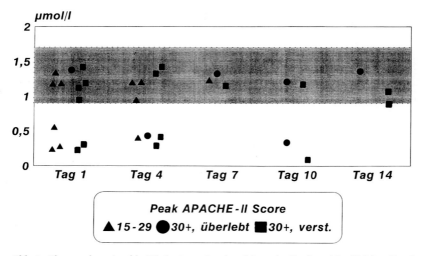

Abb. 2. Plasmaselenspiegel bei Patienten mit nekrotisierender Pankreatitis. Gleiches Krankengut wie für Abb. 1 beschrieben. Die Messungen wurden atomabsorptionsspektrometrisch durchgeführt. Die grau unterlegte Fläche kennzeichnet den Normalbereich. Es konnten keine Signifikanzen zum Schweregrad der Erkrankung oder zur Prognose festgestellt werden

von der Ätiologie und den in der ERCP dargestellten Gangveränderungen [59]. Fallberichte der gleichen Autorengruppe wurden ebenfalls dahingehend interpretiert, daß eine Behandlung mit Antioxidanzien den Entzündungsprozeß bei der chronischen Pankreatitis beeinflussen kann [5, 6].

Tiermodelle

Enzymatische Radikalfänger wie Superoxid-Dismutase (SOD), Katalase und Glutathionperoxidase (GPx) können freie Radikale neutralisieren und somit die Zellen vor oxidativem Streß schützen. Im Pankreas von Mäusen mit Cholinmangeldiät-induzierter akuter Pankreatitis wurden bereits 8 h nach Beginn der Fütterung der Diät um 25 % verminderte SOD-Aktivitäten gemessen, und nach 24 h war nicht einmal mehr die Hälfte der Ausgangsaktivität nachweisbar [32, 33]. Wurde gleichzeitig mit der Induktion der akuten Pankreatitis ein Antagonist des Plättchen-aktivierenden Faktors (PAF) verabreicht, konnte der Abfall der SOD-Aktivität im Pankreas von Ratten mit Cerulein-induzierter akuter Pankreatitis verhindert werden [9]. Da PAF ein wesentlicher Entzündungsmediator ist, läßt dieses Ergebnis auf einen Zusammenhang zwischen Entzündungsprozessen und der antioxidativen Kapazität der Pankreaszellen schließen. Prophylaktische SOD-Applikationen bewirken eine Verminderung des histologischen Schweregrades sowie der Serumenzymveränderungen in verschiedenen Modellen der akuten Pankreatitis bei Ratten [24, 43, 64]. Bei Mäusen mit Cerulein-induzierter akuter Pankreatitis war eine prophylaktische SOD-Gabe wirkungslos [10].

Therapeutische SOD-Applikationen waren ohne Einfluß auf die Letalität einer schweren Taurocholat-Pankreatitis bei Ratten [30] sowie der Cholinmangeldiät-induzierten Pankreatitis bei Mäusen [34]. Eine intraduktale SOD-Applikation ummittelbar nach Induktion einer Taurocholat-Pankreatitis reduzierte das Ausmaß der Lipidperoxidation sowie die Hyperamylasämie, die Letalität wurde in dieser Studie [13] nicht analysiert. Prophylaktische Katalasegaben reduzierten die Ödembildung und die Hyperamylasämie in verschiedenen Modellen der akuten Pankreatitis bei Ratten [24, 43] sowie die Letalität der durch eine Cholinmangeldiät induzierten akuten Pankreatitis bei Mäusen [41]. Mit therapeutischer Zielstellung wurde Katalase bisher nicht getestet. Bei prophylaktischer Gabe von SOD plus Katalase konnten die gleichen günstigen Effekte beobachtet werden wie bei alleiniger Anwendung eines der beiden Enzyme [2, 49, 50]. Eine Verminderung der biochemischen und morphologischen Zeichen der Erkrankung konnte auch dann festgestellt werden, wenn Ratten mit Cerulein-induzierter akuter Pankreatitis die Enzyme erst 30 min [14] bzw. 60 min [50] nach Ende der Ceruleininfusion appliziert bekamen. Die prophylaktische Gabe von Ebselen, einer organischen Selenverbindung mit GPx-ähnlichen Eigenschaften, bewirkte bei Mäusen mit nicht letaler Cerulein-induzierter Pankreatitis eine Verminderung des Ausmaßes der Ödembildung [29]. Am Mausmodell der Cholinmangeldiät-induzierten akuten Pankreatitis konnte die Letalität von 61,5 HV auf 35 % selbst dann gesenkt werden, wenn Ebselen erst 20 h nach Beginn der Fütterung der Diät verabreicht wurde. Ein Therapie-beginn nach erst 40 h war jedoch ohne Einfluß auf die Letalität der Erkrankung [29]. Von den nichtenzymatischen Radikalfängern wurden bisher Dimethylsulphoxid (DMSO) und CV-3611, ein Derivat der Ascorbinsäure, bei der experimentellen akuten Pankreatitis untersucht. Eine prophylaktische DMSO-Gabe konnte bei Mäusen mit Cholinmangeldiät-induzierter akuter Pankreatitis zwar die Ödembildung reduzieren, hatte aber keinen Einfluß auf die Serum-Amylase und die Letalität [41]. CV-3611 hingegen reduzierte am gleichen Tiermodell die Letalität deutlich, und zwar sowohl bei prophylaktischer als auch bei therapeutischer Anwendung [32, 34]. Bei den meisten bisherigen Untersuchungen konnten therapeutische Applikationen von Radikalfängern und Antioxidanzien den Verlauf der experimentellen akuten Pankreatitis nicht wesentlich verbessern. Da jedoch prophylaktische Gaben dieser Substanzen den Schweregrad der Erkrankung milderten, könnten radikalvermittelte Prozesse in der Pathogenese der akuten Pankreatitis eine Rolle spielen. Enzymatische Radikalfänger wie Catalase und Superoxiddismutase haben unter physiologischen Bedingungen eine Halbwertszeit von wenigen Minuten. Ihr Einsatz unter therapeutischer Zielstellung erfordert daher eine kontinuierliche intravenöse Infusion, die am Kleintiermodell problematisch ist. Eine Konjugation der Enzyme an Polyetheylenglycol (PEG) verlängert zwar deren Halbwertszeit auf mehrere Stunden [15, 64] vergrößert aber auch das Molekulargewicht beträchtlich. Therapeutisch orientierte Studien mit PEG-konjugierten Enzymen sind bisher nicht publiziert worden. Die prophylaktische Anwendung von PEG-Katalase bei Ratten mit Cerulein-induzierter akuter Pankreatitis war wirkungslos [64]. Am gleichen Tiermodell bewirkte PEG-SOD eine Verminderung der Hyperamylasämie und der Ödembildung, wenn die Substanz 4h vor Beginn der Cerulein infusion verabreicht wurde. Eine Applikation unmittelbar vor Induktion der akuten Pankreatitis war jedoch ohne Effekt [64]. Offensichtlich sind die PEG-konjugierten Enzyme zu groß, um das Gefäßlumen verlassen und therapeutisch wirksame Gewebskonzentrationen erzielen zu können. Von den bisher untersuchten Substanzen hatten die niedermolekularen Antioxidantien Ebselen [29] und CV-3611 [32, 34] den günstigsten Effekt. Beide Substanzen waren unter klinisch relevanten Bedingungen wirksam, d.h. sie reduzierten die Letalität als den bedeutsamsten Parameter der experimentellen akuten Pankreatitis auch dann, wenn mit ihrer Applikation erst mehrere Stunden nach Induktion der akuten Pankreatitis begonnen wurde. Bei einer schweren Taurocholat-Pankreatitis hat bisher keine antioxidativ wirksame Substanz die Letalität senken können [30]. Steer et al. [56] vermuten daher, daß freie Sauerstoffradikale keine wesentliche Rolle bei der Entstehung der Azinuszellnekrose spielen. Berichte über die Wirkung von Antioxidanzien und Radikalfängern bei Tiermodellen der chronischen Pankreatitis liegen bislang nicht vor.

Schlußfolgerung

Freie Radikale und Lipidperoxidationsprozesse können regelmäßig im Pankreas und verschiedenen Körperflüssigkeiten bei experimenteller und klinischer akuter sowie bei Patienten mit chronischer Pankreatitis nachgewiesen werden. Ihre wirkliche Bedeutung (Schutz gegen Mikroben und Xenobiotika?, Charakteristikum von Entzündungsprozessen ohne pathophysiologische Bedeutung?, pathogenetische Rolle bei akuter und chronischer Pankreatitis?) kann derzeit nicht endgültig bewertet werden. Dies liegt vor allem an methodischen Schwächen der einzelnen Studien (unspezifische Nachweismethoden für Lipidperoxide, Testung von protektiven Substanzen unter klinisch nicht relevanten Bedingungen im Tierexperiment, Fehlen von Kontrollgruppen bzw. zu kleine Fallzahlen in klinischen Studien). Ebenso unklar ist die Quelle der Radikale. Möglicherweise ist die Lipidperoxidation nicht Ursache, sondern Folge der entzündlichen Pankreaserkrankungen und reflektiert nicht den Schweregrad der Pankreasparenchymschädigung, sondern den des Entzündungsprozesses. Das therapeutische Potential von Antioxidanzien und Radikalfängern bedarf einer Prüfung in kontrollierten Studien. Experimentelle Untersuchungen sollten einen Ansatz beinhalten, der einen Therapiebeginn unter klinisch relevanten Bedingungen, d.h. mehrere Stunden nach Induktion der akuten Pankreatitis, vorsieht. Der Therapieeffekt sollte auch am klinisch bedeutsamsten Parameter, der Letalität, nachgewiesen werden. Gentechnische Methoden zur Produktion von Proteinen mit Radikalfängeraktivität, pharmakologische Modifikationsmöglichkeiten bekannter Antioxidanzien sowie die Entwicklung neuer Scavengersubstanzen eröffnen der zukünftigen Forschung neue Perspektiven [38].

Literatur

1. Basso D, Panozzo MP, Fabris C, Del Favero G, Meggiato T, Fogar P, Meani A, Faggian D, Plebani M, Burlina A, Naccarato R (1990) Oxygen derived free radicals in patients with chronic pancreatic and other digestive diseases J Clin Pathol 43:403-405
2. Blind PJ, Marklund SL, Stenling R, Dahlgren ST (1988) Parenteral superoxide dismutase plus catalase diminishes pancreatic edema in sodium taurocholate-induced pancreatitis in the rat. Pancreas 5:563-567
3. Braganza J, Rinderknecht H (1988) Free radicals and acute pancreatitis. Gastroenterology 94:1111-1112
4. Braganza JM, Wickens DG, Cawood P, Dormandy TL (1983) Lipid-peroxidation (free-radical-oxidation) products in bile from patients with pancreatic disease. Lancet II 375-379
5. Braganza JM, Jeffrey IJM, Foster J, McColy RF (1987) Recalcitrant pancreatitis: eventual control by antioxidants. Pancreas 2:489-494
6. Braganza JM, Thomas A, Robinson A (1988) Antioxidants to treat chronic pancreatitis in childhood? Case report and possible implications for pathogenesis. Int J Pancreatol 3:209-216
7. Cassone E, Maneschi EMT, Faccas JG (1991) Effects of allopurinol on ischemic experimental pancreatitis. Int J Pancreatol 8:227-234
8. Cederbaum AI (1989) Role of lipid peroxidation and oxidative stress in alcohol toxicity. Free Rad Biol Med 7:537-539
9. Dabrowski A, Gabryelewicz A, Chyczewski L (1991) The effect of platelet activating factor antagonist (BN 52021) on cerulein-induced acute pancreatitis with reference to oxygen radicals. Int J Pancreatol 8:1-11
10. Devenyi ZJ, Orchard JL, Powers RE (1987) Xanthine oxidase activity in mouse pancreas: effects of caerulein-induced acute pancreatitis. Biochem Biophys Res Commun 149:841-845
11. Editorial, Possible enhancement of carcinogenesis by selenium in an animal tumor model. Nutr Rev (1989) 47:173-175
12. Fernandez-Banares F, Dolz C, Mingorance MD, Cabre E, Lachica M, Abad-Lacruz A, Gil A, Esteve M, Gine JJ, Gassull MA (1990) Low serum selenium concentration in a healthy population resident in Catalunya: a preliminary report. Eur J Clin Nutr 44:225-229
13. Gough DB, Boyle B, Joyce WP, Delaney CP, McGeeney KF, Gorey TF, Fitzpatrick JM (1990) Free radical inhibition and serial chemiluminescence in evolving experimental pancreatitis. Br J Surg 77:1256-1259
14. Guice KS, Miller DE, Oldham KT, Townsend CM Jr, Thompson JC (1986) Superoxide dismutase and catalase: a possible role in established pancreatitis. Am J Surg 151:163-169
15. Guice KS, Oldham KT, Johnson KJ (1989) Failure of antioxidant therapy (polyethylene glycol-conjugated catalase) in acute pancreatitis. Am J Surg 157:145-149
16. Guice KS, Oldham KT, Bagnasco JM, Till GO (1989) Histamine enhances xanthine oxidase activity in acute pancreatitis. Pancreas 4:618
17. Guice KS, Oldham KT, Caty MG, Johnson KJ, Ward PA (1989) Neutrophil-dependent, oxygen-radical mediated lung injury associated with acute pancreatitis. Ann Surg 210:740-747
18. Guyan PM, Braganza JM, Butler J (1988) The effect of oxygen metabolites on the zymogens of human pancreatic proteases. In: Rice-Evans C, Dormandy T (eds) Free radicals: chemistry, pathology and medicine. Richelieu, London S 471-474
19. Guyan PM, Uden S, Braganza JM (1990) Heightened free radical activity in pancreatitis. Free Rad Biol Med 8:347-354
20. Hietaranta AJ, Nevalainen TJ, Aho HJ, Hamalainen OM, Suortamo SH (1990) Pancreatic acinar cell necrosis with intact storage of digestive enzymes in selenomethionine treated rats. Virchows Arch [B] 58:397-403
21. Karges W, Willemer S, Feddersen ChO, Adler G (1991) Cerulein-induzierte Pankreatitis der Ratte: Einfluß experimenteller Granulozytopenie. Z Gastroenterol 29:469
22. Kehrer JP (1993) Free radicals as mediators of tissue injury and disease. Crit Rev Toxicol 23:21-48

23. Klebanoff SJ (1988) Phagocytic cells: products of oxygen metabolism. In Gallin JI, Goldstein IM, Snyderman R (eds) Inflammation: Basic principles and clinical correlates. Raven, New York, pp 391–443
24. Koiwai T, Oguchi H, Kawa S, Yanagisawa Y, Kobayashi T, Homma T (1989) The role of oxygen free radicals in experimental acute pancreatitis in the rat. Int J Pancreatol 5:135–143
25. Kuklinski B, Buchner M, Schweder R, Nagel R (1991) Akute Pankreatitis - eine "Free Radical Disease". Letalitätssenkung durch Natriumselenit(Na_2SeO_2)-Therapie. Z Ges Innere Med 46:145–149
26. Kuklinski B, Buchner M, Müller T, Schweder R (1992) Antioxidative Therapie der akuten Pankreatitis - eine 18monatige Zwischenbilanz. Z Ges Innere Med 47:239–245
27. Lankisch PG, Pohl U, Otto J, Wereszczynska-Siemiatkowska U, Gröne H-J (1989) Xanthine oxidase inhibitor in acute experimental pancreatitis in rats and mice. Pancreas 4:436–440
28. Movat HZ, Wasi S (1985) Severe microvascular injury induced by lysosomal releasates of human polymorphonuclear leukocytes: increase in vasopermeability, hemorrhage, and microthrombosis due to degradation of subendothelial and perivascular matrices. Am J Pathol 121:404–417
29. Niederau C, Ude K, Niederau M, Lüthen R, Strohmeyer G, Ferrell LD, Grendell JH (1991) Effects of the seleno-organic substance Ebselen in two different models of acute pancreatitis. Pancreas 6:282–290
30. Niederau C, Niederau MC, Borchard F, Lüthen R, Ferrell LD, Grendell JH (1992) Effects of free radical scavengers and antioxidants in three models of acute experimental pancreatitis. Pancreas 7:486–496
31. Niederau C, Schulz H-U, Klonowski H, Letko G, Strohmeyer G (1993) Susceptibility to oxidative injury: comparison of intact pancreatic acinar cells versus isolated zymogen granules. Gastroenterology 104:A325
32. Nonaka A, Manabe T, Tamura K, Asano N, Imanishi K, Tobe T (1989) Changes of xanthine oxidase, lipid peroxide and superoxide dismutase in mouse acute pancreatitis. Digestion 43:41–46
33. Nonaka A, Manabe T, Kyogoku T, Tamura K Tobe T (1990) Changes in lipid peroxide and oxygen radical scavengers in cerulein-induced acute pancreatitis: imbalance between the offense and defense systems. Digestion 47:130–137
34. Nonaka A, Manabe T, Tobe T (1991) Effect of a new synthetic ascorbic acid derivative as a free radical scavenger on the development of acute pancreatitis in mice. Gut 32:528–532
35. Noronha M, Ferreira de Almeid MJ, Dreiling DA, Bordalo D (1981) Alcohol and the pancreas. I Minimal inflammation. Am J Gastroenterol 76:114–119
36. Parks DA Granger DN(1986) Xanthine oxidase: biochemisty, distribution and physiology. Acta Physiol Scand [Suppl 548]:87–99
37. Peterson DA, Kelly B, Gerrard JM (1986) Allopurinol can act as an electron transfer agent: is this relevant during reperfusion injury? Biochem Biophys Res Commun 137:76–79
38. Rice-Evans CA, Diplock AT (1993) Current status of antioxidant therapy. Free Rad Biol Med 15:77–96
39. Rinderknecht H (1988) Fatal pancreatitis, a consequence of excessive leukocyte stimulation? Int J Pancreatol 3:105–112
40. Rose P, Fraine E, Hunt LP, Acheson DWK, Braganza JM (1986) Dietary antioxidants and chronic pancreatitis. Human Nutr Clin Nutr 40C:151–164
41. Rutledge PL, Saluja AK, Powers RE, Steer ML (1987) Role of oxygen-derived free radicals in diet-induced hemorrhagic pancreatitis in mice. Gastroenterology 93:41–47
42. Salbe AD, Levander OA (1990) Comparative toxicity and tissue retention of selenium in methionine- deficient rats fed sodium selenate or L-selenomethionine. J Nutr 120:207–212
43. Saluja A, Powers RE, Saluja M, Rutledge P, Steer ML (1986) The role of oxygen-derived free radicals in caerulein-induced pancreatitis. Gastroenterology 90:1613
44. Sanfey H, Bulkley GB, Cameron JL (1985) The pathogenesis of acute pancreatitis: the source and role of oxygen-derived free radicals in three different experimental models. Ann Surg 201: 633–639
45. Sarr MG, Bulkley GB, Cameron JL (1987) Temporal efficacy of allopurinol during the induction of pancreatitis in the ex vivo perfused canine pancreas. Surgery 101:342–346

46. Sarr MG, Bulkley GB, Cameron JL (1987) The role of leukocytes in the production of oxygen-derived free radicals in acute experimental pancreatitis. Surgery 101:292–296
47. Schoenberg MH, Büchler M, Beger HG (1988) Lipid peroxidation products in the pancreatic tissue of patients with acute pancreatitis. Br J Surg 75:1254
48. Schoenberg MH, Büchler M, Kirchmayer R, Gaspar M, Beger HG (1989) Oxygen radicals in acute pancreatitis. Pancreas 4:641
49. Schoenberg MH, Büchler M, Schädlich H, Younes M, Bültmann B, Beger HG (1989) Involvement of oxygen radicals and phospholipase A_2 in acute pancreatitis of the rat. Klin Wochenschr 67:166–170
50. Schoenberg MH, Büchler M, Gaspar M, Stinner A, Younes M, Melzner I, Bültmann B, Beger HG (1990) Oxygen free radicals in acute pancreatitis of the rat. Gut 31:1138–1143
51. Schulz H-U, Niederau C (1994) Oxidative stress-induced changes in pancreatic acinar cells: insights from in vitro studies. Hepato-Gastroenterology 41:309–312
52. Schulz H-U, Niederau C, Letko G (1992) Lazaroids protect isolated rat pancreatic acinar cells against damage by lipid peroxidation and xanthine-oxidase generated free radicals. Pancreas 7:756
53. Schulz H-U, Niederau C, Hinze D (1993) Mechanisms of ethanol-induced pancreatic injury: insights from in vitro studies using isolated rat pancreatic acinar cells. Digestion 54:307
54. Schulz H-U, Niederau C, Klonowski H(1994) The role of oxidative stress and leukocytes in pancreatic acinar cell injury. Intens Care Med 20 [Suppl 1]:S161
55. Schulz H-U, Schmidt D, Kunz D, Struy H, Lippert H (1994) Cytokine pattern, lymphocyte subsets, and neutrophil function in acute pancreatitis. Intens Care Med 20 [Suppl 1]:S161
56. Steer ML, Rutledge PL, Powers RE, Saluja M, Saluja M, Saluja AK (1991) The role of oxygen-derived free radicals in two models of experimental acute pancreatitis: effects of catalase, superoxide dismutase, dimethylsulfoxide, and allopurinol. Klin Wochenschr 69:1012–1017
57. Twersky Y, Bank S, Greenberg R (1989) Endogenous antioxidants in chronic pancreatitis. Pancreas 4:646
58. Uden S, Acheson DWK, Reeves J, Worthington HV, Hunt LP, Brown S, Braganza JM (1988) Antioxidants, enzyme induction, and chronic pancreatitis: a reappraisal following studies in patients on anticonvulsants. Eur J Clin Nutr 42:561–569
59. Uden S, Bilton D, Nathan L, Hunt LP, Main C, Braganza JM (1990) Antioxidant therapy for recurrent pancreatitis: placebo-controlled trial. Aliment Pharmacol Ther 4:357–371
60. Watkins PB (1990) Role of cytochromes P450 in drug metabolism and hepatotoxicity. Semin Liver Dis 10:235–250
61. Weiss SJ (1989) Tissue destruction by neutrophils N Engl J Med 320:365–376
62. Wisner JR, Renner IG (1988) Allopurinol attenuates caerulein induced acute pancreatitis in the rat. Gut 29:926–929
63. Wisner JR, Green DW, Renner IG (1986) Allopurinol does not prevent ceruletide-induced acute pancreatitis in the rat. Gastroenterology 90:A1693
64. Wisner J, Green D, Ferrell L, Renner I (1988) Evidence for a role of oxygen derived free radicals in the pathogenesis of caerulein induced acute pancreatitis in rats. Gut 29:1516–1523
65. Yokoyama Y, Beckman JS, Beckman TK, Wheat JK, Cash TG, Freeman BA, Parks DA (1990) Circulating xanthine oxidase: potential mediator of ischemic injury. Am J Physiol 258:G564–G570

Rolle freier Radikale bei Lebererkrankungen

H. de Groot, U. Rauen, I. Ioannidis, J. Erhard

Zusammenfassung

Reaktive Sauerstoff- und Stickstoffspezies können direkt zytotoxisch und/oder als signalübertragende Moleküle wirken. Eine Beteiligung reaktiver Formen des Sauerstoffs an der Reperfusionsschädigung der Leber ist experimentell gesichert und erste Ergebnisse sprechen dafür, daß ihr auch bei der Reperfusionsschädigung der menschlichen Leber eine erhebliche Bedeutung zukommt. Bei Reperfusion der transplantierten Leber können reaktive Sauerstoffspezies von Hepatozyten, aktivierten Kupffer-Zellen und eingewanderten Neutrophilen freigesetzt werden. Die Bedingungen ihrer Freisetzung hängen von einer Vielzahl von Faktoren, u. a. der Dauer der ischämischen Phase und dem Ernährungszustand des Organs, ab. Granulozyten und Monozyten/Makrophagen sind auch die Zellen, die entscheidend zur Freisetzung reaktiver Sauerstoff- und Stickstoffspezies bei der Abstoßung eines Transplantats beitragen sollten.

Summary

Reactive oxygen and nitrogen species either mediate direct cell injury or act as signal-transmitting molecules. Participation of reactive oxygen species in reperfusion injury of the liver has been shown in several experimental systems and first results suggest that they may also play an important role in reperfusion injury of the human liver. Upon reperfusion of a transplanted liver reactive oxygen metabolites may be released by hepatocytes, activated Kupffer cells and invaded neutrophils. Conditions of their release may vary with several factors including the duration of the ischemic phase and the nutritional state of the organ. Neutrophils and monocytes/macrophages are those cells which should also decisively contribute to the release of reactive oxygen and nitrogen species upon rejection of a transplanted organ.

Einleitung

Bereits unter physiologischen Bedingungen werden – in Gegenwart von O_2 – reaktive Formen des Sauerstoffs in kleinen Mengen von nahezu allen Zellen gebildet [4, 7]. Oxidasen wie die Aminosäureoxidasen reduzieren O_2 zum Superoxidanionradikal ($O_2^-\cdot$) bzw. zu Wasserstoffperoxid (H_2O_2). Intrazelluläre Elektronentransportketten wie die mitochondriale Atmungskette und das Zytochrom-P450-System des endoplasmatischen Retikulums übertragen Elektronen infolge von Leckströmen auf O_2, und reaktive Sauerstoffspezies entstehen durch Autoxidation zellulärer Moleküle, wie z.B. von Thiolen und Hydrochinonen. Stickstoffmonoxid (NO·), gebildet durch NO-Synthasen aus einem Guanidinostickstoff des L-Arginins, wird von Endothelzellen, Neuronen und anderen Zellen als Mediator freigesetzt [5, 27]. Das von den Endothelzellen gebildete NO· wirkt gefäßerweiternd, antithrombotisch und vermindert die Adhäsion von Leukozyten an die Endothelzellen. Es besitzt auf diese Weise ein erhebliches gewebeschützendes Potential. Von Monozyten/Makrophagen indes wird NO· zum Abtöten von Mikroorganismen gebildet [5, 11, 27]. Diese Zellen und Granulozyten setzen zum gleichen Zweck auch $O_2^-\cdot$, H_2O_2 und hypochlorige Säure (HOCl) frei. NADPH-Oxidasen katalysieren die Bildung von $O_2^-\cdot$. Aus $O_2^-\cdot$ kann spontan oder durch Katalyse der Superoxid-Dismutase H_2O_2 entstehen. H_2O_2 kann von der Myeloperoxidase der Granulozyten zur Bildung von HOCl benutzt werden.

Die Schädigung einer Zelle durch reaktive Sauerstoffspezies erfordert die Reaktion dieser Moleküle mit essentiellen Bausteinen der Zelle, wie z.B. mit Lipiden und Proteinen. Mit welchen Zellbausteinen eine Reaktion stattfindet, hängt von einer Reihe von Faktoren ab, u.a. von der Natur der reaktiven Sauerstoffspezies und dem Ort ihrer Entstehung. Beispielsweise kann HOCl Thiolgruppen von Proteinen zu Sulfoxiden oxidieren. Bei extrazellulärer Entstehung greift HOCl bevorzugt die Proteine der Plasmamembran der Zellen an; erst in höherer Konzentration reagiert es auch mit intrazellulären Molekülen. Vom NO· ist bekannt, daß es Hämenzyme der mitochondrialen Atmungskette inaktiviert. NO· ist auch ein gutes Beispiel dafür, daß die verschiedenen reaktiven Zwischenprodukte miteinander interagieren können. Mit $O_2^-\cdot$ kann NO· unter Bildung des Peroxynitritanions ($ONOO^-$) reagieren. Dies kann nach Protonierung eine dem OH-Radikal ähnliche Reaktivität entfalten und/oder zum reaktiven Stickstoffdioxid ($NO_2\cdot$) zerfallen. Es wird angenommen, daß auf diese Weise die Toxizität des NO· wie auch des $O_2^-\cdot$ erheblich verstärkt wird [1]. In Versuchen mit kultivierten Zellen fanden wir bislang jedoch keine Hinweise für einen derartigen Pathomechanismus [13]. Die Experimente sprechen vielmehr für eine Kooperation von NO· und H_2O_2 in ihrer zytotoxischen Wirkung: In diesen Versuchen besaßen NO· und H_2O_2 alleine nur ein geringes zytotoxisches Potential, die gleichzeitige Freisetzung beider reaktiver Sauerstoffspezies führte jedoch zu einem nahezu vollständigen Absterben der Zellen.

Reperfusionsschädigung

Bei Reperfusion eines zuvor ischämischen Organs sollte man erwarten, daß die Schädigung des Gewebes aufgrund des in der Ischämie vorherrschenden O_2-

Mangels gestoppt wird. Paradoxerweise beobachtet man jedoch häufig unter diesen Bedingungen eine Zunahme der Gewebeschädigung, die als Reperfusionsschädigung bezeichnet wird [6]. Diese Reperfusionsschädigung setzt naturgemäß Veränderungen im Organ/in den Zellen während der ischämischen Phase voraus, ist jedoch eine spezifische, eigenständige Form der Organschädigung. Dies zeigt sich u.a. darin, daß sie im Experiment durch geeignete Maßnahmen bei Reperfusion vermieden werden kann. Da für die Reperfusionsschädigung die Wiederzufuhr von O_2 einen entscheidenden Faktor darstellt, spricht man auch von einer Reoxygenierungsschädigung. Eine Reperfusionsschädigung kann auch nach der Transplantation der Leber auftreten, und es existieren eine Reihe von Hinweisen dafür, daß reaktive Sauerstoffspezies hierbei von erheblicher Bedeutung sind.

Hinweise für das Auftreten einer Reperfusionsschädigung der Leber wurden in verschiedenen experimentellen Systemen, wie z.B. Organen in situ, der isoliert perfundierten Leber und isolierten Leberzellen in Kultur gewonnen ([29], Zitate dort). In diesen Systemen ist eine vermehrte Bildung von reaktiven Formen des Sauerstoffs durch verschiedenste Verfahren wie die Bestimmung von Glutathiondisulfid (GSSG) und von Produkten der Lipidperoxidation sowie durch die Messung von ultraschwacher Chemilumineszenz nachgewiesen worden. Zudem konnte gezeigt werden, daß Antioxidantien wie Vitamin E, Superoxiddismutase, Katalase sowie der Eisenkomplexbildner Desferal eine Schutzwirkung besitzen.

Von den verschiedenen Zelltypen der Leber wurden bisher Hepatozyten und Kupfferzellen als mögliche Quellen der Freisetzung reaktiver Sauerstoffspezies bei Reperfusion identifiziert. In isolierten Hepatozyten läßt sich bereits unter normalen Bedingungen die Freisetzung von $O_2^-\cdot/H_2O_2$ nachweisen (Abb. 1, [23]). Bei weitestgehender Abwesenheit von O_2 (Hypoxie) stoppt die Bildung dieser Moleküle. Bei Reoxygenierung setzt ihre Freisetzung unmittelbar nach Zufuhr von O_2 verstärkt erneut ein. Parallel hierzu verlieren die Zellen ihre Vitalität. Diese Reoxygenierungsschädigung kann durch Zugabe der antioxidativen Enzyme Superoxiddismutase und Katalase verhindert werden [8]. Interessanterweise setzen die Zellen reaktive Sauerstoffspezies auch dann noch frei, wenn sie bereits ihre Vitalität verloren haben. Die vermehrte Bildung der reaktiven Sauerstoffspezies bei Reoxygenierung der Hepatozyten ist wahrscheinlich eine Folge von Veränderungen, die während der hypoxischen Phase in der mitochondrialen Atmungskette eingetreten sind [16, 23]. Neben der mitochondrialen Atmungskette sind das mikrosomale Zytochrom-P450-System, die Xanthinoxidase, die bei Zellnekrose aus der Xanthindehydrogenase entstehen kann [6], sowie die Autoxidation zellulärer Moleküle weitere potentielle Quellen für die Freisetzung reaktiver Formen des Sauerstoffs unter diesen Bedingungen [16, 23]. Die ortsständigen Makrophagen der Leber, die Kupfferzellen, können $O_2^-\cdot/H_2O_2$ über die NADPH-Oxidase und NO· über die NO-Synthase freisetzen. Die Aktivierung der Kupffer-Zellen zur Freisetzung von $O_2^-\cdot/H_2O_2$ kann bereits dadurch erreicht werden, daß sie nach einer hypoxischen Phase erneut mit O_2 versorgt werden [10, 30]. Die Aktivierung der Kupffer-Zellen kann jedoch auch

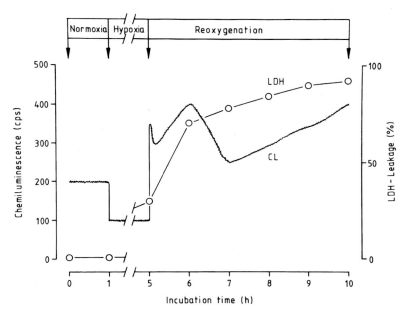

Abb. 1. Freisetzung reaktiver Sauerstoffspezies und Induktion einer Reoxygenierungsschädigung in Hepatozyten. Isolierte Hepatozyten in Kultur wurden bei 37°C zunächst 4h unter hypoxischen Bedingungen (O_2-Partialdruck <0,1 mm Hg) inkubiert. Anschließend wurden sie mit einem Gasgemisch aus $O_2/CO_2/N_2$ (21%/5%/74%) erneut mit Sauerstoff versorgt (reoxygeniert). Die Freisetzung reaktiver Sauerstoffspezies, aufgrund des Meßverfahrens wurde im wesentlichem H_2O_2 erfaßt, wurde mittels einer peroxidaseabhängigen Luminolchemilumineszenz (CL) gemessen. Die Schädigung der Hepatozyten wurde über die Freisetzung der intrazellulären Lactat-Dehydrogenase (LDH) bestimmt. (Aus [23])

eine Folge der Schädigung benachbarter Zellen sein [17]. Intrazelluläre Proteine, die von geschädigten Zellen freigesetzt werden, können die Komplementkaskade aktivieren, und Komplementfaktoren wie C5a wirken wiederum aktivierend auf die Kupfferzellen. Zusätzlich kann die Phagozytose von Zelltrümmern die Kupfferzellen zur Bildung von $O_2^-\cdot/H_2O_2$ anregen. Für eine Beteiligung von NO· an der Reperfusionsschädigung der Leber gibt es z. Z. keine experimentellen Belege. Mit Beginn der Reperfusion kommt es außerdem zu einer Anreicherung von Neutrophilen in der Leber, vermittelt u.a. von Faktoren des Komplementsystems [15, 17, 20, 25, 31]. Neutrophile können reaktive Sauerstoffspezies durch Aktivierung der NADPH-Oxidase wie auch der Myeloperoxidase freisetzen.

Die tatsächliche Bedeutung jeder dieser Quellen für die Freisetzung reaktiver Formen des Sauerstoffs bei der Reperfusion der Leber hängt von verschiedenen Faktoren ab. In Experimenten mit Ratten konnte gezeigt werden, daß nach 30 bis 45 min warmer Ischämie der Leber die Kupffer-Zellen für eine Stunde den Großteil der reaktiven Sauerstoffspezies bei Reperfusion bilden [15, 17, 19]. Sechs bis 24h nach Reperfusion tragen eingewanderte Neutrophile immer mehr zur Freisetzung reaktiven Sauerstoffs bei. In diesem Modell scheint der Beitrag der Hepatozyten an der Freisetzung von reaktiven Sauerstoffspezies zu allen Zeitpunkten vernachlässigbar klein zu sein. Die relative Beteiligung der verschiedenen Zelltypen an der Bildung von reaktiven Sauerstofformen bei Reperfusion kann jedoch anders aussehen nach längeren Ischämiephasen und nach Hungern der Tiere. In diesen Fällen ist eine höhere Beteiligung geschädigter Hepatozyten an der Freisetzung dieser reaktiven Moleküle zu erwarten.

Reaktive Sauerstoffspezies sind nicht die einzigen zytotoxischen Moleküle, die direkt an der Reperfusionsschädigung der Leber beteiligt sind. Beispielsweise können auch Proteasen, die ebenfalls von Neutrophilen freigesetzt werden, einen Beitrag zur Gewebeschädigung leisten [26]. Wahrscheinlich kooperieren sogar beide, reaktive Formen des Sauerstoffs und Proteasen, bei der Gewebeschädigung, indem z.B. reaktive Sauerstoffspezies Proteasehemmstoffe im Blut inaktivieren und dadurch die Wirksamkeit der Proteasen erhöhen [33]. Des weiteren kann ein Verstopfen der Lebersinusoide durch adhärente Leukozyten eine zusätzliche ischämische Schädigung des Gewebes verursachen [20, 25].

Die Beteiligung reaktiver Formen des Sauerstoffs an der Reperfusionsschädigung der Leber, wie auch an anderen Organschädigungen, muß nicht nur über ihre zytotoxische Aktivität vermittelt werden. Sie können auch indirekt durch Beeinträchtigung der endothelialen Fibrinolyse und durch Aktivierung von Neutrophilen zur Schädigung beitragen. Für H_2O_2 konnte beispielsweise gezeigt werden, daß es die Adhäsion von Neutrophilen an das Endothel verstärkt und in Endothelzellen die Synthese des plättchenaktivierenden Faktors erhöht [22]. Darüber hinaus ist bekannt, daß oxidierte Lipide wie 4-Hydroxynonenal und Homologe chemotaktisch auf Neutrophile wirken [3, 28, 32].

Neben reaktiven Sauerstoffspezies sind noch eine Vielzahl anderer Mediatormoleküle an der Reperfusionsschädigung der Leber beteiligt. Beispielsweise setzen aktivierte Neutrophile Leukotrien B_4 (LTB_4) frei. LTB_4 ist eine potent chemotaktisch wirkende Verbindung und kann somit das Einwandern von Leukozyten weiter fördern [12].

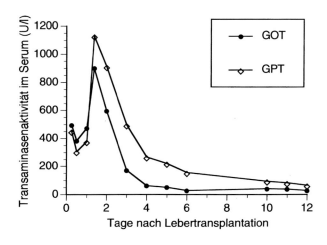

Abb. 2. Serumtransaminasenwerte bei einem Patienten nach Lebertransplantation. Die erhöhten Werte am 2. Tag nach Transplantation weisen auf eine Reperfusionsschädigung hin

Die Zeitverläufe der Freisetzung von Leberenzymen nach der Transplantation sprechen dafür, daß es auch beim Menschen zu einer Reperfusionsschädigung der Leber kommen kann ([2], Abb. 2). Unklar ist jedoch, welche Rolle reaktive Sauerstoffspezies hierbei spielen. So kann zwar eine vermehrte Bildung von Lipidhydroperoxiden im Blut der Patienten nach Lebertransplantation nachgewiesen werden (unveröffentlichte Ergebnisse), Erfahrungen mit einer antioxidativen Therapie liegen bislang jedoch nicht vor.

Abstoßung

Die Ursache für die Abstoßung eines Transplantats sind Histokompatibilitätsantigene, die auf den Zelloberflächen des Transplantats exprimiert und durch die T-Lymphozyten des Empfängers aktiviert werden [18, 24]. Helfer T-Lymphozyten (Th-Lymphozyten) beginnen mit der Sezernierung von Cytokinen, u.a. Interleukin-2, die cytotoxische T-Lymphozyten (Tc-Lymphozyten) und B-Lymphozyten aktivieren. Von den Th-Lymphozyten sezernierte Cytokine induzieren auch die Einwanderung weiterer Zellen in das Transplantat. Unter diesen angelockten Zellen befinden sich Monozyten und Neutrophile. Nach dem Eintritt ins Gewebe verwandeln sich die Monozyten in aktivierte Makrophagen. Zur Einwanderung und Aktivierung von Monozyten/Makrophagen und Neutrophilen können auch Antikörper beitragen, die an die Histokompatibilitätsantigene binden, u.a. durch Aktivierung des Complementsystems oder durch Bindung der Fc-Teile dieser Antikörper an den Fc-Rezeptor auf einem Makrophagen oder Neutrophilen. Die aktivierten

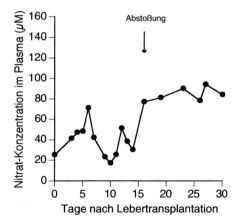

Abb. 3. Bildung von Stickstoffmonoxid (NO) nach Lebertransplantation. Als Maß der Bildung von NO wurde die Konzentration des stabilen NO-Metaboliten Nitrat im Blutplasma bestimmt. Der Pfeil gibt den Zeitpunkt einer histologisch und klinisch gesicherten Abstoßung wieder. Der Anstieg der Plasmanitratkonzentration um den 5. Tag nach Transplantation ist bei einem Großteil der Patienten nachweisbar. Die Ursache hierfür ist möglicherweise eine subklinische Abstoßung

Makrophagen und Neutrophilen können reaktive Sauerstoffspezies und NO· freisetzen und damit direkt oder auch indirekt – in analoger Weise wie für die Reperfusionsschädigung dargestellt – zur Transplantatschädigung bei Abstoßung beitragen. Hierbei kommt dem NO· möglicherweise wiederum eine besondere Rolle zu, da einige Befunde dafür sprechen, daß es neben den bereits dargestellten gewebetoxischen und protektiven Eigenschaften auch immunsuppressiv wirken kann [21]. In dieser vereinfachten Darstellung der möglichen Beteiligung von reaktiven Formen des Sauerstoffs an der Abstoßungsreaktion ist nicht berücksichtigt, daß eine Reihe weiterer Funktionen, wie z.B. ein durch Veränderungen der Endothelzellen aktiviertes Gerinnungssystem, Beiträge zur Transplantatschädigung leisten können, und daß verschiedene Formen der Abstoßung, wie z.b. eine akute und eine chronische Abstoßung, unterschieden werden können. Zusätzlich ist auch bei dieser Form der Organschädigung die Möglichkeit gegeben, daß Zellen – die beispielsweise durch Kontakt mit Tc-Lymphozyten ihre Vitalität verloren haben – ebenfalls reaktiven Sauerstoff freisetzen. Die tatsächliche Bedeutung der Beteiligung von reaktiven Sauerstoff- und Stickstoffspezies an der Organschädigung bei Abstoßung beim Menschen, wie sie hier aufgrund mechanistischer Überlegungen skizziert wurde, ist nicht bekannt. Erste Ergebnisse von Untersuchungen, die wir bei Patienten nach Lebertransplantation durchgeführt haben, weisen jedoch darauf hin, daß eine Abstoßung der Leber mit einer vermehrten Bildung von NO· verbunden ist (Abb. 3, [14]).

Literatur

1. Beckman JS, Beckman TW, Chen J, Marshall PA, Freeman BA (1990) Apparent hydroxyl radical production by peroxynitrite: Implications for endothelial injury from nitric oxide and superoxide. Proc Natl Acad Sci USA 87:1620–1624
2. Blumhardt G, Neuhaus P (1991) Does antioxidant treatment have a role in liver transplantation. Klin Wochenschr 69:1105–1108
3. Curzio M (1988) Interaction between neutrophils and 4-hydroxyalkenals and consequences on neutrophil motility. Free Rad Res Comms 5:55–66
4. Elstner EF (1990) Der Sauerstoff. Biochemie, Biologie, Medizin. Wissenschaftsverlag, Mannheim
5. Galla H-J (1993) Stickstoffmonoxid, NO, ein interzellulärer Botenstoff. Angew Chemie 105:399–402
6. Groot H de (1992) Isolated cells in the study of the molecular mechanisms of reperfusion injury. Toxicol Lett 63:111–125
7. Groot H de (1994) Reactive oxygen species in tissue injury. Hepatogastroenterology 41:328–332
8. Groot H de, Brecht M (1991) Reoxygenation injury in rat hepatocytes: Mediation by O_2^-/H_2O_2 liberated by sources other than xanthine oxidase. Biol Chem Hoppe-Seyler 372:35–41
9. Groot H de, Anundi I, Littauer A (1989) Hypoxia-reoxygenation injury and the generation of reactive oxygen in isolated hepatocytes. Biomed Biochem 48:11–15
10. Gyenes M, Groot H de (1993) Prostanoid release by Kupffer cells upon hypoxia-reoxygenation: role of pH_i and Ca_i^{2+}. Am J Physiol 264:G535–G540
11. Hibbs JBJ, Taintor RR, Vavrin Z, Rachlin EM (1988) Nitric oxide: A cytotoxic activated macrophage effector molecule. Biochem Biophys Res Commun 157:87–94
12. Hughes H, Farhood A, Jaeschke H (1992) Role of leukotriene B_4 in the pathogenesis of hepatic ischemia-reperfusion injury in the rat. Prostagl Leukotr Essent Fatty Acids 45:113–119

13. Ioannidis I, Groot H de (1993) Cytotoxicity of nitric oxide in Fu5 rat hepatoma cells: evidence for co-operative action with hydrogen peroxide. Biochem J 296:341–345
14. Ioannidis I, Hellinger A, Dehmlow C, Rauen U, Erhard J, Eigler FW, Groot H de (1995) Evidence for increased nitric oxide production after liver transplantation in humans. Transplantation 59:1293–1297
15. Jaeschke H, Farhood A (1991) Neutrophil and Kupffer cell-induced oxidant stress and ischemia-reperfusion injury in rat liver. Am J Physiol 260:G355–G362
16. Jaeschke H, Mitchell JR (1989) Mitochondria and xanthine oxidase both generate reactive oxygen species in isolated perfused rat liver after hypoxic injury. Biochem Biophys Res Commun 160:140–147
17. Jaeschke H, Farhood A, Bautista AP, Spolarics Z, Spitzer JJ (1993) Complement activates Kupffer cells and neutrophils during reperfusion after hepatic ischemia. Am J Physiol 264:G801–G809
18. Kirkpatrick CH, Rowlands DT (1992) Transplantation Immunology. JAMA 268:2952–2958
19. Kishimoto TK, Jutila MA, Berg EL, Butcher EC (1989) Neutrophil Mac-1 and MEL-14 adhesion proteins are inversely regulated by chemotactic factors. Science 245:1238–1241
20. Komatsu H, Koo A, Ghadishah E, Zeng H, Kuhlenkamp JF, Inoue M, Guth P, Kaplowitz N (1992) Neutrophil accumulation in ischemic perfused rat liver: evidence for a role for superoxide free radicals. Am J Physiol 262:G669–G676
21. Langrehr JM, Hoffman RA, Lancaster JR, Simmons RL (1993) Nitric oxide – a new endogenous immunomodulator. Transplantation 55:1205–1212
22. Lewis MS, Whatley RE, Cain P, McIntyre TM, Prescott SM, Zimmerman GA (1988) Hydrogen peroxide stimulates the synthesis of platelet-activating factor by endothelium and induces endothelial cell-dependent neutrophil adhesion. J Clin Invest 82:2045–2055
23. Littauer A, Groot H de (1992) Release of reactive oxygen by hepatocytes on reoxygenation: three phases and role of mitochondria. Am J Physiol 262:G1015–G1020
24. Mandel TE (1992) Basic immunology of transplantation. Med J Aust 157:126–131
25. Marzi I, Knee J, Bühren V, Menger M, Trentz O (1992) Reduction by superoxide dismutase of leukocyte-endothelial adherence after liver transplantation. Surgery 111:90–97
26. Mavier P, Preaux AM, Guigui B, Lescs MC, Zafrani ES, Dhumeaux D (1988) In vitro toxicity of polymorphonuclear neutrophils to rat hepatocytes: evidence for a proteinase-mediated mechanism. Hepatology 8:254–258
27. Nathan C (1992) Nitric oxide as a secretory product of mammalian cells. FASEB J 6:3051–3064
28. Petrone WF, English DK, Wong K, McCord JM (1980) Free radicals and inflammation: Superoxide-dependent activation of a neutrophil chemotactic factor in plasma. Proc Natl Acad Sci USA 77:1159–1163
29. Rauen U, Viebahn R, Lauchart W, Groot H de (1994) The potential role of reactive oxygen species in liver ischemia/reperfusion injury following liver surgery. Hepatogastroenterology 41:333–336
30. Rymsa B, Wang JF, Groot H de (1991) O_2^--release by activated Kupffer cells upon hypoxia-reoxygenation. Am J Physiol 261:G602–G607
31. Suzuki S, Toledo-Pereyra LH, Rodriguez FJ, Cejalvo D (1993) Neutrophil infiltration as an important factor in liver ischemia and reperfusion injury. Transplantation 55:1265–1272
32. Turner SR, Campbell JA, Lynn WS (1975) Polymorphonuclear leukocyte chemotaxis toward oxidized lipid components of cell membranes. J Exp Med 141:1437–1441
33. Weiss SJ (1989) Tissue destruction by neutrophils. N Engl J Med 320:365–376

Bedeutung von Sauerstoffradikalen bei chronisch-entzündlichen Darmerkrankungen

V. Gross, H. Arndt, T. Andus, K.-D. Palitzsch, J. Schölmerich

Zusammenfassung

Chronisch entzündliche Darmerkrankungen sind durch die Einwanderung von Granulozyten und Monozyten/Makrophagen an den Ort der Entzündung charakterisiert. Die Aktivierung dieser Zellen führt zur Freisetzung degradierender Enzyme, wie Proteinasen, Glycosidasen und zur Produktion von reaktiven Sauerstoffintermediaten. Dies konnte sowohl in Tiermodellen chronischer Darmentzündungen als auch bei chronisch entzündlichen Darmerkrankungen des Menschen gezeigt werden. Durch Antioxidantien konnte die Gewebeschädigung in Entzündungsmodellen reduziert werden. Bisher liegen wenige Studien mit spezifischen Antioxidanzien beim Menschen vor, die vorläufigen Ergebnisse erscheinen jedoch positiv. Die Tatsache, daß Aminosalicylate, die zur Behandlung chronisch entzündlicher Darmerkrankungen verwendet werden, potente Antioxidantien darstellen, unterstreicht die wichtige Rolle reaktiver Sauerstoffintermediate für die Pathophysiologie dieser Erkrankungen.

Summary

Inflammatory bowel diseases are characterized by the accumulation of granulocytes and monocytes/macrophages at the site of inflammation. Activation of these cells leads to the release of degradative enzymes, e.g. proteinases, glycosidases, and the production of reactive oxygen metabolites. This has been shown both in animal models of experimental intestinal injury, and in human inflammatory bowel disease. Scavenging of oxygen radicals protected tissue from damage in experimental inflammation models. Human studies with specific oxygen radical scavengers are rare, preliminary studies appear promising. The fact that aminosalicylates used for the therapy of inflammatory bowel disease are potent antioxidants furthermore emphasizes the important role of reactive oxygen metabolites in this setting.

Einleitung

Neutrophile Granulozyten und Makrophagen sind wesentliche Zellen der entzündlichen Läsionen bei Colitis ulcerosa und bei M. Crohn. Dies konnte sowohl durch histologische Untersuchungen wie auch durch szintigraphische Studien mittels ^{111}In oder ^{99m}Tc-HMPAO markierter Leukozyten gezeigt werden [3, 33, 34]. Nach Aktivierung durch proinflammatorische Mediatoren setzen diese Zellen große Mengen reaktiver Sauerstoffintermediate frei [16, 32].

Aktivierte Neutrophile und Makrophagen setzen nicht nur reaktive Sauerstoffintermediate frei, sondern auch Proteinasen wie die PMN-Elastase und Kathepsine. Die gleichzeitige Wirkung von Sauerstoffradikalen und Proteasen führt zu einem synergistischen Schädigungseffekt auf das Gewebe, da Sauerstoffradikale Proteinaseinhibitoren wie α_1-Antitrypsin inhibieren [41].

Während der vergangenen Jahre wurden zahlreiche Untersuchungen zur Rolle reaktiver Sauerstoffintermediate bei experimentellen Darmentzündungen und bei chronisch entzündlichen Darmerkrankungen des Menschen durchgeführt.

Pathophysiologische Rolle reaktiver Sauerstoffintermediate bei experimentellen Darmentzündungen

Wesentliche Informationen über die Rolle von Sauerstoffradikalen bei der intestinalen Schädigung wurden in dem Modell der Ischämiereperfusionsschädigung gewonnen. 1981 wurde erstmals postuliert, daß durch die Xanthinoxidase entstehende Oxidanzien eine große Bedeutung für die mikrovaskulären Schäden haben, die bei der Reperfusion von ischämischem Gewebe auftreten [9]. Es wird angenommen, daß während der Ischämie ATP zu Hypoxanthin metabolisiert wird. Während der Reperfusion kommt es unter dem Einfluß von Sauerstoff zur Bildung von Superoxid (O_2^-) und Wasserstoffperoxid(H_2O_2). Aus diesen reaktiven Sauerstoffintermediaten kann durch die Eisen-katalysierte Fenton-Reaktion das stark toxische Hydroxylradikal (HO·) entstehen. Durch Lipidperoxidation von membrangebundenen, vielfach ungesättigten Fettsäuren kann es zur Freisetzung verschiedener chemoattraktiver Mediatoren und nachfolgend zur Rekrutierung und Aktivierung von Granulozyten kommen.

Freie Radikale spielen auch bei anderen Entzündungsmodellen, wie dem durch Trinitrobenzensulfonsäure (TNBS) induzierten eine Rolle [14]. Kürzlich konnte gezeigt werden, daß auch Peroxynitrit, das durch die Reaktion von NO mit Superoxid entsteht, zu einer experimentellen Darmschädigung führt [27].

Pathophysiologische Rolle von Sauerstoffradikalen bei chronisch-entzündlichen Darmerkrankungen des Menschen

Während zahlreiche Untersuchungen zur Produktion von Sauerstoffradikalen durch periphere Blutzellen bei Patienten mit chronisch-entzündlichen Darmerkrankungen vorliegen, wurde die Produktion von Sauerstoffradikalen durch Entzündungszellen in der Mukosa nur in wenigen Arbeiten untersucht. Es konnte gezeigt werden, daß Makrophagen aus entzündlichen Läsionen von

Patienten mit chronisch entzündlichen Darmerkrankungen effektiver zur Produktion von Superoxid stimuliert werden können als periphere Blutmonozyten [37]. Mahida et al. [21] zeigten, daß nur ein geringer Prozentsatz der Makrophagen der normalen Kolon- oder Ileummukosa Sauerstoffradikale produziert, daß jedoch ein signifikant höherer Anteil von Makrophagen aus entzündeter Kolonschleimhaut Sauerstoffradikale nach Stimulation mit Phorbolester oder Zymosan bildet. Darüber hinaus produzieren Makrophagen aus entzündeten Darmabschnitten mehr Sauerstoffradikale als Makrophagen aus nicht entzündeten Darmabschnitten. Es wurde daraus geschlossen, daß die Fähigkeit zum "respiratory burst" bei der Mehrzahl der Makrophagen in der normalen Darmschleimhaut herabreguliert ist, während dies bei chronisch entzündlichen Darmerkrankungen nicht der Fall ist [21]. Diese Befunde stehen im Einklang mit Daten von Wengrower et al. [42], die eine signifikante Korrelation zwischen freien Radikalen in der Darmschleimhaut und der Erkrankungsaktivität feststellten. In einer anderen Studie wurde eine Assoziation zwischen der Hypochloritproduktion und der Myeloperoxidaseaktivität in intestinalen Biopsien festgestellt [40], was darauf hinweist, daß auch Neutrophile eine wichtige Quelle reaktiver Sauerstoffintermediate in der Mukosa darstellen. Åhnfelt-Ronne et al. [1] fanden eine vermehrte Lipidoxidation in Rektumbiopsien von Patienten mit chronisch entzündlicher Darmerkrankung, während dies bei Patienten mit Reizdarmsyndrom nicht der Fall war.

Sauerstoffradikale werden durch endogene Substanzen wie Superoxiddismutase, Katalase, Glutathion und Metallothionein neutralisiert. Das menschliche Kolon enthält jedoch nur geringe Mengen der protektiven antioxidativen Enzyme Katalase, Superoxiddismutase und GSH-Peroxidase [13]. Somit befindet sich im menschlichen Darm eine große Anzahl von potentiell zur Produktion von Sauerstoffradikalen befähigten Zellen in einer Umgebung, welche die Bildung dieser Mediatoren fördert, jedoch nur wenige Schutzmechanismen gegenüber dem schädigenden Effekt von Sauerstoffradikalen aufweist [28]. Im entzündeten Darm ist dieses Ungleichgewicht noch verstärkt, da Metallothionein, Superoxiddismutase [24] und Glutathion [15] reduziert sind.

Therapeutische Effekte von Antioxidanzien in experimentellen Darmentzündungen

In verschiedenen Tiermodellen wurden Antioxidantien in der Mehrzahl der Fälle mit Erfolg eingesetzt. Die Daten sind in Tabelle 1 zusammengefaßt. Die Arbeit von von Ritter et al. [30] weist auf ein potentielles Problem der Therapie mit Antioxidanzien hin. Diese Autoren zeigten, daß bei der durch Formylmethionylleucylphenylalanin (FMLP) induzierten Kolitis weder Superoxiddismutase noch Katalase den Anstieg der intestinalen Permeabilität verhindern konnten, während Desferoxamin (ein Eisenchelator), ein Glutathionperoxidaseanalog (PZ51) oder Dimethylsulfoxid (DMSO), ein Hydroxylradikalenfänger, einen protektiven Effekt besaßen. Dies könnte dadurch erklärt werden, daß die kleinen und lipophileren

Tabelle 1. Effekte verschiedener Antioxidanzien bei experimentellen Darmentzündungen. + Besserung, ∅ kein Effekt

Tiermodell	Autoren	Antioxidans	Effekt
Ischämie/ Reperfusion	Korthuis u. Granger 1986 [19]	Superoxiddismutase	+
		Cu-DIPS	+
		Katalase	+
		DMSO	+
	Granger et al. 1986 [10]	Allopurinol	+
	Parks u. Granger 1986 [26]	Folsäure	+
	Zimmermann et al. 1990 [47]	Superoxiddismutase	+
		Allopurinol	+
Essigsäure	Keshavarzian et al. 1990 [17]	Superoxiddismutase	+
		Sulfasalazin	+
		Tungsten	+
		Pterin Adlehyd	+
		Allopurinol	+
		Desferoxamin	+
		DMSO	+
	Fretland et al. 1991 [8]	Superoxiddismutase	+
	Keshavarzian et al. 1992 [18]	Katalase	+
		WR-2721	+
		Cu-DIPS	+
TNBS	Yoshikawa et al. 1992 [46]	Superoxiddismutase	+
	Siems et al. 1992 [35]	Oxypurinol	+
fMLP	von Ritter et al. 1989 [30]	Supperoxiddismutase	∅
		Katalase	∅
		Desferoxamin	+
		PZ 51	+
		DMSO	+
Carrageenan	Moyana u. Lalonde 1991 [23]	Superoxiddismutase	+
		Allopurinol	+

Moleküle besser den Ort der Entstehung von Sauerstoffradikalen erreichen, während die größeren Enzyme mit Molekulargewichten von 30 bzw. 250 kDa nicht dorthin gelangen.

Antioxidanzien in klinischen Studien

Klinische Daten zur Behandlung chronisch-entzündlicher Darmerkrankungen mit Antioxidanzien liegen nur in geringer Anzahl vor. Emerit et al. [7] berichteten, daß durch die intramuskuläre Injektion von Superoxiddismutase die Erkrankungsaktivität von Patienten mit M. Crohn reduziert werden konnte. Dies spiegelte sich sowohl im CDAI wie auch endoskopisch wider. Levin et al. [20] behandelten Patienten mit therapierefraktärer Pouchitis mit Allopurinol 3 mal

300 mg/Tag per os. Allopurinol, ein Xanthinoxidaseinhibitor, führte in 50% der Patienten mit akuter und bei 50% der Patienten mit chronischer Pouchitis zu einem Verschwinden der Symptomatik, die Gesamtzahl der behandelten Patienten in dieser Untersuchung war jedoch gering.

Salim [31] berichtete eine doppelblinde, randomiserte, endoskopisch kontrollierte, klinische Studie über den Einfluß der rektalen Behandlung mit Allopurinol (4 mal × 50 mg/Tag) oder Dimethylsulfoxid (4 mal × 500 mg/Tag) bei Patienten mit Colitis ulcerosa. Die Patienten erhielten zusätzlich eine Standardbehandlung bestehend aus Sulfasalazin, oralem und rektalem Steroid. Nach 2 Wochen waren in der Standardgruppe 51% der Patienten beschwerdefrei, in der Allopurinolgruppe 87% und in der DMSO-Gruppe 84%. An die Akutphasebehandlung schloß sich eine Rezidivprophylaxe mit Sulfasalazin ergänzt durch Allopurinol oder DMSO an. Die Rezidivrate nach 12 Monaten betrug in der Sulfasalazingruppe 25%, in den beiden anderen Gruppen jeweils 5%. Die Daten erscheinen insgesamt positiv, müssen jedoch durch weitere Studien abgesichert werden.

Antioxidative Eigenschaften von Aminosalicylaten

Aminosalicylate hemmen verschiedene Schritte der Entzündungskaskade; ein wesentlicher Aspekt sind ihre antioxidativen Eigenschaften.

Sulfasalazin und 5-ASA hemmten die Produktion von Superoxid in Kolonkrypten, die mit Deoxycholat behandelt wurden. 5-ASA zeigte sich etwa 20 mal wirkungsvoller als Sulfasalazin [4]. 5-ASA förderte darüber hinaus die Zersetzung von Superoxid [44]. Sulfasalazin und 5-ASA beeinflussen nicht die oxidative Kapazität neutrophiler Granulozyten, sondern fangen und dämpfen die Produktion von Sauerstoffradikalen, wenn sie in der unmittelbaren Umgebung der Zellen sind [38]. Bezüglich der relativen Hemmeffekte von Sulfasalazin bzw. 5-ASA auf die Superoxidproduktion besteht kein genereller Konsensus in der Literatur. Während manche Autoren darauf hinweisen, daß 5-ASA der stärkere Inhibitor ist [4, 43], stellte sich in anderen Untersuchungen Sulfasalazin als der potentere Hemmstoff heraus [22, 25, 39]. Diese Differenzen beruhen möglicherweise auf unterschiedlichen Testprotokollen.

5-ASA bildet mit Fe^{2+} stabile Chelate [12]. 5-ASA hemmt daher Eisenkatalysierte durch Hydroxylradikale bedingte Schäden, wie z.B. die Degradation von Deoxyribose. N-Acetyl-5-ASA oder Sulfasalazin sind dabei deutlich schwächer wirksam, Sulfapyridin unwirksam [12]. 4-ASA kann ebenfalls keine Chelate mit Fe^{2+} bilden.

5-ASA reagiert kaum mit H_2O_2 [44]. 5-ASA, Sulfasalazin, Sulfapyridin und N-Acetyl-5-ASA sind jedoch effektive Inaktivatoren von HOCl [29]. 5-ASA hemmt die Oxidation von L-Cystein durch HOCl und schützt α_1-Antitrypsin vor einer oxidativen Inaktivierung [2, 36]. Darüber hinaus sind 5-ASA und 4-ASA effektive Inhibitoren der Aktivität der Myeloperoxidase (IC50 20 bzw. 25 μM [44]).

5-ASA ist ferner ein Inhibitor der Lipidperoxidation [44]. Greenfield et al. [11] beschrieben, daß 5-ASA die Lipidperoxidation in Erythrozyten um etwa 50% hemmt. Yamada et al. [45] konnten nachweisen, daß 5-ASA die durch Hämoglobin katalysierte Lipidperoxidation hemmt, wobei die IC50 50 μM betrug. Sulfasalazin, Olsalazin oder Sulfapyridin waren im Gegensatz dazu in Konzentrationen bis zu 100 μM nicht wirksam.

Aufgrund seiner antioxidativen Eigenschaften besitzt 5-ASA in vitro und in vivo zytoprotektive Eigenschaften. Dull et al. [6] zeigten, daß 5-ASA kultivierte Zellen vor oxidativer Schädigung durch aktivierte Leukozyten schützt. 5-ASA konnte ebenfalls die Lyse von DAUDI-Zellen durch neutrophile Granulozyten hemmen [5]. Im Rattenkolon reduzierte 5-ASA die sekretorische Antwort auf NH_2Cl und HOCl deutlich [36].

Zahlreiche Befunde weisen somit darauf hin, daß Aminosalicylate effektive Antioxidantien sind, die an verschiedenen Punkten die oxidative Gewebeschädigung hemmen. Die antioxidativen Eigenschaften verschiedener Aminosalicylate weisen einige Unterschiede auf, wobei 5-ASA der effektivste Inhibitor zu sein scheint.

Schlußfolgerung

Sowohl in tierexperimentellen Darmentzündungen wie auch bei chronisch-entzündlichen Darmerkrankungen des Menschen konnte die vermehrte Produktion von reaktiven Sauerstoffintermediaten nachgewiesen werden. Diese spielen eine wichtige Rolle bei der Gewebeschädigung. In Tiermodellen zeigten verschiedene Antioxidanzien protektive Effekte. Die klinischen Erfahrungen mit Antioxidanzien bei chronisch-entzündlichen Darmerkrankungen sind bisher nur preliminär. Die wenigen vorliegenden Berichte weisen positive Resultate auf, müssen jedoch dringend durch weitere kontrollierte Studien gesichert werden.

Die bisher zur Behandlung chronisch entzündlicher Darmerkrankungen verwendeten Medikamte, d. h. in erster Linie Kortikosteroide und Aminosalicylate interferieren mit zahlreichen Reaktionen der Entzündungskaskade. Es muß daher kritisch geprüft werden, ob die Hemmung lediglich eines Elements dieser Kaskade, wie z. B. der Sauerstoffradikale, eine effektive antiinflammatorische Therapie darstellt. Zukünftige Studien müssen daher überprüfen, ob eine Monotherapie, bzw. die Kombination mehrerer spezifischer Inhibitoren, bzw. die Kombination spezifischer Inhibitoren mit der etablierten Standardbehandlung insbesondere bei Patienten mit therapierefraktären Verläufen wesentliche Vorteile erbringen.

Literatur

1. Åhnfelt-Ronne I, Nielsen OH, Christensen A, Langholz E, Binder V, Riis P (1990) Clinical evidence supporting the radical scavenger mechanism of 5-aminosalicylic acid. Gastroenterology 98:1162–1169

2. Aruoma OI, Wasil M, Halliwell B, Hoey BM, Butler J (1987) The scavenging of oxidants by sulphasalazine and its metabolites. Biochem Pharmacol 36:3739-3742
3. Crama Bohbouth GE, Arndt JW, Pena AS, Verspaget HW, Tjon AT, Weterman IT, Pauwels EK, Lamers CB (1988) Value of indium-111 granulocyte scintigraphy in the assessment of Crohn's disease of the small intestine: prospective investigation. Digestion 40:227-236
4. Craven PA, Pfanstiel J, Saito R, DeRubertis FR (1987) Actions of sulfasalazine and 5-aminosalicylic acid as reactive oxygen scavengers in the suppression of bile acid-induced increases in colonic epithelial cell loss and proliferative activity. Gastroenterology 92:1998-2008
5. Dallegri F, Ottonello L, Ballestrero A et al. (1991) Cytoprotection against neutrophil derived hypochlorous acid: a potential mechanism for the therapeutic action of 5-aminosalicylic acid in ulcerative colitis. Gut 31:184-186
6. Dull BJ, Salata K, van Lanngenhove A, Goldman P (1987) 5-aminosalicylate: oxidation by activated leukocytes and protection of cultured cells from oxidative damage. Biochem Pharmacol 36:2467-2472
7. Emerit J, Pelletier S, Tosoni-Verligue D, Mellet M (1989) Phase II trial of copper zinc superoxide dismutase (CuZn-SOD) in the treatment of Crohn's disease. J Free Rad Biol Med 7:145-150
8. Fretland DJ, Widomski DL, Anglin CP, Walsh RE, Levin S, Riley D, Weiss RH, Gaginella TS (1991) Superoxide dismutase (SOD) modulates acetic acid-induced colitis in rodents. Gastroenterology 100:A581
9. Granger DN, Rutili G, McCord JM (1981) Superoxide radicals in feline intestinal ischemia. Gastroenterology 81:22-29
10. Granger DN, McCord JM, Parks DA, Hollwarth ME (1986) Xanthine oxidase inhibitors attenuate ischemia-induced vascular permeability changes in cat intestine. Gastroenterology 90:80-84
11. Greenfield SM, Boswell DJ, Punchard NA, Thompson RPH (1992) The effects of 5-aminosalicylic acid and acetyl-5-aminosalicylic acid on lipid peroxidation in erythrocytes and prostaglandin production by mononuclear cells. Aliment Pharmacol Ther 6:671-683
12. Grisham MB (1990) Effect of 5-aminosalicylic acid on ferrous sulfate-mediated damage to deoxyribose. Biochem Pharmacol 39:2060-2063
13. Grisham MB, MacDermott RP, Deitch EA (1990) Oxidant defense mechanisms in the human colon. Inflammation 14:669-680
14. Grisham MB, Volkmer C, Tso P, Yamada T (1991) Metabolism of trinitrobenzene sulfonic acid by the rat colon produces reactive oxygen species. Gastroenterology 101:540-547
15. Inauen W, Bilzer M, Rowedder E, Halter F, Lauterburg BH (1988) Decreased glutathione (GSH) in colonic mucosa of patients with inflammatory bowel disease: mediated by oxygen free radicals. Gastroenterology 94:199
16. Ingram LT, Coates T, Aden J, Higgens C, Baebener R, Boxer L (1982) Metabolic, membrane and functional responses of human polymorphonuclear leukocytes to platelet activating factor. Blood 59:1259-1566
17. Keshavarzian A, Morgan G, Sedghi S, Gordon JH, Doria M (1990) Role of ractive oxygen metabolites in experimental colitis. Gut 31:786-790
18. Keshavarzian A, Haydek J, Zabihi R, Doria M, D'Astice M, Sorenson JRJ (1992) Agents capable of eliminating reactive oxygen species. Dig Dis Sci 37:1866-1873
19. Korthuis RJ, Granger DN (1987) Ischemia-reperfusion injury: role of oxygen-derived free radicals. Am Physiol Soc 17:217-249
20. Levin KE, Pemberton JH, Philipps SF, Zinsmeister AR, Pezim ME (1992) Role of oxygen free radicals in the aetiology of pouchitis. Dis Colon Rectum 35:452-456
21. Mahida YR, Wu KC, Jewell DP (1989) Respiratory burst activity of intestinal macrophages in normal and inflammatory bowel disease. Gu 30:1362-1370
22. Molin L, Stendahl O (1979) The effect of sulfasalazine and its active components on human polymorphonuclear leukocyte function in relation to ulcerative colitis. Acta Med Scand 206:451-457
23. Moyana T, Lalonde JM (1991) Carrageenan-induced intestinal injury: possible role of oxygen free radicals. Ann Clin Lab Sci 21:258-263

24. Mulder TP, Verspaget HW, Janssens AR, de Bruin PA, Pena AS, Lamers CB (1991) Decrease in two intestinal copper/zinc containing proteins with antioxidant function in inflammatory bowel disease. Gut 32:1146–1150
25. Neal TM, Winterbourn CC, Vissers MCM (1987) Inhibition of neutrophil degranulation and superoxide production by sulfasalazine. Biochem Pharmacol 36:2765–2768
26. Parks DA, Granger DN (1986) Xanthine oxidase: biochemistry, distribution and physiology. Acta Physiol Scand 548 [Suppl]:87–99
27. Rachmilewitz D, Stamler JS, Karmeli F, Loscalzo J, Xavier RJ, Podolsky DK (1994) Role of nitric oxide in the pathogenesis of IBD. In: Rachmilewitz D (ed) Inflammatory bowel disease – 1994. Kluwer Academic, Dordrecht, pp 82–90
28. Ritter von C, Be R, Granger DN (1989) Neutrophil mediated mucosal injury. Role of reactive oxygen metabolites. Gastroenterology 97:605–609
29. Ritter von C, Grisham MB, Granger DN (1989) Sulfasalazine metabolites and dapsone attenuate formyl-methionyl-leucyl-phenylalanine-induced mucosal injury in rat ileum. Gastroenterology 96:811–816
30. Ritter von C, Grisham MB, Hollwarth M, Inauen W, Granger DN (1989) Neutrophil-derived oxidants mediate formyl-methionyl-leucyl-phenylalanine-induced increases in mucosal permeability in rats. Gastroenterology 97:778–780
31. Salim AWSS (1992) Role of oxygen-derived free radical scavengers in the management of recurrent attacks of ulcerative colitis: A new approach. J Lab Clin Med 119:710–717
32. Samuelsson B. Leukotrienes (1983) Mediators of immediate hypersensitivity reactions and inflammation. Science 220:568–575
33. Saverymuttu SH, Camilleri M, Rees H, Lavander JP, Hodgson HJF, Chadwick VS (1986) Indium 111-granulocyte scanning in the assessment of disease extent and disease activity in inflammatory bowel disease. Gastroenterology 90:1121–1128
34. Schölmerich J, Schmidt E, Schümichen C, Billmann P, Schmidt H, Gerok W (1988) Scintigraphic assessment of bowel involvement and disease activity in Crohn's disease using technetium 99m-hexamethyl propylene amine oxine as leukocyte label. Gastroenterology 95:1287–1293
35. Siems WG, Grune T, Werner A, Gerber G, Buntrock P, Schneider W (1992) Protective influence of oxypurinol on the trinitrobenzene sulfonic acid (TNB) model of inflammatory bowel disease. Cell Mol Biol 38:189–199
36. Tamai H, Kachur JF, Grisham MB, Gaginella TS (1991) Scavenging effect of 5-aminosalicylic acid on neutrophil-derived oxidants. Possible contribution to the mechanism of action in inflammation bowel disease. Biochem Pharmacol 41:1001–1006
37. Verspaget HW, Beeken W (1985) Mononuclear phagocytes in the gastrointestinal tract. Acta Chir Scand 525 [Suppl]:113–126
38. Verspaget HW, Aparicio-Pagés MN, Verver S et al. (1991) Influence of sulphasalazine and mesalazine on cellular and biochemical oxygen metabolie production. Scand J Gastroenterol 26:779–786
39. Wandall JH (1991) Effects of sulphasalazine and ists metabolites on neutrophil chemotaxis superoxide production, degranulation and translocation of cytochrome b 245. Aliment Pharmacol Therap 5:609–619
40. Ward M, Eastwood MA (1976) The nitroblue tetrazolium test in Crohn's disease and ulcerative colitis. Digestion 14:179–183
41. Weiss SJ (1989) Tissue destruction by neutrophils. N Engl J Med 320:365–376
42. Wengrower D, Liakim R, Karmeli F, Razin E, Rachmilewitz D (1987) Pathogenesis of ulcerative colitis (UC): enhanced colonic formation of inositol phosphates (IP) and platelet activating factor (PAF). Gastroenterology 92:1691
43. Williams JG, Hallett MG (1989) Effect of sulphasalazine and its active metabolite, 5-amino-salicylic acid, on toxic oxygen metabolite production by neutrophils. Gut 30:1581–1587
44. Yamada T, Volkmer C, Grisham MB (1990) Antioxidant properties of ASA: potential mechanism for its anti-inflammatory activity. Can J Gastroenterol 4:295–302
45. Yamada T, Volkmer C, Grisham MB (1991) The effects of sulfasalazine metabolites on hemoglobin-catalyzed lipid peroxidation. Free Radic Biol Med 10:41–49

46. Yoshikawa T, Takahashi S, Kondo M (1992) Possible role of free radicals in the chronic inflammation of the gut. EXS 62:353–358
47. Zimmermann BJ, Grisham MB, Granger DN (1990) Role of oxidants in ischemia/reperfusion-induced granulocyte infiltration. Am J Physiol 258:G185–G190

Expression und Enzymologie der induzierbaren Stickstoffmonoxidsynthase*

A.K. Nussler, P.F. Heeckt, H.G. Beger

Zusammenfassung

Über das 1992 von Science zum Molekül des Jahres gekürte Stickstoffmonoxid (Nitric Oxide, NO) werden seit Jahren mehr wissenschaftliche Arbeiten veröffentlicht als über jedes andere Molekül. NO hat ein vielfältiges biologisches Wirkspektrum, das von der Neurotransmission bis zur Zytotoxizität reicht. Die vorliegende Arbeit gibt einen Überblick über die Resultate verschiedener Forschergruppen einschließlich unserer eigenen Arbeitsgruppe, die sich mit der Expression und Enzymologie der induzierbaren Nitric-oxide-Synthase beschäftigen.

Summary

Nitric oxide (NO), the molecule of the year 1992, has been the subject of more scientific papers in recent years than any other molecule. NO encompasses a brought range of biological functions from neurotransmission to cytotoxicity. This review tries to summarize the results of different research groups, including our own, on the induction, expression and enzymology of the inducible nitric oxide synthase.

Einleitung

Stickstoffmonoxid, besser bekannt in der internationalen Wissenschaft unter dem Namen "nitric oxide" (NO), ist ein atmosphärisches Gas, welches als toxischer Bestandteil der Verbrennung zur Luftverschmutzung beiträgt, aber auch in verschiedenen Geweben und isolierten Zellen enzymatisch synthetisiert werden kann. Das zweiatomige Molekül NO ist eine der kleinsten biologischen Verbindungen, die im Körper produziert werden. Es besitzt ein freies Elektron, das sowohl für seine hohe Reaktionsfähigkeit mit anderen Molekülen als auch für seine physiologischen Effekte verantwortlich ist. Diese Effekte reichen von A für

---

* Die Autoren bedanken sich bei Frau I. Seitz für die Unterstützung beim Erstellen des Manuskripts.

alkoholabhängige Prozesse bis zu Z für immunvermittelte Zytotoxizität [29, 38, 39, 51] Bereits im Jahre 1916 postulierten Mitchell et al. [45], daß Säugetiere sauerstoffhaltige Stickstoffradikale produzieren können. Es dauerte jedoch bis zum Ende der 70er Jahre, bis NO wieder wissenschaftliches Interesse von Seiten der Biologie zukam. Zu dieser Zeit beobachtete v.a. die Arbeitsgruppe um Tannenbaum und Green, daß es in keimfreien Ratten und im Menschen nach einer gramnegativen Infektion zu einer endogenen NO Produktion kommen kann [22, 23, 68, 70]. Erste Hinweise für eine spezifische NO-Synthase in Mausmakrophagen wurden von Stuehr und Marletta gefunden [65]. Es dauerte dann bis 1987, bis Hibbs et al. [26] die Aminosäure L-Arginin als Substrat für die endogene NO-Produktion identifizierten. Bei der enzymatischen Umwandlung dieser Aminosäure durch eine NO-Synthase entsteht NO und L-Citrullin. Im gleichen Jahr haben die Arbeitsgruppen von Moncada und Palmer sowie Ignarro zeigen können, daß der ominöse "endothelium-derived relaxing factor" (EDRF) ebenfalls identisch mit NO ist und sich auch L-Arginin als Substrat bedient [31, 60]. Hiermit wurden gleichzeitig die Grundlagen für die Identifizierung zweier Enzymsysteme geschaffen, die sich zur Bildung von NO des gleichen Substrats, nämlich L-Arginin, bedienen. Während der Identifizierung beider Enzymsysteme hat man den EDRF mit dem konstitutiven Enzym (cNOS) gleichgesetzt, da es ständig in der Zelle vorhanden ist und kontinuierlich gebildet wird, während das zunächst hauptsächlich in Makrophagen identifizierte Enzym, welches erst nach exogener Stimulation exprimiert wird, als induzierbare NO-Synthase (iNOS) bezeichnet wird [50]. Die vielfältigen Effekte von NO haben das wissenschaftliche Interesse an diesem Molekül weltweit derartig hochschnellen lassen, daß NO 1992 zum Molekül des Jahres durch das amerikanische Wissenschaftsmagazin Science *gekürt* wurke.

Bisher konnten 3 repräsentative Isoformen des Enzyms mit 3 verschiedenen Genprodukten identifiziert werden. Die einzige Spezies, von der alle 3 Isoformen kloniert werden konnten, ist der Mensch [4, 17, 33, 42]. Zwei dieser Enzymsysteme sind konstitutiv vorhanden, während eines induzierbar ist. Sie unterscheiden sich in ihrer Kinetik, Regulation, Struktur, funktionellen Bedeutung und dem Zelltyp, in dem sie lokalisiert sind (Tabelle 1). Während die beiden konstitutiven Isoformen durch einen eindeutigen Kalzium/Calmodulin-abhängigen Prozeß gesteuert werden, erscheint die iNOS vom Zusammenwirken dieser beiden Komponenten weitgehend unabhängig zu sein [50]. Die induzierbare Isoform wird in einer Zelle unter normalen Bedingungen nicht oder nur in geringem Maß gebildet. Mediatoren des Immunsystems (z.B. Zytokine) können die iNOS-

Tabelle 1. Isoformen der Nitric-oxide-Synthase und ihre repräsentative Lokalisierung

NOS-Typ		Repräsentative Zelltypen	Literatur
Typ I	cNOS	Neurone	[4]
Typ III	cNOS	Endothelzellen	[33, 42]
Typ II	iNOS	Makrophagen, Hepatozyten, Chondrozyten	[7, 17]

Synthase jedoch stimulieren. Die vorliegende Arbeit soll die bisherige Entwicklung auf dem Gebiet der induzierbaren Stickstoffmonoxidsynthase zusammenfassen.

Die Stimulation der induzierbaren Stickstoffmonoxidsynthase

In vitro

Die Expression der iNOS in verschiedenen Zellen hat folgende Charakteristika: Sie bedarf in der Regel der Inkubation mit bestimmten Zytokinen und/oder deren Kombinationen mit Lipopolysaccharid (LPS). • Nach Inkubation mit diesen stimulierenden Immunmodulatoren tritt die NO-Synthaseaktivität verspätet auf, was vielleicht auf die Neusynthese von Kofaktoren zurückzuführen ist. • Die Expression der iNOS und die Produktion von NO kann dann mehrere Stunden, ja selbst Tage betragen [16, 51].

Die ersten additiven und potenzierenden Effekte von Zytokinen und LPS wurden von Stuehr u. Marletta [65] in der Mausmakrophagen Zellinie RAW264.7 beobachtet und später als transkriptioneller Effekt beschrieben [40]. In Primärkulturen humaner Hepatozyten und Rattenhepatozyten konnte gezeigt werden, daß die maximale endogene NO-Produktion nur durch die Kombination verschiedener Zytokine wie Interleukin-1 (Il-1), Tumor-Nekrose-Faktor (TNF), Interferon-γ (IFN-γ) und LPS erreicht wird [10, 18, 54]. Eine systematische Untersuchung der verschiedenen Kombinationen der 4 Stimuli auf der Ebene der iNOS mRNA Expression und NO-Produktion machte deutlich, daß die Kombination von 2, 3 oder allen Stimuli eine synergistisch verstärkende Wirkung im Vergleich zum Einzelstimulus aufweist. Die Gabe von LPS als Einzelstimulus hat in Ratten- und Maushepatozyten weder zu einer mRNA-Expression noch zu einer signifikanten NO-Produktion geführt. Es wurde jedoch eine geringe iNOS mRNA-Expression in humanen Hepatozyten nach Inkubation mit LPS gefunden ([10, 50, 51], Nussler et al. unveröffentlichte Ergebnisse). Ob dieses Ergebnis tatsächlich einen Unterschied zwischen humanen und tierischen Zellen darstellt, muß noch nachgewiesen werden. Es ist jedoch vorstellbar, daß das chirurgische Resektionsmaterial, aus dem die humanen Hepatozyten kultiviert wurden, durch eine chronische Entzündung oder den Operationsstreß bereits vorstimuliert waren und somit eine erhöhte Empfindlichkeit gegenüber LPS hatten. Diese Erklärung steht im Einklang mit unseren anderen Ergebnissen, wo wir zeigen konnten, daß Hepatozyten, die von septischen Ratten isoliert wurden, auf LPS reagieren, während unstimulierte Zellen nicht mit einer iNOS Expression auf LPS antworten [15, 57].

Die obengenannten Zytokine, die eine Induktion der iNOS z.B. in Hepatozyten, Makrophagen oder Inselzellen bewirken, sind allesamt proinflammatorischen Ursprungs und an der Regulierung der sogenannten Akutphaseproteine beteiligt [50, 51]. Il-6, ein weiteres Zytokin mit potent proinflamatorischem Charakter, hat in Kombination mit den obengenannten

Stimuli allerdings zu keiner vermehrten NO-Synthase beigetragen, obgleich Il-6 die NO-bedingte Zytotoxizität in Hepatozyten beeinflußt [53]. Die Inkubation von Rattenhepatozyten mit Il-6 allein zeigte weder eine Expression der iNOS-mRNA noch einen signifikanten Anstieg der NO-Produktion im Vergleich mit nichtstimulierten Kontrollkulturen. In Kombination mit Il-1, TNF, Il-6 und Dexamethason konnte allerdings ein eindeutiger Anstieg der iNOS-mRNA im Vergleich zu einer Kombination von Il-1 und TNF verzeichnet werden [19]. Dieses Ergebnis ist um so interessanter, als Dexamethason eigentlich sowohl die Expression als auch die Produktion von NO eher hemmt [18].

Auf der Suche nach weiteren Immunmodulatoren der iNOS (s. Tabelle 2) wurde beobachtet, daß Zytokine, die einer T-Zellsubpopulation entstammen, welche als T-Helfer-2 bezeichnet wird, eine negativ regulierende Wirkung auf die iNOS haben. So ist beispielsweise gezeigt worden, daß Il-4, Il-8, Il-10 und der "macrophage deactivating factor" die iNOS-Aktivität in verschiedenen Zellen inhibieren ([50–52], Nussler et al. unveröffentlichte Ergebnisse), ohne jedoch einen signifikanten Einfluß auf die Regulierung der hepatozytären iNOS zu haben (Nussler et al. unveröffentlichte Ergebnisse). Als weitere Gruppe von Immunmodulatoren, die die iNOS-Aktivität beeinflussen können, wurden zelluläre Wachstumsfaktoren identifiziert. Der Transforming growth factor β 1, 2 und 3 (TGF-β) und der Epidermal growth factor (EGF) hemmen die iNOS Expression [20, 25, 69]. Der Mechanismus dieser Herabregulierung ist nur bei TGF-β teilweise identifiziert. TGF-β hat 3 posttranskriptionelle Effekte. Es bewirkt eine Verminderung der Translation und der Stabilität der iNOS mRNA sowie eine Degradation des iNOS Proteins [69]. In Hepatozyten haben diese beiden Wachstumsfaktoren recht unterschiedliche Eigenschaften. TGF-β bewirkt eine Inhibierung der DNA und Proteinsynthese, wohingegen EGF eine Stimulierung der beiden Synthesewege bewirkt. Wir konnten beispielsweise zeigen, daß TGF-β in Mäusehepatozyten eine massive Inhibierung der iNOS-Aktivität erzeugt, die in Ratten- und humanen Hepatozyten zwar vorhanden aber nicht signifikant ausgeprägt war. Neben EGF spielen TGF-α und der Hepatocyte growth factor (HGF) eine entscheidende Rolle bei der Regeneration der Leber nach Leberschädigung oder Leberteilresektion. Wir haben herausgefunden, daß EGF,

Tabelle 2. Stimulierende und hemmende Faktoren der iNOS

	Stimulierung	Inhibierung
Immunmodulatoren	Il-1; Il-2; Il-6; Il-12; TNF; IFN-g; GM-CSF;	Il-4; Il-8; Il-10; HGF; EGF; TGFαi; TGF-$\beta_{1,2,3}$ Macrophage deactivating factor
Kofaktoren	NADPH; BH 4; FAD; FMN	EGTA?
Syntheseweg	Sepiapterin, Citrullin	DAHP; Methotrexat
Unspezifische Faktoren	LPS; C. parvum, Antigene verschiedener Pathogene	Zyklohexamid; Actinomycin D; Dexamethason

HGF und TGF-α die iNOS-Aktivität in humanen Hepatozyten und Rattenhepatozyten reduzieren, was ebenfalls teilweise auf eine posttranslationale Verringerung der iNOS mRNA zurückzuführen ist (Nussler et al. unveröffentlichte Ergebnisse).

Bis 1992 stellten Hepatozyten den einzigen Zelltyp humanen Ursprungs dar, der in Zellkulturen regelmäßig eine Expression und Produktion von NO aufwies [54]. Der ultimative Beweis für eine NO-Produktion in humanen Monozyten und Makrophagen muß noch erbracht werden, obgleich vereinzelt über eine Produktion von NO in humanen Monozyten oder Makrophagen berichtet wurde. Es scheint, daß besonders der Granulozyte macrophage colony stimulating factor (GMCSF) in Kombination mit TNF, Il-1 und IFN-g oder LPS eine entscheidende Rolle spielt [11, 13, 29, 47, 50–52]. Andere Autoren zeigten wiederum, daß die NO-Produktion in humanen Monozyten/Makrophagen-Kulturen nicht induzierbar ist und somit im Gegensatz zu tierischen Zellen wohl keine Rolle in der Eliminierung von Pathogenen spielt [39, 48, 51]. Wir haben allerdings demonstrieren können, daß humane Hepatozyten, die mit Plasmodium falciparum infiziert sind, durch eine zusätzliche Inkubation mit IFN-g die Parasitenentwicklung via NO signifikant hemmen [43]. Es bleibt jedoch abzuwarten, ob dies auch für andere pathogene Erreger zutrifft und ob dieser Vorgang auch in anderen Zellen nachgewiesen werden kann.

In vivo

Die Stimulation oder Induktion der iNOS kann durch verschiedene entzündliche Reaktionen erfolgen, die z.B. durch pathogene Erreger oder infolge einer Autoimmunreaktion verursacht werden. Eine systemische Entzündungsreaktion, auch als Sepsis bezeichnet, kann in experimentellen Tiermodellen durch eine Infusion von TNF oder LPS reproduziert werden. Mehrere Gruppen haben gezeigt, daß die Infusion von LPS zu einer Erhöhung zirkulierender Nitrat-(NO_3^-)-Werte und zu einer erhöhten NO_3^--Ausscheidung im Urin führt [21, 23, 41, 70]. Zusätzlich ist gezeigt worden, daß eine LPS-Injektion in Ratten zu erhöhten iNOS-Enzymspiegeln, iNOS-mRNA-Expression und zirkulierenden NO-Plasmawerten führt [41]. Studien von Kilbourn et al. [35–37] haben die Hypothese unterstützt, daß eine massive NO-Produktion nach Gabe von LPS oder TNF für die massive Gefäßerweiterung im Rahmen des septischen Schocks verantwortlich ist. Die prophylaktische Gabe kompetitiver Inhibitoren der NOS konnte die arterielle Hypotension verhindern oder, zu einem späteren Zeitpunkt verabreicht, wieder auf Normalwerte zurückführen.

Die Induktion der iNOS durch Zytokine oder Endotoxin scheint sich beim Menschen ähnlich abzuspielen. Patienten mit einer massiven Sepsis oder systemischen Infektionen (z.B. Malaria) zeigen erhöhte NO-Spiegel im zirkulierenden Blut [56, 58]. Die Immuntherapie von Patienten mit Il-2 führt ebenfalls zu erhöhten Plasma NO-Spiegeln und einer damit verbundenen Hypotension [27, 59]. Die Signifikanz dieses Mechanismus bei der Regulierung des

Blutdruckes in der Sepsis wurde von Petros et al. bestätigt. Die Hypotension von zwei septischen Patienten konnte nach Gabe eines kompetitiven Hemmstoffs der NOS (z.B. N^G-Monomethyl-L-Arginin, NMA) normalisiert werden [61]. Die systemische Gabe dieser kompetitiven Inhibitoren muß allerdings als zweischneidig betrachtet werden. In Tierversuchen konnte nämlich gezeigt werden, daß die Gabe von NMA nach vorheriger Injektion von Corynebacterium parvum (C. parvum) und LPS zwar die zirkulierenden Plasma NO-Spiegel herabsetzt aber gleichzeitig eine massive Schädigung der Leber und des Intestinaltraktes hervorruft [2, 24, 30, 64].

Regulation der induzierbaren NOS

Arginin-Syntheseweg

Da Arginin der einzig bekannte NO-Donor für die NOS-katalysierte Reaktion ist, läßt es sich vorstellen, daß die intrazelluläre Verfügbarkeit und Regulierung dieser Aminosäure die endogene NO Produktion bestimmt. Mehrere Gruppen haben zeigen können, daß die Erhöhung der L-Argininkonzentration in Zellkulturen zu einer erhöhten endogenen NO-Produktion führt [3, 9, 28, 62]. Der gesteigerte Arginintransport in Zellen ist durch den Aminosäuretransporter MCAT-2B charakterisiert, während der basale Arginintransport durch den MCAT-1-Transportmechanismus bestimmt wird [8, 9]. Es konnte nachgewiesen werden, daß diese Arginintransportmechanismen z.B. nach Endotoxinstimulation in den glatten Muskelzellen der Pulmonalarterien und in Hepatozyten während einer Sepsis aktiviert werden [32, 63]. Daraus läßt sich schließen, daß NOS und aktive Arginintransportmechanismen koinduziert werden [55]. Da nun NO für die sepsisbedingte Hypotension verantwortlich ist, bietet der Arginintransportmechanismus eine potentielle Möglichkeit, die zelluläre NO-Synthase zu manipulieren. Wir haben vor kurzem zeigen können, daß das "Rate-limiting-Enzym" Argininosuccinatsynthetase (AS) in RAW 264.7 Mausmakrophagen und glatten Muskelzellen der Pulmonalarterien mit dem iNOS-Enzym koinduziert wird [46, 55]. Diese Koinduktion von AS und iNOS bewirkt, daß gebildetes Citrullin, ein Beiprodukt der NOS, zu Arginin resynthetisiert werden kann. Wir haben kürzlich zeigen können, daß diese Mechanismen auch in humanen Zellen existieren (Nussler et al. unveröffentlichte Ergebnisse). Zukünftige In-vivo-Studien werden zeigen, ob die Modulation des Argininsynthesewegs einen möglichen Therapieansatz in der Sepsis darstellt.

Tetrahydrobiopterinsynthese (BH4-Synthese)

Tetrahydrobiopterin (BH 4), ein Kofaktor der NOS, wird aus Guanosintriphosphat (GTP) synthetisiert [34] und stellt eine weitere Möglichkeit dar, den Biosyntheseweg der NOS zu beinflussen. Das intrazelluläre Niveau von BH 4 läßt sich auf verschiedene Weise regeln. Der erste Schritt der BH 4-Synthese erfolgt von GTP über das Enzym GTP-Zyklohydrolase-1 (GTP-CH-1). In verschiedenen nichtstimulierten Zelltypen konnte nachgewiesen werden, daß GTP–CH-1-Spiegel entweder sehr gering oder gar nicht vorhanden sind, aber nach entsprechender Stimulierung einen hohen Anstieg zeigen [12, 49, 71, 72]. Wir haben kürzlich demonstriert, daß sowohl in humanen Hepatozyten und Rattenhepatozyten als auch in der humanen AKN-1- und murinen RAW264.7-Zellinie eine Koinduktion der iNOS- und GTP-CH-1-mRNA-Expression nach Zytokinstimulation existiert. Zusätzlich haben wir parallel einen Anstieg der beiden betroffenen Enzyme gefunden, der durch die Zugabe von 2,4-diamino-6-hydroxypyrimidine (DAHP) blockiert werden kann (Nussler et al. unveröffentlichte Ergebnisse). Es besteht allerdings noch weiterhin Unklarheit darüber, ob die BH 4-Synthese auch transkriptionell und posttranskriptionell wie die iNOS-Synthese reguliert wird.

Die Rolle von Kofaktoren:

Die NOS-Aktivität im Zytosol verschiedener Zelltypen ist von der Verfügbarkeit von L-Arginin und reduziertem Nicotinamidadenindinucleotidphosphat (NADPH) abhängig [50, 66, 67]. In partiell gereinigter iNOS von Mausmakrophagen konnte zusätzlich gezeigt werden, daß die Enzymaktivität durch die Zugabe von Flavinadenindinucleotid (FAD), Flavinadeninmononucleotid (FMN) und BH4 erhöht werden kann [67]. Wir haben zeigen können, daß in der zytosolischen Fraktion (100 000 × g) zytokinstimulierter humaner Hepatozyten die höchste iNOS Enzymaktivität durch die Kombination der 4 obigen Kofaktoren zu erreichen ist. Unsere Resultate belegen auch, daß L-Arginin, NADPH sowie BH 4 in humanen Hepatozyten zwingend vorhanden sein müssen, um eine iNOS-Aktivität zu erreichen. Die Zugabe der Flavoproteine erhöht zwar iNOS-Aktivität, ist allerdings nicht unbedingt für die Enzymaktivität notwendig. Unsere Daten zeigen zudem, daß die iNOS-Aktivität muriner Makrophagen weniger Kofaktoren benötigt als humane Zellen ([50, 67], Nussler et al. unveröffentlichte Ergebnisse). Diese Tatsache läßt sich zum Beispiel durch ein intrazelluläres Defizit oder eine verringerte Kofaktorsynthese in humanen Zellen erklären.

Enzymologie der induzierbaren NOS

Alle bekannten NOS-Isoformen haben eine ähnliche Geschwindigkeit (V_{max}) der NO-Bildung, unterscheiden sich jedoch in ihrer katalytischen Aktivität [1, 14, 50]. Wie bereits schon erwähnt, ist das Hauptunterscheidungsmerkmal die Rolle von Calmodulin. In den beiden konstitutiven Enzymformen ist die Calmodulinbindung an die cNOS notwendig, um den Elektronentransport von NADPH zu garantieren und somit die NO-Synthase zu initiieren [1]. Im Gegenteil zur cNOS ist bei der iNOS-Calmodulin direkt an die Untereinheiten des Enzyms gebunden [7].

Die Rolle von Kalzium bei der Aktivierung der iNOS erscheint widersprüchlich. Einige Gruppen berichten, daß die Zugabe von kalziumbindenden Chelatoren (z.B. EGTA) die Aktivität der iNOS zumindest in murinen Zellen nicht beeinflußt. Wir haben zeigen können, daß das rekombinierte Enzym aus transfizierten embryonischen Nierenzellen (293 Zellen), mit dem die humane iNOS aus humanen Hepatozyten kloniert wurde, stark kalziumabhängig ist [17]. Eine andere Forschergruppe konnte unsere Ergebnisse in Ovarialzellen des chinesischen Hamsters (CHO-Zellen) nicht bestätigen [6]. Wir haben jedoch kürzlich zeigen können, daß die iNOS in zytokinstimulierten humanen Hepatozyten und humanen DLD-1 und AKN-1 Zellen klar kalziumabhängig ist (Nussler et al. unveröffentlichte Ergebnisse). Diese unterschiedlichen Ergebnisse müssen noch aufgeklärt werden. Eine mögliche Erklärung wäre das Vorhandensein verschiedener iNOS Formen, die unterschiedlichen Regulationsmechanismen unterliegen. Kürzlich veröffentlichte Daten zeigen, daß die Phosphorylierung der cNOS zu einem Verlust der Enzymaktivität führt [5, 44]. Eine gleichartige Rolle der Phosphorylierung bei der iNOS ist noch nicht belegt.

Literatur

1. Abu-Soud HM, Stuehr DJ (1993) Nitric oxide synthases reveal a role for calmodulin in controlling electron transfer. Proc Natl Acad Sci USA 90:10769–10772
2. Billiar TR, Curran RD, Harbrecht BG, Stuehr DJ, Demetris AJ, Simmons RL (1990) Modulation of nitrogen oxide synthesis in vivo: N^G-monomethyl-L-arginine inhibits endotoxin-induced nitrite/nitrate biosynthesis while promoting hepatic damage. J Leukoc Biol 48:565–569
3. Bogle RG, Baydoun AR, Pearson JD, Moncada S, Mann GE (1992) L-arginine transport is increased in macrophages generating nitric oxide. Biochem J 284:15–18
4. Bredt DS, Hwang PM, Glatt CE, Lowenstein C, Reed RR, Snyder SH (1991) Cloned and expressed nitric oxide synthase structurally resembles cytochrome P-450 reductase. Nature 351:714–718
5. Bredt DS, Ferris CD, Snyder SH (1992) Nitric oxide synthase regulatory sites. Phosphorylation by cycli AMP-dependent protein kinase, protein kinase C, and calcium/calmodulin protein kinase; identification of flavin and calmodulin binding sites. J Biol Chem 267:10976–10981
6. Charles IG, Palmer RMJ, Hickery MS, Bayliss MT, Chubb AP, Hall VS, Moss DW, Moncada S (1993) Cloning, characterization, and expression of a cDNA encoding an inducible nitric oxide synthase from the human chondrocyte. Proc Natl Acad Sci USA 90:11419–11423
7. Cho HJ, Xie Q, Calaycay J, Mumford RA, Swiderek KM, Lee TD, Nathan C (1992) Calmodulin is a subunit of nitric oxide synthase from macrophages. J Exp Med 176:599–604
8. Closs EI, Lyons CR, Kelly C, Cunningham JM (1993) Characterization of the third member of the MCAT family of cationic amino acid transporters. Identification of a domain that determines the transport properties of the MCAT proteins. J Biol Chem 268:20796–20800
9. Closs EI, Lyons R, Mitchell M, Cunningham JM (1993) Expression of cationic amino acid transporters in NO-producing macrophages. Endothelium 1:S16
10. Curran RD, Billiar TR, Stuehr DJ, Ochoa JB, Harbrecht BG, Flint SG, Simmons RL (1990) Multiple cytokines are required to induce hepatocyte nitric oxide production and inhibit total protein synthesis. Ann Surg 212:462–471
11. Denis M (1991) Tumor necrosis factor and granulocyte macrophage-colony stimulating factor stimulate human macrophages to restrict growth of virulent Mycobacterium avium and to kill avirulent M. avium: killing effector mechanism depends on the generation of reactive nitrogen intermediates. J Leukocyte Biol 49:380–387

12. Di Silvio M, Geller DA, Gross SS, Nussler A, Freeswick P, Simmons RL, Billiar TR (1993) Inducible nitric oxide synthase activity in hepatocytes is dependent on the coinduction of tetrahydrobiopterin synthesis. In: Ayling JE, Nair MG, Baugh CM (eds) Chemistry and Biology of Pteridines and Folates. Plenum, New York, pp 305-308
13. Dong Z, Qi X, Xie K, Fiedler (1993) Protein tyrosine kinase inhibitors decrease induction of nitric oxide synthase activity in LPS-reponsive and LPS-nonreponsive murine macrophages. J Immunol 151:2717-2724
14. Feldman PL, Griffith OW, Stuehr DJ (1993) The surprising life of nitric oxide. Chem Engin News 71/51:26-39
15. Freeswick PD, Wan Y, Geller DA, Nussler AK, Billiar TR (1994) Remote tissue injury primes hepatocytes for nitric oxide synthesis. J Surg Res 57:205-209
16. Geller DA, Di Silvio M, Nussler AK, Wang SC, Shapiro RA, Simmons RL, Billiar TR (1993) Nitric oxide synthase expression is induced in hepatocytes in vivo during hepatic inflammation. J Surg Res 55:427-432
17. Geller DA, Lowenstein CJ, Shapiro RA, Nussler AK, Di Silvio M, Wang SC, Nakayama DK, Simmons RL, Snyder SH, Billiar TR (1993) Molecular cloning and expression of inducible nitric oxide synthase from human hepatocytes. Proc Natl Acad Sci USA 90:3491-3495
18. Geller DA, Nussler AK, Di Silvio M, Lowenstein CJ, Shapiro RA, Wang SC, Simmons RL, Billiar TR (1993) Cytokines, endotoxin, and glucocorticoids regulate the expression of inducible nitric oxide synthase in hepatocytes. Proc Natl Acad Sci USA 90:522-526
19. Geller DA, Freeswick PD, Nguyen D, Nussler AK, Di Silvio M, Shapiro RA, Wang SC, Simmons RL, Billiar TR (1994) Differential induction of nitric oxide synthase in hepatocytes during endotoxemia and the acute-phase response. Arch Surg 129:165-171
20. Goureau O, Lepoivre M, Becquet F, Courtois Y (1993) Differential regulation of inducible nitric oxide synthase by fibroblast growth factors and transforming growth factor ß in bovine retinal epithelial cells: Inverse correlation with cellular proliferation. Proc Natl Acad Sci USA 90:4276-4282
21. Granger DL, Hibbs JB jr, Broadnax LM (1991) Urinary nitrate excretion in relation to murine macrophage activation. Influence of dietary L-arginine and oral NG-monomethyl-L-arginine. J Immunol 146:1294-1302
22. Green LC, Ruiz de Luzuriaga K, Wagner DA, Rand W, Istfan, N, Young VR, Tannenbaum SR (1981) Nitrate biosynthesis in man. Proc Natl Acad Sci USA 78:7764-7768
23. Green LC, Tannenbaum SR, Goldman P (1981) Nitrate synthesis in the germfree and conventional rat Science 212:56-58
24. Harbrecht BG, Stadler J, Demetris AJ, Simmons RL, Billiar TR (1994) Nitric oxide and prostaglandins interact to prevent hepatic damage during murine endotoxemia. Am J Physiol 266:G1004-G1010
25. Heck DE, Laskin LDL, Gardner CR, Laskin JD (1992) Epidermal growth factor suppresses nitric oxide and hydrogen peroxide production by keratinocytes: Potential role for nitric oxide in the regulation of wound healing. J Biol Chem 267:21277-21282
26. Hibbs JB jr, Taintor RR, Vavrin Z (1987) Macrophage cytotoxicity: Role for L-arginine deiminase and imino nitrogen oxidation to nitrite. Science 235:473-476
27. Hibbs JB jr, Westenfelder C, Taintor RR, Vavrin Z, Kablitz C, Baranowski RL, Ward JH, Menlove RL, McMurry MP, Kushner JP, Samlowski WE (1992) Evidence for cytokine-inducible nitric oxide synthesis from L-arginine in patients receiving interleukin-2 therapy. J Clin Invest 89:867-877
28. Hortelano S, Genaro AM, Bosca L (1993) Phorbol esters induce nitric oxide synthase and increase arginine influx in cultured peritoneal macrophages. FEBS Lett 320:135-139
29. Hunt NCA, Goldin RD (1992) Nitric oxide production by monocytes in alcoholic liver disease. J Hepatol 14:146-150
30. Hutcheson AR, Whittle BJR, Boughton-Smith NK (1990) Role of nitric oxide in maintaining vascular integrity in endotoxin-induced acute intestinal damage in the rat. Br J Pharmacol 101:815-820
31. Ignarro LJ, Buga GM, Wood KS, 1Byrns RE, Chaudhuri G (1987) Endothelium-derived relaxing factor produced and released from artery and vein is nitric oxide. Proc Natl Acad Sci USA 84:9265-9269

32. Inoue Y, Bode BP, Beck DJ, Li AP, Bland KI, Souba WW (1993) Arginine transport in human liver. Characterization and effects of nitric oxide synthase inhibitors. Ann Surg 218:350–363
33. Janssens SP, Shimouchi A, Quertermous T, Bloch DB, Block KD (1992) Cloning and expression of cDNA encoding human endothelium-derived relaxing factor/nitric oxide synthase. J Biol Chem 267:14519–14522
34. Kaufmann S (1993) New tetrahydrobiopterin-dependent systems. Annu Rev Nutr 13:261–286
35. Kilbourn RG, Gross SS, Jubran A, Adams J, Griffith OW, Levi R, Lodato R (1990) NG-methyl-L-arginine inhibits tumor necrosis factor-induced hypotension: Implications for the involvement of nitric oxide. Proc Natl Acad Sci USA 87:3629–3632
36. Kilbourn RG, Jubran A, Gross SS, Griffith OW, Levi R, Adams J, Lodato RF (1991) Reversal of endotoxin-mediated shock by NG-methyl-L-arginine, an inhibitor of nitric oxide synthesis. Biochem Biophys Res Comm 172:1132–1138
37. Klabunde RE, Ritger RC (1991) NG-monomethyl-L-arginine (NMA) restores arterial blood pressure but reduces cardiac output in a canine model of endotoxic shock. Biochem Biophys Res Comm 178:1135–1140
38. Lancaster LFE (1992) Alcohol, nitric oxide, and neurotoxicity: is there a connection? – a review. Alcohol Clin Exp Res 16:539–561
39. Lepoivre M, Chenais B, Yapo A, Lemaire G, Thelander L, Tenu JP (1990) Alteration of ribonucleotide reductase activity following induction of the nitrite-generating pathway in adenocarcinoma cells. J Biol Chem 265:14143–14149
40. Lorsbach RB, Murphy WJ, Lowenstein CJ, Snyder SH, Russell SW (1993) Expression of the nitric oxide synthase gene in mouse macrophages activated for tumor cell killing. J Biol Chem 268:1908–1913
41. Luss H, DiSilvio M, Litton AL, Y, Vedia LM, Nussler AK, Billiar TR (1995) Inhibition of nitric oxide synthesis enhances the expression of inducible nitric oxide synthase mRNA and protein in a model of chronic liver inflammation Biochem Biophys Res Comm 204:635–640
42. Marsden PA, Schappert KT, Chen HS, Flowers M, Sundell CL, Wilcox JN, Lamas S, Michel T (1992) Molecular cloning and characterizations of human endothelial nitric oxide synthase. FEBS Lett 307:287–293
43. Mellouk S, Hoffman SL, Liu Z-Z, Vega P, Billiar TR, Nussler AK (1994) Nitric oxide-mediated antiplasmodial activity in human and murine hepatocytes induced by gamma interferon and the parasite itself: enhancement by exogenous tetrahydrobiopterin Infect Immun 62:4043–4046
44. Michel T, Li GK, Busconi L (1993) Phosphorylation and subcellular translocation of endothelial nitric oxide synthase. Proc Natl Acad Sci USA 90:6252–5256
45. Mitchell HH, Shonle HA, Grindley HS (1916) The origin of nitrate in the urine. J Biol Chem 24:461
46. Morris SM, Jr, Nakayama DK, Nussler Ak, Liu Z-Z, Davies P, Pitt BR, Simmons RL, Billiar TR (1994) Co-induction of NO synthase and argininosuccinate synthase gene expression. Implications for regulation of NO synthesis. In: Moncada S, Feelisch M, Busse R, Higgs EA (eds) The biology of nitric oxide. Portland Press, London, pp 301–303
47. Muñoz-Fernandez MA, Fernandez MA, Fresno M (1992) Activation of human macrophages for the killing of intracellular Trypanosoma cruzi by TNF-a and IFN-g through a nitric oxide-dependent mechanism. Immunol Lett 33:35–40
48. Murray HW, Teitelbaum RF (1992) L-Arginine-dependent reactive nitrogen intermediates and the antimicrobial effect of activated human mononuclear phagocytes. J Infect Dis 165:513–517
49. Nakayama DK, Geller DA, DiSilvio M, Bloomgarden G, Davies P, Pitt B, Hatakeyama K, Kagamiyama H, Simmons RL, Billiar TR (1994) Increased activity of de novo tetrahydrobiopterin synthesis in pulmonary artery smooth muscle cells stimulated to produce nitric oxide. Am J Physiol 266:L455–L460
50. Nathan C (1992) Nitric oxide as a secretory product of mammalian cells. FASEB J 6:3051–3064
51. Nussler AK, Billiar TR (1993) Inflammation, immunoregulation, and inducible nitric oxide synthase. J L Biol 54:171–178
52. Nussler AK, Heeckt PF, Stadler J (1994) Metabolismus und Funktion von Nitric oxide in der Leber Z Gastroenterol 32:24–30
53. Nussler A, Drapier J-C, Renia L, Pied S, Miltgen F, Gentilini M, Mazier D (1991) L-arginine-

dependent destruction of intrahepatic malaria parasites in response to tumor necrosis factor and/or interleukin 6 stimulation. Eur J Immunol 21:227–230
54. Nussler A, Di Silvio M, Billiar T, Hoffman R, Geller D, Selby R, Madariaga J, Simmons RL (1992) Stimulation of the nitric oxide synthase pathway in human hepatocytes by cytokines and endotoxin. J Exp Med 176:261–264
55. Nussler AK, Billiar TR, Liu Z-Z, Morris SM (1994) Coinduction of nitric oxide synthase and argininosuccinate synthetase in a murine macrophage cell line. J Biol Chem 269:1257–1261
56. Nussler AK, Eling WMC, Kremsner PG (1994) Patients with Plasmodium falciparum malaria and plasmodium vivax malaria show increased nitrite and nitrate plasma levels. J Infect Dis 169:1418
57. Nussler AK, Freeswick PD, Heeckt PF, Schattenfroh NC (1994) Weichteiltrauma sensibilisiert Hepatozyten für eine gesteigerte Stickstoffmonoxidproduktion nach Stimulation mit Zytokinen oder Endotoxin. Tissue damage primes hepatocytes for an increased production of nitric oxide after stimulation with cytokines or endotoxin. In: Trede, Seifert, Hartel (eds) Chirurgisches Forum 1994 für experimentelle und klinische Forschung. Spring Berlin Heidelberg New York, pp 35–39
58. Ochoa JB, Udekwu AO, Billiar TR, Curran RD, Cerra FB, Simmons RL, Peitzman AB (1991) Nitrogen oxide levels in patients after trauma and sepsis. Ann Surg 214:621–626
59. Ochoa JB, Curtis B, Peitzman AB, Simmons RL, Billiar TR, Hoffman R, Rault R, Longo DL, Urba WJ, Ochoa AC (1992) Increased circulating nitrogen oxides after human tumor immunotherapy: Correlation with toxic hemodynamic changes. J Natl Cancer Inst 84:864–867
60. Palmer RMJ, Ferrige AG, Moncada S (1987) Nitric oxide release accounts for the biological activity of endothelium-derived relaxing factor. Nature 327:524–526
61. Petros A, Bennett D, Vallance P (1991) Effect of nitric oxide synthase inhibitors on hypotension in patients with septic shock. Lancet 338:1557–1558
62. Sato H, Fujiwara M, Bannai S (1992) Effect of lipopolysaccharide on transport and metabolism of arginine in mouse peritoneal macrophages. J Leueoryte Biol 52:161–164
63. Sax HC, Hasselgren P-O, Talamini MA, Edwards LL, Fischer JF (1988) Amino acid uptake in isolated perfused liver: Effect of trauma and sepsis. J Surg Res 45:50–55
64. Seekamp A, Mulligan MS, Ward PA (1993) Requirements for neutrophil products and L-arginine in ischemia-reperfusion injury. Am J Pathol 142:1217–1226
65. Stuehr DJ, Marletta MA (1985) Mammalian nitrate biosynthesis: Mouse macrophages produce nitrite and nitrate in response to Escherichia coli lipopolysaccharide. Proc Natl Acad Sci USA 82:7738–7742
66. Stuehr DJ, Kwon NS, Gross SS, Thiel BA, Levi R, Nathan CF (1989) Synthesis of nitrogen oxides from L-arginine by macrophage cytosol: requirement for inducible and constitutive components. Biochem Biophys Res Comm 161:420–426
67. Stuehr DJ, Cho HJ, Kwon NS, Weise MF, Nathan CF (1991) Purification and characterization of the cytokine-induced macrophage nitric oxide synthase: an FAD- and LFMN-containing flavoprotein. Proc Natl Acad Sci USA 88:7773–7777
68. Tannenbaum SR, Fett D, Young VR, Land PD, Bruce WR (1978) Nitrite and nitrate are formed by endogenous synthesis in the human intestine. Science 200:1487–1489
69. Vodovotz Y, Bogdan C, Paik J, Xie Q, Nathan C (1993) Mechanisms of suppression of macrophage nitric oxide release by transforming growth factor β. J Exp Med 178:605–613
70. Wagner DA, Young VR, Tannenbaum SR (1983) Mammalian nitrate biosynthesis: Incorporation of 15NH3 into nitrate is enhanced by endotoxin treatment. Proc Natl Acad Sci USA 80:4518–4521
71. Werner-Felmayer G, Lwerner ER, Fuchs D, Hausen A, Reibnegger G, Wachter H (1990) Tetrahydrobiopterin-dependent formation of nitrite and nitrate in murine fibroblasts. J Exp Med 172:1599–1607
72. Werner-Felmayer G, Werner ER, Fuchs D, Hausen A, Reibnegger G, Schmidt K, Weiss G, Wachter H (1993) Pteridine biosynthesis in human endothelial cells. Impact on nitric oxide-mediated formation of cyclic GMP. J Biol Cham 268:1842–1846

Rolle des NO bei entzündlichen Erkrankungen des Gastrointestinaltrakts

J. Stadler

Zusammenfassung

Die Stickoxid(NO-)biosynthese durch Leukozyten und Gewebezellen spielt bei der Regulation von Entzündungsreaktionen eine wichtige Rolle. NO bewirkt eine Vasodilatation und hemmt die Adhäsion von Thrombozyten und Leukozyten am Endothel, wodurch eine optimale Durchblutung gewährleistet ist. Je nach Entzündungsmodell können andere Prozesse wie die Ödembildung oder die Migration der Entzündungszellen durch die NO-Biosynthese positiv oder negative beeinflußt werden. Im Netzwerk zellulärer Kommunikation wirkt NO als parakriner und autokriner Signalstoff, beeinflußt aber auch die Freisetzung anderer Mediatoren, wie die Produktion der Eicosanoide. Eine direkte Zellschädigung durch NO kann durch die Inhibition der mitochondrialen Atmung oder durch eine Schädigung der DNA hervorgerufen werden.

Bei Infektionen unterstützt das NO das Abwehrsystem durch seine antimikrobielle Wirkung. Im Rahmen septischer Verläufe kann eine überschießende NO-Produktion aber auch zur Entwicklung des hyperdynamen Schocks, der Kardiomyopathie und der Leberzellinsuffizienz beitragen. Eine Beeinträchtigung des Leberstoffwechsels durch die NO-Biosynthese dürfte auch bei lokalen Entzündungsreaktionen wie bei Hepatitiden und bei Abstoßungsreaktionen von Bedeutung sein. Bei Autoimmunerkrankungen wurde ebenfalls eine Aktivierung der NO-Biosynthese nachgewiesen. In der Pathophysiologie des Diabetes mellitus scheint NO sowohl eine Inhibition der Insulinfreisetzung als auch die direkte Zerstörung der Inselzellen hervorzurufen. Auch bei Patienten mit Colitis ulcerosa ist die NO-Produktion erhöht. Die funktionelle Bedeutung dieser Beobachtung ist allerdings noch unklar.

Summary

Biosynthesis of nitric oxide (NO) plays an important role in the regulation of inflammatory responses. NO is a potent vasodilator and inhibits the adhesion of thrombocytes and leukocytes at the endothelium, ensuring optimal perfusion of the inflamed tissue. Depending on the experimental model of inflammation other aspects such as vascular leakage or migration of leukocytes may be stimulated or suppressed by NO synthesis. Within the network of cellular communication NO acts as a paracrine and autocrine mediator, but also affects the production of other mediators, including eicosanoids and oxygen radicals. Direct toxicity of NO is based on the inhibition of mitochondrial respiration and damage of the DNA.

In the case of infection NO supports the immune system by its antimicrobial activity. However, overproduction of NO during septic courses contributes to the development of hyperdynamic shock, septic cardiomyopathy and hepatocellular insufficiency. NO biosynthesis may also interfere with metabolic performane of the liver during lokal inflammatory responses of hepatitis or rejection episodes following liver transplantation. Induction of NO biosynthesis was also demonstrated in autoimmune diseases such as diabetes mellitus type I and ulcerative colitis. In the pathophysiology of diabetes mellitus NO not only inhibits the release of insulin but may also be responsible for the destruction of pancreatic islet cells. The functional relevance of NO production in ulcerative colitis remains to be uncovered.

Einleitung

Die Entdeckung des Stickoxids (NO) als biologisches Signal- und Effektormolekül geht im wesentlichen auf 2 Forschungsrichtungen zurück. Zum einen arbeiteten mehrere Gruppen an der Charakterisierung des sog. "endothelium derived relaxing factors" (EDRF), was schließlich zur Beschreibung der NO-Biosynthese in Endothelzellen führte [41]. Andererseits untersuchten mehr immunologisch und onkologisch orientierte Arbeitsgruppen die Produktion von Nitrit und Nitrat im Rahmen der Tumorzellabwehr [15]. Dabei wurde die zytotoxische Wirkung des NO entdeckt und die Aminosäure L-Arginin als Substrat der NO Biosynthese identifiziert. Zu den Gebieten, in denen sich die NO-Forschung ebenfalls rasch etablieren konnte, gehört die Neurophysiologie, da NO von Nervenzellen produziert wird und als Neurotransmitter wirkt [47]. Außerdem haben sich viele Arbeitsgruppen mit der Rolle des NO bei Entzündungsreaktionen beschäftigt. In diesem Bereich sind alle anderen biologischen Funktionen des NO als EDRF, als zytotoxisches Effektormolekül und als Neurotransmitter von Bedeutung [37].

Allgemeine Wirkungen des NO im Entzündungsprozess

Entzündungsreaktionen basieren auf einem komplexen Ablauf verschiedener Teilprozesse, die in Abb. 1 vereinfacht dargestellt sind. Dabei scheint die NO-Biosynthese in vielerlei Hinsicht eine wichtige Rolle zu spielen. In der akuten Phase der Entzündungsreaktion erfolgt die NO-Freisetzung primär an den Gefäßwänden durch konstitutive Enzyme, die sog. NO-Synthasen (cNOS) der Endothelzellen, die NO auf entsprechende Stimulation durch Bradykinin, Histamin u.ä. für wenige Sekunden freisetzen. Für eine langfristige Produktion von NO sorgen induzierbare NO-Synthasen (iNOS), deren Aktivität nach Stimu-

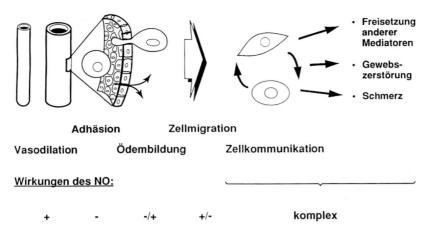

Abb. 1. Schematisierter Ablauf von Entzündungsreaktionen. (Mit freundlichem Einverständnis von Christopher H. Evans, Ph.D., University of Pittsburgh)

lation mit proinflammatorischen Zytokinen, wie TNFα, Il-1 und IFNγ sowie bakteriellen Toxinen beobachtet werden kann. Die Expression von iNOS Aktivität wurde sowohl in den Entzündungszellen wie den Makrophagen [54] und den Granulozyten [46], als auch in den Gewebezellen, wie den Endothelzellen [21], den glatten Muskelzellen [6], Fibroblasten [58] und in vielen Parenchymzellen beschrieben.

Zu den initialen Veränderungen im Entzündungsablauf gehört die Vasodilatation, die zur klassischen klinischen Symptomatik der Rötung und Überwärmung führt. Dafür ist die Ausschüttung lokaler Mediatoren verantwortlich, die meist sekundär über die Freisetzung von NO oder Prostazyklin eine Weitstellung der Gefäße bewirken [56]. In den Gefäßmuskelzellen wird durch das NO die zytosolische Guanylatzyklase aktiviert, was einen Anstieg des cGMP zur Folge hat. Das Prostazyklin dagegen aktiviert eine Adenylatzyklase und führt somit zum Anstieg der cAMP-Spiegel. Sowohl das cGMP als auch das cAMP bewirken dann wiederum die Relaxation der glatten Gefäßmuskulatur. Durch die Vasodilatation ist eine optimale Durchblutung des Entzündungsareals sichergestellt. Dazu trägt auch die NO bedingte Hemmung der Adhäsion und der Aggregation der Thrombozyten bei [42]. Damit antagonisiert das NO die überwiegend thrombogene Aktivität anderer Entzündungsmediatoren.

Ein weiterer wichtiger Schritt in der Initiierung der Entzündungsreaktion ist die Adhäsion von Leukozyten an den Gefäßwänden. Ähnlich wie bei den Thrombozyten kann das NO auch die Adhäsion der Granulozyten inhibieren [25]. Im Gegensatz zu den Thrombozyten wird die Adhäsion der Granulozyten aber nicht durch den Anstieg von cGMP, sondern durch eine Neutralisation von Sauerstoffradikalen vermittelt [26]. Bei entsprechender Stimulation folgt auf die Adhäsion von Leukozyten deren Diapedese durch die Gefäßwand in das Interstitium und die weitere Migration zum Ort der Entzündung. Es gibt einige

Arbeiten, die den Einfluß von NO auf diese Prozesse untersuchten. So konnte z.B. festgestellt werden, daß NO über die Aktivierung der Guanylatzyklase die Chemotaxis von Granulozyten verstärkt [19]. Daraus dürfte sich ein positiver Effekt des NO auf die Zellmigration ergeben. Dementsprechend führte auch im Tiermodell einer chronischen Ileitis die Gabe von Inhibitoren der NO-Synthese zu einer Reduktion der Einwanderung von Leukozyten in entzündete Areale [34].

Der Einfluß des NO auf die Ödembildung wurde im Bereich des Intestinums bereits relativ ausführlich untersucht. Bei akuter Endotoxinämie und anderen Noxen führt die Hemmung der NO-Biosynthese zu einer signifikanten Erhöhung der Permeabilität des Endothels intestinaler Gefäße [17]. Die verschiedenen Abschnitte des Intestinums zeigen dabei unterschiedliche Empfindlichkeit. Am deutlichsten scheint das Lekagephänomen am Dünndarm ausgeprägt zu sein, während im Magen und Dickdarm relativ wenig Ödem festzustellen ist. Diese Ergebnisse implizieren einen schützenden Effekt von NO auf die Integrität des Endothels, was auch durch histologische Untersuchungen bestätigt werden konnte. Eine ähnlich protektive Wirkung des NO konnte aber nicht nur am Endothel des Intestinums sondern auch am Epithel des Darmlumens beobachtet werden [24]. Es ist noch unklar, welche biochemischen Mechanismen dem zugrunde liegen. Vermutlich spielt dabei auch die Neutralisierung von reaktiven Sauerstoffspezies durch das NO eine Rolle. In anderen Körperabschnitten und Entzündungsmodellen wurden aber auch gegenteilige Wirkungen im Sinne einer Verstärkung der Ödembildung durch NO beschrieben. Dies gilt v.a. für Entzündungen aus dem rheumatischen Formenkreis [53]. In diesem Zusammenhang ist bemerkenswert, daß diese biologischen Effekte des NO bei verschiedenen Entzündungsmediatoren ganz unterschiedlich ausfallen können. So verstärken NO-Donatoren die Ödembildung bei Stimulation durch Histamin, während die Ödembildung im Falle von Serotonin durch diese Substanzen vermindert wird [40].

Ein wichtiger Punkt für die Koordination des Entzündungsgeschehens ist die Kommunikation zwischen den beteiligten Zellen. Dabei wirkt das NO nicht nur selbst als autokriner und parakriner Mediator, sondern es beeinflußt auch die Freisetzung anderer Substanzen, die der Regulation der Entzündungsreaktion dienen. Eine der wesentlichen Wirkungen betrifft die Zyklooxygenasen, deren Aktivität durch NO moduliert werden kann [57]. Daraus resultiert bei niedrigen NO-Spiegeln eine verstärkte, aber bei anhaltend hoher NO-Produktion eine verminderte Freisetzung von Prostaglandinen [49]. Hohe Konzentrationen von NO führen auch zu einer Inhibition der Lipoxygenase und damit zur verminderten Produktion von Leukotrienen [18]. Über die Inhibition der Prostaglandinfreisetzung wird sekundär in manchen Zellen, wie den Kupffer-Zellen der Leber, auch die Synthese von Il-6 gehemmt [51]. Die Produktion anderer Zytokine wie des TNFα oder des Il-1 scheint durch die NO-Biosynthese nicht beeinträchtigt zu sein. Der Informationsaustausch zwischen den Zellen wird durch NO aber auch auf der Ebene der Rezeptoren und der Second-messenger-Kaskaden beeinflußt. So wird durch NO die Aktivität der G-Proteine erhöht, die Translokation des NF-KB vermindert und die Proteinkinase-C-Aktivität supprimiert [12, 28].

Bei der Beurteilung direkter Gewebeschädigungen durch NO sollte immer bedacht werden, daß die NO-Biosynthese zur Aufrechterhaltung der Perfusion beiträgt. Ebenso ist die Interaktion mit Sauerstoffradikalen zu berücksichtigen, die je nach den vorliegenden Bedingungen die Gewebezerstörung vermindern oder verstärken kann. Aus der Reaktion von NO mit Superoxid geht primär Peroxynitrit hervor, welches dann spontan das überaus toxische Hydroxylradikal freisetzt. Damit führt das NO in äquivalenter Konzentration mit Superoxid also zu einer Potenzierung der Toxizität dieses Sauerstoffradikals [3]. Wenn NO aber in größeren Mengen produziert wird, dann reagiert es seinerseits wieder mit dem Peroxynitrit und verhindert damit die Produktion des Hydroxylradikals. In einer solchen Situation würde die NO-Biosynthese zu einer Neutralisation des Superoxids führen [59]. Für die Interaktion von NO mit Superoxid ist also das Mengenverhältnis der beiden Substanzen ganz entscheidend. Direkte Gewebeschädigung durch NO selbst scheint nur in Ausnahmefällen wie z.B. bei den Inselzellen des Pankreas vorzukommen. Darauf wird in den nachfolgenden Kapiteln noch ausführlicher eingegangen. Bei anderen Zellen supprimiert NO zwar wichtige Stoffwechselwege wie die mitochondriale Atmung [55], die Gesamtproteinsynthese [4] oder die DNA-Synthese [31]. Morphologische Schäden konnten aber z.B. bei Hepatozyten selbst nach Behandlung mit hohen Konzentrationen an NO nicht nachgewiesen werden [9, 50]. Allerdings wurde die Induktion von Apoptose und die direkte Schädigung der DNA durch NO beschrieben [1, 60]. Daraus könnten Gewebeschäden bei chronischen Entzündungen resultieren.

Schließlich wird auch der Schmerz als klassisches Symptom der Entzündungsreaktion durch die NO-Biosynthese beeinflußt. Das NO supprimiert sowohl die Schmerzentstehung an den Nozizeptoren der peripheren Nerven als auch das Schmerzempfinden im Zentralnervensystem. Es konnte gezeigt werden, daß die Morphinwirkung z.T. durch die Freisetzung von NO vermittelt wird [11]. Dafür ist in den Nervenzellen die NO-induzierte Produktion von cGMP verantwortlich.

NO-Biosynthese bei Infektionserkrankungen

Der ursprüngliche Grund für die NO-Biosynthese bei lokalen und systemischen Entzündungsreaktionen ist vermutlich darin zu sehen, daß NO eine starke antimikrobielle Aktivität besitzt [13, 35]. Tierexperimentelle Arbeiten haben gezeigt, daß die NO-Synthese eine wichtige Voraussetzung dafür ist, daß intrazelluläre Parasiten in ihrem Wachstum gehemmt und schließlich abgetötet werden können. Dasselbe gilt für intrazellulär wachsende Bakterien und für Pilze. Außerdem konnte gezeigt werden, daß die NO-Synthese in murinen Makrophagen virostatisch wirkt [20]. Auch beim Menschen scheint die NO-Produktion für eine erfolgreiche Bekämpfung von Infektionen z.B. durch Mykobakterium avium [10] oder durch Staphylokokken [33] erforderlich zu sein. Überraschend neuartig an der antimikrobiellen Wirkung des NO ist aber nicht, daß es das toxische

Repertoire von Makrophagen und Granulozyten als spezialisierte Abwehrzellen erweitert, sondern daß es auch den Parenchymzellen ermöglicht, sich gegen eindringende Keime zur Wehr zu setzen. So wurde nachgewiesen, daß die NO-Synthese in Hepatozyten entscheidend zur Abwehr von Malariainfektionen beiträgt [38]. Einige Keime, bei denen antiproliferative oder toxische Effekte des NO nachgewiesen wurden, sind in Tabelle 1 zusammengestellt.

Die bisherigen Ausführungen zeigen, daß die NO-Biosynthese ein wichtiges Instrument der unspezifischen Abwehr gegen Infektionen ist. Im prolongierten Verlauf einer Sepsis scheinen allerdings auch negative Aspekte der massiven NO-Produktion an Bedeutung zu gewinnen. Über seine Wirkung als Vasodilatator ist NO ganz entscheidend an der Entwicklung des hyperdynamen septischen Schocks beteilig [36]. Dementsprechend kann durch die Inhibition der NO-Synthese im Tierversuch die Reaktion der Gefäße auf Vasokonstriktoren wie Katecholamine wiederhergestellt werden [16]. Die NO-Synthese könnte den Kreislauf in der Sepsis aber auch noch durch seine kardiomyodepressive Wirkung beeinträchtigen [2]. Weitere experimentelle Arbeiten lassen vermuten, daß die NO-Synthese auch andere Organsysteme in der Sepsis beeinflußt (Tabelle 2). Ganz entscheidend zur Prognose des septischen Verlaufs dürfte das NO über seine Wirkung auf die Lungenfunktion beitragen. Hier wurden überwiegend positive Effekte festgestellt, die über eine Inhalationsbehandlung mit NO zur Verhinderung der Entwicklung eines ARDS beitragen könnten [44]. Über seine Funktion als Neurotransmitter könnte das NO auch an der Entwicklung der zerebralen Symptomatik septischer Patienten beteilgt sein [7] und an der Motilitätsstörung des Gastrointestinaltrakts mitwirken [45].

In der Peritonitis, also der abdominellen Sepsis, spielt die Leber eine herausragende Rolle, weil ein Großteil des betroffenen Gewebes über den Pfortaderkreislauf drainiert wird. Mit dem Einstrom von Keimen und deren Toxinen in die Leber ist eine Aktivierung der Kupffer-Zellen verbunden, die die Hauptmasse an makrophagenartigen Zellen im Organismus stellen. Ein wesentlicher Aspekt dieser Aktivierung ist die Induktion der NO-Synthese in den Kupffer-Zellen selbst und in den Hepatozyten. Die NO-Produktion beeinträchtigt wesentliche Bereiche des Leberstoffwechsels, deren Suppression charakteristisch für die hepatozelluläre Insuffizienz in der Sepsis ist [39]. Dazu gehört die Inhibition der Proteinsynthese [9], der Glukoneogenese [48] und des

Tabelle 1. Das antimikrobielle Spektrum des NO

Parasiten	Bakterien	Pilze	Viren
Leishmania	Clostridien	Kryptokokken	Herpes simplex
Schistosoma	Mykobakterien	Candida	Vaccinia
Toxoplasma	Franzisella		Ectromelia
Trypanosoma	Listerien		
Entamoebia	Staphylokokken		
Malaria plasmodien			

Tabelle 2. Der Einfluß der NO-Biosynthese auf die Pathophysiologie der Sepsis

Organsystem	Biologische Wirkung
Herz und Kreislauf	• Vasodilatation mit Abfall des peripheren Wider-stands • Inhibition der Adhäsion und Aggregation von Thrombozyten • Verstärkung der Kardiomyopathie
Lunge	• Verminderung der ARDS-Entwicklung (verbesser-tes Ventilations-Perfusions-Verhältnis, weniger zelluläre Infiltrate und Muskelhypertrophie)
Leber	• Verbesserung der Durchblutung • Verminderung der Syntheseleistung (Protein-synthese, Glukoneogenese, Harnstoffproduktion) • Inhibition des Entgiftungsstoffwechsels
Nervensystem	• NANC-Aktivität (Beeinträchtigung der gastro-intestinalen Motilität) • Verminderung des Schmerzempfindens • Entwicklung der Enzephalopathie
Immunsystem	• Verbesserung der unspezifischen Abwehr (killing von intrazellulären Keimen) • Schwächung der spezifischen Abwehr

Entgiftungsstoffwechsels [52]. Andererseits verbessert das NO die Durchblutung der Leber und verhindert die Entstehung von Thrombosen in tierexperimentellen Modellen der Leberentzündung [14]. Die Wirkung der NO-Biosynthese auf die Leberfunktion dürften nicht nur im Rahmen der abdominellen Sepsis, sondern auch bei lokalen Infekten der Leber insbesondere bei Malaria aber auch bei viralen Hepatitiden eine wichtige Rolle spielen [39]. Es bleibt also festzustellen, daß die NO-Biosynthese bei infektiösen Erkrankungen, deren Extremfall die Sepsis darstellt, positive und negative Auswirkungen hat. Eine pharmakologische Beeinflußung der NO-Biosynthese muß dementsprechend die Kinetik des Krankheitverlaufs und die dominierenden Organdysfunktionen berücksichtigen.

Die Induktion der NO-Biosynthese im Rahmen von Organtransplantationen

Nicht nur die Aktivierung der unspezifischen Abwehr, sondern auch der spezifischen Immunantwort führt zu einer Induktion der NO-Biosynthese [29]. Hauptverantwortlich für die Produktion des NO dürften wiederum die Makrophagen sein, da Lymphozyten wenn überhaupt dann nur sehr kleine Mengen an NO synthetisieren können [22]. Allerdings scheiden Alloantigen-aktivierte Lymphozyten Mediatoren wie das Interferon γ aus, das die NO-Biosynthese in den Makrophagen und vielleicht auch in anderen Antigenpräsentierenden Zellen verstärken. Entsprechend dieser In-vitro-Ergebnisse zeigte sich auch in vivo eine Induktion der NO-Biosynthese im Rahmen von Abstoßungsreaktionen nach Organtransplantationen [27]. Besonders heftig scheint die Produktion von NO nach Lebertransplantation und nach Dünndarmtransplantation im Rahmen der Graft-versus-host-Reaktion zu sein [30]. Dabei läßt sich die NO-Biosynthese durch Behandlung mit spezifischen Immunsuppressiva wie Zyklosporin A oder FK506 verhindern, woraus ersichtlich wird, daß die NO-Biosynthese tatsächlich an die Entwicklung der spezifischen Immunantwort gebunden ist. Über die Auswirkung der NO-Biosynthese auf den Verlauf der Abstoßungsreaktion oder der entsprechenden Organfunktion ist wenig bekannt. Im Fall der Leber ist aber davon auszugehen, daß eine Suppression der Partialfunktionen des Stoffwechsels wie unter dem Einfluß der infektiösen Erkrankungen auftritt. Auch bei den Dünndarmtransplantaten ist mit einer Funktionsbeeinträchtigung z.B. im Sinne einer Suppression der Motilität unter dem Einfluß des NO zu rechnen.

NO-Biosynthese bei Autoimmunerkrankungen

Es gibt eine ganze Reihe von Autoimmunerkrankungen bzw. Erkrankungen, die mit einer autoaggressiven Stimulation des Immunsystems einhergehen, bei denen eine erhöhte NO-Biosynthese festgestellt wurde. Dazu gehört der Diabetes mellitus Typ 1. Aus früheren Arbeiten ist bereits bekannt, daß die Aktivierung von Makrophagen und die Freisetzung von Il-1 in der Pathogenese dieser Erkrankung eine Schlüsselrolle spielen. In diesem Zusammenhang konnte nachgewiesen werden, daß nicht nur die aktivierten Makrophagen, sondern auch die durch Il-1 stimulierten Inselzellen selbst NO produzieren [8]. Die NO-Biosynthese führt dabei primär zu einer verminderten Freisetzung von Insulin. In höheren Konzentrationen kann es allerdings auch die Inselzellen zerstören. Die extreme Empfindlichkeit der Inselzellen gegenüber NO ist noch nicht vollständig geklärt. Es hat sich allerdings gezeigt, daß die Schädigung der Inselzellen wahrscheinlich auf die Inhibition der mitochondrialen Atmung und die direkte Schädigung der DNA zurückzuführen ist [23]. Dabei kommt es im Rahmen der DNA-Reparatur zu einer Aktivierung der Poly-ADP-Ribosepolymerase, was wiederum zur Abnahme der Nikotinamiddinukleotidkonzentrationen führt [43]. In Kombination mit der verminderten Produktion von ATP scheint daraus ein Zusammenbruch des Energiehaushalts und schließlich das Absterben der Inselzellen zu resultieren. Diese In-vitro-Beobachtungen konnten bei In-vivo-Modellen der Diabetes-mellitus-Entstehung weitestgehend bestätigt werden. So konnte bei der Induktion des Diabetes mellitus durch Gabe von Streptototoxin die Entstehung dieser Erkrankung durch Inhibitoren der NO-Synthese supprimiert werden [32].

Die Induktion der NO-Synthese konnte auch bei der Colitis ulcerosa nachgewiesen werden [5]. In dem entnommenen Biopsiematerial wurde eine erhöhte NO-Synthaseaktivität nur in der Mukosa, also dem von der Entzundung am meisten betroffenen Wandabschnitt gefunden. Die pathophysiologische Bedeutung dieser Befunde ist noch nicht ganz klar. Es gibt allerdings Hinweise darauf, daß NO ähnlich seiner Wirkung in anderen Abschnitten des Gastrointestinaltrakts auch zu einer Relaxation der Muskulatur des Dickdarms führt [45]. Es könnte also durchaus für charakteristische Probleme der Colitis ulcerosa wie der Entwicklung eines toxischen Megakolons beitragen. Im Gegensatz zur Colitis ulcerosa war die NO-Synthaseaktivität beim M. Crohn in allen Darmwandabschnitten gegenüber Kontrollmaterial erniedrigt.

Literatur

1. Albina JE, Cui S, Mateo RB, Reichner JS (1993) Nitric oxide-mediated apoptosis in murine peritoneal macrophages. J Immunol 150:5080–5085
2. Balligand JL, Ungureanu D, Kelly RA, Kobzik L, Pimental D, Michel T, Smith TW (1993) Abnormal contractile function due to induction of nitric oxide synthesis in rat cardiac myocytes follows exposure to activated macrophage-conditioned medium. J Clin Invest 91:2314–2319
3. Beckman JS, Beckman TW, Chen J, Marshall PA, Freeman BA (1990) Apparent hydroxyl radical production by peroxynitrite: implications for endothelial injury from nitric oxide and superoxide. Proc Natl Acad Sci USA 87:1620–1624
4. Billiar TR, Curran RD, Stuehr DJ, West MA, Bentz BG, Simmons RL (1989) An L-arginine-dependent mechanism mediates Kupffer cell inhibition of hepatocyte protein synthesis in vitro. J Exp Med 169:1467–1472
5. Boughton-Smith NK, Evans SM, Hawkey CJ, Cole AT, Balsitis M, Whittle BJ, Moncada S (1993) Nitric oxide synthase activity in ulcerative colitis and Crohn's disease. Lancet 342:338–340
6. Busse R, Mulsch A (1990) Induction of nitric oxide synthase by cytokines in vascular smooth muscle cells. Febs Lett 275:87–90
7. Clark IA, Rockett KA, Cowden WB (1992) Possible central role of nitric oxide in conditions clinically similar to cerebral malaria. Lancet 340:894–896
8. Corbett JA, Sweetland MA, Wang JL, Lancaster jr JJ, McDaniel ML (1993) Nitric oxide mediates cytokine-induced inhibition of insulin secretion by human islets of Langerhans. Proc Natl Acad Sci USA 90:1731–1735
9. Curran RD, Ferrari FK, Kispert PH, Stadler J, Stuehr DJ, Simmons RL, Billiar TR (1991) Nitric oxide and nitric oxide-generating compounds inhibit hepatocyte protein synthesis. FASEB J 5:2085–2092
10. Denis M (1991) Tumor necrosis factor and granulocyte macrophage-colony stimulation factor stimulate human macrophages to restrict growth of virulent Mycobacterium avium and to kill avirulent M avium: killing effector mechanism depends on the generation of reactive nitrogen intermediates. J Leukoc Biol 49:380-7
11. Ferreira SH, Duarte ID, Lorenzetti BB (1991) Molecular base of acetylcholine and morphine analgesia. Agents Actions [Suppl]32:101–106
12. Gopalakrishna R, Chen ZH, Gundimeda U (1993) Nitric oxide and nitric oxidegenerating agents induce a reversible inactivation of protein kinase C activity and phorbol ester binding. J Biol Chem 268:27180–27185
13. Green SL, Nacy CA, Meltzer MS (1991) Cytokine-induced synthesis of nitrogen oxides in macrophages: a protective host response to Leishmania and other intracellular pathogens. J Leukoc Biol 50:93–103
14. Harbrecht BG, Billiar TR, Stadler J, Demetris AJ, Ochoa JB, Curran RD, Simmons RL (1992) Nitric oxide synthesis serves to reduce hepatic damage during acute murine endotoxemia. Crit Care Med 20:1568–1574
15. Hibbs JB jr, Taintor RR, Vavrin Z (1987) Macrophage cytotoxicity: role for L-arginine deiminase and imino nitrogen oxidation to nitrite. Science 235:473–476
16. Hollenberg SM, Cunnion RE, Zimmerberg J (1993) Nitric oxide synthase inhibition reverses arteriolar hyporesponsiveness to catecholamines in septic rats. Am J Physiol 264:H660–H663
17. Hutcheson IR, Whittle BJR, Boughton-Smith NK (1990) Role of nitric oxide in maintaining vascular integrity in endotoxin-induced acute intestinal damage in the rat. Br J Pharmacol 101:815–820
18. Kanner J, Harel S, Granit R (1992) Nitric oxide, an inhibitor of lipid oxidation by lipoxygenase, cyclooxygenase and hemoglobin. Lipids 27:46–49

19. Kaplan SS, Billiar T, Curran RD, Zdziarski UE, Simmons RL, Basford RE (1989) Inhibition of chemotaxis NG-monomethyl-L-arginine: a role for cyclic GMP Blood 74:1885–7
20. Karupiah G, Xie QW, Buller RM, Nathan C, Duarte C, MacMicking JD (1993) Inhibition of viral replication by interferon-gamma-induced nitric oxide synthase. Science 261:1445–8
21. Kilbourn RG, Belloni P (1990) Endothelial cell production of nitrogen oxides in response to interferon gamma in combination with tumor necrosis factor, interleukin-1, or endotoxin. J Natl Cancer Inst 82:772–6
22. Kirk SJ, Regan MC, Barbul A (1990) Cloned murine T lymphocytes synthesize a molecule with the biological characteristics of nitric oxide. Biochem Biophys Res Commun 173:660–5
23. Kolb H, Kolb BV (1992) Nitric oxide: a pathogenetic factor in autoimmunity. Immunol Today 13:157–60
24. Kubes P (1992) Nitric oxide modulates epithelial permeability in the feline small intestine. Am J Physiol 262:G1138–42
25. Kubes P, Suzuki M, Granger DN (1991) Nitric oxide: an endogenous modulator of leukocyte adhesion. Proc Natl Acad Sci USA 88:4651–4655
26. Kubes P, Kanwar S, Niu X-F, Gaboury JP (1993) Nitric oxide synthesis inhibition induces leukocyte adhesion via superoxide and mast cells. FASEB J 7:1293–9
27. Lancaster JR jr, Langrehr JM, Bergonia HA, Murase N, Simmons RL, Hoffman RA (1992) EPR detection of heme and nonheme iron-containing protein nitrosylation by nitric oxide during rejection of rat heart allograft. J Biol Chem 267:10994–8
28. Lander HM, Sehajpal PK, Novogrodsky A (1993) Nitric oxide signaling: a possible role for G proteins. J Immunol 151:7182–87
29. Langrehr JM, Murase N, Markus PM, Cai X, Neuhaus P, Schraut W, Simmons RL, Hoffman RA (1992) Nitric oxide production in host-versus-graft and graft-versus-host reactions in the rat. J Clin Invest 90:679–83
30. Langrehr JM, Hoffman RA, Lancaster jr JJ, Simmons RL (1993) Nitric oxide – a new endogenous immunomodulator. Transplantation 55:1205–12
31. Lepoivre M, Chenais B, Yapo A, Lemaire G, Thelander L, Tenu JP (1990) Alterations of ribonucleotide reductase activity following induction of the nitritegenerating pathway in adenocarcinoma cells. J Biol Chem 265:14143–9
32. Lukic ML, Stosic GS, Ostojic N, Chan WL, Liew FY (1991) Inhibition of nitric oxide generation affects the induction of diabetes by streptozocin in mice. Biochem Biophys Res Commun 178:913–20
33. Malawista SE, Montgomery RR, van BG (1992) Evidence for reactive nitrogen intermediates in killing of staphylococci by human neutrophil cytoplasts. A new microbicidal pathway for polymorphonuclear leukocytes. J Clin Invest 90:631–6
34. Miller MJ, Sadowska KH, Chotinaruemol S, Kakkis JL, Clark DA (1993) Amelioration of chronic ileitis by nitric oxide synthase inhibition. J Pharmacol Exp Ther 264:11–6
35. Nathan CF, Hibbs jr JB (1991) Role of nitric oxide synthesis in macrophage antimicrobial activity. Curr Opin Immunol 3:65–70
36. Nava ER, Palmer RM, Moncada S (1992) The role of nitric oxide in endotoxic shock: effects of NG-monomethyl-L-arginine. J Cardiovasc Pharmacol 20 [Suppl 12]:S132–4
37. Nüssler AK, Billiar TR (1993) Inflammation, immunoregulation, and inducible nitric oxide synthase. J Leukoc Biol 54:171–8
38. Nüssler A, Drapier JC, Renia L, Pied S, Miltgen F, Gentilini M, Mazier D (1991) L-arginine-dependent destruction of intrahepatic malaria parasites in response to tumor necrosis factor and/or interleukin 6 stimulation. Eur J Immunol 21:227–30
39. Nüssler AK, Heeckt PF, Stadler J (1994) Metabolismus und Funktion von Nitric oxide in der Leber. Z Gastroenterol 32:24–30
40. Oyanagui Y, Sato S (1993) Histamine paw edema of mice was increased and became H2-antagonist sensitive by co-injection of nitric oxide forming agents, but serotonin paw edema was decreased. Life Sci 52:64
41. Palmer RM, Ferrige AG, Moncada S (1987) Nitric oxide release accounts for the biological activity of endothelium-derived relaxing factor. Nature 327:524–6

42. Radomski MW, Palmer RM, Moncada S (1990) An L-arginine/nitric oxide pathway present in human platelets regulates aggregation. Proc Natl Acad Sci USA 87:5193–7
43. Radons J, Heller B, Bürkle A, Hartmann B, Rodriguez ML, Kröncke CD, Burkart V, Kolb H (1994) Nitric oxide toxicity in islet cells involves poly (ADP-ribose) polymerase activation and concomitant NAD + depletion. Biochem Biophys Res Commun 199:1270–7
44. Rossaint R, Falke KJ, Lopez F, Slama K, Pison U, Zapol WM (1993) Inhaled nitric oxide for the adult respiratory distress syndrome. N Engl J Med 328:399–405
45. Sanders KM, Ward SM (1992) Nitric oxide as a mediator of nonadrenergic noncholinergic neurotransmission. Am J Physiol 262:G379–92
46. Schmidt HH, Seifert R, Bohme E (1989) Formation and release of nitric oxide from human neutrophils and HL-60 cells induced by a chemotactic peptide, platelet activating factor and leukotriene B$_4$. Febs Lett 244:357–60
47. Snyder SH (1992) Nitric oxide: first in a new class of neurotransmitters. Science 257:494–6
48. Stadler J, Barton D, Beil-Moeller H, Diekmann S, Hierholzer C, Erhard W, Heidecke CD (1995) Hepatocyte nitric oxide biosynthesis inhibits glucose output and competes with urea synthesis for L-arginine. Am J Physiol. 268:G183–188
49. Stadler J, Billiar TR, Curran RD, McIntyre LA, Georgescu HI, Simmons RL, Evans CH (1991) Articular chondrocytes synthesize nitric oxide in response to cytokines and lipopolysaccharide. J Immunol 147:3915–20
50. Stadler J, Billiar TR, Curran RD, Stuehr DJ, Ochoa JB, Simmons RL (1991) Effect of exogenous and endogenous nitric oxide on mitochondrial respiration of rat hepatocytes. Am J Physiol 260:C910–6
51. Stadler J, Harbrecht BG, Di Silvio M, Curran RD, Jordan ML, Simmons RL, Billiar TR (1993) Endogenous nitric oxide inhibits the synthesis of cyclooxygenase products and interleukin-6 by rat Kupffer cells. J Leukoc Biol 53:165–72
52. Stadler J, Trockfeld J, Schmalix WA, Brill T, Doehmer J (1994) Inhibition of cytochromes P4501A by nitric oxide. Proc Natl Acad Sci USA 91:3559–3563
53. Stefanovic-Racic M, Stadler J, Evans CH (1993) Nitric oxide and arthritis. Arthritis Rheum 36:1036–1044
54. Stuehr DJ, Marletta MA (1985) Mammalian nitrate biosynthesis: mouse macrophages produce nitrite and nitrate in response to Escherichia coli lipopolysaccharide. Proc Natl Acad Sci USA 82:7738–42
55. Stuehr DJ, Nathan CF (1989) Nitric oxide. A macrophage product responsible for cytostasis and respiratory inhibition in tumor target cells. J Exp Med 169:1543–55
56. Vane JR, Anggard EE, Botting RM (1990) Regulatory functions of the vascular endothelium. N Engl J Med 323:27–36
57. Vane JR, Mitchell JA, Appleton I, Tomlinson A, Bishop-Bailey D, Croxtall J, Willoughby DA (1994) Inducible isoforms of cyclooxygenase and nitric oxide synthase in inflammation. Proc Natl Acad Sci USA 91:2046–50
58. Werner-Felmayer G, Werner ER, Fuchs D, Hausen A, Reibnegger G, Wachter H (1990) Tetrahydrobiopterin-dependent formation of nitrite and nitrate in murine fibroblasts. J Exp Med 172:1599–607
59. Wink DA, Kasprzak KS, Maragos CM, Elespuru RK, Misra M, Dunams TM, Cebula TA, Koch WH, Andrews AW, Allen JS, Keefer LK (1991) DNA deaminating ability and genotoxicity of nitric oxide and progenitors. Science 254:1001–3
60. Wink DA, Hanbauer I, Krishna MC, DeGraff W, Gamson J, Mitchell JB (1993) Nitric oxide protects against cellular damage and cytotoxicity from reactive oxygen species. Proc Natl Acad Sci USA 90:9813–17

Der Darm als Immunorgan

Quantitative und qualitative Aspekte der Lymphozytenmigration im Darmimmunsystem (Homing)

H.-J. Rothkötter, R. Pabst

Zusammenfassung

Zum Darmimmunsystem gehören Lymphozyten in den Peyer-Platten (PP), in der Lamina propria und im Epithel der Schleimhaut. Die Wanderung dieser großen Zellpopulationen wird durch unterschiedliche Mechanismen reguliert.

- In die PP können die Lymphozyten über Venulen mit hohem Endothel einwandern. Dieser Prozeß wird durch Adhäsionsmoleküle reguliert. Es kommt zwischen den Lymphozyten und dem Endothel zu einer Folge von verschiedenen Reaktionen, die zuerst den Lymphozyten aktivieren. Danach adhäriert die Zelle am Endothel und migriert in das lymphatische Gewebe. Für die Auswanderung der Lymphozyten über die Lymphgefäße sind bisher keine genaueren Mechanismen wie z.B. Adhäsionsmoleküle beschrieben worden.
- Lymphozyten wandern ständig in die Lamina propria der Schleimhaut ein, bisher ist es trotz der großen Zahl gut charakterisierter Adhäsionsmoleküle fraglich, in welchem Umfang an dieser Migration Adhäsionsmoleküle der verschiedenen Gruppen beteiligt sind.
- Eine Einwanderung von Lymphozyten in das Epithel der Schleimhaut ist seltener als in die Lamina propria. Trotzdem ist davon auszugehen, daß auch in dieses Kompartiment Lymphozyten einwandern, denn bei Neugeborenen findet man dort kaum lymphatische Zellen und die Anzahl intraepithelialer Lymphozyten steigt mit dem Alter um ungefähr das 10fache an. Dieser Anstieg beruht wahrscheinlich auf Proliferation der Lymphozyten im Epithel und auf der Einwanderung.

Für das Verständnis der Lymphozytenmigration im Darmimmunsystem ist es notwendig, daß einerseits die molekularen Grundlagen der Interaktion der Adhäsionsmoleküle weiter untersucht werden. Die unterschiedliche Expression dieser Moleküle auf den Endothelzellen und den Lymphozyten im gesunden und im entzündlich veränderten Darm ist in Zukunft möglicherweise ein wichtiger Hinweis auf den Verlauf einer Darmerkrankung. Dabei müssen weitere Untersuchungen auch die Migrationsvorgänge in den Blutgefäßen der Lamina propria berücksichtigen. Neben der Analyse der Adhäsionsmoleküle, die an Biopsiematerial vom Menschen durchgeführt werden kann, ist es notwendig, im Tierexperiment das Ausmaß der Lymphozytenwanderung weiter zu analysieren und Möglichkeiten herauszufinden, die Wanderung in vivo zu beeinflussen. Durch eine gezielte Stimulation der Zellmigration könnten möglicherweise effektivere Methoden zur oralen Immunisierung gegen verschiedene Erkrankungen der Schleimhaut des Darmtraktes, des Bronchialtrakts und der Genitalorgane entwickelt werden.

Summary

Three large lymphocyte populations belong to the gut immune system: Lymphocytes in the Peyer's patches (PP) and in the lamina propria and the epithelium of the gut mucosa. Migrating lymphocytes connect these compartments.

1. Lymphocytes migrate into the lymphoid tissue of the PP via venules with high endothelium. The migration is regulated by adhesion molecules. At least three steps of interaction of the migrating cells with the endothelium are necessary to activate the lymphoid cell and to induce adherence and migration through the endothelium. The mechanisms regulating the exit of lymphocytes via lymph vessels e.g. expression of adhesion molecules are not known yet.
2. There is a population of lymphocytes migrating to the lamina propria of the mucosa. Despite the large number of well characterized adhesion molecules it is so far unclear, which adhesion molecules mediate this migration process and to what extent.
3. Immigration of lymphocytes into the epithelium of the gut wall is a rare event. However, the 10fold increase of intraepithelial lymphocytes in the postnatal period shows that in addition to lymphocyte proliferation in the epithelium lymphocytes migrate to this compartment.

Further studies on the molecular basis of the interaction of the adhesion molecules are necessary to understand the migration of lymphocytes in the gut immune system. The expression of adhesion molecules in normal and inflamed gut may in future be a criterium for the prognosis of inflammatory bowel diseases. These experiments should include the blood vessels of the lamina propria of the mucosa. The expression of adhesion molecules can be studied in biopsies collected from patients, however animal experiments are needed to study the extent of the lymphocyte migration and to find methods to influence this process in vivo, e.g. for efficient oral immunization protocols for diseases of the mucosa of the intestine, the bronchi and the genital organs.

Zum Darmimmunsystem gehören die Peyer-Platten sowie die Lymphozyten in der Lamina propria und im Epithel der Darmschleimhaut

Für die Nahrungsaufnahme benötigt der menschliche Organismus eine große Darmoberfläche. Das Darmimmunsystem verhindert effektiv das Eindringen von luminalen Antigenen in den Organismus oder induziert eine Toleranzentwicklung gegenüber Antigenen aus der Nahrung [3, 7]. Das organisierte lymphatische Gewebe der Darmwand, d.h. solitäre Lymphfollikel oder Gruppen von Follikeln, die Peyer-Platten (PP) sind ein Teil des Darmimmunsystems [8, 37]. Die Immunreaktion beginnt im follikelassoziierten Epithel der PP mit der Antigenaufnahme durch die M-Zellen, die spezialisierte Epithelzellen darstellen (Übersicht bei [20]. Durch die M-Zellen werden sehr unterschiedliche lösliche und partikuläre Antigene transportiert [1]. In taschenförmigen Aussackungen der basolateralen Zellmembran der M-Zellen liegen Lymphozyten und vereinzelt Makrophagen. Durch diese Lage haben sie engen Kontakt zu den durch die M-Zellen transportierten Antigenen. Wahrscheinlich kommen so bereits im follikelassoziierten Epithel erste Kontakte zwischen Antigenen und den immunkompetenten Zellen zustande [19]. Subepitheliale Makrophagen präsentieren die Antigene Lymphozyten im Domareal der PP. In den Follikeln der PP werden viele B-Zellen als Plasmazellvorläufer gebildet. Durch das Einwirken von Zytokinen differenzieren diese Zellen in den PP oder in den mesenterialen Lymphknoten zu IgA$^+$-Plasmoblasten weiter [34].

Die Lymphozyten in der Lamina propria und im Epithel der Schleimhaut sind die Effektor- und Regulatorzellen für die intestinale Immunantwort. Ein wesentlicher Teil der Schleimhautimmunität beruht auf der Produktion von sekretorischem Immunglobulin A (IgA), das von den Plasmazellen in der Lamina propria sezerniert wird und über den poly-Immunglobulin-Rezeptor der Enterozyten in das Darmlumen transportiert wird [3, 18]. Die Vorläufer der IgA$^+$-Plasmazellen stammen aus den PP und gelangen über den Blutstrom in die Lamina propria der Darmschleimhaut. Dort wandern sie aus dem Blut in das Gewebe ein [11]. Neben den Zellen der B-Reihe finden sich in der Lamina propria der Darmschleimhaut viele T-Zellen. Sie gehören zum größeren Teil zu den CD4$^+$-Lymphozyten, außerdem befinden sich hier CD8$^+$-Zellen [29]. Die Immunglobulinproduktion der IgA$^+$-Plasmazellen wird durch diese T-Zellen reguliert, sie sind aber auch für die Induktion von Immuntoleranz gegen Nahrungsmittelantigene notwendig.

Zwischen den Enterozyten befinden sich die intraepithelialen Lymphozyten als zweite wichtige Lymphozytenpopulation der Darmschleimhaut. Diese Zellen sind überwiegend T-Lymphozyten [9, 15]. Die intraepithelialen Lymphozyten exprimieren das Molekül HML1, ein Integrin, das zu den Adhäsionsmolekülen gehört [6], und sind z.T. positiv für den γ/δ-T-Zellrezeptor [35]. Die Funktion der intraepithelialen Lymphozyten ist nicht abschließend geklärt. Sie können einerseits als Suppressorzellen für Immunreaktionen dienen, außerdem wurde auch eine zytotoxische Funktion dieser Zellen beschrieben [15]. Viele Befunde sprechen auch dafür, daß im Epithel der Darmwand eine Differenzierung von T-Lymphozyten stattfindet, vergleichbar mit der Differenzierung lymphatischer Zellen im Thymus [5, 22]. Lamina propria und intraepitheliale Lymphozyten sind, bezogen auf alle Lymphozyten des Organismus, eine große Zellpopulation, vermutlich liegt ihre Zahl im Bereich von 5–10% aller Lymphozyten des Organismus (für das Schwein berechnete Zahlen, [24]).

Die Lymphozytenwanderung verbindet die Teile des Darmimmunsystems miteinander und mit dem Gesamtorganismus

Für die effektive Immunantwort ist eine geregelte Wanderung von Lymphozyten im intestinalen Immunsystem notwendig. Nur durch die Lymphozytenmigration

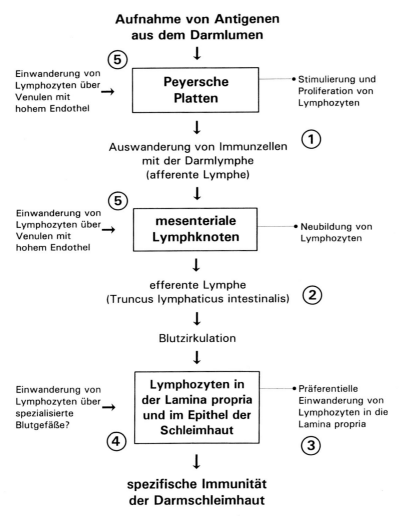

Abb. 1. Schematische Darstellung des Ablaufs einer intestinalen Immunreaktion, insbesondere sind die Migrationsvorgänge zwischen den verschiedenen Kompartimenten des Darmimmunsystems und den mesenterialen Lymphknoten dargestellt. Die Zahlen in den Kreisen verweisen auf den Text, dort finden sich weitere Details von 5 wichtigen Bereichen der Lymphozytenwanderung im intestinalen Immunsystem

können z.B. die Vorläufer der IgA⁺-Plasmazellen aus den PP in die gesamte Dünndarmschleimhaut gelangen. Andererseits muß verhindert werden, daß Lymphozyten, die für eine systemische Immunreaktion vorgesehen sind, in die Darmwand gelangen, z.B. kann lokal in der Schleimhaut gebildetes IgG diese schädigen. Für die Migration der Lymphozyten gibt es Mechanismen, die die Einwanderung von Lymphozyten in die verschiedenen Gewebe des Organismus regulieren. Die Grundmechanismen dieser Wanderung gelten auch für die anderen Zellen der Leukozytenreihe [4].

Bei der Lymphozytenmigration im Darmimmunsystem müssen verschiedene Bereiche gegeneinander abgegrenzt werden (s. Abb. 1):

① das Auswandern von Lymphozyten aus der Darmwand (mit und ohne PP) über die afferenten Lymphgefäße zu den mesenterialen Lymphknoten,
② das Auswandern von weiter differenzierten Zellen aus den mesenterialen Lymphknoten über die efferenten Lymphgefäße und den Ductus thoracicus in das Blutgefäßsystem,
③ die Einwanderung von Lymphozyten aus dem Blut in die Lamina propria der Schleimhaut,
④ die Migration von Lymphozyten durch das Gewebe der Lamina propria und die Basalmembran des Darmepithels, um als intraepitheliale Lymphozyten funktionieren zu können,
⑤ die Einwanderung von Lymphozyten aus dem Blut in die PP und in die mesenterialen Lymphknoten.

Adhäsionsmoleküle regulieren die Einwanderung von Lymphozyten

Die spezifische Einwanderung von Leukozyten in ein Gewebe wird auch als "homing" bezeichnet. Homing beruht auf der Interaktion von Rezeptoren auf den Leukozyten mit den entsprechenden Liganden auf den Endothelzellen der Blutgefäße. Diese Interaktionen sind Voraussetzung für eine Extravasation der verschiedenen Leukozytenarten. Die Zelladhäsionsmoleküle der Lymphozyten und ihre entsprechenden Liganden sind insbesondere an den Venulen mit hohem Endothel (hochendotheliale Venule: HEV) der lymphatischen Organe untersucht worden. Diese Venulen befinden sich in der interfollikulären Region der PP, im Parakortex des Lymphknotens und in entzündetem Gewebe [14, 21]. Ein wichtiges Instrument zur Untersuchung der Einwanderungsvorgänge ist der In-vitro-Lymphozytenadhärenzassay [41]. Bei dieser Technik werden Gefrierschnitte von lymphatischen Organen mit Lymphozytensuspensionen inkubiert, dabei heften sich die Lymphozyten an die Venulen mit hohem Endothel an. Je nach der Expression von Adhäsionsmolekülen auf den lymphatischen Zellen bzw. auf den Endothelien der Venulen kommt es zur Anheftung der Zellen. Bei der Entdeckung dieser Vorgänge hat man zunächst vermutet, daß eine Interaktion zwischen einem Rezeptor auf den Lymphozyten und dem entsprechenden Liganden auf den

Endothelien schon zu einer Einwanderung der Zellen in das Gewebe führt. Mittlerweile weiß man, daß verschiedene nacheinander folgende Schritte notwendig sind [4, 32]. Zunächst kommt es zu einem Anstoßen und Rollen des Lymphozyten entlang der Wand der Venulen (auch als "tethering" bezeichnet). Dadurch wird der Lymphozyt aus dem laminären Strom in der Mitte der Venule herausgezogen. Während des Rollens kann es über Zytokine zu einer Aktivierung der Zelle kommen ("triggering"). Die so aktivierte Zelle adhäriert dann fester an der Venulenwand und wandert durch das Endothel in das Gewebe. Diese Kaskade von mindestens 3 Schritten ermöglicht eine schnelle Aktivierung und eine genaue Regulation der Immigration der Zellen in das Gewebe. An den Migrationsvorgängen an den Venulen mit hohem Endothel sind Rezeptoren und Liganden von 3 Stoffklassen beteiligt, die Selektine, die Integrine und die Immunglobulinsuperfamilie [2, 32]. Es gibt Adhäsionsmoleküle, die sich hauptsächlich im peripheren Lymphknoten befinden und andere, die vorwiegend in den PP gefunden werden [13, 33, 36]. Alle diese einzelnen Moleküle können aber nicht allein, sondern nur im Zusammenwirken mit weiteren Adhäsionsmolekülen und Chemokinen eine Einwanderung der Zellen in das Gewebe beeinflussen [32]. Außerdem ist bisher unklar, in welchem Ausmaß die Adhäsionsmoleküle in vivo die Zellmigration beeinflussen. In Versuchen mit Ductus-thoracicus-Lymphozyten an Ratten konnte gezeigt werden, daß die aufgrund der Expression der Adhäsionsmoleküle postulierte Präferenz der T-Zellen für die peripheren Lymphknoten und der B-Zellen für die PP in vivo nicht besteht [39, 40].

Der Einfluß der Adhäsionsmoleküle auf die Einwanderung von Lymphozyten in die Lamina propria der Darmwand ist bisher noch kaum untersucht. Es wurde in einer Arbeit beschrieben, daß die Venulen mit flachem Endothel in der Lamina propria ein Adhäsionsmolekül exprimieren, das auch auf Venulen mit hohem Endothel in den Lymphknoten gefunden wurde [17]. Außerdem zeigen IgA$^+$-Lymphoblasten eine bessere Adhärenz an Endothelien der Lamina propria als andere Lymphozyten [38]. Wichtig ist auch, daß im In-vitro-Adhärenzassay Lymphozyten aus der Lamina propria und dem Epithel besser an den hochendothelialen Venulen der PP adhärieren als an den Venulen der peripheren Lymphknoten [16, 27, 30]. Es ist jedoch bisher noch nicht geklärt, ob in vivo die Lymphozyten im Epithel oder in der Lamina propria tatsächlich aus ihrem Kompartiment wieder auswandern und in die PP zurückkehren können.

In ersten Experimenten konnte gezeigt werden, daß es auch bei entzündlichen Darmerkrankungen zu einer Veränderung des Expressionsmusters der Adhäsionsmoleküle auf den Lymphozyten kommt [31]. Die Lymphozytenpopulationen wandern bei diesen Erkrankungen wahrscheinlich besser in die verschiedenen Gewebe ein. Außerdem wurde beobachtet, daß isolierte Lamina propria Lymphozyten aus entzündlich veränderten Darmproben im In-vitro-Adhärenzassay keine Selektivität mehr für die Venulen der PP hatten wie dies bei den Lamina propria Lymphozyten aus gesunden Darmproben der Fall war [28]. Das häufigere Auftreten von IgG$^+$-lymphatischen Zellen in der Lamina propria bei entzündlichen Darmerkrankungen zeigt, daß die normale Immigration der Lymphozyten verändert ist [26]. Die Bedeutung der Expression der Adhäsionsmoleküle für diese Phänomene ist noch nicht bekannt.

Lymphozyten verlassen die Darmschleimhaut und die PP über die Lymphgefäße

Neben der Einwanderung von lymphatischen Zellen aus den Blutgefäßen spielt die Auswanderung der Zellen aus der Darmwand mit oder ohne PP über die Lymphgefäße eine wichtige Rolle. Nur über diesen Weg können die in den PP stimulierten und neu entstandenen Zellen in die mesenterialen Lymphknoten gelangen. Dort reifen sie weiter aus und wandern über den Ductus thoracicus und den Blutstrom schließlich zu ihrem Bestimmungsort in der Lamina propria der Darmwand. Über die Signale, die Lymphozyten in der Darmwand dazu stimulieren, das Gewebe zu verlassen und die Migration zu beginnen, ist noch nichts bekannt. Da beim Menschen normalerweise die emigrierenden Lymphozyten nicht gewonnen werden können, ist man auf Tierexperimente angewiesen.

Beim Schwein wurde ein Modell entwickelt, das es erlaubt, über einen Zeitraum von mehreren Tagen weitgehend selektiv die Lymphozyten zu gewinnen, die die Darmschleimhaut verlassen. Es zeigte sich, daß unter den auswandernden lymphatischen Zellen 70% T-Zellen vorhanden waren, außerdem 10% IgM$^+$-B-Zellen und 2% IgA$^+$-Zellen [23]. Unter diesen auswandernden Zellen wurde der Anteil der neugebildeten Lymphozyten bestimmt, er betrug bei den T-Zellen bis zu 10%, bei den IgM$^+$-Zellen 25% und etwa die Hälfte aller IgA$^+$-Zellen waren neugebildete Zellen [25]. Diese Befunde zeigen, daß neben IgA$^+$-Plasmazellvorläufern in der Darmwand auch T-Zellen neu gebildet werden. Schon bei den ersten Versuchen zur Wanderung der PP-Lymphoblasten wurden auch T-Lymphoblasten entdeckt, diese Befunde wurden aber in den Übersichtsarbeiten zur Zellmigration im Darmimmunsystem oft nicht erwähnt [11]. Bisher ist die Bedeutung dieser neugebildeten T-Lymphozyten für die intestinale Immunantwort nicht bekannt.

Das Tiermodell am Schwein ermöglicht auch, das Migrationsverhalten der aus der Darmwand ausgewanderten Zellen genauer zu untersuchen. Dazu wurden die aus der Lymphe gesammelten Zellen in vitro mit einem Fluoreszenzfarbstoff markiert und den Versuchstieren retransfundiert [23]. Neben verschiedenen lymphatischen Organen wurde die Einwanderung der markierten Lymphozyten in das Epithel und die Lamina propia der Darmschleimhaut untersucht. Nach 24h wurden unter den intraepithelialen Lymphozyten fast keine fluoreszenzmarkierten eingewanderten Lymphozyten wiedergefunden. Unter allen Lamina propria Lymphozyten befanden sich 0,2% eingewanderte Lymphozyten. Dieser Prozentsatz der eingewanderten Zellen war mit dem in den PP vergleichbar. Die in der Lamina propria wiedergefundenen Zellen gehörten überwiegend zu den T-Zellen (bis zu 80%), ungefähr 15% der eingewanderten Zellen waren IgA$^+$-Zellen. In die Lamina propria waren nur wenige IgM$^+$-Zellen eingewandert (Rothkötter, Hriesik und Pabst, bisher unveröffentlichte Ergebnisse). Die im Tierexperiment erhaltenen Daten zeigen, daß die T-Zellen eine wichtige Zellpopulation im Darmimmunsystem darstellen und sogar häufiger als die oft als typisch für das Darmimmunsystem angesehenen IgA$^+$-Plasmazellvorläufer unter den migrierenden Zellpopulationen im Darm vorkommen. Die am Schwein erhobenen Daten werden auch durch ein anderes Tiermodell bestätigt. Bei Ratten wurden Dünndarmtransplantationen zwischen verschiedenen Stämmen, bei denen keine Abstoßung auftritt, durchgeführt. Die Lymphozyten der beiden Stämme können phänotypisch durch Antikörper unterschieden werden. Am 5./6. Tag nach der Operation wurden in der Lamina propria des Darmimplantats bis zu 20% der Zellen mit dem Phänotyp des Empfängers beobachtet [10]. Es war also in der Lamina propria zu einer Einwanderung gekommen, dagegen wurden unter den intraepithelialen Lymphozyten des Transplantats fast keine eingewanderten Lymphozyten gefunden.

Diese Versuche zeigen, daß es unter normalen Bedingungen in Zeiträumen von wenigen Tagen zu keiner umfangreichen Einwanderung von Lymphozyten in das Epithel kommt. Trotzdem muß davon ausgegangen werden, daß auch Migrationsvorgänge für die intraepithelialen Lymphozyten existieren. Während der postnatalen Entwicklung kommt es im normalen Darm des Menschen zu einer Zunahme der intraepithelialen Lymphozyten um das 10fache [5], vergleichbare Veränderungen der intraepithelialen Zellen wurden beim Schwein beobachtet [24]. Es besteht aber auch die Möglichkeit, daß die intraepithelialen Lymphozyten hauptsächlich durch Zellneubildung zunehmen. Dadurch kann die Zellzahl in einem Kompartiment ebenso wie durch die Einwanderung von Lymphozyten beeinflußt werden. Erste Arbeiten mit dem Zellproliferationsmarker Ki-67 zeigen aber, daß in normaler menschlicher Schleimhaut von Erwachsenen keine neugebildeten Lymphozyten vorhanden sind [12].

Literatur

1. Amerongen HM, Weltzin R, Mach JA, Winner III LS, Michetti P, Apter FM, et al. (1992) M cell-mediated antigen transport and monoclonal IgA antibodies for mucosal immune protection. Ann NY Acad Sci 664:18–26
2. Anderson AO, Shaw S (1993) T cell adhesion to endothelium: the FRC conduit system and other anatomic and molecular features which facilitate the adhesion cascade in lymph node. Semin Immunol 5:271–282
3. Brandtzaeg P, Halstensen TS, Kett K, Krajci P, Kvale D, Rognum TO et al. (1989) Immunobiology and immunopathology of human gut mucosa: humoral immunity and intraepithelial lymphocytes. Gastroenterology 97:1562–1584
4. Butcher EC (1991) Leukocyte-endothelial cell recognition: Three (or more) steps to specificity and diversity. Cell 67:1033–1036
5. Cerf-Bensussan N, Guy-Grand D (1991) Intestinal intraepithelial lymphocytes. Gastroenterol Clin North Am 20:549–575
6. Cerf-Bensussan N, Begue B, Gagnon J, Meo T (1992) The human intraepithelial lymphocyte marker HML-1 is an integrin consisting of a ß7 subunit associated with a distinctive α chain. Eur J Immunol 22:273–277

7. Challacombe SJ (1987) The investigation of secretory and systemic immune responses to ingested material in animal models. In: Miller K, Nicklin S (eds) Immunology of the gastrointestinal tract. CRC, Boca Raton pp 99–124
8. Cornes JS (1965) Number, size, and distribution of Peyer's patches in the human small intestine. Gut 6:225–233
9. Dobbins WO (1986) Human intestinal intraepithelial lymphocytes. Gut 27:972–985
10. Grover R, Lear PA, Clark CLI, Pockley AG, Wood RFM (1993) Method for diagnosing rejection in small bowel transplantation. Br J Surg 80:1024–1026
11. Guy-Grand D, Griscelli C, Vassalli P (1974) The gut-associated lymphoid system: nature and properties of the large dividing cells. Eur J Immunol 4:435–443
12. Halstensen TS, Brandtzaeg P (1993) Activated T lymphocytes in the celiac lesion: non-proliferative activation (CD25) of CD4+ α/β cells in the lamina propria but proliferation (Ki-67) of α/β and γ/δ cells in the epithelium. Eur J Immunol 23:505–510
13. Hu MC-T, Holzmann B, Crowe DT, Neuhaus H, Weissman IL (1993) The Peyer's patch homing receptor. Curr Top Microbiol Immunol 184:125–138
14. Jalkanen S, Bargatze RF, Toyos J, Butcher EC (1987) Lymphocyte recognition of high endothelium: antibodies to distinct epitopes of an 85–95–kD glycoprotein antigen differentially inhibit lymphocyte binding to lymph node, mucosal, or synovial endothelial cells, J Cell Biol 105:983–990
15. James SP (1991) Mucosal T-cell function. Gastroenterol Clin North Am 20:597–612
16. Jalkanen S, Nash GS, De los Toyos J, MacDermott RP, Butcher EC (1989) Human lamina propria lymphocytes bear homing receptors and bind selectively to mucosal lymphoid high endothelium. Eur J Immunol 19:63–68
17. Jeurissen SHM, Duijvestijn AM, Sontag Y, Kraal G (1987) Lymphocyte migration into the lamina propria of the gut is mediated by specialized HEV-like blood vessels. Immunology 62:273–277
18. Mestecky J, Lue C, Russell MW (1991) Selective transport of IgA. Gastroenterol Clin North Am 20:441–471
19. Neutra MR, Kraehenbuhl JP (1992) M cell-mediated antigen transport and monoclonal IgA antibodies for mucosal immune protection. Adv Exp Med Biol 327:143–151
20. Neutra MR, Kraehenbuhl JP (1992) Transepithelial transport and mucosal defence I: the role of M cells. Trends Cell Biol 2:134–138
21. Pabst R, Binns RM (1989) Heterogeneity of lymphocyte homing physiology: Several mechanisms operate in the control of migration to lymphoid and non-lymphoid organs in vivo. Immunol Rev 108:83–109
22. Poussier P, Julius M (1993) Maturation of T cells in the intestinal epithelium. Immunol Today 14:140–141
23. Rothkötter HJ, Huber T, Barman NN, Pabst R (1993) Lymphoid cells in afferent and efferent intestinal lymph: lymphocyte subpopulations and cell migration. Clin Exp Immunol 92:317–322
24. Rothkötter HJ, Kirchhoff T, Pabst R (1994) Lymphoid and non-lymphoid cells in the epithelium and lamina propria of intestinal mucosa of pigs. Gut 35:1582–1589
25. Rothkötter HJ, Hriesik C, Pabst R (1995) More newly formed T than B lymphocytes leave the small intestinal mucosa via lymphatics. Eur J Immunol 25:866–869
26. Rüthlein J, Ibe M, Burghardt W, Mössner J, Auer IO (1992) Immunoglobulin G (IgG), IgG1, and IgG2 determinations from endoscopic biopsy specimens in control, Crohn's disease, and ulcerative colitis subjects. Gut 33:507–512
27. Salmi M, Jalkanen S (1991) Regulation of lymphocyte traffic to mucosa-associated lymphatic tissues. Gastroenterol Clin North Am 20:495–509
28. Salmi M, Granfors K, MacDermott R, Jalkanen S (1994) Aberrant binding of lamina propria lymphocytes to vascular endothelium in inflammatory bowel diseases. Gastroenterology 106:596–605
29. Schieferdecker HL, Ullrich R, Hirseland H, Zeitz M (1992) T cell differentiation antigens on lymphocytes in the human intestinal lamina propria. J Immunol 149:2816–2822
30. Schmitz M, Nunez D, Butcher EC (1989) Selective recognition of mucosal lymphoid high endothelium by gut intraepithelial leukocytes. Gastroenterology 94:576–581
31. Schuermann GM, Aber-Bishop AE, Facer P, Lee JC, Rampton DS, Dore CJ et al. (1993) Altered

expression of cell adhesion molecules in uninvolved gut in inflammatory bowel disease. Clin Exp Immunol 94:341-347
32. Springer TA (1994) Traffic signals for lymphocyte recirculation and leukocyte emigration: the multistep paradigm. Cell 76:301-314
33. Strauch UG, Lifka A, Gosslar U, Kilshaw PJ, Clements J, Holzmann B (1994) Distinct binding specificities of integrins alpha 4 beta 7 (LPAM-1), alpha 4 beta 1 (VLA-4), and alpha IEL beta 7. Int Immunol 6:263-275
34. Strober W, Harriman GR (1991) The regulation of IgA B-cell differentiation. Gastroenterol Clin North Am 20:473-494
35. Ullrich R, Schieferdecker HL, Ziegler K, Riecken EO, Zeitz M (1990) γ/δ T cells in the human intestine express surface markers of activation and are preferentially located in the epithelium. Cell Immunol 128:619-627
36. Vestweber D (1993) The selectins and their ligands. Curr Top Microbiol Immunol 184:65-75
37. Watanabe H, Margulis A, Harter L (1983) The occurrence of lymphoid nodules in the colon of adults. J Clin Gastroenterol 5:535-539
38. Weisz-Carrington P, Emancipator S, Kelemen PK (1991) Specific attachment of mesenteric IgA lymphoblasts to specialized endothelium of intestinal mucosa lamina propria capillaries. Cell Immunol 132:494-504
39. Westermann J, Blaschke V, Zimmermann G, Hirschfeld U, Pabst R (1992) Random entry of circulating lymphocyte subsets into peripheral lymph nodes and Peyer's patches: no evidence in vivo of a tissue-specific migration of B and T lymphocytes at the level of high endothelial venules. Eur J Immunol 22:2219-2223
40. Westermann J, Nagahori Y, Walter S, Heerwagen C, Miyasaka M, Pabst R (in press) B and T lymphocyte subsets enter peripheral lymph nodes and Peyer's patches without preference in vivo: no correlation occurs between their localisation in different types of high endothelial venules and the expression of CD44, VLA-4, LFA-1, ICAM-1, CD2 or L-selectin. Eur J Immunol 24:2312-2316
41. Willführ KU, Hirschfeld U, Westermann J, Pabst R (1990) The in vitro lymphocyte/endothelium binding assay: An improved method employing light microscopy. J Immunol Methods 130:201-207

Welche Rolle spielen Makrophagen, Mastzellen und die lokale Freisetzung von Entzündungsmediatoren in der Perpetuierung chronischer Entzündungen der Darmschleimhaut?

V. Gross, T. Andus, R. Daig, C. Gelbmann, E. Aschenbrenner, D. Vogl, W. Falk, J. Schölmerich

Zusammenfassung

Die Ätiologie der chronisch-entzündlichen Darmerkrankungen M. Crohn und Colitis ulcerosa ist nicht geklärt. Die Pathophysiologie dieser Erkrankungen ist durch eine Aktivierung des intestinalen Immunsystems charakterisiert. Makrophagen und Mastzellen als Elemente des unspezifischen Immunsystems sind bedeutende Produzenten proinflammatorischer Mediatoren, welche die Entzündungsantwort potenzieren können. Unsere Untersuchungen konzentrierten sich auf die proinflammatorischen Zytokine Il-1, TNF und Il-8. Es fanden sich signifikant erhöhte Konzentrationen von Il-1 in der entzündeten Schleimhaut bei M. Crohn und bei Colitis ulcerosa. Die lokalen Konzentrationen von Il-1-Rezeptorantagonist waren ebenfalls erhöht, jedoch nicht im entsprechenden Ausmaß, so daß sich ein lokales Ungleichgewicht zwischen Il-1-Rezeptorantagonist und Il-1 in der entzündeten Schleimhaut ergab. Die lokalen Konzentrationen von TNF und löslichen TNF-Rezeptoren waren tendenziell, jedoch nicht statistisch signifikant erhöht. Il-8 war ähnlich wie Il-1 in der entzündeten Schleimhaut von Patienten mit M. Crohn und Colitis ulcerosa signifikant erhöht, jedoch auch in der nicht entzündeten Schleimhaut von Patienten mit M. Crohn. Durch In-situ-Hybridisierung konnten Entzündungszellen im Interstitium als Produzenten der proinflammatorischen Zytokine Il-1, TNF und Il-8 identifiziert werden. Es bleibt die Frage zu studieren, ob durch spezifische Antizytokintherapien der Verlauf chronischentzündlicher Darmerkrankungen wesentlich beeinflußt werden kann.

Summary

The aetiology of Crohn's disease and of ulcerative colitis is unknown. The pathophysiology of these diseases is characterized by an activation of the intestinal immune system. Macrophages and mast cells as cells of the unspecific immune system are important producers of proinflammatory mediators which may potentiate inflammatory reactions. Our studies concentrated on the proinflammatory cytokines Il-1, TNF and Il-8. The amounts of Il-1 were significantly increased in inflamed mucosa in Crohn's disease and in ulcerative colitis. The local concentrations of Il-1 receptor antagonist were increased, as well, but not as much as Il-1. Consecutively, there was a local imbalance between Il-1 receptor antagonist and Il-1 in the inflamed mucosa. The local concentrations of TNF and of soluble TNF receptors showed also a tendency towards an increase, this was however not significant. Similar to Il-1, Il-8 was increased in the inflamed mucosa of patients with Crohn's disease or ulcerative colitis, and also in macroscopically uninflamed mucosa of patients with Crohn's disease. By in situ hybridization inflammatory cells of the interstitium could be identified as sites of synthesis of the proinflammatory cytokines Il-1, TNF and Il-8. The question has to be answered, whether specific anticytokines allow to improve the course of chronic inflammatory bowel diseases.

Einleitung

Die Ätiologie von M. Crohn und Colitis ulcerosa ist trotz intensiver Untersuchungen bisher ungeklärt. Unabhängig von der spezifischen Ätiologie spielt für die Pathophysiologie eine Aktivierung des intestinalen Immunsystems eine wichtige Rolle. Dies betrifft sowohl die Zellen der spezifischen (Lymphozyten) als auch der unspezifischen Abwehr (Neutrophile, Makrophagen, Mastzellen).

Makrophagen

Im Darm weisen etwa 10 % der isolierten mononukleären Zellen die Eigenschaften von Makrophagen auf [7]. Phänotypisch stellen sie eine heterogene Population [37]. Ihre Mehrzahl ist HLA-DR-positiv [20, 27, 35, 37] und kommt damit potientiell als Antigen-präsentierende Zellen in Frage. Weitere wichtige Funktionen intestinaler Makrophagen sind die Chemotaxis, Phagozytose, "respiratory burst" und Sekretion von Entzündungsmediatoren. Die bisher vorliegenden Untersuchungen zur Chemotaxis ergaben keine einheitlichen Resultate. Während einerseits die Chemotaxis auf LTB_4 nachgewiesen wurde [30], fand sich andererseits keine Chemotaxis auf FLMP, C5A oder TGF-β [38], was teilweise auf eine verminderte Anzahl an Rezeptoren für diese Liganden zurückgeführt werden konnte. Die Fähigkeit intestinaler Makrophagen zur Phagozytose wurde in zahlreichen Arbeiten nachgewiesen [4, 7, 16, 25, 28]. Ebenfalls dokumentiert ist ihre Fähigkeit zur Abtötung intrazellulärer Erreger [28]. Während in der normalen Schleimhaut weniger als 20% der Makrophagen nach Stimulation mit Phorbolester oder Zymosan eine "Respiratory-burst-Aktivität" aufweisen, ist dieser Anteil bei Patienten mit chronisch entzündlichen Darmerkrankungen deutlich erhöht [25].

Neben anderen Zelltypen stellen Makrophagen eine wesentliche Quelle proinflammatorischer Zytokine dar. Sie produzieren unter anderem Il-1, Il-6, TNF, Il-8, Interferon, G-CSF, GM-CSF, M-CSF, TGF-β_1 [22]. Intestinale mononukleäre Zellen weisen nur eine geringe spontane und durch LPS stimulierbare Il-1-Produktion auf, die bei Patienten mit chronisch-entzündlichen Darmerkrankungen deutlich erhöht ist [24]. Darüber hinaus existieren zahlreiche Hinweise auf eine vermehrte Produktion weiterer Zytokine in der entzündeten Darmschleimhaut wie TNF [1, 6], Il-6 [19], Il-8 [21, 26], G-CSF [31].

Mastzellen

Mastzellen stellen eine wesentliche zelluläre Komponente der intestinalen Lamina propria dar. Es gibt Hinweise für eine vermehrte Mastzellanzahl in entzündlichen Läsionen bei Colitis ulcerosa [33] und M. Crohn [13], obwohl dies nicht von allen Autoren gefunden wird [32]. Es existieren darüber hinaus Hinweise, daß die Mastzellen aus dem Darm von Patienten mit chronisch-entzündlichen Darmerkrankungen aktiviert sind. Dies wird aus morphologischen Hinweisen auf ihre Degranulierung geschlossen [13], sowie aus einer vermehrten Freisetzung von Mediatoren aus Mastzellen in entzündlichen Läsionen [15, 23]. Mastzellen sind eine Quelle von Entzündungsmediatoren, die sie entweder präformiert enthalten oder nach Aktivierung neu synthetisieren [3]. Dazu zählen Histamin, Adenosin, Proteasen, Leukotriene und PAF. Ferner stellen sie eine wichtige Quelle verschiedener Zytokine dar [18]. Insbesondere enthalten sie präformiertes TNF-α, das sie nach Aktivierung rasch abgeben können [17]. Der klassische Stimulus zur Mastzellaktivierung ist die Bindung von Antigen an zellgebundenes IgE. Ob dies bei der Aktivierung im Rahmen chronisch-entzündlicher Darmerkrankungen eine Rolle spielt, ist nicht klar [2]. Mastzellen können jedoch auch durch andere Mechanismen stimuliert werden, insbesondere z.B. durch Neuropeptide [5]. Es existieren sowohl funktionelle als auch morphologische Daten über eine Assoziation von Mastzellen mit dem enterischen Nervensystem, insbesondere mit peptidergen Nervenendigungen [5].

Entzündungsmediatoren

Durch aktivierte Zellen des spezifischen und unspezifischen Immunsystems werden Zytokine und andere Entzündungsmediatoren freigesetzt. Unsere Gruppe konzentrierte sich in diesem Zusammenhang auf das Studium der Rolle von Zytokinen. Im Rahmen von Entzündungsprozessen lassen sich verschiedene Gruppen von Zytokinen mit unterschiedlichen Funktionen unterscheiden: 1. Proinflammatorische Zytokine, die zu einer Rekrutierung und Aktivierung von Entzündungszellen führen. Dazu zählen Il-1, TNF, Il-8 und MCP-1. Eine zweite Gruppe von Zytokinen, zu denen Il-6 als ein typischer Vertreter zählt, initiieren protektive Mechanismen, wie z.B. die Synthese von Akut-Phase-Proteinen, während eine dritte Gruppe von Zytokinen, zu denen Il-4, Il-10 und TGF-β zählen, den Entzündungsprozeß herabregulieren und anabole Prozesse fördern.

In unseren Untersuchungen konzentrierten wir uns auf Il-1, TNF und Il-8. Das Il-1-System umfaßt die Zytokine Il-1α und Il-1β, die an 2 Typen von Il-1-

Rezeptoren binden. Die Signaltransduktion wird nur durch Bindung von Il-1 an den Il-1-Rezeptor Typ I vermittelt [8]. Die Wirkungen von Il-1 werden durch den Il-1-Rezeptorantagonist moduliert, der im wesentlichen von denselben Zellen wie Il-1 selbst gebildet wird und durch Bindung an die zellständigen Il-1-Rezeptoren die Wirkung von Il-1 blockiert [12].

Erste Hinweise, daß ein Ungleichgewicht zwischen Il-1 und Il-1-Rezeptorantagonist in der Mucosa von Patienten mit chronisch-entzündlichen Darmerkrankungen existiert, kamen von Cominelli et al. [10], die eine signifikante Erniedrigung des Verhältnisses von Il-1-Rezeptorantagonist mRNA zu Il-1 mRNA in der Mucosa von Patienten mit chronisch-entzündlicher Darmerkrankungen feststellten. Wir untersuchten die Proteinkonzentration von Il-1 und Il-1-Rezeptorantagonist in der Mukosa von Patienten mit M. Crohn und von Patienten mit Colitis ulcerosa, sowohl in Biopsieproben aus entzündeten Schleimhautarealen als auch in Biopsieproben aus endoskopisch normaler Mukosa (Abb. 1). In entzündlichen Läsionen von Patienten mit M. Crohn und Colitis ulcerosa waren die Il-1-Konzentrationen signifikant erhöht. Normale Mucosa von Patienten mit M. Crohn wies ebenfalls erhöhte Il-1-Konzentrationen auf, während der Unterschied bei normaler Mucosa von Patienten mit Colitis ulcerosa nicht signifikant war. Il-1-Rezeptorantagonist war in entzündlichen Läsionen von Patienten mit M. Crohn und Colitis ulcerosa

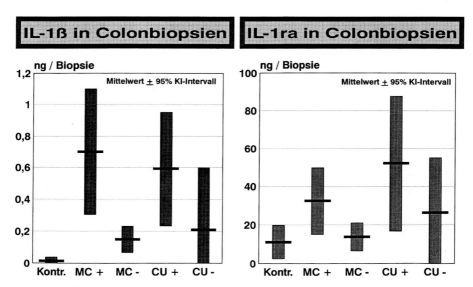

Abb. 1. Il-1β und Il-1-Rezeptorantagonist in der Kolonmukosa von Patienten mit chronisch entzündlicher Darmerkrankung. Il-1β und Il-1-Rezeptorantagonist wurden mittels ELISA in Kolonbiopsien von 14 Patienten mit M. Crohn (*MC*), 9 Patienten mit Colitis ulcerosa (*CU*) und 20 Kontrollpersonen (*Kontr.*) bestimmt. Von Patienten mit chronisch entzündlicher Darmerkrankung wurde je 1 Biopsie aus einem entzündeten und einem nichtentzündeten Areal entnommen

ebenfalls erhöht, allerdings nahm der Schleimhautgehalt von Il-1-Rezeptorantagonist nicht im selben Ausmaß zu wie der Gehalt von Il-1, so daß ein erniedrigtes Il-1-Rezeptorantagonist/Il-1-Verhältnis in entzündlichen Läsionen von Patienten mit M. Crohn und Colitis ulcerosa gefunden wurde, sowie auch in normaler Schleimhaut von Patienten mit M. Crohn. Durch In-situ-Hybridisierung konnten Il-1-produzierende Zellen lokalisiert werden. Die entsprechenden Signale fanden sich in inflammatorischen Zellen in der Lamina propria.

Ähnlich wie für Il-1 existieren auch für TNF endogene Inhibitionsmechanismen. Es handelt sich um die löslichen TNF-Rezeptoren p 55 und p 75 [36]. Wir bestimmten TNF-α, sowie die löslichen TNF-Rezeptoren p 55 und p 75 in der Schleimhaut von Patienten mit M. Crohn und Colitis ulcerosa im Vergleich zu Kontrollbiopsien. Es fand sich lediglich eine Tendenz zu höheren lokalen TNF-Konzentrationen bei Patienten mit M. Crohn oder Colitis ulcerosa, jedoch keine signifikante Erhöhung (Abb. 2). Die lokalen Konzentrationen der löslichen TNF-Rezeptoren p 55 und p 75 zeigten in aktiv entzündeten Läsionen von M. Crohn und Colitis ulcerosa ebenfalls eine Tendenz zu höheren Werten (ca. 2-fache Stimulation), aufgrund der Schwankungsbreite ergab sich jedoch kein signifikanter Unterschied zu den Kontrollen (Abb. 2).

Da neutrophile Granulozyten ein wesentlicher Bestandteil entzündlicher Läsionen sind und da Il-8 ein wesentliches Neutrophilen-aktivierendes Peptid darstellt, untersuchten wir zusätzlich die lokale Produktion von Il-8 in der Darmschleimhaut. Il-8 wurde einerseits auf Proteinebene durch ELISA gemessen, andererseits wurde die Expression von Il-8-mRNA durch In-situ-Hybridisierung bestimmt. In der Schleimhaut von Kontrollpersonen konnten nur geringe Mengen von Il-8-Protein nachgewiesen werden (Median 36 pg/ml). In der normalen Mukosa von Patienten mit Colitis ulcerosa wurden ähnliche Il-8-Konzentrationen bestimmt (Median 11 pg/ml), während in makroskopisch entzündeten Arealen bei Colitis ulcerosa erhöhte Il-8-Konzentrationen gemessen wurden (Median 566 pg/ml). Bei Patienten mit M. Crohn fanden sich sowohl in der entzündeten Schleimhaut (Median 689 pg/ml) wie auch in endoskopisch normaler Schleimhaut (Median 239 pg/ml) erhöhte Il-8-Konzentrationen. Die individuellen Werte sind in Abb. 3 dargestellt. Es fand sich eine signifikante Korrelation zwischen der Konzentration von Il-8-Protein in der Mukosa und dem endoskopisch bestimmten Entzündungsausmaß.

Durch In-situ-Hybridisierung konnten Il-8-mRNA-exprimierende Zellen in 26 % der Kontrollbiopsien, in 61 % der Biopsien von Patienten mit M. Crohn und in 50 % der Biopsien von Patienten mit Colitis ulcerosa nachgewiesen werden. Es ergab sich eine signifikante Korrelation zwischen der Il-8-Proteinkonzentration in der Schleimhaut und der Il-8-mRNA-Expression ($r = 0,56$, $p < 0,01$). Ebenso bestand eine statistisch signifikante Korrelation zwischen dem makroskopischen Entzündungsausmaß und der Expression von Il-8-mRNA ($r = 0,45$, $p = 0,03$). Die morphologische Analyse der Il-8-mRNA-Expression zeigte die Synthese in interstitiell gelegenen Entzündungszellen.

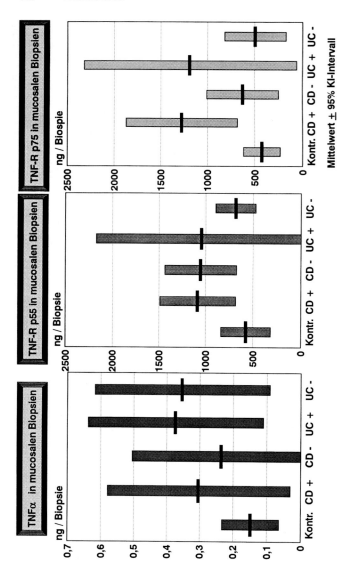

Abb. 2. TNF-α und lösliche TNF-Rezeptoren p55 und p75 in der Kolonmukosa von Patienten mit chronisch entzündlicher Darmerkrankung. TNF-α und die löslichen TNF-Rezeptoren p55 und p75 wurden mittels ELISA in Kolonbiopsien von 14 Patienten mit M. Crohn (*MC*), 9 Patienten mit Colitis ulcerosa (*CU*) und 20 Kontrollpersonen (*Kontr.*) bestimmt. Von Patienten mit chronisch entzündlicher Darmerkrankung wurde je 1 Biopsie aus einem entzündeten und einem nicht entzündeten Areal entnommen

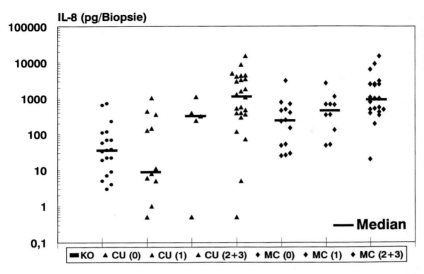

Abb. 3. Il-8 in der Kolonmukosa von Patienten mit chronisch-entzündlicher Darmerkrankung. Il-8 wurde mittels ELISA in Kolonbiopsien von Patienten mit M. Crohn (*MC*, 46 Biopsien), Colitis ulcerosas (*CU*, 40 Biopsien) und von Normalpersonen (KO, 19 Biopsien) bestimmt

Schlußfolgerung

Entzündliche Läsionen von Patienten mit M. Crohn und Colitis ulcerosa enthalten eine vermehrte Anzahl aktivierter Zellen des unspezifischen Immunsystems. Parallel dazu kann eine vermehrte lokale Produktion proinflammatorischer Mediatoren, wie z.B. Il-1, TNF und Il-8, nachgewiesen werden. Es muß offen bleiben, in welchem Umfang dies eine ursächliche Rolle für den Entzündungsprozeß spielt; es kann jedoch angenommen werden, daß dies zur Verstärkung der lokalen Entzündungsantwort beiträgt. Interessanterweise fanden sich bei Patienten mit M. Crohn auch in makroskopisch unauffälliger Schleimhaut signifikant erhöhte lokale Konzentrationen von Il-1 und Il-8, während dies bei Colitis ulcerosa nicht der Fall war. Offensichtlich besteht auch in makroskopisch normaler Mukosa bei M. Crohn eine vermehrte Stimulation des intestinalen Immunsystems.

Die vorliegenden Befunde lassen an eine Möglichkeit einer spezifischen Antizytokintherapie bei chronisch-entzündlichen Darmerkrankungen denken. In Tiermodellen wurden Versuche zur Modulation der Entzündungsreaktion mit Il-1-Rezeptorantagonist durchgeführt. Sowohl im Immunkomplexmodell des Kaninchens [9], wie im Peptidoglycanpolysaccharidcolitismodell der Ratte [34], dem Indomethacinmodell der Ratte [34] oder dem Dextransulfatcolitismodell der Maus [29] zeigte der Il-1-Rezeptorantagonist günstige Effekte. Daten zur Behandlung von Patienten mit chronisch-entzündlichen Darmerkrankungen mit Il-1-Rezeptorantagonist existieren bisher nicht. Im Falle von TNF existieren keine positiven Daten aus Tiermodellen, allerdings wurden Fallberichte veröffentlich, in denen Patienten mit M. Crohn von einer Behandlung mit Anti-TNF-Antikörpern profitierten [11, 39]. Eine Überprüfung dieser Ergebnisse in kontrollierten Studien steht jedoch noch aus.

Es darf nicht vergessen werden, daß die Hemmung proinflammatorischer Zytokine, wie z.B. TNF, auch nachteilige Effekte haben kann. Im sog. "Cecal-ligation-and-puncture-Modell" der experimentellen Peritonitis der Maus erhöhte die Antigenisierung von TNF durch Anti-TNF-Antikörper die Letalitätsrate, allerdings nur, wenn die Antikörper in engem zeitlichem Zusammenhang mit der Initiierung der Entzündung gegeben wurden [14]. Offensichtlich besitzt TNF in frühen Phasen der Peritonitis einen protektiven Effekt.

Wir können derzeit noch nicht beurteilen, ob eine Normalisierung des lokalen Ungleichgewichts zwischen pro- und antiinflammatorischen Mediatoren wirklich einen Fortschritt bei der Behandlung chronisch-entzündlicher Darmerkrankungen bringt; wir gehen jedoch davon aus, daß auf der Basis der derzeitigen Erkenntnisse entsprechende Strategien zumindest potentiell lohnend erscheinen.

Literatur

1. Andus T, Targan SR, Deem R, Toyoda H (1993) Measurement of tumor necrosis factor mRNA in small numbers of cells by quantitative polymerase chain reaction. Reg Immunol 5:11–17
2. Barrett KE, Metcalfe DD (1988) Mucosal mast cells and IgE. In: Jones EL, Heyworth MF, editors. Immunology of the gastrointestinal tract and liver. Raven, New York, pp 65–92
3. Barrett KE, Pearce FL (in press) Mast cell heterogeneity. In: Foreman JC (ed) Immunopharmacology of mast cells and basophils. Academic Press, New York
4. Beeken W, Northwood I, Beliveau C, Gump D (1987) Phagocytes in cell suspensions of human colon mucosa. Gut 28:976–980
5. Bienenstock J, Denburg J, Scicchitano R, Stead R, Perdue M, Stanisz A (1988) Role of neuropeptides, nerves, and mast, cells in intestinal immunity and physiology. Monogr Allergy 24:124–133
6. Braegger CP, Nicholis S, Murch SH, Stephens S, MacDonald TT (1992) Tumor necrosis factor-α in stool as a marker of intestinal inflammation. Lancet 339:89–91
7. Bull DM, Bookman MA (1977) Isolation and functional characterization of human intestinal mucosal lymphoid cells. J Clin Invest 59:966–974
8. Colotta F, Re F, Muzio M, Bertini R, Polentarutti N, Sironi M, Girri JR, Dower SK, Sims JE, Montovani A (1993) Interleukin 1 type II receptor – a decay target for IL-1 that is regulated by IL-4. Science 261:472–475
9. Cominelli F, Nast CC, Clark BD, Schindler R, Ilerana R, Eysselein VE, Thompson RC, Dinarello CA (1990) Interleukin-1 (IL-1) gene expression, synthesis, and effect of specific IL-1 receptor blockade in rabbit immune complex colitis. J Clin Invest 86:972–980
10. Cominelli F, Fiocchi C, Eisenberg SP, Bortolami M (1992) Imbalance of IL-1 and IL-1 receptor antagonist synthesis in the intestinal mucosa of Crohn's disease and ulcerative colitis patients. A novel pathogenetic mechanism. Gastroenterology 102:A603
11. Derkx B, Taminian J, Radema S, Stronkhorst A, Wortel C, Tytgat G, Deventer S van (1993) Tumor-necrosis-factor antibody treatment in Crohn's disease. Lancet 342:173–174 (letter)
12. Dinarello CA, Thompson RC (1991) Blocking IL-1: interleukin-1 receptor antagonist in vivo and in vitro. Immunol Today 12:404–410
13. Dvorak AM, Monahan RA, Osage JE, Dickersin GR (1980) Crohn's disease: Transmission electron microscopic studies. II. Immunologic inflammatory response. Alterations of mast cells, basophils, eosinophils and the microvasculature. Hum Pathol 11:606–619

14. Echtenacher B, Falk W, Männel DN, Krammer PH (1990) Requirement of endogenous tumor necrosis factor/cachectin for recovery from experimental peritonitis. J Immunol 145:3762–3766
15. Fox CC, Lazenby AJ, Moore WC, Yardley JH, Bayless TM, Lichtenstein LM (1990) Enhancement of human intestinal mast cell mediator release in active ulcerative colitis. Gastroenterology 99:119–124
16. Golder JP, Doe WF (1984) Isolation and preliminary characterization of human intestinal macrophages. Gastroenterology 84:785–802
17. Gordon JR, Galli SJ (1990) Mast cells as a source of both preformed and immunologically inducible TNF-/cachectin. Nature 346:274–276
18. Gordon JR, Burd PR, Galli SJ (1990) Mast cells as a source of multifunctional cytokines. Immunol Today 11:458–464
19. Gross V, Andus T, Caesar I, Roth M, Schölmerich J (1992) Evidence for continuous stimulation of interleukin-6 production in Crohn's disease. Gastroenterol 102:514–519
20. Hume DA, Allan W, Hogan PG, Doe WF (1987) Immunohistochemical characterisation of macrophages in human liver and gastrointestinal tract: Expression of CD4, HLA-DR, OKM1, and the mature macrophage marker 25F9 in normal and diseased tissue. J Leukocyte Biol 42:474–484
21. Izzo RS, Witkon K, Chen AI, Hadjiyane C, Weinstein MI, Pellecchia C (1993) Neutrophilactivating peptide (interleukin-8) in colonic mucosa from patients with Crohn's disease. Scand J Gastroenterol 28:296–300
22. Keshav S, Chung LP, Gordon S (1990) Macrophage products in inflammation. Diagn Microbiol Infect Dis 13:439–447
23. Knutson L, Ahrenstedt O, Odlind, B, Hallgren R (1990) The jejunal secretion of histamine is increased in active Crohn's disease. Gastroenterology 98:849–954
24. Mahida YR, Wu K, Jewell DP (1989) Enhanced production of interleukin 1-β by mononuclear cells isolated from mucosa with active ulcerative colitis of Crohn's disease. Gut 30:835–838
25. Mahida YR, Wu KC, Jewell DP (1989) Respiratory burst activity of intestinal macrophages in normal and inflammatory bowel disease. Gut 30:1362–1370
26. Mahida YR, Ceska M, Effenberger F, Kurlak L, Lindley I, Hawkey CJ (1992) Enhanced synthesis of neutrophil-activating peptide-I/interleukin-8 in active ulcerative colitis. Clin Sci 82:273–275
27. Mai UEH, Wahl SM, Smith PD (1991) Macrophages isolated from human intestinal mucosa present antigens to peripheral blood and lamina propria T-cells. FASEB-J 5:A968
28. Mee AS, Szawatakowski M, Jewell DP (1980) Monocytes in inflammatory bowel disease: phagocytosis and intracellular killing. J Clin Patho 33:921–925
29. Murthy SN, Fondacaro JD, Murthy NS, Bolkenius F, Cooper HS (1993) Effects of MDL 73404 (MDL) in experimental murine colitis. Gastroenterology 104:A752 (Abstract)
30. Nielson OH, Verspaget HW, Elmgreen J (1988) Inhibition of intestinal macrophage chemotaxis to leukotriene B4 by sulphasalazine, olsalazine, and 5-aminosalicylic acid. Aliment Pharmacol Ther 2:203–211
31. Pullman WE, Elsbury S, Kobayashi M, Hapel AJ, Doe WF (1992) Enhanced mucosal cytokine production in inflammatory bowel disease. Gastroenterology 102:529–537
32. Sanderson IR, Leung KBP, Pearce FL, Walker-Smith JA (1986) Lamina propria mast cells in biopsies from children with Crohn's disease. J Clin Pathol 39:279–283
33. Sarin SK, Malhotra V, Sen Gupta S, Karol A, Guar SK, Anand BS (1978) Significance of eosinophil and mast cell counts in rectal mucosa in ulcerative colitis. A prospective controlled study. Dig Dis Sci 32:363–367
34. Sartor RB, Holt LC, Bender DE, Murphy ME, McCall RD, Thompson RC (1991) Prevention and treatment of experimental enterocolitis with a recombinant interleukin-1 receptor antagonist. Gastroenterology 100:A613
35. Scott H, Solheim BG, Brandtzaeg P, Thorsby E (1980) HLA-DR-like antigens in the epithelium of the human small intestine. Scand J Immunol 12:77–82
36. Seckinger P, Isaaz S, Dayer JM (1989) Purification and biological characterization of a specific tumor necrosis factor inhibitor. J Biol Chem 265:11966–11973

37. Selby WS, Poulter LW, Hobbs S, Jewell DP, Janossy G (1983) Heterogeneity of HLA-DR-positive histiocytes in human intestinal lamina propria: a combined histochemical and immunohistological analysis. J Clin Pathol 36:379–384
38. Smith PD, Brandes ME, Wahl SM, Mai UEH (1991) The accumulation of mononuclear phagocytes in inflamed mucosa is likely due to the recruitment of circulating monocytes and not lamina propria macrophages. FASEB-J 5:A981
39. Van Dullemen HM, Hommes DW, Meenan J, Celik F, Bijl JA, Woody J, Tytgat GMJ, van Deventer SJH (1994) Complete remissions of steroid-refractory Crohn's disease after administration of monoclonal anti-TNF antibody cA2. Gastroenterology 106:A1054

Interaktion zwischen intestinalen Epithelzellen und immunkompetenten Zellen in der Mukosa unter normalen und pathologischen Bedingungen

A. Stallmach, G. Köhne, M. Zeitz

Zusammenfassung

Die immunologischen Reaktionen im Darm sind unter physiologischen Bedingungen durch die Induktion einer protektiven Immunantwort mit humoralen und zellulären immunologischen Effektorelementen gegen pathogene Keime bzw. Antigene sowie einer Suppression der Immunantwort gegenüber der überwiegenden Mehrzahl der Nahrungsmittelantigene und der physiologischen Darmflora gekennzeichnet. Diese differenten Immunreaktionen werden entscheidend durch die Antigenpräsentation auf Antigen-präsentierenden Zellen in den Lymphfollikeln (Makrophagen, dendritische Zellen) sowie auf intestinalen Epithelzellen bestimmt. Für die Immunantwort besitzen unterschiedliche Helfer-T-Zellsubpopulationen, die eine zelluläre Immunantwort bzw. humorale Immunantwort unterstützen, eine zentrale Bedeutung. Als wesentliche Regulationsmechanismen der Induktion der Immunantwort im Darm sind in der jüngsten Zeit die molekularen Interaktionen zwischen immunkompetenten Zellen und intestinalen Epithelzellen, die durch Zelloberflächenmoleküle (MHC-Komplexe, Integrine, akzessorische Moleküle) vermittelt werden, erkannt worden. Erste Daten deuten an, daß eine überschießende, destruktive Immunantwort als Ursache für chronisch entzündliche Darmerkrankungen durch Veränderungen dieser Epithelzell-Lymphozyten-Interaktion zu verstehen ist.

Summary

The intestinal immune system has specialized functions, which are characterized by protective production of immunoglobulin (Ig) A in responses to pathological antigens and a T cell-mediated suppression of the immune response against physiological antigens such as the intestinal microflora. The induction of an immune response requires a series of complex interactions between lymphocytes and antigen presenting cells (macrophages, dendritic cells). The immune response is mediated through the selective activation of two major CD4-positive T-cell subsets, which promote on one hand cellular effector response and on the other humoral immune response. Recently published data revealed that enterocytes can function adequately to macrophages or dendritic cells as antigen-presenting cells. Unlike conventional antigen-presenting cells, epithelial cells appear to stimulate selectively suppressor T cells. In contrast, in patients with inflammatory bowel disease the antigen-depending cell-surface receptor (appropriate T-cell receptor, MHC-molecules, integrins, accessory molecules) mediated interaction between intestinal enterocytes and lymphocytes, results in activation of CD4-positive cells. These data suggest that chronic inflammatory bowel disease may be a result of a pathologic enterocyte-lymphocyte interaction, which was followed by an inappropriate increased activation of T helper-cell subsets.

Einleitung

Das gastrointestinale Immunsystem kommt ständig mit potentiell immunstimulierenden oder -modulierenden Substanzen wie Bakterien und anderen Keimen sowie Nahrungsbestandteilen des Darmlumens in Kontakt. Unter physiologischen Bedingungen besteht die zentrale Funktion des darmassoziierten Immunsystems darin, relevante, potentiell pathogene von irrelevanten, apathogenen Antigenen zu unterscheiden. Nur durch diese Differenzierung kann der Organismus vor einer überschießenden Immunantwort auf irrelevante Antigene geschützt werden, ein Vorgang der als orale Toleranz bezeichnet wird. Andererseits wird durch die differente Regulation der Immunantwort die Abwehr pathogener Antigene möglich. Die mukosale Immunantwort wird durch die Interaktion zwischen immunkompetenten Zellen und Antigen-präsentierenden Zellen reguliert. Aktuelle Untersuchungen der letzten Jahre haben gezeigt, daß auch intestinale Epithelzellen als Antigen-präsentierende Zellen fungieren können. Die Charakterisierung der molekularen Wechselwirkungen zwischen diesen beiden Zellkompartimenten ist für das Verständnis der Immunantwort unter physiologischen Bedingungen sowie der Pathogenese von entzündlichen Erkrankungen im Intestinaltrakt von entscheidender Bedeutung.

Anatomisch und funktionell kann das intestinale Immunsystem in einen afferenten und efferenten Schenkel aufgeteilt werden. In dem afferenten Schenkel werden die organisierten lymphatischen Strukturen, die Peyer-Plaques und die Lymphfollikel der Mukosa zusammengefaßt, in denen die mukosale Immunantwort induziert wird. Stimulierte B- und T-Zellen wandern über afferente Lymphbahnen in mesenteriale Lymphknoten. Nach klonaler Proliferation gelangen undifferenzierte B- und T-Lymphoblasten über den Ductus thoracicus in die Zirkulation, aus der sie in die verschiedenen mukosalen Oberflächen und organisierten lymphatischen Strukturen der Darm- oder Bronchialschleimhaut ("mucosa-associated lymphoid tissue", MALT) auswandern. Dieser Prozeß des sog. Homings wird durch Zelladhäsionsrezeptoren, die in einem spezifischen Muster auf Lymphozyten exprimiert werden und die die Zell-Zell- und Zell-Matrix-Interaktionen vermitteln, reguliert. Im Darm bilden diese einwandernden Zellen das Effektorkompartiment der mukosalen Immunantwort. Das Effektorkompartiment enthält die diffus in der Lamina propria verteilten Lymphozyten sowie die intraepithelialen Lymphozyten. Nach erneutem Antigenkontakt üben diese Antigen-stimulierten Zellen ihre spezifische

Funktionen aus (zur Übersicht s. [41]). Im folgenden wird der für die Induktion und Regulation der Immunantwort im Darm wichtige Teilaspekt der Interaktionen zwischen Epithelzellen ausführlich dargestellt.

Induktion einer Immunantwort im GALT

Antigenpräsentation

Unter physiologischen Bedingungen werden luminale Antigene von Antigentransportierenden Zellen, den sog. M-Zellen, die den Dom der mukosalen Lymphfollikel bzw. der Peyer-Plaques bekleiden, aufgenommen und in die Lymphfollikel transportiert [7, 27, 28]. Hier werden sie von den sog. Antigenpräsentierenden Zellen (APC), ortsständigen Makrophagen bzw. dendritischen Zellen prozessiert und in Verbindung mit MHC-Molekülen präsentiert, so daß naive, immunkompetente Zellen (B- und CD 45 RA-positive-T-Zellen) aktiviert werden. Antigene mit starken immunogenen Eigenschaften binden dabei mit hoher Affinität in MHC-Molekülen, während Antigene, die nur mit niedriger Affinität binden, meist nicht immunogen wirken [9, 37]. Grundsätzlich kann zwischen 2 verschiedenen Prozessierungswegen unterschieden werden (Abb. 1). Im exogenen Weg werden Antigene in APC aufgenommen und im endosomalen-lysosomalen System prozessiert, d. h. in kleine Fragmente gespalten. Diese Fragmente werden in Verbindung mit MHC-Klasse-II-Molekülen zur Plasmamembran transportiert und auf der Zelloberfläche exprimiert. Im endogenen Weg interagieren zytosolische Proteine bzw. Proteine, die im endoplasmatischen Retikulum synthetisiert werden, z.B. virale Proteine, mit MHC-Klasse-I-Molkülen, mit denen sie auf der Zelloberfläche exprimiert werden (Abb. 1). Aus der Präsentation von Antigenen auf klassischen APC mit MHC-Klasse-II-Molekülen resultiert die Aktivierung von CD 4-positiven T-Zellen, während die Präsentation von Antigenen in Assoziationen mit MHC-Klasse-I-Molekülen eine Aktivierung von CD 8-positiven T-Zellen bedingt.

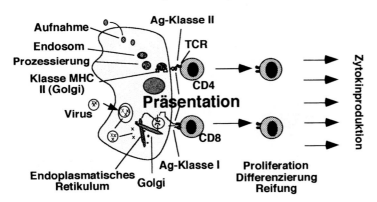

Abb. 1. Aufnahme und Präsentation von Antigenen durch APC

Induktion von T_h1- und T_h2-Subpopulationen

Verschiedene experimentelle und klinische Daten belegen, daß CD 4-positive Zellen in mindestens zwei verschiedene Subklassen, die sog. T_h1- und T_h2-Zellen, differenziert werden können (zur Übersicht [26]). Die T_h1-Zellen fördern durch die von ihnen sezernierten Zytokine (Il-2, IFN-γ) die zelluläre Immunität, während die humorale Immunantwort durch von T_h2-Zellen produzierte Zytokine (Il-4, Il-5, Il-6 und Il-10) gefördert wird (Abb. 2). In den Peyer-Plaques wird im Zusammenspiel mit anderen Zytokinen, insbesondere TGF-β, durch die T_h2-typischen Zytokine die Differenzierung von IgM-B-Lymphozyten zu IgA-spezifischen B-Zellen (sog. "switch") gefördert. Im Gegensatz dazu, wird eine zelluläre Immunantwort mit Auswanderung von spezifischen Suppressor-T-Zellen, die eine orale Toleranz bewirken, durch Il-2 und IFN-γ aus T_h1-Zellen stimuliert. Unklar ist, ob bei der Induktion einer Immunantwort durch Antigene die Expansion einer präexistenten T_h1- oder T_h2-Subpopulation induziert wird oder ob durch sie die Differenzierung einer Vorstufe von T-Zellen ausgelöst wird. So konnten im murinen Modell CD 4-positive T-Zellen, die nach Aktivierung sowohl Il-2, Il-4, Il-5 und IFN-γ synthetisierten, identifiziert werden [12]. Der Nachweis dieser sog. T_h0-Zellen unterstützt die Hypothese, daß es undifferenzierte, gemeinsame Vorstufen der T_h1- und T_h2-Zellen gibt. Trotz dieser zunehmenden Erkenntnisse, ist z.Z. nicht ausreichend geklärt, durch welche molekularen Interaktionen die Differenzierung in T_h-Subpopulationen ausgelöst wird. Sicher ist, daß bei diesem komplexen Schritt der Induktion einer Immunantwort neben Antigen-spezifischen Faktoren (z.B. Konzentration bzw. Menge), die Art der Antigen-präsentierenden Zellen, die Zytokinkonzentration,

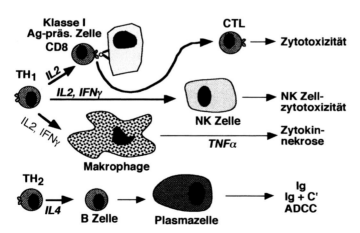

Abb. 2. Induktion der efferenten Immunantwort durch T_h-Subpopulationen. Die Effektorphase der Immunantwort wird wesentlich durch die lokal gebildeten Zytokine bestimmt. T_h1-Zytokine bewirken die Ausreifung von zytotoxischen T-Zellen, NK-Zellen und die Stimulation von Makrophagen (zelluläre Immunantwort, DTH). T_h2-Zytokine führen in erster Linie zur Differenzierung von B-Zellen und zur Immunglobulinsynthese (humorale Immunantwort, Antikörper-vermittelte Zytotoxizität)

die extrazelluläre Matrix sowie die Interaktionen mit anderen Zellen eine entscheidende Bedeutung besitzen.

Bedeutung von Zytokinen bei der Induktion von Th-Subpopulationen

Die Aktivierung von T_h1- oder T_h2-Subpopulationen resultiert in der Produktion von Zytokinen, die inhibitorisch auf die jeweilig andere Population wirken. So konnte gezeigt werden, daß IFN-γ die Antigen-spezifische Differenzierung von T-Zellen in T_h1-Zellen auslöst. Weiterhin führt der Zusatz von IFN-γ zu Il-2-haltigen Kulturmedien zu einer selektiven Proliferation von T_h1-Subklonen [13]. Im Gegensatz dazu resultiert aus niedrigen bzw. fehlenden IFN-γ-Konzentrationen bei hohen Il-4-Konzentrationen die klonale Proliferation von T_h2-Subpopulationen [19].

Bedeutung von Antigen-präsentierenden Zellen für die selektive Aktivierung von T_h-Subpopulationen

Experimentelle Modelle belegen, daß die Präsentation eines Antigens durch unterschiedliche APC in der Induktion von differenten CD 4-positiven T_h-Subpopulationen resultieren kann. So konnten Abbas et al. [1] aufzeigen, daß B-Zellen oder Makrophagen bei Präsentation von Antigenen die selektive Proliferation von T_h1 bzw. T_h2 induzieren. Weiterhin ist bekannt, daß z.B. mesenchymale Zellen der Leber bei Präsentation von Hepatitisviren als Antigen nur die Proliferation von T_h1-, aber nicht die von T_h2-Subpopulationen stimulieren [20]. Für diese selektive Induktion scheinen Zelloberflächenmoleküle von Bedeutung zu sein. So resultiert aus der Präsentation von Antigenen auf epidermalen Langerhans-Riesenzellen die Proliferation von T_h1- und T_h2-Zellklonen. Nach Zusatz von spezifischen Antikörpern gegen die α- bzw. β-Kette von LFA-1 (CD 11 a, CD 18) kann die Proliferation von T_h1-Klonen dosisabhängig inhibiert werden, während die T_h2-Zellproliferation nicht zu beeinflussen ist [38].

Einfluß von Antigenen auf die selektive Aktivierung von T_h-Subpopulationen

Neben wirtsspezifischen Faktoren besitzen Antigene einen Einfluß auf die selektive Induktion von T_h-Subpopulationen. Untersuchungen der Arbeitsgruppe um Matis belegen, daß die Proliferation von T-Zellklonen mit der Antigen-T-Zellrezeptorratio auf APC korreliert [22]. Im murinen Modell resultiert aus einer "Low-dosis-Infektion" mit Leishmania major eine Immunantwort vom T_h1-Typ mit Induktion einer protektiven zellulären Immunität. Im Gegensatz dazu induziert eine "High-dosis-Infektion" eine Immunantwort vom T_h2-Typ mit Stimulation einer humoralen Immunantwort (Bildung von IgG 1-Antikörpern), die aber keinen immunologisch-determinierten Schutz bedingt [8]. Weiterhin konnte gezeigt werden, daß bestimmte antigene Epitope, z.B. ein Leishmania-Antigen mit niedrigem Molekulargewicht, nur T_h1- nicht aber T_h2-Klone stimulieren [36].

Bedeutung einer T_h1- bzw. T_h2-dominierten Immunantwort für den Verlauf von Erkrankungen

Zahlreiche Befunde aus experimentellen Modellen sowie Untersuchungen verschiedener Krankheitsbilder belegen, daß die selektive Induktion einer Immunantwort mit dem Verlauf der Erkrankung korreliert (s. Tabelle 1). Wenn auch diese Befunde nicht im Detail dargestellt werden können, so soll doch exemplarisch bei der HIV-Infektion die Bedeutung von T-Zellsubpopulationen für den Verlauf der Erkrankung erklärt werden. Klinische und zellbiologische Daten belegen, daß bei Personen, die nach gesicherter HIV-Exposition keine Erkrankung

Tabelle 1. Bedeutung von T_h-Subpopulationen für den Verlauf von Erkrankungen Infektionserkrankungen

	T-Zellsubpopulation	postulierte Funktion	Literatur
Bakterien/Parasiten			
Mycobacterium tuberculosis	T_h1-CD8	Protektion	[4, 32]
Leishmania major	T_h1	Protektion	[36]
Brugia malayi-Filarien-Infektion	T_h2		[30]
Viren			
HIV	T_h1	Protektion	[10]
		T_h2-Immunantwort korreliert mit Pro-gression der Erkrankung	
Hepatitis B	T_h1–T_h2	isolierte T_h1-Immunantwort unterhält chron. Verläufe, Ausbildung einer Leberfibrose ???	[3]
Coxsackievirus B3 (Myokarditis)	$T_h2 > T_h1$	Protektion isolierte T_h1-Immunantwort wirkt destruktiv	[14]

Erkrankungen mit immunologisch determinierter Pathogenese

	destruktive Immunantwort	Literatur
chronische Graft-versus-Host-Reaktion	T_h2	[11]
Yersinien-assoziierte Arthritis	T_h1	[34]
rheumatoide Arthritis	$T_h1 \gg T_h2$	[31]
Diabetes-mellitus-Typ-I	T_h1/T_h2[a]	[2, 16]
Myasthenia gravis	T_h1–T_h2	[40]
M. Crohn	$T_h1 \gg T_h2$	[17, 39]
Colitis ulcerosa	$T_h2 \gg T_h1$	[33]

[a] Widersprüchliche Daten publiziert.

entwickeln, Phänomene einer T_h1-vermittelten Immunantwort (Produktion von Il-2) vorliegen. Bei diesen Personen können im Verlauf keine HIV-spezifischen Antikörper nachgewiesen oder ein Virusnachweis geführt werden. Im Gegensatz dazu finden sich bei Personen mit progredienter HIV-induzierter Erkrankung Phänomene der T_h2-vermittelten Immunantwort [10]. Ein Verlust der T_h1-Immunantwort mit Ausbildung einer dominierenden T_h2-Immunantwort kann auch bei Manifestation des murinen Retrovirus-induzierten Immundefektsyndroms nachgewiesen werden [35]. Über die Bedeutung von T_h-Subpopulationen in der Immunantwort im Gastrointestinaltrakt unter physiologischen Bedingungen sowie unter pathophysiologischen Bedingungen liegen nur wenige Befunde vor. Unter physiologischen Bedingungen scheint durch die Aktivierung von T_h1-Zellen eine überschießende Immunantwort gegen die Vielzahl von luminalen Antigenen durch die Il-2 vermittelte Aktivierung von spezifischen Suppressorzellen verhindert zu werden. So könnte die experimentell nachgewiesene Fähigkeit von normalen intestinalen T-Zellen zur Produktion großer Mengen von Il-2 ein Beleg für das Überwiegen von T_h1-Lymphozyten sein. Andererseits ist die Helferfunktion für die Immunglobulinsynthese, die durch T_h2-Zellen vermittelt wird, als Charakteristikum intestinaler Lymphozyten beschrieben worden. Von entscheidender Bedeutung für das Verständnis der mukosalen Immunantwort unter physiologischen Bedingungen sowie bei gastrointestinalen Erkrankungen ist die Charakterisierung der Regulationsmechanismen dieses Gleichgewichts zwischen T_h1- und T_h2-Zellen. Tierexperimentelle Befunde unter Verwendung transgener Mäuse, die einen genetisch determinierten Defekt der Il-2-Synthese besitzen, zeigten daß diese Tiere ein Krankheitsbild entwickeln, welches der Colitis ulcerosa ähnlich ist. Für dieses Modell wird postuliert, daß die durch T_h1-Zellen über Il-2-vermittelte Aktivierung von Suppressorzellen fehlt und das Gleichgewicht zu Gunsten der Funktion von T_h2-Zellen verschoben ist (zur Übersicht s. [39]).

Beim M. Crohn konnten verschiedene Arbeitsgruppen erhöhte Il-2-Konzentrationen bzw. Il-2-spezifische Transkripte sowie erhöhte Spiegel von IFN-γ in der Mukosa im Vergleich zu Kontrollpatienten oder Patienten mit Colitis ulcerosa nachweisen (s. Abb. 3). Das Überwiegen von T_h1-typischen Zytokinen würde die Induktion von zytotoxischen CD 8$^+$ T-Zellen, die Aktivierung von NK-Zellen und Makrophagen, die zytotoxische Zytokine (z.B. TNF-α) synthetisieren, auslösen. Diese Vorgänge resultieren in einer granulomatösen Entzündung mit Epithelzelldestruktion. Insgesamt ist die Differenzierung in eine pathologische T_h1-vermittelte Immunreaktion als Ursache des M. Crohn sowie eine dominierende T_h2-Immunantwort als auslösender bzw. unterhaltender Faktor einer Colitis ulcerosa sicherlich stark vereinfacht. Dennoch erklären sich aus diesem Konzept zahlreiche zellbiologische und klinische Befunde. Entsprechend diesen Hypothesen sind chronisch entzündliche Darmerkrankungen durch eine gestörte Induktion der mukosalen Immunantwort, die in einer überschießenden immunologischen Reaktion gegen eine Vielzahl von Antigenen resultiert, charakterisiert [42].

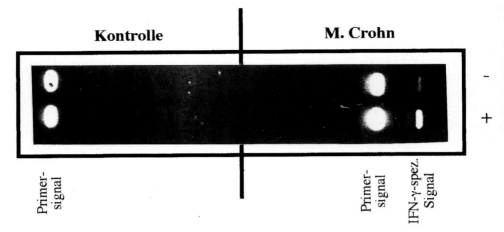

Abb. 3. IFN-γ-spezifische Transkripte in isolierten Lymphozyten der Lamina propria von Patienten mit M. Crohn und Kontrollen. Nachweis von IFN-γ-spezifischen Transkripten nach Amplifikation von isolierter mRNA aus Lamina-propria-Lymphzyten von Patienten mit M. Crohn und Kontrollen. Nach Isolierung der Zellen aus dem Gewebe wurden diese für 5 Tage in vitro mit PHA (–) bzw. PHA und Il-2 (+) stimuliert. Nur bei Patienten mit M. Crohn sind im Vergleich zu Kontollen IFN-γ-spezifische Transkripte nachweisbar. Die breite Bande links neben den spezifischen Transkripten entspricht den aufgetragenen Primern (Primersignal)

Antigenpräsentation auf intestinalen Epithelzellen

Für die Auslösung der Immunantwort im efferenten Schenkel des darmassoziierten Immunsystems ist die Präsentation von Antigenen auf intestinalen Epithelzellen von zentraler Bedeutung. Da T-Zellen kein freies Antigen erkennen können, ist die Aufnahme und Prozessierung von Antigenen in intestinale Epithelzellen oder anderen Antigen-präsentierenden Zellen für eine Immunantwort entscheidend. Immunhistologische Untersuchungen belegen, daß intestinale Epithelzellen sowohl unter pathophysiologischen Bedingungen, aber auch unter physiologischen Bedingungen auf der apikalen und basolateralen Zellmembran MHC-Klasse-II-Moleküle exprimieren [21, 25]. Funktionelle Untersuchungen belegen, daß Epithelzellen Antigene prozessieren können. Aus der Präsentation von Antigenen (z.B. Ovalbumin, Keyhole Limpet Hemocyanin (KLH), Tetanustoxin) resultiert die Aktivierung von T-Zellen [5, 15, 23]. In Analogie zu anderen APC würde aus der Präsentation von Antigenen in Assoziation zu MHC-Klasse-II-Molekülen auf intestinalen Epithelzellen eine Stimulation von CD 4-positiven Zellen resultieren. Tatsächlich belegen aber Ergebnisse experimenteller Modelle, daß sowohl durch murine wie auch durch humane intestinale Epithelzellen die Antigen-abhängige Proliferation von CD 8[+]-CD 28[–]-Suppressorzellen induziert wird [23]. Inhibitionsexperimente unter Verwendung spezifischer monoklonaler Antikörper zeigen auf, daß diese Antigeninduzierte Proliferation weder durch Antikörper gegen MHC-Klasse-I- noch gegen MHC-Klasse-II-Moleküle, aber durch Antikörper gegen das CD 8-Molekül inhibiert werden kann. Als Erklärung für diese Befunde wird postuliert, daß andere akzessorische Zelloberflächenmoleküle mit ihren entsprechenden Liganden auf Epithelzellen bzw. CD 8-positiven T-Zellen die MHC-Molekülantigen-T-Zellrezeptorbindung stabilisieren und so eine vollständige Proliferationsantwort auslösen. Neben den klassischen MHC-Klasse-I-Molekülen (HLA-A, B, C) und den -Klasse-II-Molekülen (HLA-D-Komplex) könnte diese Interaktion durch die nichtklassischen Klasse-I-Proteine (Klasse-Ib) verstärkt werden. Als potentiell wichtigstes Molekül ist dabei der CD 1-Rezeptor, ein Ligand für eine Subpopulation von zytotoxischen T-Zellen, zu nennen. Zur Zeit sind vier Mitglieder (CD 1a–d) dieser Genfamilie bekannt, die eine Exon-Intron-Struktur ähnlich der klassischen MHC-Klasse-I-Gene besitzen. Die Gene kodieren Glykoproteine mit einem Molekulargewicht von 43–49 kD, die mit dem β_2-Mikroglobulin koexprimiert werden. Im Gegensatz zu den klassischen MHC-Klasse-I-Molekülen sind die CD 1-kodierenden Gene nicht auf dem MHC-Lokus des Chromosoms 6 lokalisiert; weiterhin weisen die Moleküle keinen Polymorphismus auf. Immunhistologische Studien belegen, daß das CD 1d Molekül auf intestinalen Epithelzellen exprimiert wird [6]. Entsprechend der Hypothese, daß das CD 1d-Molekül als Ligand für den CD 8-Rezeptor fungiert, resultiert aus der Zugabe von spezifischen Antikörpern gegen das CD 1d-Molekül eine Inhibition der T-Zell-Aktivierung in allogenen T-Zell/Epithelzellkulturen [29]. Diese Daten werden weiterhin durch die Beobachtung unterstützt, daß Antikörper gegen CD 1d keine Inhibition der durch Bronchialepithelzellen induzierten T-Zellproliferation vermitteln. Im Gegensatz zu intestinalen Epithelzellen [Induktion von CD 8+-Zellen, s. oben stimulieren diese MHC-Klasse-II-Komplexe exprimierenden Epithelzellen CD 4-positive Helferzellen. Neben dem CD 1d-Molekül scheinen andere, akzessorische Oberflächenmoleküle bei der vollständigen Aktivierung von T-Zellen von Bedeutung zu sein. So wird auf verschiedenen Epithelzellen ein bisher unvollständig charakterisiertes 180 kD Glykoprotein exprimiert. Inhibitionsstudien zeigen, daß durch den Zusatz von spezifischen Antikörpern die Aktivierung der src-ähnlichen Tyrosinkinase p 56^{lck} in Lymphozyten, die aus der Antigenpräsentation auf Epithelzellen folgt, aufgehoben werden kann. Die Aktivierung dieser Kinase ist jedoch als wichtiger proliferationsinduzierender Second-messenger-Mechanismus erkannt worden [18].

Die Bedeutung der Zell-Zell-Interaktionen für die Aktivierung immunkompetenter Zellen unter physiologischen Umständen ist erst in der letzten Zeit verstanden worden. Die damit verbundenen Fragen bzw. Studien zur Charakterisierung dieser Interaktionen unter pathophysiologischen Bedingungen, insbesondere bei chronisch-entzündlichen Darmerkrankungen, sind Gegenstand der aktuellen Forschung; über ihre genaue Relevanz kann unter Berücksichtigung des aktuellen Erkenntnisstands nur spekuliert werden. Von zentraler Bedeutung sind in diesem Zusammenhang die Ergebnisse der Arbeitsgruppe um L. Mayer.

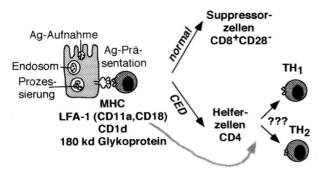

Abb. 4. Induktion der Immunantwort durch Expression von Antigenen auf Enterozyten mit Aktivierung von CD 4+-/CD 8+-Zellen. Die Aktivierung von T-Zellsubpopulationen durch die Präsentation von Antigenen auf Enterozyten wird durch akzessorische Moleküle (LFA-1, CD1d etc.) der Epithellymphozyteninteraktion reguliert. Unter normalen Bedingungen führt dies zur Stimulation von CD 8-positiven Suppressorzellen. Bei Patienten mit CED hingegen werden durch diese Form der Antigenpräsentation CD 4-positive Helferzellen induziert, die unabhängig von der Expression der MHC-Klasse-II-Moleküle ist

Aus der Antigenpräsentation auf Epithelzellen von Patienten mit M. Crohn und Colitis ulcerosa folgt die Aktivierung von CD4-positiven T-Zellen im Gegensatz zur Aktivierung von CD 8-positiven T-Zellen durch Epithelzellen von Kontrollpersonen. Diese Aktivierung ist unabhängig vom Grad der Entzündung im Intestinaltrakt bzw. der Expression von MHC-Klasse-I- oder Klasse-II-Molekülen auf intestinalen Epithelzellen ([24], Abb. 4). Kritisch betont werden muß aber, daß diese Befunde in experimentellen in-vitro-Systemen erhoben worden sind. Ob eine Übertragung auf die In-vivo-Situation ohne Einschränkungen möglich ist, bedarf der Bestätigung.

Schlußbemerkung

Unter physiologischen Bedingungen ist die Immunantwort im Darm durch eine Suppression einer überschießenden Reaktion gegenüber der Vielzahl von Antigenen gerichtet. Diese Suppression wird sowohl durch die Induktion als auch durch die Effektorphase der Immunantwort bestimmt. Bei chronischen entzündlichen Darmerkrankungen scheint eine Störung dieser Mechanismen vorzuliegen. Dabei könnte der Präsentation von luminalen Antigenen durch Enterozyten mit Induktion einer CD 4-betonten Immunantwort neben genetischen Faktoren und Umwelteinflüssen eine zentrale Bedeutung zukommen. Die Krankheitsbilder M. Crohn und Colitis ulcerosa könnten entsprechend dieser Hypothese als Folge einer pathologisch hohen Aktivierung mit auftretende Imbalanz zwischen T_h1- und T_h2-Zellen erklärt werden. Chronisch entzündliche Darmerkrankungen sind somit durch eine gestörte Immunregulation in dem hoch differenzierten Immunsystem des Intestinaltrakts charakterisiert.

Literatur

1. Abbas AK, Williams ME, Burstein HJ, chang TL, Bossu P, Lichtman AH (1991) Activation and functions of CD4+ T -cell subsets. Immunol Rev 123:5-22
2. Anderson JT, Cornelius JG, Jarpe AJ, Winter WE, Peck AB (1993) Insulin-dependent diabetes in the NOD mouse model. II. Beta cell destruction in autoimmune diabetes is a TH2 and not a TH1 mediated event. Autoimmunity 15:113-122
3. Barnaba V, Franco A, Paroli M et al (1994) Selective expansion of cytotoxic T lymphocytes with a CD4+CD56+ surface phenotype and a T helper type 1 profile of cytokine secretion in the liver of patients chronically infected with Hepatitis B virus. J Immunol 152:3074-3087
4. Barnes PF, Lu S, Abrams JS, Wang E, Yamamura M, Modlin RL (1993) Cytokine production at the site of disease in human tuberculosis. Infect Immun 61:3482-3489
5. Bland PW, Warren LG (1986) Antigen presentation by epithelial cells or rat small intestine. I. Kinetics. Antigen specifity and blocking by anti Ia antisera. Immunology 58:1-7
6. Blumberg RS, Terhorst C, Bleicher P, McDermott FV, Allan CH, Landau SB, Trier JS, Balk SP (1991) Expression of nonpolymorpphic MHC class I-like molecule, CD1D, by human intestinal epithelial cells. J Immunol 147:2518-2524
7. Brandtzaeg P, Bjerke K (1989) Human Peyer's patches: lymph-epithelial relationships and characteristics of immunoglobulin producing cells. Immunol Invest 18:29-45
8. Bretscher P, Wei G, Menon JN, Bielefeldt-Ohmann H (1992) Establishment of a stable, cellmediated immunity that makes "susceptible" mice resistant to Leishmania major. Science 257:539-542
9. Buus S, Sette A, Colon SM, Grey HM (1988) Autologous peptides occupy antigen binding site an Ia. Science 242:1045-1047
10. Clerici M, Shearer GM (1993) A TH1→TH2 switch is a critical step in the etiology of HIV infection. Immunol Today 14:107-111
11. De Wit D, Mechelen M van, Zanin C et al. (1993) Preferential activation of Th2 cells in chronic graft-versus-host reaction. J Immunol 150:361-366
12. Firestein GS, Roeder WD, Laxer JA, Townsend KS, Weaver CT, Han JT, Linton J, Torbett BE, Glasebrook AL (1989) A new murine CD4+ T cell subset with an unrestricted cytokine profile. J Immunol 143:518-525
13. Gajewski TF, Joyce J, Fitch FW (1989) Antiproliferative effect of IFN-gamma in immune regulation. III. Differential selection of TH1 and TH2 murine helper T lymphocyte clones using recombinant IL-2 and recombinant IFN-gamma. J Immunol 143:15-22
14. Huber SA, Polgar J, Schultheiss P, Schwimmbeck P (1994) Augmentation of pathogenesis of coxsackievirus B3 infections in mice by exogenous administration of interleukin-1 and interleukin-2. J Virol 68:195-206
15. Kaiserlian D, Vidal K, Revillard JP (1989) Murine enterocytes can present soluble antigen to specific class II restricted CD4+ T cells. J Immunol 145:1513-1516
16. Kaufman DL, Clare-Salzler M, Tian J et al. (1993) Spontaneous loss of T-cell tolerance to glutamic acid decarboxylase in murine insulin-dependent diabetes. Nature 366:69-72
17. Kühn R, Löhler J, Rennick D, Rajewski K, Müller W (1993) Interleukin-10-deficient mice develop chronic enterocolitis. Cell 75:263-274
18. Li Y, Mayer L (in press) Human intestinal epithelial cell induced CD8+ T cell activation is mediated through CD8 and the activation of CD8-associated. J Exp Med
19. Maggi E, Parronchi P, Manetti R et al. (1992) Reciprocal regulatory effects of IFN-gamma and IL-4 on the in vitro development of human Th1 and Th2 clones. J Immunol 148:2142-2147
20. Magilavy DB, Fitch FW, Gajewski TF (1989) Murine hepatic accesory cells support the proliferation of Th1 but not Th2 helper T lymphocyte clones. J Exp Med 170:985-990
21. Mason DW, Dallmann M, Barclay AN (1981) Graft versus host disease induces expression of Ia antigen in rat epidermal cells and gut epithelium. Nature 293:1501
22. Matis LA, Glimcher LH, Paul WE, Schwartz RH (1983) Magnitude of response of histocompatiibility-restricted T cell clones is a function of the product of the concentrations of antigen and Ia molecules. Proc Natl Acad Sci (USA) 80:6019-6023

23. Mayer L, Shlien R (1987) Evidence for function of Ia molecules on gut epithelial cells in man. J Exp Med 166:1471–1483
24. Mayer L, Eisenhardt D (1990) Lack of induction of supressor T cells by intestinal epithelial cells from patients with inflammatory bowel disease. J Clin Invest 86:1255–1260
25. Mayer LD, Eisenhardt D, Salomon W, Bauer W, Plous R, Piccininni L (1991) Expression of class II molecules on intestinal epithelial cells in man: differences between normal and inflammatory bowel disease. Gastroenterology 100:3–12
26. Mosmann TR, Coffman RL (1989) Th1 and Th2 cells: different patterns of lymphokine secretion lead to different functional properties. Ann Rev Immunol 7:145–173
27. Neutra MR, Kraehenbuhl J-P (1992) Transepithelial transport and mucosal defense I: the role of M-cells. Trends Cell Biol 2:143–183
28. Owen RL, Jones AL (1974) Epithelial cell specialization within human Peyer's patches: an ultrastructural study of intestinal lymphoid follicles. Gastroenterology 66:189
29. Panja A, Blumberg RS, Balk SB, Mayer L (1993) CD1d is involved in T-cell-intestinal epithelial cell interactions. J Exp Med 178:1115–1119
30. Pearlman E, Kroeze WK, Hazlett FJ, Chen SS, Mawhorter SD, Boom WH, Kazura JW (1993) Brugia malayi: acquired resistance to microfilariae in BALB/c mice correlates with local Th2 responses. Exp Parasitol 76:200–208
31. Quayle AJ, Chomarat P, Miossec P, Kjeldsen KJ, Forre O, Natvig JB (1993) Rheumatoid inflammatory T-cell clones express mostly Th1 but also Th2 and mixed (Th0-like) cytokine patterns. Scand J Immunol 38:75–82
32. Robinson DS, Ying S, Taylor IK, Wangoo A, Mitchell DM, Kay AB, Hamid Q, Shaw RJ (1994) Evidence for a Th1-like bronchoalveolar T-cell subset and predominance of interferon-gamma gene activation in pulmonary tuberculosis. Am J Respir Crit Care Med 149:989–993
33. Sadlack B, Merz H, Schorle H, Schimpl A, Feller AC, Horak I (1993) Ulcerative colitis-like disease in mice with a disrupted Interleukin-2 gene. Cell 75:253–261
34. Schlaak J, Hermann E, Ringhoffer M et al. (1992) Predominance of Th1-type T cells in synovial fluid of patients with Yersinia-induced reactive arthritis. Eur J Immunol 22:2771–2776
35. Scott P, Kaufmann SHE (1991) The role of T-cell subsets and cytokines in the regulation of infection. Immunol Today 12:346–348
36. Scott P, Caspar P, Sher A (1990)Protection against Leishmania major in BALB/c mice by adoptive transfer of a T cell clone recognizing a low molecular weight antigen released by promastigotes. J Immunol 144:1075–1079
37. Sette A, Buus S, Colon SM, Miles C, Grey HM (1988) I-Ad binding peptides derived from unrelated protein antigens share common structural motif. J Immunol 141:45–48
38. Simon JC, Girolomoni G, Edelbaum D, Bergstresser PR, Cruz PDJ (1993) ICAM-1 and LFA-1 on mouse epidermal Langerhans cells and spleen dendritic cells identify disparate requirements for activation of KLH-specific CD4+ Th1 and Th2 clones. Exp Dermatol 2:1338
39. Strober W, Ehrhardt RO (1993) Chronic intestinal inflammation: An unexpected outcome in cytokine or T cell receptor mutant mice. Cell 75:203–205
40. Yi Q, Ahlberg R, Pirskanen R, Lefvert AK (1994) Acetylcholine receptor-reactive T cells in myasthenia gravis: evidence for the involvement of different subpopulations of T helper cells. J Neuroimmunol 50:177–186
41. Zeitz M (1992) Der Darm als immunologisches Organ. In: Goebell H (Hrsg) Innere Medizin der Gegenwart. Urban & Schwarzenberg, München Wien Baltimore, S 53–59
42. Zeitz M, Schmidt DC, Schieferdecker HL, Ullrich, R (1993) T-Zellaktivierung und Differenzierung im intestinalen Immunsystem – Bedeutung für die Pathogenese entzündlicher Darmerkrankungen. In: Bockemühl J, Zeitz M, Lux G, Ottenjahn R (Hrsg) Ökosystem Darm IV. Springer, Berlin Heidelberg New York Tokyo, S169–S174

Gentherapie in der Gastroenterologie

Molekulargenetische Grundlagen in der Tumortherapie

M.A. Brach, Claudia Sott, M. Kiehntopf, F. Herrmann

Zusammenfassung

Die normale Zelle unterliegt in ihrem biologischen Verhalten der Kontrolle extrazellulärer Signale. Die Einsicht in die Prinzipien der Signalerkennung und Verarbeitung, in die Regeln der interzellulären Kommunikation und des intrazellulären Zusammenspiels von Proteinen mit Proteinen und DNS wird zusehends erweitert und vertieft. In Einzelfällen ist es möglich, die Schritte der Signaltransduktion von der Ligandbindung über die Rezeptoraktivierung und Aufschlüsselung der an der Signalübertragung teilhabendenen Moleküle bis hin zur Aktivierung distinkter genetischer Programme im Kern zu verfolgen. Errungen wurde dieser Kenntnisgewinn durch detaillierte biochemische und molekularbiologische Untersuchungen intrazellulärer Vorgänge und nicht zuletzt mit der durch Kristallographie und NMR-Technologie ermöglichten Aufklärung der dreidimensionalen Struktur von Molekülen und ihren Interaktionen. Entscheidende Hinweise für die Aufdeckung von Protein-Funktionen und Protein-Interaktionen kamen zudem aus der molekularbiologischen und biochemischen Charakterisierung genetischer Veränderungen, die Tumorentstehung und Tumorprogression begleiten. Dies hat es erlaubt, nicht nur eine größere Anzahl von (Krebs)genen zu identifizieren, ihre genetische Information zu entschlüsseln und die biologische Funktion ihrer Proteine zu charakterisieren, sondern hat auch unser Verständnis physiologischer Regulationsmechanismen grundlegend erweitert. Die Kenntnis der molekularen Zusammenhänge von Krebsentstehung und Krebsprogression ist eine solide Grundlage für die Entwicklung neuer therapeutischer Interventionsmöglichkeiten, die neben gentherapeutischen Ansätzen auch die Entwicklung neuartiger Wirksubstanzen umfassen.

Summary

Normal cellular behavior is controlled by extracellular signals. Much insights into the mechanisms of ligand binding and signal transduction has been gained in recent years. We begin to understand intercellular communication and to dissect intracellular protein-protein and protein-DNA interactions. Signals reaching the cell surface are being traced into the nucleus where they activate transcription factors and thereby promote the induction of a specific gene programm. Both biochemical and molecular studies as well as NMR- or christallography-based structural analysis of molecules and their interactions have contributed to the accumulation of the current knowledge. Moreover, molecular and biochemical characterization of genetic alterations known to be involved in the initiation or progression of malignancies have provided substantial clues to our understanding of protein function and protein interaction. This did not only led to the identification and functional characterization of novel oncogenes but also elucidated the principles governing normal cell behavior. Increasing the insight into the molecular genesis of cancer should provide a good basis for elaborating new therapeutic concepts such as both gene therapy and the development of novel compounds to specifically target the tumor cell.

Prinzipien der Tumorentstehung

Tumorentstehung und Tumorprogression ist die Folge mehrphasig verlaufender progressiver genetischer Veränderungen, deren Ursachen nur kursorisch erfaßt sind [2, 32, 35]. Die genetischen Veränderungen unterliegen z.T. dem Einfluß exogener Faktoren, wie der Exposition gegenüber Umweltkanzerogenen, ionisierender Strahlung oder Chemotherapeutika, z.T. sind sie aber auch auf endogene, vererbte Faktoren zurückzuführen (genomische Prägung Einbau von Mikrosatelliten-DNS, genomische Instabilität [11, 13, 31]). Die genetischen Veränderungen (Mutationen, Deletionen und Translokationen) führen zu Funktionsverlusten oder Funktionsgewinnen der von den betroffenen Genen kodierten Proteine. In der Folge wird einerseits die Kommunikation der Tumorzelle mit ihrer lokalen Umgebung gestört, zum anderen sind komplexe intrazelluläre biochemische Kaskaden verändert. Die betroffene Zelle verliert die Fähigkeit zum programmierten Zelltod (Apoptose) oder zur Differenzierung, sie gewinnt die Fähigkeit zur unkontrollierten Proliferation und zur Metastasierung.

Veränderungen in der Expression von Genen durch genomische Prägung oder Veränderungen in Transkriptionsfaktorgenen

Von den rund 10^5 Genen einer menschlichen Zelle werden nur 15 % in der individuellen Zelle exprimiert. Die Auswahl der exprimierten Gene bestimmt das biologische Verhalten dieser Zelle. Entsprechend gehen Veränderungen der Genexpression mit einem pathologischem Verhalten der individuellen Zelle einher. Genomische Prägung diktiert die Auswahl des Allels, dessen Gen in Abhängigkeit von seinem maternen oder paternen Ursprung exprimiert wird. Es gibt Hinweise darauf, daß Gene, deren Produkte Proliferation steuern, häufig vom paternen Chromosom exprimiert werden, während Gene, deren Produkte für Differenzierungsprozesse relevant sind, vom maternen Chromosom exprimiert werden [11]. Der Verlust eines Chromosoms oder aber der Gewinn eines zusätzlichen Chromosoms (Trisomie) kann die durch genomische Prägung gewährleistete Balance der Genexpression stören. Ebenso kann es durch exogene Einflüsse, beispielsweise Umweltfaktoren, zur fehlerhaften Methylierung und damit transkriptionellen Inaktivierung beispielsweise eines mütterlichen Genes kommen, so daß die väterlichen "Proliferationsgene" die Überhand gewinnen [12].

Die Kontrolle der Gentranskription unterliegt DNS-bindenden Proteinen, Transkriptionsfaktoren [22]. Diese greifen als DNS-bindende Proteine direkt in die Regulation von Genexpression ein. Sie erkennen und binden an spezifische DNS-Sequenzen. Die spezifischen DNS-Sequenzen in den regulatorischen Regionen der Gene bestimmen, welcher Transkriptionsfaktor bindet und das entsprechende Gen reguliert. Manche Transkriptionsfaktoren finden sich in allen Zelltypen, während andere zelltyp-spezifisch exprimiert sind oder nur in bestimmten Stadien der Entwicklung auftreten. Transkriptionsfaktoren können die Expression ihrer Zielgene sowohl positiv als auch negativ regulieren. In der Mehrzahl der Fälle binden Transkriptionsfaktoren als Proteinkomplexe, wobei es sich sowohl um Homo- als auch um Heterodimere handeln kann. Bindungsfähigkeit und transkriptionelle Aktivierungsfähigkeit einer Reihe von Transkriptionsfaktoren unterliegen posttranslationalen Modifikationen, d.h. z.B. Aktivierung dieser Proteine durch entsprechende Kinasen [5]. Defekte in der Regulation von Transkriptionsfaktoren infolge von Mutationen, Deletionen oder Translokationen von den für Transkriptionsfaktoren kodierenden Genen führen zur deregulierten Expression der von diesen Transkriptionsfaktoren kontrollierten Gene. Handelt es sich hierbei um Gene, die das Wachstum der Zelle regulieren, so führt diese Veränderung in den diese Gene regulierenden Transkriptionsfaktoren zwangsläufig zu einem Wachstumsvorteil für die Zelle. Eine Vielzahl chromosomaler Translokationen, vor allem bei Leukämien, betrifft Transkriptionsfaktorgene [9]. Infolge der Translokation kommt es beispielsweise zur inadäquaten Überexpression des Transkriptionsfaktors, beispielsweise von c-myc im Falle der t(8/14) Translokation beim Burkitt-Lymphom. Alternativ fusioniert ein Transkriptionsfaktor-Gen an ein anderes Gen, beispielsweise bei der t(5/17)-Translokation der akuten Promyelozytenleukämie (PML), die den PML-Transkriptionsfaktor und den Retinolsäurerezeptor koppelt.

Veränderungen in der Erkennung und Verarbeitung von löslichen Mediatoren

Multizelluläre Organismen bedienen sich um ihre Aktionen zu kanalisieren eines komplexen Netzwerkes inter- und intrazellulär wirksamer Botenstoffe [23]. So unterliegt die normale Zelle in ihrer Entscheidung, sich zu vermehren, zu differenzieren, zu überleben oder aber in die Apoptose überzugehen, dem Einfluß extrazellulärer Signale, die sie zumeist in Form löslicher Mediatoren von den Zellen ihrer Umgebung bzw. aus dem extrazellulären Milieu empfängt [27]. Diese

Mediatoren binden an ihre spezifischen Rezeptoren auf der Zelloberfläche, dadurch kommt es zur Homo- oder Heterodimerisierung von Rezeptorketten. Rezeptorkinasen oder Rezeptor-assoziierte Kinasen werden nach Rekrutierung an den Rezeptor aktiviert und leiten über eine komplexe Kaskade nachfolgender Protein-Protein-Interaktionen die Information des Signals von der Zellmembran in den Zellkern fort. Hieran sind Phosphorylierungen von Proteinen, Aktivierung des Arachidonsäuremetabolismus oder des Phospholipidmetabolismus sowie die intrazelluläre Mobilisierung von Kalzium beteiligt. Im Zellkern kommt es zur Aktivierung von Transkriptionsfaktoren und nachfolgenden transkriptionellen Aktivierung ihrer Zielgene. Die entsprechende Boten RNS verläßt den Kern und wird im Zytoplasma in das korrespondierende Protein translatiert.

Tumorzellen haben verschiedene Mechanismen entwickelt, sich solchen physiologischen Regulationsmechanismen zu entziehen [1]. Die unkontrollierte Proliferation von Tumorzellen kann beispielsweise durch autokrine oder parakrine Produktion von Wachstumsfaktoren durch die Tumorzelle selbst bzw. durch Zellen ihres lokalen Milieus vermittelt werden. Es sind Veränderungen in den Rezeptoren von Wachstumsfaktoren beschrieben worden, die unabhängig von der Bindung des entsprechenden Liganden ein Proliferationssignal in den Zellkern leiten. Mutationen/Deletionen betreffen häufig Gene, deren Produkte an der Signaltransduktion beteiligt sind. Hier sind v.a. die Mitglieder der ras-Genfamilie zu nennen. 30 % der soliden Tumoren sowie auch eine Vielzahl lympho/hämatopoetischer Neoplasien weisen Mutationen innerhalb der ras-Gene auf [3]. Vergegenwärtigt man sich die zentrale Rolle von ras als Schnittpunkt in der intrazellulären Signalverarbeitung einer Reihe von Wachstumsfaktoren [3], so wird deutlich, daß eine konstitutive, Wachstumsfaktorunabhängige Aktivierung von ras unkontrollierte Proliferation auslösen kann. Der Funktionsgewinn anderer Moleküle der Signaltransduktion, wie beispielsweise der src-Kinasen oder der c-raf-1-Kinase führt ebenfalls zur malignen Transformation [1]. Die pathophysiologische Rolle einer alterierten Tyrosinkinase für die Entwicklung eines Tumors ist am besten für die bcr-abl-Translokation der chronisch myeloischen Leukämie aufgeklärt [36]. Hier kommt es infolge der chromosomalen Translokation zur Ausbildung eines bcr-abl Fusionsproteins. Während die abl-Kinase physiologischerweise im Zellkern auftritt und hier an der Regulation des Zellzyklus beteiligt ist, wird sie durch die Fusion an bcr in das zytoplasmatische Zellkompartiment transloziert, wo sie dann ihre Kinaseaktivität unreguliert und an nichtphysiologischen Substraten ausübt. Infolgedessen werden die bcr-abl-exprimierenden myeloischen Zellen unabhängig von exogenen Wachstumsfaktoren und zeichnen sich gleichzeitig durch reduzierte Apoptosefähigkeit aus. Kürzlich konnte die chromosomale 2/5-Translokation des anaplastischen Lymphoms molekular charakterisiert werden [24]. Hier wird eine zelluläre Kinase, ALK-Kinase, an das 3' Ende eines nukleären Proteins fusioniert. Infolge dieser Fusion untersteht die Expression der ALK-Kinase nicht mehr dem eigenen Promoter, sondern dem des nukleären Proteins. Dies führt zur Expression der ALK-Kinase in lymphoiden Zellen, in denen ALK normalerweise nicht exprimiert wird. Es wird vermutet, daß dies die Entwicklung dieses Tumors in einem großen Teil der Fälle einleitet.

Die Regulation der Lebenserwartung von Zellen

Die normale Zelle verfügt über ein genetisches Programm, welches ihr erlaubt, unter bestimmten Bedingungen ihren eigenen Zelltod einzuleiten (Apoptose) [27, 33]. Apoptose ist ein physiologisches Regulativ der Proliferation, welches vor allem in der Embryogenese, in der T-Zellentwicklung und in der Hämatopoiese greift. Hier ist es insbesondere der Entzug von Wachstumsfaktoren oder anderen extrazellulären Signalen, die den programmierten Zelltod auslösen. Apoptose findet sich aber auch in differenzierten und ausgreiften Zellverbänden in Situationen unzureichender Wachstumsfaktorversorgung oder aber nach Erwerb irreparabler DNS-Schäden. Letzteres beugt der Ausprägung genetischer Veränderungen vor, die potentiell auf die Tochterzellen übertragen werden könnten. Eine Vielzahl von apoptoseregulierenden Proteinen ist in jüngerer Zeit identifiziert worden, z.Bsp. bcl-2, sein physiologischer Gegenspieler, bax, p 53 sowie das "Interleukin-1-converting-Enzyme", das erste bekannte humane Apoptose-induzierende Gen. Eine Störung des Apoptose-Programmes der Zelle hat das gleiche onkogene Potential wie eine Störung des Proliferations- oder Differenzierungsprogrammes. Die Überexpression eines "anti"-Apoptose-Genes wie bcl-2 oder der Funktionsverlust eines Apoptose-induzierenden Genes wie p 53 erlaubt eine "illegale" Verlängerung der Lebenszeit der betroffenen Zelle, beispielsweise auch unter ungünstigen Wachstumsbedingungen in Abwesenheit von Wachstums- oder Überlebensfaktoren sowie nach Exposition gegenüber zelltoxischen Noxen wie z.B. einer Chemotherapie [21, 27]. Die Wahrscheinlichkeit sekundärer genetischer Veränderungen in diesen Zellen und so die Möglichkeit der malignen Transformation ist erhöht.

Fehler in der Erkennung und Reparatur von DNS-Schäden

Defekte in der Erkennung von DNS-Schäden und damit – vermutlich – eine unterbliebene Reparatur – stellen einen entscheidenden Beitrag zur Initialisierung von Tumoren, beispielsweise von Kolonkarzinomen, dar [24]. In unmittelbarer Antwort auf die Exposition von DNS-schädigenden Substanzen, etwa in Form von UV-Strahlen oder Röntgenstrahlen, wird das p 53-Protein funktionell aktiviert und erlaubt damit ein Verweilen der Zelle in der G1-Phase des Zellzyklus. Dies ist die wesentliche Voraussetzung dafür, daß – ebenfalls von p 53 aktivierte – DNS-Reparaturproteine wie GADD45 eingreifen können [34]. Bei Patienten mit Bloom-Syndrom oder Ataxia Telangiectasia (AT) ist die Regualtion der p 53-Aktivierung in Antwort auf äußere DNS-schädigende Ereignisse aufgrund eines vererbten Defekts gestört, ohne daß ein genetischer Defekt im p 53 Gen selbst vorliegt [17, 21]. Die Zellen dieser Patienten sind somit nicht in der Lage, etwa durch UV-Bestrahlung gesetzte DNS-Schäden zu reparieren. Gepaart mit der bei diesen

Patienten vorliegenden genomischen Instabilität prädisponiert dies die betroffenen Patienten für die Entwicklung von Karzinomen. Während die homozygote AT eine seltene Erbkrankheit ist liegt die Inzidenz der heterozygoten AT bei 3 %. Unter den heterozygoten weiblichen AT-Patientinnen ist das Risiko für die Entwicklung von Brustkrebs gegenüber Normalpersonen gfach erhöht. Die Unfähigkeit der Haufibroblasten dieser Patientinnen, auf UV-Strahlen mit einer adäquaten Aktivierung von p53 zu reagieren und damit die Aufdeckung und Reparatur möglicher DNS-Schäden einzuleiten, mag hier einen Anteil an der Tumorentwicklung haben. Defekte in jenen Genen, deren Produkte DNS-Fehler erkennen und/oder reparieren, sind auch in vererbbaren Formen des Kolonkarzinoms identifiziert worden und werden als tumorauslösende oder tumorvorbereitende genetische Veränderung diskutiert [11, 24].

Zellzyklus regulierende Moleküle in der Tumorentstehung

Erste Hinweise auf die Relevanz zellzyklusregulierender Proteine in der Tumorentstehung und Tumorprogression kamen aus Untersuchungen zur Funktion des Retinoblastoma(RB)-Proteins. Funktionsverluste von RB sind bei einer Reihe solider Tumore und hämatopoetischer Malignome nachgewiesen worden. Die physiologische Rolle von RB liegt in der Komplexierung und damit funktionellen Ausschaltung zellulärer Kinasen und Transkriptionsfaktoren, die ihrerseits für die Zellzyklusprogression relevant sind [28]. Dadurch ist RB in der Lage, die Zelle in der Ruhephase zu halten. Die Komplexbildung mit den verschiedenen Partnermolekülen erfolgt in Abhängigkeit vom Phosphorylierungszustand von RB und unterliegt damit dem Einfluß extrazellulärer Signale, wie sie beispielsweise Wachstumsfaktoren vermitteln. Neben den Funktionsverlusten des RB-Gens sind genetische Veränderungen anderer, in die Zellzykluskontrolle involvierter Gene bei soliden und hämatologischen Malignomen beschrieben worden [16], z.B. des Inhibitors der Zyklin-abhängigen Kinase (CDK)-4, eines physiologischen Antagonisten dieser Kinase, die ihrerseits für den regulierten Ablauf der G1-Phase des Zellzyklus verantwortlich ist [25].

Molekulare Tumortherapie

Die in den letzten Jahren gewonnenen Einsichten in das komplexe Wechselspiel zellulärer Proteine in der Regulation von Zellproliferation, -differenzierung, -überleben, -apoptose, Metastasierung und Angiogenese sowie in die Prinzipien der Erkennung und Verarbeitung extrazellulärer Signale haben einen grundlegenden Beitrag zum Verständnis der Biologie der Krebsentstehung geleistet. Sie haben aber auch die Weichen für die Entwicklung neuer therapeutischer Ansätze in der Tumortherapie gestellt [6, 8, 12, 15, 16]. Diese zielen zum einen auf den physiologischeren Einsatz bekannter Medikamente, auf die Entwicklung neuer Wirksubstanzen, das Design biologisch aktiver Proteine und Peptide sowie andererseits auf die Modulation des genetischen Repertoirs – sowohl durch Beeinflussung der Genexpression wie auch durch Geninsertion – ab.

Das Verständnis des molekularen Defekts erlaubt den sinnvolleren Einsatz bekannter Wirkstoffe

Am Beispiel der akuten Promyelozytenleukämie läßt sich sehr gut erkennen, wie molekulare Kenntnisse über Krankheitsentstehung, nämlich die Ausbildung des RAR-α-PML-Fusionsproteins infolge chromosomaler Translokation, die Rationale der Therapie, nämlich den Einsatz von Retinolsäure zur Differenzierungsinduktion der unreifen Leukämiezellen, begründete [7]. Radio-und Chemotherapie maligner Tumoren scheitert in vielen Fällen an konstitutiver oder erworbener Resistenz der Tumorzelle. Die Gründe für Resistenzentwicklung wurden bislang in Defekten in der intrazellulären Aufnahme bestimmter Chemotherapeutika (MDR-1) oder aber der intrazellulären Metabolisierung der Medikamente gesucht. Eine Vielzahl der herkömmlichen Chemotherapeutika jedoch wirkt über die Induktion von Apoptose in der Tumorzelle. Damit kommt den Molekülen, die Apoptose in der Zelle steuern, ebenfalls eine Rolle in der Vermittlung von Chemotherapieresistenz zu. Mutationen/Deletionen von p53 führen zu einer reduzierten Ansprechrate auf Chemo-oder Radiotherapie [21]. Dies konnte sowohl in experimentellen Systemen analysiert werden, zeigte sich aber auch in den Chemotherapieansprechraten von Tumoren mit p53 Mutationen/Deletionen. In Analogie hierzu kann auch die Überexpression von bcl-2, einem Apoptose-verhinderndem Molekül, die Ansprechrate auf Röntgenstrahlen oder Chemotherapie minimieren [17, 20, 21]. Somit lassen sich auf der Basis der bei einem individuellen Patienten vorliegenden genetischen Veränderungen Nutzenabwägungen für einen Erfolg konventioneller Therapieformen (Radio-/Chemotherapie) vornehmen. Einblicke in die molekularen Mechansimus des programmierten Selbstmords der Zelle eröffnen natürlich auch Wege für die Neuentwicklung von Apoptose-induzierenden Substanzen [10]. Insbesondere ist es wünschenswert Substanzen zu nutzen, die Apoptose selektiv in Tumorzellen induzieren.

Modulation der intrazellulären Signalkaskade durch neue Wirksubstanzen

Mit der Aufdeckung der intrazellulären Signaltransduktionskaskaden begann die Suche nach Substanzen, die spezifisch bestimmte Signalwege blockierten. Eine Reihe von Inhibitoren für Tyrosinkinasen oder für Protein Kinase C wurden entwickelt. Diese Moleküle jedoch zeichnen sich durch ein zu unspezifisches Wirkspektrum aus und sind damit für einen klinischen Einsatz nicht qualifiziert. Weiterführend sind hier die Wirksubstanzen der zweiten Generation, beispielsweise Immunophiline wie FK506 oder Cyclosporin. Beide binden Calcineurin, ein wesentliches Signaltransduktionsmolekül in der T-Zellaktivierung, welches unmittelbar die Aktivierung von T-Zell-spezifischen Transkriptionsfaktoren einleitet. Somit steht Calcineurin für seine physiologische Aufgabe nicht mehr zur Verfügung, und die T-Zellaktivierung ist unterbrochen. Therapeutischen Einsatz finden beide Medikamente in der Suppression der Immunantwort, beispielsweise nach Organtransplantation.

Mit der Identifizierung und Charakterisierung von "srh-homology"(SH) 2- und SH 3-Domänen als Ort der Rekrutierung zytoplasmatischer Kinasen an Wachstumsfaktorrezeptoren nach Ligandbindung und der Aufdeckung der komplexen Protein-Protein-Interaktionen, die die spezifische Signalkaskade einleiten, eröffnen sich Möglichkeiten für die Entwicklung neuer Wirkstoffe [12]. Zu denken ist hier an die Entwicklung zellpermeabler Peptide, die spezifische Erkennungsstellen blockieren und damit die Initialisierung des betroffenen Signalweges ausschalten, während andere, vom selben Rezeptor transmittierte Signale erhalten bleiben. Auch ergibt sich die Möglichkeit, Peptide zu entwickeln, die etwa bei der tumorzellspezifischen Mutation eines Wachstumsfaktor-Rezeptors, mutierte Regionen erkennen, binden und damit funktionell ausschalten.

Begründet wurde die Suche nach spezifischen Inhibitoren durch detaillierte Struktur-Funktionsanalysen, die einen großen Beitrag zur Kartierung funktioneller Domänen in Wachstumsfaktorrezeptoren geleistet haben. Sie wird erleichtert durch die Aufdeckung der dreidimensionalen Struktur von Protein-Protein-Interaktionen mit Hilfe der Kristallographie und der NMR-Technik. Sowohl die Einbringung der Peptide in die Zelle, insbesondere in die spezifische Zelle, als auch die Redundanz der von vielen Wachstumsfaktoren genutzten Signalwege stellen noch ungelöste Probleme dar, die einem Transfer von Peptiden in die klinische Anwendung derzeit noch entgegenstehen. Die Tatsache, daß Spezifität der intrazellulären Protein-Protein-Interaktionen nicht nur durch die Sequenz der unmittelbar an der Bindung beteiligten Aminosäuren, sondern auch durch die flankierenden Aminosäuren vermittelt wird, könnte aber genutzt werden, um ein zusätzliches Maß an Spezifität zu erreichen.

Neue Ansätze für eine Immuntherapie

Idiotypen sind antigene Determinanten, die für jeden Antikörper einzigartig sind. Somit sind sie ein attraktives Ziel für eine tumorzellspezifische Immuntherapie. Seit einigen Jahren wird an der klinischen Entwicklung von Impfstoffen gegen Tumorantigen-Spezifische Idiotypen gearbeitet. Einen neuen Aufschwung jedoch hat diese Option der Tumortherapie durch die – dank gentechnologischer Methoden – ermöglichte Fusionierung eines Idiotypproteins mit dem hämatopoetischen Wachstumsfaktor GM-CSF erreicht [30]. Als Impfstoff verabreicht lösen diese chimären Proteine eine deutlich potenzierte Immunantwort im Vergleich zum Idiotyp allein aus. Ausgehend von diesen Befunden erscheint es möglich, auf den Patienten-zugeschnittene Impfstoffe auf der Basis kleiner Peptide zu entwickeln, beispielsweise gegen ein mutiertes p 53 oder ein mutiertes ras-Protein, und damit eine tumorzellspezifische T-Zellaktivierung zu induzieren. Entsprechende Versuche sind in Tierexperimenten vielversprechend verlaufen und werden es erlauben, dieses Konzept jetzt in der klinischen Praxis zu überprüfen.

Modulation des genetischen Repertoires

Funktionsverlust und Funktionsgewinn von Proteinen auf der Basis genetischer Veränderungen der für sie kodierenden Gene sind als Ursachen für die Entstehung und Progression einer Vielzahl von Malignomen charakterisert worden. Damit rückt die Modulation des genetischen Repertoires der Tumorzelle in den Blickpunkt zumindest der experimentellen Tumortherapie [15]. Beides, die Suppression der Expression aberranter Gene, sowie die Substitution fehlender oder funktionsunfähiger Gene oder die Reparatur defekter Gene ist unter in vitro Bedingungen möglich.

Zur Repression von Genexpression bieten sich die Antisense-Technik, der Einsatz von Ribozymen oder von Triple-Helix bildenden Oligodesoxyribonukleotiden an. Antisense-Oligodesoxyribonukleotide verhindern durch Anlagerung an die mRNS die Translation in ein Protein. Diese Methode ist in der Grundlagenforschung eine etablierte Methode zur Charakterisierung von Genfunktionen [4]. Ribozyme sind kleine katalytische RNS-Moleküle, die sich ebenfalls an die komplementäre Sequenz der mRNS anlagern, diese dann zu schneiden vermögen und somit auch die Translation der mRNS in ein Protein unterbinden [18]. Triple-Helix bildende Oligodesoxyribonukleotide lagern sich an bestimmte Sequenzen in der regulatorischen Region des auszuschaltenden Gens an und verhindern somit die Bindung des entsprechenden Regulators an seine Erkennungssequenz und die Transkription des Gens in eine mRNS. Antisenseoligodesoxynukleotide haben bereits Eingang in die klinische bzw. präklinische onkologische Therapie gefunden, Ribozyme und Triple-Helix-bildende Oligodesoxyribonukleotide müssen zunächst noch in In-vivo-Modellen erprobt werden.

Die Substitution von fehlenden oder funktionsunfähigen Genen durch Geninsertion hat sich in der Klinik bereits zur Behandlung angeborener Enzymmangelerkrankungen, wie der Adenosin-Deaminasedefizienz bewährt. Während es hier ausreichend ist, nur einen Teil der körpereigenen Zellen mit dem fehlenden Gen auszustatten, um für den Gesamtorganismus eine befriedigende Produktion des fehlenden Enzyms zu gewährleisten, kann die Substitutionstherapie in der Onkologie nur dann greifen, wenn alle Tumorzellen mit einer intakten Kopie des defekten oder fehlerhaften Gens ausgestattet werden. Aufgrund der erheblichen technischen Probleme des Gentransfers ist mit einer klinischen Realisierung dieses Konzepts vorerst nicht zu rechnen, obgleich in verschiedenen In-vitro-Untersuchungen gezeigt wurde, daß die Einfügung beispielsweise eines intakten p 53 oder Retinoblastomagenes den tumorigenen Phänotyp revertieren kann.

Die Reparatur eines defekten Gens ist mit Hilfe der homologen Rekombination denkbar [8]. Unter Ausnutzung der zelleigenen Replikations- und Rekombinationsmaschinerie ist es hierbei möglich eine intakte Kopie des fehlerhaften Gens, flankiert von DNS-Fragmenten, wie sie auch physiologisch, d.h. im Genom, dieses Gen umgeben, nicht nur in das Genom der Zelle einzubringen, sondern anstelle des defekten Gens in die gleiche Lokalisation im Genom einzufügen. Dabei wird die DNS, wenn sie nach Gentransfer den Kern der Zielzelle erreicht hat, sofort von jenen Proteinen umgeben und gebunden, die auch physiologischerweise – etwa im Rahmen der Replikation von DNS – DNS erkennen und binden. Diese Proteine begeben sich mit der an sie gebundenen DNS auf die Suche nach dem passenden Gegenstück im Genom und inserieren dort die Fremd-DNS. Homologe Rekombination wird derzeit in der Grundlagenforschung zur Etablierung von sog. "knock-out-Mäusen" eingesetzt. Hier ist der Ersatz eines intakten durch ein funktionsunfähiges Gen das Ziel. Die Manipulation erfolgt an embryonalen Stammzellen. Nach Einfügung der so modulierten Zellen in die Blastocyste und Austragung des Embryos kann mit dieser Methodik die Funktion von Genen studiert werden. Die homologe Rekombination ist eine wesentliche Methodik in der Grundlagenforschung, sie scheidet als therapeutische Alternative – etwa bei vererbbaren Krebserkrankungen – sowohl aus technischen wie aus juristischen Gründen aus.

Literatur

1. Aaronson SA (1991) Growth factors and cancer. Science 254:1146–1152
2. Bishop JM (1991) Molecular themes in oncology. Cell 64:235–240
3. Boguski MS, McCormick F (1993) Proteins regulating ras and its relatives. Nature 366:643–646
4. Brach MA, Gruss HJ, Sott C, Herrmann F (1993) The mitogenic response to Tumor Necrosis Factor-a requires c-jun/AP-1. Mol Cell Biol 13:4824–4830
5. Brach MA, Herrmann F (1994) Transcription factors in the mitogenic response to cytokines. In: Mertelsmann R, Herrmann F (eds), Hematopoieitic growth factors in clinical aplication, Dekker, New York, pp 63–83
6. Caesar G (1993) Oncogenes, antioncogenes, and a hypothesis on cancer therapy, i.e. the origin of cancer, and the prevention of its activity. Med Hypotheses 40:15–18
7. Capecchi MR (1989) Altering the genome by homologous recombination. Science 244:1288–1292
8. Castaigne S, Lefebvre P, Chomienne C, Suc E, Rigal HF, Gardin C, Delmer A, Archimbaud E, Tilly H, Janvier M et al. (1993) Effectiveness and pharmacokinetics of low-dose all-trans retinoic acid (25 mg/m2) in acute promyelocytic leukemia. Blood 82:3560–3563
9. Cleary ML (1991) Oncogenic conversion of transcription factors by chromosomal translocation. Cell 66:619–629
10. Dive C, Evans CA, Whetton AD (1992) Induction of apoptosis-new targets for cancer chemotherapy. Semin Cancer Biol 3:417–427
11. Eng C, Ponder BA (1993) The role of gene mutations in the genesis of familial cancers. Faseb J 7:910–919
12. Fantl WJ, Escobedo JA, Martin GA, Turck CW, McCormick F, Williams LT (1992) Distinct phosphotyrosines on a growth factor receptor bind to specific molecules that mediate different signaling pathways. Cell 69:413–423
13. Feinberg AP (1993) Genomic imprinting and gene activation in cancer. Nat Genet 4:110–113
14. Gibbs JB, Oliff A, Kohl NE (1994) Farnesyltransferase Inhibitors: ras research yields a potential cancer therapeutic. Cell 77:175–178

15. Herrmann F, Brach MA, (im Druck) "Anti"-Gentherapie. In: Kompendium der Internistischen Onkologie. Springer, Berlin Heidelberg New York Tokyo
16. Israel MA (1993) Molecular approaches to cancer therapy. Adv Cancer Res 61:57-85
17. Kastan MB, Zhan O, Carrier F, Jacks T, Walsh WV, Plunkett BS, Vogelstein B, Fornace AJ (1992) A mammalian cell cycle checkpoint pathway utilizing p 53 and GADD45 is defective in ataxia-telangiectasia. Cell 71:587-597
18. Kiehntopf M, Brach MA, Licht T, Herrmann F (1995) Ribozyme mediated cleavage of MDR-1 mRNA, a possible approach to reversal multiple durg resistance phenotype in cancer chemotherapy. EMBO J 14:1156
19. Leach FS, Eledge SJ, Sherr CJ, Willson JK, Markowitz S, Kinzler KW, Vogelstein B (1993) Amplification of cyclin genes in colorectal caarcinomas. Canc Res 53:1986-1989
20. Lowe S, Ruley HE, Jacks T, Housman DE (1993) p 53-dependent apoptosis modulates the cytotoxicity of anticancer agents. Cell 74:957-963
21. Lu X, Lane DP (1993) Differential induction of transcriptionally active p 53 following UV or ionizing radiation: Defects in chromosome instability syndromes? Cell 75:765-778
22. Mitchell PJ, Tijan R (1989) Transcriptional regulation on mammalian cells by sequence-specific DNA binding proteins. Science 245:371-378
23. Miyajima A, Kitamura T, Harada N, Yokota T, Arai K (1992) Cytokine receptors and signal transduction. Annu Rev Immunol 10:295-331
24. Morris SW, Kirstein MN, Valentine MB, Dittmer KG, Shapiro DN, Saltman DL, Look TA (1994) Fusion of a kinase gene, ALK, to a nuclear protein gene, NPM, in Non-Hodgkin's lymphoma. Science 263:1281-1284
25. Nobori T, Miura K, Wu DJ, Lois A, Takabayashi K, Carson DA (1994) Deletions of the cyclin-dependent kinase-4 inhibitor gene in multiple human cancers. Nature 368:753-756
26. Papadopulus N, Nicolaides NC, Wei Y-E et al. (1994) Mutation of a mutL Homolog in hereditary colon cancer. Science 263:1625-1629
27. Raff MC (1992) Social control on cell survival and cell death. Nature 356:397-400
28. Sachs L, Lotem J (1993) Control of programmed cell death in normal and leukemic cells. new implications for therapy. Blood 82:15-21
29. Sherr C (1994) the ins and outs of RB: coupling gene expression to the cell cycle clock. Trends Cell Biol 4:15-21
30. Tao MH, Levy R (1993) Idiotype/granulocyte-macrophage colony-stimulating factor fusion protein as a vaccine for b-cell lymphoma. Nature 362:755-758
31. Thibodeau SN, Bren G, Schaid D (1993) Microsatellite in cancer of the proximal colon. Science 260:816-819
32. Varmus H, Weinberg RA (1993) Genes and the biology of cancer. Freeman, New York
33. Vaux D1 (1993) Toward an understanding of the molecular mechanisms of physiological cell death. Proc Natl Acad Sci USA 90:786-789
34. Vogelstein B, Kinzler K (1992) p 53 Function and Dysfunction. Cell 70:523-525
35. Vogelstein B, Kinzler KW (1993) The multistep nature of cancer. Trends Genet 9:138-41
36. Witte ON (1993) Role of the bcr-abl oncogene in human leukemia. Canc Res 53:485-489

Zelltypspezifische retrovirale Vektoren*

W.H. Günzburg, R.M. Saller, J. Baumann, B. Salmons

Zusammenfassung

Der In-vivo-Transfer von Genen mittels retroviraler Vektoren könnte zukünftige Gentherapie-Protokolle sehr erleichtern. Bevor dies jedoch realisierbar ist, müssen einige Probleme gelöst werden. Therapeutische Gene sollten möglichst nur in den relevanten Zelltyp eingebracht und/oder in diesen Zellen exprimiert werden. Im folgenden wird eine Anzahl von Strategien beschrieben, die dies ermöglichen sollten. Eine Kombination von mehreren dieser Strategien könnte einen sicheren In-vivo-Gentransfer ermöglichen.

Summary

The in vivo delivery of genes by retroviral vectors will greatly facilitate future gene therapy protocols. However before this type of approach becomes reality a number of problems must be overcome. Ideally therapeutic genes must be delivered only to the relevant cell type and/or expressed in this cell type. A number of strategies are described towards this goal. The combination of some of these strategies should permit safe in vivo gene transfer.

Einleitung

Die Verwendung retroviraler Vektoren (RV) für die Gentherapie ist zum augenblicklichen Zeitpunkt das Mittel der Wahl für den Transfer therapeutischer Gene in den meisten klinischen Protokollen [17]. Allerdings sind die meisten Protokolle darauf angewiesen, die Infektion der von Patienten gewonnen Zielzellen mit dem das therapeutische Gen tragenden RV in vitro durchzuführen. Erfolgreich infizierte Zellen werden dann dem betreffenden Individuum reinfundiert [2, 25]. Solche Ex-vivo-Gentherapie-Protokolle sind ideal für die Behandlung von Zellen, die leicht isoliert

---

* Diese Arbeit wurde teilweise unterstützt durch Mittel des FORBIOSICH-Programms der Arbeitsgemeinschaft der Bayerischen Forschungsverbünde.

werden können (wie z.B. Lymphozyten). Leider können jedoch nur wenige der für eine Gentherapie in Frage kommenden Zelltypen leicht isoliert, kultiviert und reinfundiert werden. Außerdem verhindern die komplexe Technik und die damit verbundenen hohen Kosten einer verbreiteten Anwendung der Gentherapie. Für eine zukünftige, kostengünstige Gentherapie wird ein In-vivo-Ansatz notwendig, in welchem der Vektor dem Patienten direkt in Form einer Infusion, oder einer Implantation von vektorproduzierenden Zellen verabreicht wird.

Dieser In-vivo-Ansatz führt zwangsweise zu einer Reihe neuer Probleme. Vor allem müssen Sicherheitsüberlegungen angestellt werden. Besonders bei der Implantation von virusproduzierenden Zellen ergibt sich das Problem, daß möglicherweise zusätzlich zum retroviralen Vektor auch replikationskompetentes Wildtyp-Virus produziert wird. Dieses Virus kann sich, im Gegensatz zum Vektor, durch Infektion in der Zielzellpopulation verbreiten und möglicherweise die Expression von zellulären Genen beeinflussen. Durch Ex-vivo-Ansätze, kann das Vorhandensein solcher Viren überprüft werden. Bei der Implantation von virusproduzierenden Zellen gibt es jedoch keine derartige Kontrollmöglichkeit [29].

Eine weitere Überlegung, nicht nur hinsichtlich der Sicherheit, sondern auch der Anwendung solch einer In-vivo-Gentherapie ist die Expression therapeutischer Gene ausschließlich im Zielorgan des Gewebes. Bei der Krebstherapie muß z.B. gewährleistet sein, daß das therapeutische Gen, welches häufig ein Toxingen trägt, nur in der Krebszelle, jedoch nicht in normalen Zellen zur Expression gebracht wird. Anhand der Brustdrüse als Modellsystem zeigen wir hier eine Anzahl von Strategien, die zu einer gezielten Expression der übertragenen therapeutischen Gene mittels retroviraler Vektoren führen sollen.

Methode

Rekombinante DNA-Techniken: Alle DNA-Manipulationen und Klonierungsschritte wurden mit etablierten Methoden durchgeführt [33]. Retrovirale Vektoren, die auf dem murinen Leukämievirus (MLV) basieren, wurden von pBAG (Abb. 2) [24] ausgehend, die auf dem murinen Mammatumorvirus (MMTV) basierenden, von pGR102 aus [30], konstruiert.

Zellkultur: Die Mausfibroblastenzellinie NIH/3T3, die MLV-Vektorverpakkungszellinie PA317 [20] und die Katzennierenepithelzellinie CK, die für die MMTV-Vektor-Produktion verwendet wurde [9], wurden in DMEM mit 10 % fetalem Kälberserum gezüchtet. Transfektionen wurden mit dem Pharmacia Cellfect Kit nach Protokoll des Herstellers durchgeführt, Infektionen wurden bereits beschrieben [9].

ß-Galaktosidasebestimmung: Die ß-Galaktosidaseexpression wurde histochemisch [4] oder quantitativ mit dem Tropix 100 Kit von Serva bestimmt.

Ergebnisse

Modifikation der RV-Hülle und "pseudotyping"

Das Infektionsspektrum der Retroviren und davon abgeleiteter Vektoren hängt von der Interaktion des Virushüllproteins (SU) mit als Rezeptoren fungierenden Oberflächenmolekülen der Wirtszelle ab. Die von MLV abgeleiteten RV, die momentan in einer Anzahl klinischer Versuche eingesetzt werden, können viele verschiedene Zelltypen infizieren [35]. Im Gegensatz dazu zeigt MMTV ein eingeschränktes Infektionsspektrum, es infiziert hauptsächlich Brustepithelzellen und Lymphozyten (Übersicht in [10]). Seit langem ist bekannt, daß bei gleichzeitiger Infektion einer Zelle mit 2 Typen von umhüllten Viren die Produktion von chimären Viren oder "Pseudotypes" beobachtet werden kann (Übersicht in [35]). Diese Partikel tragen Kern und genetische Information des einen und die SU-Proteine des anderen Virus. Wir haben eine Verpackungszellinie

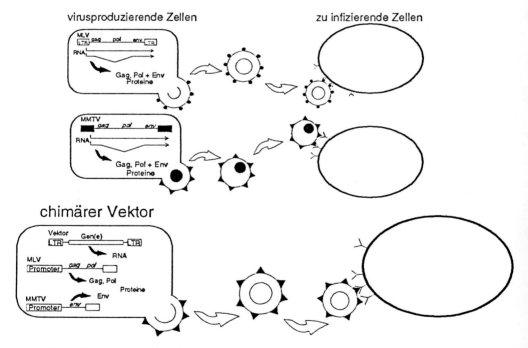

Abb. 1. Chimäre retrovirale Vektoren auf Basis von MLV und MMTV. Zellinien, die ein MLV tragen, produzieren MLV-RNA, MLV-Gag; Pol- und Env-Proteine (schwarze Kugeln), sowie MLV-Virus mit einem env bedingten Infektionsspektrum. Zellinien die ein MMTV tragen produzieren MMTV RNA, MMTV-Gag; Pol- und Env-Proteine (schwarze Dreiecke) sowie MMTV-Virus mit einem Env-bedingten Infektionsspektrum. Eine Zellinie, die MLV-Gag- und Pol-Proteine und MMTV-Env-Proteine produziert, und ein MLV-Vektor wie z.B. pBAG trägt, führt zur Bildung von chimären oder Pseudotypvitionen, die MMTV-permissive Zellen infizieren können.

Tabelle 1. Virusproduktion verschiedener Verpackungszellinien, gemessen an MMTV-permissiven Zellen

Verpackungszellinie	Vektor		neo^r Kols/ml
Psi-2, GP+E86	(MLV)	BAG	0
MLV gag/pol+MMTVenv	(Pseudotyp)	BAG	~50
RMC2h	(MMTV)	WG29	~100

konstruiert, in der die Gag- und Pol-Proteine von MLV sowie die Env-Proteine von MMTV, ausgehend von 2 verschiedenen Konstrukten hergestellt werden (Abb. 1).

Vorläufige Daten zeigen, daß Zellen, die normalerweise nicht von MLV sondern nur von MMTV infiziert werden, wie z.B. Katzennierenepithelzellen (CK) auch von dem chimären Vektor infiziert werden können (Tabelle 1). Das Spektrum der Gewebespezifität dieser Vektoren wird zur Zeit etabliert.

Gezielte Expression

Eine zweite Strategie, um die Expression der mit RV-übertragenen Gene auf bestimmte Zellen zu beschränken, besteht darin, deren Expression durch den Einbau regulatorischer Elemente zu steuern. Diese Elemente werden aus Genen isoliert, von denen bekannt ist, daß sie nur in bestimmten Zellen zur Expression kommen. Wir haben ein solches Element des Gens, das für das Whey-acidic-Protein (WAP) kodiert, verwendet. Das Gen ist ausschließlich in den Brustdrüsen trächtiger und laktierender Mäuse aktiv [11]. Ein regulatorisches Element, das die Expression des WAP-Gens unterdrückt, wurde identifiziert und ein Proteinkomplex, der mit dem negativen regulatorischen Element (NRE) interagiert, charakterisiert. Der Proteinkomplex wurde in allen Zellinien und Geweben, die normalerweise keine WAP-Expression zeigen, nachgewiesen, jedoch nicht in den Brustdrüsen trächtiger oder laktierender Mäuse. Mutationen der DNA-Sequenzen, die mit dem Proteinkomplex interagieren, führen zum Verlust der Bindungs- und Regulationsaktivität [16].

Die meisten RV basieren auf MLV. In diesem Vektor enthaltene Gene werden entweder von dem konstitutiven MLV-Promotor oder von einem internen, heterologen Promotor exprimiert. Wir haben in einem von MLV stammenden RV [24] den ursprünglichen MLV-Promotor durch das im oben beschriebenen Experiment identifizierte WAP-NRE, sowie durch den Promotor von MMTV (Abb. 2), einem vorwiegend in der Brustdrüse exprimierten Retrovirus [10], ersetzt. Retroviren mit heterologen Sequenzen im LTR zeigen keinen Rückgang im viralen Titer verglichen mit dem parentalen MLV-Vektor. Diese Vektoren tragen ein ß-Galaktosidasegen, dessen Transkription vom WAP-NRE oder vom MMTV-Promotor (Abb. 2) gesteuert wird. Mit diesem Vektor transfizierte PA317-Zellen produzierten Viruspartikel, die erwartungsgemäß eine Reihe von Zellinien infizieren konnten. Während eine Expression des ß-galindikatorgens in

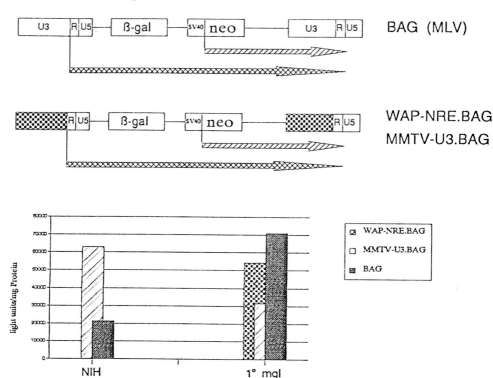

Abb. 2. Schema des MLV-Vektorplasmids pBAG und davon abgeleiteter Vektoren. Gezeigt ist der vom murinen Leukämievirus (MLV) abgeleitete retrovirale Vektor BAG, der ein ß-Galaktosidase(ß-gal)-Reportergen [24] trägt. Ein negativ regulatorisches Element (NRE) des Whey-acidic-Protein(WAP)-Promotors, das die Expression auf trächtige und laktierende Brustdrüsen beschränkt [16], bzw. der MMTV-Promotor wurden anstelle der MLV-Promotorsequenz in den LTR inseriert. Erste Daten zeigen, daß der das WAP-NRE tragende Vektor alle getesteten Zelltypen infiziert, aber das ß-gal-Gen nur in primären Brustepithelzellen trächtiger Mäuse exprimiert wird. Der den MMTV-Promotor tragende Vektor und der ursprüngliche BAG-Vektor werden auch in anderen Zellen exprimiert. Die ß-Galaktosidaseaktivität wurde mit einem indirekten quantitativen Ansatz als "light units" (L.U.)/ml Proteinextrakt ermittelt

Nichtbrustdrüsengewebe (wie z.B. NIH/3T3 Mausfibroblasten) nach Infektion mit dem den MMTV-Promotor tragenden Vektor beobachtet wurde, konnte mit Vektoren, die den WAP-Promotor tragen, keine Expression in diesen Zellen nachgewiesen werden (Abb. 2). Dies deckt sich mit früheren Beobachtungen, bei denen solche Zellinien nicht permissiv für eine WAP-Expression waren sowohl [16].

Beide Vektoren, mit WAP- oder MMTV-Promotor, exprimierten eine nachweisbare ß-gal-Aktivität nach Infektion von primären Brustdrüsenexplantaten einer trächtigen Maus (Abb. 2). Zur Zeit testen wir den In-vivo-Transfer und das Infektionsspektrum des Indikatorgens in trächtigen und nichtträchtigen Mäusen. Die bisher gewonnenen Daten legen die Vermutung nahe,

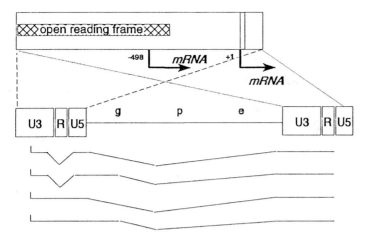

Abb. 3. *MMTV-Transkription.* Dargestellt wird ein repräsentatives MMTV-Provirus, bestehend aus den *gag*(*g*)-*pol*(*p*)- und *env*(*e*)-Genen, flankiert von LTRs (U 3-R-U 5). Der offene Leserahmen (ORF) innerhalb der LTRs ist ebenfalls gezeigt, wie auch der klassische (+1) und neue (−498) Transkiptionsstart sowie verschiedene Spleißprodukte

daß ein solcher Ansatz für die Konstruktion eines generell infektiösen, aber in der Expression gesteuerten RV-Systems, nützlich wäre.

Auf Retroviren basierende Vektoren, die einen Gewebetropismus zeigen

Wie bereits erwähnt, infiziert MMTV vorwiegend die Brustdrüse, Lymphozyten sowie exokrine Drüsen der Maus und wird dort auch exprimiert (für eine Übersicht s. [28]). Abgeleitet von MMTV haben wir retrovirale Vektoren [9, 32, 34] und eine Verpackungszellinie (RMC2h) konstruiert, die die strukturellen und enzymatischen Proteine in trans herstellt [31]. Der Virustiter dieses Vektorsystems war unerwartet niedrig (Tabelle 1: RMC2h Zellen, transfiziert mit pWG29). Wir konnten einen viralen, autoregulatorisch negativ wirkenden Faktor (Naf) identifizieren, der für diesen niedrigen Titer verantwortlich war [32]. Naf wird, zumindest teilweise, innerhalb der außergewöhnlich langen MMTV LTR-Region kodiert, die einen langen offenen Leserahmen ("open reading frame", ORF) enthält. Parallel zu unserer Entdeckung von Naf beschrieben andere Gruppen eine Superantigenaktivität (Sag) innerhalb des MMTV-ORF. Die Expression von Sag in antigenpräsentierenden Zellen, wie z.B. B-Zellen, hat einen tiefgreifenden Einfluß auf das Immunsystem, einschließlich der Vermehrung von Sag-exprimierenden B-Zellen (Übersicht in [1]). Wir konnten die 2 ORF kodierten Aktivitäten trennen und zeigen, daß die Naf- nicht aber die Sag-Aktivität Sequenzen der *gag*-Region benötigt [32, 36].

Bei unseren Untersuchungen der möglicherweise für Naf- und Sag-kodierenden Transkripte entdeckten wir einen zweiten Promotor innerhalb der

U 3-Region des MMTV-LTR (Abb. 3: [12]). Dies war die erste Dokumentation eines zweiten Promotors innerhalb der U 3-Region in einem Retrovirus. Der neue Promotor führt zu einer Reihe neuer Transkripte, die bislang unidentifizierte Spleißdonor- und Spleißakzeptororte innerhalb des LTR und der *gag*-Region verwenden (Abb. 3). Diese Produkte sind mögliche Kandidaten für Naf-und Sag-Transkripte.

Das Verständnis der komplexen Regulation von MMTV durch autoregulatorische Faktoren wie Naf und immunologische Faktoren (Sag) wird uns die Möglichkeit geben, neue retrovirale Vektorsysteme zu konstruieren, deren Aktivität auf die Brustdrüse oder möglicherweise auf Zellen des Immunsystems beschränkt werden kann (s. Diskussion).

Diskussion

Verschiedene Ansätze wurden dafür verwendet, um Gene mit Hilfe retroviraler Vektoren (RV) in definierte Zellen zu transportieren oder diese Gene nur in den relevanten Zelltypen zu exprimieren.

Das Infektionsspektrum des retroviralen Vehikels kann durch Veränderung der viralen Oberflächenepitope, die die Infektion auf bestimmte Zelltypen beschränken, limitiert werden (Übersicht in [29]). Bestimmte Retroviren, wie MMTV, zeigen eine bestimmte Zelltypspezifität, die durch eine spezifische Interaktion mit einem gewebespezifischen Zelloberflächenrezeptor bedingt ist. Wir haben MLV-Vektoren konstruiert, in welchen die Hüllproteine durch die von MMTV ersetzt wurden. Die Hülle des humanen Immundefizienzvirus (HIV), das vorwiegend Zellen mit dem CD 4-Rezeptor infiziert [6, 15], könnte ebenfalls dazu verwendet werden, die Expression von MLV-Vektoren auf diesen Zelltyp zu beschränken. Andere haben versucht, die Epitope des MLV-Hüllproteins direkt zu modifizieren und so das Infektionsspektrum durch einen geeigneten Rezeptor zu verändern [7, 8, 22, 26, 27]. Allerdings hat die Praxis gezeigt, daß diese Ansätze entweder zu einem Absinken des Virustiters führen, oder. daß die Virionen zwar den neuen Rezeptor binden, jedoch nicht in die Zelle eindringen können.

In einem zweiten Ansatz wurde ein regulatorisches Element des WAP-Gens oder der MMTV-Promotor in einen MLV-Vektor eingebaut, um die Expression auf die Brustdrüse zu beschränken. Die Verbindung solcher Regulationselemente oder Promotoren mit Genen für toxische Produkte, wie z.B. das Thymidinkinasegen des Herpes-simplex-Virus (HSV-tk [5]) und deren Einbau in RV könnte ein lohnenswerter Ansatz für die gezielte und kontrollierte Expression dieser Gene sein. Ein ähnlicher Ansatz wurde für eine gezielte Expression retroviral transduzierter Gene in der Leber verwendet [14]. Ein damit verbundenes Problem ist die Bildung neuartiger Gewebe- und Zelltypspezifitäten durch die Verbindung heterologer Regulationselemente [11]. Derartige expressionsspezifische RV müssen ausgiebig darauf getestet werden, daß die Expression spezifisch in einem bestimmten Zelltyp erfolgt und nicht in anderen Zellen, v. a. dann, wenn das therapeutische Gen toxisch für die Zielzelle ist.

Ein dritter Ansatz sieht die Herstellung eines RV auf Basis von MMTV, einem Retrovirus, das eine Affinität für Brustepithelzellen auf dem Niveau der Expression und Infektion zeigt, vor. Nicht nur MMTV sondern auch andere, komplexer regulierte Retroviren wie HIV scheinen eine gewebespezifische Expression zu besitzen und derartige HIV-Vektoren wurden ebenfalls konstruiert [18, 23]. Sicher werden noch mehr Modifikationen benötigt, bevor RV auf Basis von MMTV oder HIV genauso effizient arbeiten, wie die augenblicklich angewandten MLV-Vektoren. In manchen Fällen jedoch könnten die autoregulatorischen Faktoren, die eine Vektorkonstruktion erschweren, selbst für eine gezielte Expression der RV sorgen [29]. Dies wird bei RV auf der Basis des bovinen Leukämievirus (BLV), einem weiteren komplex regulierten Retrovirus, in dem ein therapeutisches Gen entweder ausgehend vom Promotor innerhalb des LTR oder von einem internen SV 40 Promotor exprimiert wird, ausgenützt. Die LTR-gesteuerte Expression ist auf die Anwesenheit des regulatorischen Proteins Tax angewiesen das von BLV kodiert und in trans geliefert wird, während die Expression ausgehend vom SV 40-Promotor davon unabhängig ist [19]. Eine exaktere Kontrolle der Genregulation könnte also in vivo durch den Einsatz von 2 RV erreicht werden, wobei einer das regulatorische Protein kodiert und ein zweiter Vektor das therapeutische Gen mit einem Promotor trägt, der von dem regulatorischen Protein kontrolliert wird. Es wären auch binäre Vektorsysteme denkbar, die nur in HIV infizierten Zellen exprimiert werden. HIV Transkription ist von dem Virus-kodierten Protein Tat abhängig [3]. Nur in HIV infizierten Zellen, die das Tat Protein enthalten, wird es zur Expression des unter der Kontrolle eines Tat abhängigen Promotors stehenden therapeutischen Gens kommen. Eine Kombination der erwähnten 3 Ansätze sollte eine gute Basis für die Konstruktion sicherer und gewebespezifischer RV für eine zukünftige In-vivo-Gentherapie bilden. Derzeit untersuchen wir auch eine Reihe neuer therapeutischer Gene, welche ebenfalls in derartige Vektoren eingebaut werden können, auf ihre In-vitro- und In-vivo-Effizienz.

Literatur

1. Acha-Orbea H, MacDonald HR (1993) Trends Microbiol 1:32–34
2. Anderson WF (1992) Science 256:808–813
3. Ayra SK, Guo C, Josephs SF, Wong-Staal F (1985) Science 229:69–73
4. Cepko CL (1989) Ann Rev Neurosci 12:47–65
5. Culver KW, Ram Z, Wallbridge S, Ishii H, Oldfield EH, Blaese RM (1992) Science 256:1550–1552
6. Dalgleish AC, Beverly PCL, Clapham PR, Crawford DH, Greaves MF, Weiss RA (1984) Nature 312:763–777
7. Etienne-Julan M, Roux P, Carillo S, Jeanteur P, Piechaczyk M (1992) J Gen Virol 73:3251–3255
8. Goud B, Legrain P, Buttin G (1988) Virology 163:251–254
9. Günzburg WH, Salmons B (1986) Virology 155:236–248
10. Günzburg WH, Salmons B (1992) Biochem J 283:625–632
11. Günzburg WH, Salmons B, Zimmermann B, Muller M, Erfle V, Brem G (1991) Mol Endocrinol 5:123–133
12. Günzburg WH, Heinemann F, Wintersperger S, Miethke T, Wagner H, Erfle V, Salmons B (1993) Nature 364:154–158

13. Hatzoglou M, Lamers W, Bosch F, Wynshaw-Boris A, Clapp DW, Hanson RW (1990) J Biol Chem 265:17285-17293
14. Huber BE, Richards CA, Krenitsky TA (1991) Proc Natl Acad Sci USA 88:8039-8043
15. Klatzmann D, Champagne E, Chamaret S, Gruest J, Guetard D, Hercend T, Gluckman J, Montagnier L (1984) Nature 312:767-768
16. Kolb AF, Günzburg WH, Albang R, Brem G, Erfle V, Salmons B (1994) J Cell Biochem 56:245-261
17. Kotani H, Newton PB, Zhang S, Chiang YL, Otto E, Weaver L, Blaese RM, Anderson WF, McGarrity GJ (1994) Human Gene Ther 5:19-28
18. Lever A, Gottlinger H, Haseltine W, Sodroski J (1989) J Virol 63:4085-4087
19. Milan D, Nicolas J (1991) J Virol 65:1938-1945
20. Miller AD, Buttimore C (1986) Mol Cell Biol 6:2895-2902
21. Moolten FL, Wells JM (1990) J Natl Cancer Inst 82:297-300
22. Neda H, Wu CH, Wu GY (1991) J Biol Chem 266:14143-14146
23. Page KA, Landau NR, Littman DR (1990) J Virol 64:5270-5276
24. Price J, Turner D, Cepko D (1987) Proc Natl Acad Sci USA 84:156-160
25. Rosenberg SA, Aebersold DP, Cornetta K, Kasid A, Morgan RA, Moen R, Karson EM, Lotze MT, Yand JC, Topalian SL, Merino MJ, Culver K, Miller AD, Blaese M, Anderson WF (1990). N Engl J Med 323:570-578
26. Roux P, Jeanteur P, Piechaczyk M (1989) Proc Natl Acad Sci USA 86:9079-9083
27. Russell SJ, Hawkins RE, Winter G (1993) Nucl Acids Res 21:1081-1085
28. Salmons B, Günzburg WH (1987) Virus Res 8:81-102
29. Salmons B, Günzburg WH (1993) Human Gene Ther 4:129-141
30. Salmons B, Groner B, Calberg-Bacq CM, Ponta H (1985) Virology 144:101-114
31. Salmons B, Moritz-Legrand S, Garcha I, Günzburg WH (1989) Biochem Biophys Res Comm 159: 1191-1198
32. Salmons B, Erfle V, Brem G, Günzburg WH (1990) J Virol 64:6355-6359
33. Sambrook J, Fritsch EF, Maniatis T (1989) Molecular Cloning: A Laboratory manual CSH,
34. Sparmann G, Walther W, Günzburg WH, Uckert W, Salmons B (1994) Int J Cancer 59:103-107
35. Weiss RA (1993) Retroviridae 2:1-108
36. Wintersperger S, Salmons B, Miethke T, Erfle V, Wagner H, Günzburg W.H (1995) Proc Natl Acad Sci USA 92:2745-2749

Rezeptorvermittelter Gentransfer Anwendung in der Tumorimmunotherapie?*

E. Wagner

Zusammenfassung

Genkonstrukte, die mit Polylysin-konjugierten Liganden wie Transferrin, EGF, oder Anti-CD 3-Antikörpern komplexiert sind, werden über Rezeptor-vermittelte Endozytose in Säugerzellen eingeschleust. Für einen effizienten Gentransfer müssen die Genkonstrukte aus der vesikulären Struktur der Endosomen in das Zytoplasma und weiter in den Zellkern transportiert werden. Als Endosomen-destabilisierende Komponenten wurden synthetische, von Influenzavirus- oder Rhinovirussequenzen abgeleitete Peptide oder ganze, inaktivierte Adenoviren eingesetzt. Als mögliche Anwendung des Gentransfersystems wird die Herstellung einer autologen, genmodifizierten Tumorvakzine zur Immunotherapie vorgestellt.

Summary

Gene constructs have been complexed with polylysine-conjugated ligands (such as transferrin, EGF, or anti-CD3 antibodies) for receptor-mediated uptake into endosomes. Accumulation of these complexes in intracellular vesicles however strongly reduces the efficiency of gene transfer. Viruses have acquired mechanisms to release their genome from endosomes into the cytoplasm. The endosomal acidification process specifically activates viral surface proteins that trigger destabilization of the endosomal membrane. This has led to the development of virus-like gene transfer complexes consisting of DNA complexed with a cell-binding ligand and polylysine-conjugated, endosomedisruption agents (such as defective adenoviruses, or small synthetic peptides derived from sequences of the influenza virus hemagglutinin or the rhinovirus VP-1 protein) which allow cytoplasmic entry of the DNA. DNA complexes linked to psoralen/UV-inactivated adenoviruses have been applied for the expression of high levels of cytokine genes in primary human cancer cells. The utility of the gene transfer system for the generation of gene-modified cancer vaccines is discussed.

---

* Ich danke meinen Mitarbeitern Dr. Michael Buschle, Ing. Karl Mechtler, Dr. Berndt Oberhauser, Mag. Christian Plank, und Dr. Wolfgang Zauner. Die Arbeiten basieren in weiten Bereichen auf einer Zusammenarbeit mit den Gruppen von Prof. Max L. Birnstiel, Dr. Matt Cotten, Prof. Georg Stingl und Doz. Kurt Zatloukal.

Einleitung

Mehr und mehr können Genese und Pathogenese von Krankheiten auf molekularbiologischer Ebene analysiert werden. Trotz vermehrter Erkenntnisse ist die direkte Umsetzung in eine Therapeutie noch selten möglich. Ein Konzept, direkt auf genetischer Ebene zu intervenieren, stellt die somatische Gentherapie dar. Neben einer Substitution oder dem Austausch defekter Gene durch funktionelle Kopien kann auch die Inaktivierung pathogener Genprodukte (wie viraler Gene) oder die Aktivierung anderer therapeutischer Mechanismen zweckmäßig sein.

Voraussetzung ist eine effiziente und sichere Methode, Gene in vivo oder ex vivo in Körperzellen einzuführen. Die nichtviralen synthetischen und die physikalischen Methoden haben den Nachteil, daß sie die Zellen oft stark belasten, und die Erfolgsraten im Gentransfer oft gering sind. Die viel effizienteren viralen Vektoren wiederum sind limitiert in der Größe der einzuschleusenden Nukleinsäure, oder einem mit dem Umgang mit viralen Vektoren verbundenen biologischen Risiko. Ziel unserer Arbeit war es, die Vorzüge viraler und nichtviraler Methoden zu verknüpfen und synthetische virusähnliche Gentransfersysteme (Übersichtsartikel zum Rezeptor-vermittelten Gentransfer: [1, 2, 8]). zu entwickeln.

Methode

Die Herstellung der Gentransferkomplexe und deren Anwendung ist bei Cotten et al. [2], Plank et al. [6] und Wagner et al. [7] beschrieben.

Ergebnisse und Diskussion

Viren besitzen auf ihrer Hülle Proteine, mit denen sie an zelluläre Rezeptoren andocken können, und weitere Proteindomainen, die bewirken, daß die verpackten Virusgene durch zelluläre Membranen in das Zytoplasma und weiter in den Zellkern eingeschleußt werden. Über Rezeptoren werden neben Viren auch viele andere Stoffe eingeschleußt, u.a. das Eisentransportprotein Transferrin. Darauf basierend hatten wir gemeinsam mit der Gruppe von Prof. Birnstiel (I.M.P., Wien) ein Rezeptor-vermitteltes Gentransfersystem entwickelt. Komplexe aus Plasmid-DNA mit Transferrin-konjugierten DNA-bindenden Polykationen werden über Rezeptor-vermittelte Endozytose in die Zelle aufgenommen, akkumulieren allerdings in interner Vesikeln, was den Gentransfer erheblich beeinträchtigt.

Wir wollten daher virusähnliche Komplexe generieren, die neben der zellbindenden Funktion weitere virale Transportfunktionen, wie etwa Endosomenmembran-zerstörende Elemente, enthalten. Zu diesem Zweck haben wir synthetische, von viralen Fusionssequenzen abgeleitete Peptide eingesetzt, wie den N-terminus von Influenzavirus Hämagglutinin HA-2, der in endosomensaurem

Milieu eine Konformationsänderung zu einer α-helikalen, amphipathischen Struktur durchmacht, die dadurch pH-spezifisch Lipidmembranen destabilisieren kann. Optimierte Peptidseqenzen mit dimerer Struktur oder verlängerten Helixbereichen [6] können Makromoleküle wie FITC-Dextran aus Endosomen ins Zytoplasma freisetzen. Ein Einbau solcher Peptide in die DNA-Komplexe verstärkt den Gentransfer in Zellinien bis zu 5,000fach, und ermöglicht auch die Transfektion primärer Zellen. Als Endosomen-destabilisierende Komponenten wurden auch vom Rhinovirus VP-1-Protein abgeleitete Peptide eingesetzt.

Was den zellbindenden Liganden betrifft, haben wir in vielen unserer Experimente Transferrin eingesetzt. Transferrin ist aber in einigen Zelltypen, wie B- oder T-Lymphozyten, im Gentransfer zuwenig wirksam. Hingegen werden DNA Komplexe, die Antikörper gegen CD 3 enthalten, sehr effizient von T-Zellen internalisiert. Auch für den CD 3-vermittelten Gentransfer ist die Anwesenheit eines endosomolytischen Peptids ist auch hier wichtig. Die Bedeutung von CD 3 als Rezeptor ist daran erkennbar, daß andere Rezeptoren, wie CD 4 oder CD 7, im Gentransfer ungefähr 100fach weniger effektiv sind.

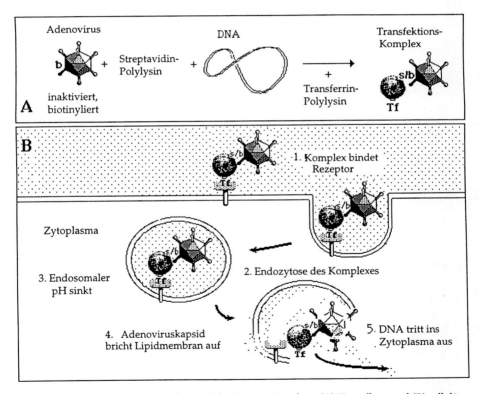

Abb. 1. Adenoviruspolylysin/Transferrinpolylysin/DNA-Komplexe: (A) Herstellung und (B) zelluläre Aufnahme

Die zur Zeit effizienteste Form derartiger DNA-Komplexe wurde gemeinsam mit den Doktoren Matt Cotten und David Curiel entwickelt (s. Abb. 1), wobei anstelle von Peptiden die Hüllen von inaktivierten Adenoviruspartikeln den Transport durch die endosomalen Membranen bewirken [3, 4, 7, 10]. Diese Adenovirus-hältigen Komplexe eignen sich ganz ausgezeichnet dazu, Gene in kultivierte humane Melanomzellen einzuschleußen.

Ein therapeutischer Ansatz gegen Krebs beruht auf dem Konzept, die aktive Immunabwehr des Patienten gegen den Tumor durch Impfung mit seinen eigenen, aber gentechnisch modifizierten Tumorzellen zu stärken. Zur Herstellung einer solchen autologen Tumorvakzine sollen Tumorzellen des Patienten mit dem Gen für ein immunstimulierendes Protein wie dem Interleukin-2 versehen und dann in bestrahlter, nicht mehr teilungsfähiger Form in die Haut injiziert werden, um dort über die lokale Produktion des Zytokins bei gleichzeitiger Präsentierung von Tumorantigenen eine gegen den Tumor gerichtete zelluläre Immunantwort in Gang zu setzen. Davon erhofft man sich auch einen systemischen Schutz gegen weitere Metastasenbildung. Zur Zeit entwickeln wir in Zusammenarbeit mit der Gruppe von Prof. Georg Stingl eine Tumorvakzine zur adjuvanten Behandlung von Melanompatienten nach chirurgischer Entfernung des Tumors. Parallel sind Experimente im Tiermodell im Gange (s. auch [9]).

Literatur

1. Cotten M, Wagner E (1993) Non-viral approaches to gene therapy. Current Op Biotech 4:705–710
2. Cotten M, Wagner E, Birnstiel ML (1993) Receptor mediated transport of DNA into eukariotic cells. Meth Enzymol 217:618–644
3. Cotten M, Wagner E, Zatloukal K, Birnstiel ML (1993) Chicken adenovirus (CELO virus) particles augment receptor-mediated DNA delivery to mammalian cells and yield exceptional levels of stable transformants. J Virol 67:3777–3785
4. Curiel T, Cook DR, Bogedain C, Jilg W, Harrison GS, Cotten M, Curiel DT, Wanger E (1994) Foreign gene expression in Epstein-Barr virus transformed human B cells. Virology 198:577–585
5. Plank C, Zatloukal K, Cotten M, Mechtler K, Wagner E (1992) Gene transfer into hepatocytes using asialoglycoprotein receptor mediated endocytosis of DNA complexed with an artificial tetraantennary galactose ligand. Bioconjugate Chem 3:533–539
6. Plank C, Oberhauser B, Mechtler K, Koch C, Wagner E (1994) The influence of endosome-disruptive peptides on gene transfer using synthetic virus-like gene transfer systems. J Biol Chem 269:12918–12924
7. Wagner E, Zatloukal K, Cotten M, Kirlappos H, Mechtler K, Curiel DT, Birnstiel ML (1992) Coupling of adenovirus to transferrin polylysine/DNA complexes greatly enhances receptor-mediated gene delivery. and expression of transfected genes. Proc Natl Acad Sci USA 89:6099–6103
8. Wagner E, Curiel D, Cotten M (1994) Delivery of drugs, proteins and genes into cells using transferrin as a ligand for receptor-mediated endocytosis. Adv Drug Del Rev 14:113–136
9. Zatloukal K, Schmidt W, Cotten M, Wagner E, Stingl G, Birnstiel ML (1993) Somatic gene therapy for cancer: the utility of transferrinfection in generating "tumor vaccines". Gene 135:199–207
10. Zatloukal K, Cotten M, Berger M, Schmidt W, Wagner E, Birnstiel ML (1994) In vivo production of human factor VIII in mice after intrasplenic implantation of primary fibroblasts transfected by receptor-mediated, adenovirus-augmented gene delivery. Proc Natl Acad Sci USA 91:5148–5152

Strategien für die Lebergentherapie

V. Sandig, C. Hofmann, P. Löser, G. Jennings, G. Cichon, P. Schlag, M. Strauss

Zusammenfassung

Die genetische Therapie von genetischen, malignen und infektiösen Erkrankungen der Leber ist in der experimentellen Erprobung. Die gentechnischen Voraussetzungen für derartige neue Therapieformen werden gegenwärtig entwickelt. Als entscheidend für den künftigen Erfolg wird sich die Qualität der Genübertragungssysteme erweisen. Gegenwärtig stehen Vektoren, die von Retroviren oder Adenoviren abgeleitet sind im Mittelpunkt des Interesses. Alternativ wird v.a. der Weg über spezifische Rezeptoren der Leber erschlossen. Alle existierenden Systeme sind bisher nur für eine Anwendung ex vivo geeignet. Ein erster Versuch zur Therapie einer genetischen Erkrankung der Leber durch Gentransfer in Hepatozyten der Patienten und nachfolgende Transplantation der Hepatozyten hat die Grenzen eines derartigen Verfahrens aufgezeigt. Die Lösung kann nur in der Entwicklung einer In-vivo-Strategie bestehen. Der Beitrag gibt eine kurze Übersicht der existierenden Transfersysteme und diskutiert eigene neue Ansätze, die auf eine In-vivo-Anwendung abzielen.

Summary

Genetic therapy of genetic, malignant and infectious diseases of the liver is currently being established in experimental systems. Gene technological prerequisits for this new type of therapy are being developed. The quality of transfer systems will be of crucial importance for future success. Currently, vectors derived from retroviruses and adenoviruses are in the center of interest. However, alternative ways via liver-specific receptors are also explored. All existing delivery systems are only useful for ex vivo application so far. An initial trial for gene transfer into hepatocytes and subsequent transplantation of the treated hepatocytes back into the patient has clearly shown the limits of this kind of approach. Therefore, the only solution for the problem is the development of in vivo transfer strategies. This article provides a brief summary of the existing delivery systems and discusses new approaches of our own aiming at in vivo application.

Einleitung

Die Therapie genetisch bedingter Erkrankungen ist ein bis vor kurzer Zeit unerreichbares Ziel gewesen. Die Entwicklung der Gentechnik hat es nun innerhalb der vergangenen fünf Jahre möglich gemacht, konkrete Behandlungen einiger monogen bedingter Erkrankungen durch Gentherapie zu planen. Innerhalb der letzten vier Jahre sind vier Kinder mit einer komplexen Immunschwäche, die auf einem Defekt der Adenosindesaminase basiert, erfolgreich behandelt worden. Weitere Versuche zur Therapie von Stoffwechsel- und Tumorerkrankungen sind an Zellkultur- und Tiermodellen durchgeführt worden und werden in Kürze in die klinische Praxis eingeführt. Dabei steht die Leber als Zielorgan im Mittelpunkt des Interesses, da sich hier eine Vielzahl genetisch bedingter Stoffwechselstörungen manifestiert. Dieser Beitrag faßt den Stand und die Bemühungen zum Gentransfer in die Leber zusammen.

Methoden des Gentransfers

Entscheidend für die Entwicklung von Gentherapiestrategien war die Etablierung von effektiven Verfahren zur Übertragung von genetischem Material. Eine Auswahl der wichtigsten Gentransferverfahren ist in Tabelle 1 zusammengestellt. Prinzipiell sind Genübertragungen ex vivo oder in vivo vorstellbar. Die Behandlung von Patientenzellen ex vivo ist hinsichtlich der Effektivität des Gentransfers und der Stabilität des übertragenen Gens eindeutig die zu bevorzugende Methode. Die effektivsten Gentransferverfahren basieren auf der Verwendung von Vektoren, die von Viren abgeleitet sind. Viren bieten generell den Vorteil der nahezu 100 %igen Infektion der natürlichen Wirtszellen. Wenn in einen Virus ein therapeutisches Gen integriert wird, sollte auch dieses mit der gleichen Effektivität in die Zielzellen transportiert werden können. Die wichtigsten viralen Vektoren sowie alternative Transferverfahren sollen hier kurz dargestellt werden.

Virale Vektoren

Retroviren sind RNA-Viren, die im Tierreich weit verbreitet sind. Die Genfunktionen dieser Viren sind vollständig aufgeklärt und in ihrem Wirkmechanismus weitgehend verstanden. Es ist heute möglich, diese Viren von ihren pathogenen Eigenschaften zu befreien und ihnen statt der eigenen Gene fremde, d.h. therapeutische Gene, einzusetzen [18, 19]. Dazu sind sogenannte Helfer- oder Verpackungszellen entwickelt worden, die ständig virale Proteine produzieren um einen Vektor, der wichtige Signale des Virus enthält, zu verpacken [18]. So hergestellte rekombinante Retroviren können zwar behandelte Zellen effektiv infizieren und das betreffende Gen einbringen,

Tabelle 1. Methoden des Gentransfers. Die Eignung der Methoden für den Gentransfer in Leberzellen (Hepatozyten) wird eingestuft als ungeeignet (−), wenig geeignet (+), geeignet (++) und sehr gut geeignet (+++)

Methode	Applikation ex vivo	in vivo
Chemisch		
Kalzium phosphat	+	−
anionische Liposomen	+	+
kationische Liposomen	++	++
Physikalisch		
Elektroporation	++	−
Mikroinjektion	+++	−
Partikelbeschuß	++	+
"jet injection"	++	+
Virale Vektoren		
Retrovirus	+++	+
Adenovirus	+++	+++
Rezeptor-Targeting	+++	?

sind aber aufgrund des Fehlens wichtiger viraler Funktionen nicht mehr in der Lage sich zu vermehren. Mit derartigen Vektoren eingeschleuste Gene werden stabil in das Genom der Empfängerzelle integriert [19]. In der Regel wird nur eine Kopie des Virus (vektor)genoms in das Wirtsgenom eingebaut. Diese Integration erfolgt in den meisten Zielzellen mit fast 100 %iger Effektivität, setzt aber Zellteilung voraus [18, 19]. Daraus resultiert der entscheidende Nachteil retroviraler Vektoren: sie sind in vivo auf teilungsinaktive Gewebe nicht anwendbar.

Vektoren, die von den humanen Adenoviren Typ 2 bzw. 5 abgeleitet wurden, haben sich als Alternative zu retroviralen Vektoren empfohlen. Ähnlich wie diese infizieren sie Zielzellen mit nahezu 100 %iger Effektivität, haben aber den wesentlichen Vorteil, ihre DNA auch in ruhende Zellen einzubringen und für bestimmte Zeit zu stabilisieren [21]. Da ihre DNA aber im Gegensatz zu der von Retroviren nicht in das Genom der Empfängerzelle integriert wird, geht sie im Verlauf späterer Zellteilungen verloren [15]. In Abhängigkeit von der Proliferationsaktivität des betreffenden Gewebes werden deshalb mit diesen Vektoren eingebrachte Gene nur 2 Wochen, teilweise aber auch bis zu mehreren Monaten, exprimiert. Auch bei diesen Vektoren bedient man sich zellulärer Verpackungssysteme, d.h. es existiert eine Zellinie, in der alle für die Verpackung erforderlichen Genfunktionen (und Proteine) des Virus aufgrund der stabilen Integration eines Teils des Virusgenoms vorhanden sind [2]. Adenovirusvektoren sind neben retroviralen Vektoren die einzigen viralen Vektoren, die bisher für klinische Anwendungen eingesetzt wurden.

Nichtvirale Vektoren

Die Verkapselung von DNA in schützende Hüllen ist generell interessant, um einen schnellen Abbau der therapeutischen DNA im Zytoplasma der Zielzelle durch sog. Nukleasen zu verhindern. Die zunächst für den Transport von Arzneimitteln entwickelten Liposomen haben sich für diesen Zweck als geeignet erwiesen, da sie zusätzlich die Fähigkeit der Membranfusion aufweisen und dadurch auch eine relativ effektive Aufnahme von DNA in die Zelle ermöglichen [12]. Ein wesentlicher Vorteil gegenüber allen viralen Vektoren besteht in der fehlenden Immunogenität, wodurch die Möglichkeit der mehrfachen Applikation gegeben ist. Allerdings werden auch sehr viel niedrigere Transferraten erreicht. Während anionische Liposomen bei systemischer Verabreichung bevorzugt in der Leber, und zwar in den Kupffer-Zellen landen [20], erreichen die kationischen Liposomen nahezu alle Endothelien und Epithelien [27]. Neben den genannten viralen Vektoren sind Liposomen als Transportvehikel bereits in klinischen Studien im Einsatz [7].

Bei der Suche nach Möglichkeiten eine Zielzelle in vivo hochspezifisch zu erreichen, bieten sich Rezeptoren der Zellmembran an [9]. Da z.B. die Leber über eine Reihe von unikalen Rezeptoren verfügt, wurde schon vor Jahren versucht, über einen dieser Rezeptoren DNA spezifisch in Hepatozyten einzuschleusen. Der Asialoglykoproteinrezeptor (ASGPR) ist aufgrund seiner absoluten Spezifität für Hepatozyten und der hohen Zahl von Rezeptormolekülen pro Zelle (>100 000) besonders attraktiv. Um ein Rezeptor-Targeting zu erreichen, wurden Komplexe aus 3 Komponenten hergestellt: DNA, poly-L-Lysin zur Verpackung der DNA und daran gekoppeltes Asialoorosomukoid. Letzteres simuliert deglykosilierte oder desialisierte Proteine, die natürlichen Liganden des ASGPR. Es konnte eine hohe Spezifität dieser Komplexe für Hepatozyten nachgewiesen werden [25]. Andere Autoren haben diese Technologie ausgebaut und auf weitere Rezeptoren, wie z.B. den für Transferrin, angewendet [23]. Dabei wurden auch hohe Effektivitäten des Gentransfers in vitro erreicht. Es offenbarten sich aber mehrere Probleme, die bisher nicht zufriedenstellend gelöst werden konnten: 1) durch die Rezeptor-vermittelte Endozytose landen die Partikel in den Lysosomen wo sie degradiert werden, 2) die Partikel verfügen über keinen Mechanismus zum Integrieren der DNA im Genom und 3) sie sind zu groß (> 100 nm) um in vivo in Gewebeverbände effektiv eindringen zu können [23]. Für das erste Problem wurde eine technische Lösung gefunden, die in der Auflösung von Lysosomenmembranen durch die gleichzeitige Applikation von Adenoviren oder Influenzahämagglutinin besteht [5, 6]. In der existierenden Form ist die Methodik allerdings nicht in vivo anwendbar.

Gegenwärtig wird jedes nur vorstellbare Mittel zur Einschleusung von DNA in Zellen oder sogar Gewebeverbände ausprobiert, teilweise mit erstaunlichem Erfolg. Nachdem vor einigen Jahren der Beschuß von Zellen mit Gold- oder Wolfram-Partikeln, auf die DNA zuvor aufgedampft wurde, nur mäßigen Erfolg bei tierischen Zellen brachte [26], wurde im vergangenen Jahr die sog. "Jet-injection-Technologie" eingeführt, bei der DNA mittels Impfpistole über einen unter Druck stehenden Flüssigkeitsstrom flächendeckend in ausgewählte Gewebebereiche eingebracht wird [10]. Mit dieser Technik kann zumindest kurzfristig in nahezu 100% der behandelten Zellen Genexpression nachgewiesen werden. Ähnlich wie bei anderen nichtviralen Gentransferverfahren geht diese aber aufgrund der Degradation nichtintegrierter DNA innerhalb weniger Tage wieder verloren [10]. Insbesondere bei Muskelgewebe hat sogar die einfache Injektion von DNA-Lösungen in das Gewebe zu einer signifikanten Genexpression im Bereich der Zellen entlang des Injektionsweges geführt, die sogar über mehrere Wochen nachweisbar war [1]. Dieser erstaunliche Effekt basiert vermutlich auf dem geringen Gehalt an Nukleinsäure-degradierenden Enzymen (Nukleasen) im Muskelgewebe. Gegenwärtig wird die direkte DNA-Injektion auch bei anderen Geweben, insbesondere der Leber, als Mittel zur kurzfristigen Verabreichung von Genen getestet (Furth, persönliche Mitteilung).

Alle nichtviralen Transfermethoden haben den Nachteil, daß sie in der bisherigen Form nicht für die Langzeittherapie eingesetzt werden können, da nur die Integration in das Genom eine Stabilität des transferierten Gens erlauben würde. Die spontane und zufällige Integration in das Genom erfolgt nur in wenigen Prozent der Zellen, die DNA aufgenommen haben, eine homologe Rekombination (falls angestrebt) in den Bereich des zu korrigierenden Gens mit weit weniger als ein Prozent. Zwei Lösungen für das Problem sind gegenwärtig denkbar:
- die Verwendung von chromosomalen DNA-Sequenzen des Menschen, die eine autonome Etablierung der eingebrachten DNA als "human artificial chromosome" (HAC) erlauben oder
- die Nutzung viraler Replikationskomponenten, um eine autonome Replikation des eingebrachten Vektors zu ermöglichen.

Ansätze zur Leber-gerichteten Gentherapie

Nahezu alle Gentransferverfahren (s. Tabelle 1) wurden mit zahlreichen therapeutisch interessanten Genen zunächst an Hepatozytenkulturen und später im Tiermodell hinsichtlich Transfereffektivität und Expression getestet. Erschwerend hat sich hierbei die Unfähigkeit der Vermehrung primärer Hepatozyten in der Zellkultur erwiesen, so daß weder Langzeitexpressionsstudien in vitro noch Anreicherung transduzierter Zellen zur nachfolgenden Transplantation möglich waren. Die Ex-vivo-Behandlung von Hepatozyten mit retroviralen Vektoren konnte aber erfolgreich gestaltet werden, wenn die Zellen innerhalb von 24 h nach der Isolierung infiziert wurden und Genexpression wurde in der Regel über die Dauer der Lebensfähigkeit von 2–3 Wochen nachgewiesen [11]. Wilson hat ein aufwendiges Verfahren zur Ex-vivo-Behandlung von Hepatozyten eines resektierten und desintegrierten Leberlappens mit einem retroviralen Vektor entwickelt, bei dem das LDL-Rezeptorgen in Zellen des Watanabe-Kaninchens (LDL-Rezeptor-negativ) eingebracht und diese dann in die Leber transplantiert wurden [4]. Der Erfolg dieser Experimente hat zur Genehmigung einer klinischen Studie [24] geführt, die inzwischen durchgeführt worden ist. Letztendlich ist dieses Verfahren aber noch nicht ausreichend effektiv. Die Infektion von Hepatozyten in vivo ist aufgrund geringer Teilungsaktivität kaum möglich. Bei Ratte und Hund konnte aber gezeigt werden, daß etwa 3 % der Hepatozyten erfolgreich transduziert werden können, wenn zuvor eine partielle Hepatektomie vorgenommen wird [3, 8]. In den letzten 3 Jahren wurde von mehreren Gruppen gezeigt, daß Adenovirusvektoren sehr effektiv Gene in das Leberparenchym in vivo einschleusen können, wobei unter optimierten Bedingungen bei der Ratte eine nahezu 100 %ige Infektion und kurzzeitige Genexpression nachgewiesen wurde [16]. Bei diesem Vektorsystem steht das Problem der Langzeitstabilität des Gens und seiner Expression sowie zusätzliche Komplikationen bedingt durch die Toxizität der viralen Hüllproteine. Es wird international sowohl an der Verbesserung der adenoviralen Vektoren sowie v. a. an der Erschließung leberspezifischer Rezeptoren für die Aufnahme von Vektoren gearbeitet, da der In-vivo-Gentransfer vermutlich die einzig gangbare Alternative ist.

Neue Wege zum Gentransfer in die Leber

Bei der Diskussion leberspezifischer Rezeptoren und Leber-Targeting taucht die Frage auf, warum nicht Hepatitis-B-Virus als organspezifischer Vektor angewendet wird. Das Genom dieses Virus ist leider so klein, daß der Einbau eines therapeutischen Gens kaum möglich ist. Unsere Gruppe ist daher den Weg gegangen, leere Virushüllen aus den klonierten Hüllproteinen gentechnisch herzustellen und diese nachträglich mit DNA zu beladen [22]. Eine hepatozytenspezifische Bindung und Aufnahme derartiger Vektorpartikel konnte gezeigt werden [14]. Die therapeutischen Gene werden dabei unter Kontrolle eines HBV-Promoters gestellt, um eine zusätzliche Spezifität für die Leber zu erreichen [17]. Dieses Verfahren hat bereits zu beeindruckenden Ergebnissen in vitro geführt, muß aber erst noch in vivo getestet werden. Hauptproblem ist die begrenzte Wirtsspezifität der Bindung von HBV-Hüllen. Es kommen nur Primaten als Tiermodell in Betracht. Gegenwärtig wird als Alternative ein Ex-vivo-Perfusionsmodell mit Segmenten humaner Leber entwickelt.

Parallel zu dem HBV-Kompositvektor werden gegenwärtig andere Viren hinsichtlich ihrer Eignung zu Gentransfer in die Leber geprüft. Dabei hat sich kürzlich gezeigt, daß ein Insektenvirus (Baculovirus) humane Hepatozyten effektiv und spezifisch über einen rezeptorabhängigen Endozytoseweg infizieren kann [13]. Der Vergleich der Gentransfereffektivität des Baculovirusvektors mit anderen existierenden Verfahren (Tabelle 2) zeigt klar die Leistungsfähigkeit in vitro. Tierexperimentelle Untersuchungen sind angelaufen und unterstützen die Annahme eines leberspezifischen Aufnahmemechanismus, wenngleich die Transfereffektivität in der Maus in vivo sehr gering ist. Daher wird auch dieser Vektor zunächst im Ex-vivo-Leberperfusionsmodell getestet, wo er bereits sehr gute Transfereffektivität aufweist (Manuskript in Vorbereitung). Sollte sich das Problem der geringen Effektivität bei systemischer Applikation im Tiermodell nicht klären lassen, wird die lokale Perfusion in situ an Tiermodellen getestet. Eine derartige Strategie könnte auch für die therapeutische Applikation beim Patienten in Anwendung kommen, falls sich mit keinem Vektorsystem eine befriedigende Transferleistung bei systemischer Anwendung erreichen läßt.

Tabelle 2. Effektivitätsvergleich verschiedener Methoden zum Gentransfer in Hepatozyten in vitro. In 3 cm Kulturschalen wurden $1 \cdot 10^5$ Huh 7-Zellen am Tag vor der Behandlung eingesäht. Kalziumphosphattransfektion wurde entsprechend Standardmethoden durchgeführt. Lipofection wurde mit lipofectamine (GIBCO/BRL, Life Technologies) entsprechend dem Protokoll des Herstellers durchgeführt. Infektionen mit Baculovirus oder Adenovirus wurde für 1 h mit den angegebenen m.o.i. durchgeführt. Aktivitätsbestimmungen wurden 36 h nach der Behandlung von je 3 Schalen angesetzt. Die angegebenen Werte sind Mittelwerte. Histochemischer Nachweis mit X-gal wurde mit Parallelschalen ausgeführt. Die Zahl blauer Zellen ist als Prozentsatz aller Zellen in einem Feld von 1 000 Zellen angegeben. Das Ergebnis zeigt eine etwa gleich gute Eignung der beiden viralen Vektoren für die Kurzzeitexpression

Methode		β-Galactosidaseaktivität (RLU/10^3 cells)	Positive Zellen [%]
Kalziumphosphat		81 200 ± 7 400	20
Lipofection		72 300 ± 6 800	15
Baculovirus	10 m.o.i.	94 600 ± 8 400	12
	100 m.o.i.	512 300 ± 62 600	50
Adenovirus	10 m.o.i.	53 100 ± 4 600	30
	100 m.o.i.	151 800 ± 17 200	95

Ausblick

Die genetische Therapie von Erkrankungen im Bereich der Leber scheint möglich zu sein, wenngleich überzeugende Strategien bisher nicht verfügbar sind. Jedoch scheinen sowohl die existierenden viralen Vektorsysteme verbesserungsfähig als auch neue Wege gangbar zu sein. Es wird sowohl an Ex-vivo- als auch an In-vivo-Strategien weiter gearbeitet. Erstere werden nur eine Chance haben, wenn Wege zur biologischen Beeinflussung der Leberregeneration gefunden werden. Sowohl die Transfereffektivität als auch die Stabilität der Expression des therapeutischen Gens sind wesentlich zu verbessern. Die wiederholte Anwendung eines standardisierten Vektors als Gentherapeutikum wird im Mittelpunkt der Bemühungen stehen und mit Sicherheit die entsprechende Unterstützung der pharmazeutischen Industrie finden. Dabei sind Parallelentwicklungen verschiedenster Systeme im Interesse des Patienten.

Literatur

1. Acsadi G, Dickson G, Love DR, Jani A, Walsh FS, Gurusinghe A, Wolff JA, Davies KE (1991) Human dystrophin expression in mdx mice after intramuscular injection of DNA constructs. Nature 352:815–818
2. Berkner KL (1992) Expression of heterologous sequences in adenoviral vectors. In Muzyczka N (Hrsg) Current topics in microbiology and immunology. Vol. 158. Springer, Berlin Heidelberg New York Tokyo, pp 39–66
3. Cardoso JE, Branchereau S, Jeyaraj PR, Houssin D, Danos O, Heard JM (1993) In situ retrovirus-mediated gene transfer into dog liver. Human Gene Ther 4:411–418
4. Chowdhury RJ, Grossman M, Gupta S, Chrowdhury NR, Baker JR jr, Wilson JM (1991) Long-term improvement of hypercholesterolemia after ex vivo gene therapy in LDLR-deficient rabbits. Science 254:1802–1805

5. Cristiano RJ, Smith LC, Woo SL (1993) Hepatic gene therapy: adenovirus enhancement of receptor-mediated gene delivery and expression in primary hepatocytes. Proc Natl Acad Sci USA 90:2122–2126
6. Curiel DT, Agarwal S, Wagner E, Cotten M (1991) Adenovirus enhancement of transferrin-polylysine-mediated gene delivery. Proc Natl Acad Sci USA 88:8850–8854
7. Dickson D (1993) UK scientists test liposome gene therapy technique. Nature 365:4
8. Ferry N, Duplessis O, Houssin D, Danos O, Heard J-L (1991) Retroviral-mediated gene transfer into hepatocytes in vivo. Proc Natl Acad Sci USA 88:8377–8381
9. Findeis MA, Merwin JR, Spitalny GL, Chiou HC (1993) Targeted delivery of DNA for gene therapy via receptors. Trends Biotech 11:202–204
10. Furth PA, Shamay A, Wall RJ, Henninghausen L (1992) Gene transfer into somatic tissues by jet injection. Analyt Biochem 205:365–368
11. Grossman M, Wilson JM (1993) Retroviruses: delivery vehicle to the liver. Curr Opin Gen Dev 3:110–114
12. Harwood JL (1992) Understanding liposomal properties to aid their clinical usage. Trends Biochem Sci 17:203–204
13. Hofmann C, Sandig V, Jennings G, Rudolph M, Schlag P, Strauss M (im Druck) Efficient gene transfer into human hepatocytes by baculovirus vectors. Proc Natl Acid Sci USA
14. Hofmann C, Sandig V, Rudolph M, Schlag P, Strauss M (1995) Selective binding and uptake of HBV L/S antigen particles by primary human hepatocytes. Biol Chem Hoppe-Seyler 376:173–178
15. Levrero M, Barban V, Manteca S, Ballay A, Balsamo C, Avantaggiati ML et al. (1991) Defective and nondefective adenovirus vectors for expressing foreign genes in vitro and in vivo. Gene 101:195–202
16. Li QT, Kay MA, Finegold M, Stratford-Perricaudet LD, Woo SIC (1993) Assessment of recombinant adenoviral vectors for hepatic gene therapy. Hum Gene Ther 4:403–409
17. Löser P, Sandig V, Kirillowa I, Strauss M (in Vorbereitung) Evaluation of HBV promoters for use in hepatic gene therapy. Human Gene Ther
18. Miller AD (1992) Retroviral vectors. In: Muzyczka N (ed) Current topics in microbiology and immunology. Vol. 158. Springer, Berlin Heidelberg New York Tokyo, pp 1–24
19. Naviaux RK, Verma IM (1992) Retroviral vectors for persistent expression in vivo. Curr Opin Biotechnol 3:540–547
20. Spajer J, Van Galen M, Roerdink F (1986) Intrahepatic distribution of small unilamellar liposomes as a function of liposomal lipid composition. Biochim Biophys Acta 863:224–230
21. Stratford-Perricaudet LD, Levrero M, Chasse JF, Perricaudet M, Briand P (1990) Evaluation of the transfer and expression in mice of an enzyme-encoding gene using a human adenovirus vector. Hum Gene Ther 1:241–256
22. Strauss M (1994) Liver directed gene therapy: Prospects and problems. Gene Ther 1:156–164
23. Wagner E, Cotten M, Foisner R, Birnstiel ML (1991) Transferrin-polycation-DNA complexes: the effect of polycations on the structure of the complex and DNA delivery to cells. Proc Natl Acad Sci USA 88:4255–4259
24. Wilson JM, Grossman M, Raper SE, Baker JR jr, Newton RS, Thoene JG (1992) Ex vivo gene therapy of familial hypercholesterolemia. Hum Gene Ther 3:179–222
25. Wu GY, Wilson JM, Shalaby F, Grossman M, Shafritz DA, Wu CH (1991) Receptor-mediated gene delivery in vivo. J Biol Chem 266:14338–14342
26. Zelenin AV, Alimov AA, Titomirov AV, Kazansky AV, Gorodetsky SI, Kolesnikov VA (1991) High-velocity mechanical DNA transfer of the chloramphenicol acetyltransferase gene into rodent liver, kidney and mammary gland cells in organ explants and in vivo. FEBS Lett 280:94–96
27. Zhu N, Liggitt D, Liu Y, Debs R (1993) Systemic gene expression after intravenous DNA delivery into adult mice. Science 261:209–211

Möglichkeiten der Gentherapie von Stoffwechselerkrankungen der Leber

G. Cichon, V. Sandig, P. Löser, C. Hofmann, G. Jennings, M. Gotthardt, H. Schmidt, M. Strauss

Zusammenfassung

Die Entwicklung von Strategien zur gentherapeutischen Behandlung von Erkrankungen der Leber stellt, aufgrund ihrer zentralen Bedeutung sowohl für Stoffwechselerkrankungen als auch bei metastatischen Tumorerkrankungen, eine große Herausforderung dar. Als Modell für einen angeborenen, überwiegend die Leber betreffenden Stoffwechseldefekt ist die familiäre Hypercholesterinämie von großem Interesse. Die Aufklärung der molekulargenetischen Grundlagen, der Mangel an wirksamen konservativen Therapiemethoden und das relativ einfache Monitoring eines Therapieerfolges sind dabei von ausschlaggebender Bedeutung. Ein klinischer Versuch, unter Einsatz von Retroviren 'ex vivo' ein intaktes Gen des humanen LDL-Rezeptors in Leberzellen zu installieren, wurde bereits durchgeführt. Weitere, sowohl virale als auch nichtvirale Vektorsysteme, werden auf ihre Anwendbarkeit zur Gentherapie in der Leber untersucht. Dieser Beitrag beschreibt die sich auf dem Weg zu einer erfolgreichen Gentherapie ergebenden Probleme und umreißt den gegenwärtigen Entwicklungsstand der einzelnen Systeme.

Summary

The developement of strategies for gene therapy in the liver is a challenging task because of its central importance for metabolic disease as well as metastatic tumors. As a model for an inborn disease which particularly affects the liver the familial hypercholesterolemia is of great interest. The understanding of the molecular base, the lack of efficient conservative therapies and the easy monitoring of therapeutic effects are the most important factors for this choice. In the first clinical trial recombinant retrovirus carrying the human LDL-receptor gene were employed in an ex vivo approach to introduce the gene into hepatocytes. Other systems, viral and non-viral in origin, are currently under investigation for their use in gene therapy in the liver. This article describes the problems which arise on the way to a successful gene therapy and summarizes the current stage of developement of the individual systems.

Einführung

In der Kinderheilkunde ermöglichen Screeningmethoden die frühzeitige Diagnose angeborener Funktionsstörungen wie Phenylketonurie oder Mukoviszidose. Die sich anschließenden therapeutischen Maßnahmen schließen häufig eine lebenslange Diät oder lebenslange pharmakologische Behandlung ein und führen dennoch in zahlreichen Fällen zu pathologischen Veränderungen und einer verminderten Lebenserwartung. Die Entwicklung molekulargenetischer Analysemethoden hat zur Identifizierung einer wachsenden Zahl monogenetischer Stoffwechseldefekte geführt. Damit wurde eine wesentliche Voraussetzung geschaffen, den Defekt durch Einführung eines intakten Gens zu kurieren. Durch ihre Schlüsselrolle im Aminosäure- und Proteinstoffwechsel kommt der Leber als Syntheseort und damit als Zielorgan eines gentherapeutischen Ansatzes besondere Bedeutung zu. Tabelle 1 stellt eine Reihe von potentiellen Zielerkrankungen vor.

Zielerkrankung: Familiäre Hypercholesterinämie

Ursache des erhöhten Cholesterinspiegels bei Patienten mit familiärer Hypercholesterinämie ist ein Defekt im LDL-Rezeptorgen, der dazu führt, daß das durch Degradation des VLDL entstehende LDL nicht mehr von den Leberzellen aufgenommen und verstoffwechselt werden kann. Es sind bislang 150 unterschiedliche Mutationen im LDL-Rezeptorgen beschrieben worden. Die heterozygote Form der autosomal-dominanten Erkrankung tritt in einer Häufigkeit von 1:500, die homozygote Form entsprechend in einer Häufigkeit von 1:1 000 000 in der Bevölkerung auf. In der Folge des 2- bis 3fach erhöhten Cholesterinspiegels bei heterozygot Erkrankten tritt bei 85% bis zum 60. Lebensjahr ein Herzinfarkt auf. Der 6- bis 8fach erhöhte Cholesterinspiegel bei homozygoten Patienten führt häufig bereits im Kindesalter zum Infarkttod. Die gegenwärtig existierenden konservativen und chirurgischen Therapieansätze basieren auf einer Stimulierung der Restexpression auf der Transkriptionsebene durch Hemmung der endogenen Cholesterinsynthese, Reduzierung des im enterohepatischen Kreislaufs

Tabelle 1. Zielerkrankungen eines lebergentherapeutischen Ansatzes

Angeborene Erkrankung	Defektes Genprodukt
familiäre Hypercholesterinämie	LDL-Rezeptor
Lipidmetabolismus	Apolipoproteine
α_1-Antitrypsinmangel	α_1-Antitrypsin
Phenylketonurie	Phenylalaninhydroxylase
Hämophilie A und B	Faktor VIII und IX
lysosomale Speicherkrankheiten	verschiedene
Ornithintranscarbamylasemangel	OTC
hereditäre Tyrosinämie	Fumarylazetoazetathydroxylase

transportierten Cholesterins durch vermehrte Ausscheidung über den Darm, diätetischen Maßnahmen und chirurgischen Techniken wie einem portokavalen Shunt. In einem gut dokumentierten klinischen Versuch konnte bei einem homozygot Erkrankten durch das Anlegen des Shunts der Cholesterinspiegels um 39 % gesenkt werden, wobei die Reduktion wahrscheinlich durch eine verminderte endogene Synthese und nicht durch eine verstärkte Clearance aufgrund verminderter Leberperfusion zustande kam [1]. Die konservativen Maßnahmen bewegen sich in ihrer Leistungsfähigkeit zwischen 15 und 20 % und versagen bei homozygot Erkrankten aufgrund der fehlenden Restexpression meistens völlig. Diesen Patienten bleibt als Therapie der regelmäßige Plasmaaustausch oder die Lebertransplantation. Das Ergebnis der Lebertransplantation einer 6jährigen homozygoten Patientin, ein Abfall des Cholesterinspiegels von 988 mg/dl präoperativ auf 188 mg/dl postoperativ, unterstreicht die Bedeutung der Leber für den Cholesterinstoffwechsel [2].

Gentransfer in die Leber

Ziel des gentherapeutischen Ansatzes ist der Einbau und die dauerhafte (im Idealfall lebenslange) Expression eines intakten LDL-Rezeptorgens in Leberzellen. Im Sinne einer technisch unaufwendigen Applikation des Vektors wäre eine einmalige Gabe über eine periphere Vene wünschenswert.

Die wirkungsvollsten gegenwärtig zur Verfügung stehenden Transfersysteme sind Adeno-und Retroviren. Ihrer Natur gemäß verfügen sie bereits über einen Mechanismus über den sie sowohl ihre eigene DNA (oder RNA) als auch ein in ihr Genom eingebautes therapeutisches Gen in den Kern einer Wirtszelle einschleusen können. Die dabei zum Einsatz kommenden Viren sind nicht mehr replikationsfähig und können daher keine aktive Infektion mehr auslösen. Dennoch sind die gegenwärtig verwendeten Viren bezüglich ihrer Eigengenexpression nicht vollkommen stumm, wodurch immunologische Abwehrreaktionen gegen die transfizierten Zellen gefördert werden.

Das wichtigste, nichtvirale Vektorsystem sind Liposomen, kleine künstlich hergestellte Phospholipidpartikel, die durch kontrollierten Einbau von spezifischen Antikörpern oder Leitmolekülen Gewebespezifität erlangen sollen. Die therapeutischen Gene werden bei diesen Konstrukten sowohl verpackt als auch durch elektrostatische Kräfte an die Liposomenoberfläche gekoppelt. Die Vor- und Nachteile der einzelnen Systeme sollen im folgenden einzeln dargestellt werden.

Retrovirale Vektoren

Retrovirale Vektoren gehören zu den bestuntersuchtesten Gentransfersystemen [7, 17] und sind bereits an einer großen Zahl unterschiedlicher Zielzellen erprobt worden. Retroviren integrieren ihre Gene stabil in das Genom der Wirtszelle, wobei der Ort der Integration völlig dem Zufall überlassen bleibt. Da die meisten Retroviren keinen Kerntransportmechanismus besitzen, ist die Auflösung der Kernmembran notwendige Vorraussetzung zur Integration des therapeutischen Gens. Eine solche Auflösung erfolgt nur im Zuge eines Zellteilungszyklus, daher infizieren Retroviren nur proliferationsinaktive Zellen. Da es sich bei der Leber um ein ruhendes, proliferationsinaktives Gewebe handelt, ist beim Einsatz von retroviralen Vektoren eine Teilungstimulierung durch Leberteilresektion notwendig.

Wilson und Kollegen [4, 8, 9, 27] haben auf der Basis tierexperimenteller Studien am Watanabe-Kaninchen [26, 28], dem Tiermodell für die familiäre Hypercholesterinämie, die Grundlagen für die Entwicklung einer klinischen Studie geschaffen.

Dieses Verfahren ist bereits einmal zum Einsatz gekommen. Dabei wurde eine 29jährige, homozygot an FH erkrankte Patientin einer 25%ige Leberteilresektion unterzogen. Aus der resezierten Leber wurde eine Primärkultur angelegt und diese mit einem das LDL-Rezeptorgen tragenden Retrovirus transfiziert. Die so behandelten Hepatozyten, etwa 1% der Gesamtpopulation, wurden nach Infusion über die Milzvene wieder in der Leber der Patientin angesiedelt [10]. In der Folge fiel der Cholesterinspiegel der Patientin um 17%. Da das Monitoring nur den Gesamtcholesterinspiegel und nicht den LDL-Umsatz betraf, sind Bedenken an der tatsächlichen Effektivität des Systems geäußert worden, da ein Abfall des Cholesterinspiegels auch durch eine verminderte Lipoproteinproduktion oder durch eine verstärkte Restaktivierung eines vermindert funktionsfähigen Allelprodukts erklärbar wäre [3]. Im Tiermodell konnte der Prozentsatz, der auf diese Weise behandelten Hepatozyten auf bis zu 5% gesteigert werden. Geht man von einer 10fachen Überexpression des therapeutischen Gens in 5% aller Zellen aus, ist rechnerisch ein bedeutender physiologischer Effekt denkbar.

Die wahrscheinlich erfolgreichste Anwendung dieses Systems wurde von Kay et al. [13] an einem an Hemophilie B erkrankten Hund durchgeführt. Ein das Faktor IX-Gen tragende Retrovirus wurde nach partieller Hepatektomie insgesamt dreimal direkt in die Portalvene infundiert. Der Serumspiegel stieg über den gesamten Beobachtungszeitraum von 9 Monaten auf 3–10 ng/ml, etwa 0,1% des Normalwertes, wodurch eine nach wie vor pathologische, jedoch um 50% verkürzte Gerinnumgszeit gemessen wurde.

Adenovirale Vektoren

Adenoviren besitzen die Fähigkeit, eine große Zahl von Geweben zu infizieren, wobei ihre Transfereffizienz mit der des retroviralen Systems vergleichbar ist. Ein wichtiger Vorteil gegenüber dem retroviralen System besteht in ihrer Fähigkeit, auch ruhende Gewebe zu infizieren [15, 23]. Integrationen ins Wirtsgenom sind dabei allerdings selten, wodurch das therapeutische Gen in proliferationsaktiven Zellen schnell verloren geht.

Sowohl die Portalveneninfusion als auch die periphere Gabe eines das humane LDL-Rezeptorgen tragenden Adenovirus führt beim Watanabe-Kaninchen zu einer deutlichen Senkung des Serumcholesterinspiegels [14]. Unsere eigenen Untersuchungen am Watanabe-Kaninchen konnten bestätigen, daß es nach einmaliger Applikation eines das humane LDL-Rezeptorgen tragenden Adenovirus über die Ohrvene zu einem deutlichen Abfall des Serumcholesterinspiegels kommt (Abb. 1). Der therapeutische Effekt ist allerdings nur von kurzer Dauer. So stabilisiert sich der Cholesterinspiegel nach etwa 3 Wochen bei Portalveneninfusion [14] und bereits nach 7 Tagen bei peripherer Gabe auf Ausgangsniveau. Gegenwärtig werden T-Zell-vermittelte Abwehrreaktionen als ein wichtiger Faktor für die kurze Dauer des therapeutischen Effekts verantwortlich gemacht [33, 34]. Die Ursache für die immunologischen Reaktionen liegt möglicherweise in einer fortdauernden Expression viruseigener Proteine, die zwar nicht zur Entstehung neuer Viren führen kann, die jedoch die betroffenen Zellen zu einem bevorzugten Ziel immunologischer Abwehrreaktionen macht.

Das größte Problem bei der Anwendung adenoviraler Vektoren ist die geringe Dauer des therapeutischen Effekts.

Liposomen

Die zunächst für den Transport von Arzneimitteln entwickelten Liposomen haben sich auch zum Zweck des Gentransfers als geeignet erwiesen. Sowohl ihre Fähigkeit zur Membranfusion als auch zur Endozytose führen zum Transfer von DNA in die Zielzelle. Die Verkapselung in anionische oder neutrale Liposomen einerseits, als auch die Kondensation auf Trägerproteine und die Anheftung an die

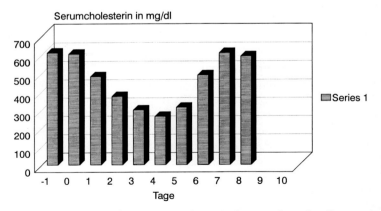

Abb. 1. Serumcholesterinspiegel im Watanabe-Kaninchen nach Behandlung mit einem rekombinanten, das Gen für den humanen LDL-Rezeptor tragenden, Adenovirus. Einmalige Applikation von $1 \cdot 10^{13}$ Viren in 5 ml Suspension über die Ohrvene erfolgte am Tag 0. Das therapeutische Gen steht in der Expressionkasette unter Steuerung eines CMV-Promotors

Oberfläche kationischer Liposomen stabilisiert die DNA auf dem Weg zur Zielzelle und bietet Schutz vor Nukleasen. Anionische Liposomen werden bei systemischer Applikation bevorzugt von den Kupfer-Zellen der Leber aufgenommen [22], während kationische Liposomen bei systemischer Applikation fast alle Organsysteme erreichen [36], wobei die Gonaden offenbar ausgespart bleiben [18]. Der Einbau spezifischer Antikörper oder anderer Protein- oder Kohlehydratstrukturen vermag die Gewebespezifität zu erhöhen. So führt die Koppelung von Kohlenhydratketten mit terminalen Galactoseresten zur Bindung an den relativ leberspezifischen Asialoglykoproteinrezeptor [6]. Die ersten erfolgversprechenden systemischen Applikationen an der Maus [36] ließen sich nur bedingt reproduzieren, wobei in verbesserten Anwendungen der richtigen Lipidkomposition große Bedeutung beigemessen wird [21]. Es existieren bereits klinische Protokolle zum Einsatz von Liposomen bei malignen Melanomen [19, 20]. Die Transfereffektivität von Liposomen ist der des adenoviralen Systems deutlich unterlegen, seine Stärke liegt jedoch in der geringen [18] Immunogenität.

Rezeptor-Targeting

Leberzellen tragen auf ihrer Oberfläche eine Reihe von Rezeptoren, die in anderen Zellen kaum oder gar nicht exprimiert werden. Dadurch werden diese Rezeptoren zu Zielen eines leberspezifischen Vektorsystems. Wu und Kollegen haben als erste Gruppe versucht, den Asialoglykoproteinrezeptor zu diesem Zweck nutzbar zu machen [29-32]. Dazu wurde ein physiologischer Ligand kovalent mit einem Polylysinmolekül verknüpft und an dessen positiv geladener Oberfläche ein das therapeutische Gen tragendes Plasmid elektrostatisch gekoppelt. Auch die Nutzbarkeit des Transferrinrezeptors wurde untersucht [5, 24, 25, 35]. Bei diesen Experimenten konnte deutlich gezeigt werden, daß die Plasmide effizient und spezifisch von Hepatozyten aufgenommen werden, jedoch ist die Expression der Reportergene bereits nach 3 Tagen unter die Nachweisgrenze gesunken [30]. Durch partielle Hepatektomie kurz nach Gabe des Vektors konnte die Expressionsdauer auf mehrere Monate verlängert werden [31, 32]. Dies erstaunt umsomehr, als eine stabile Integration der Plasmide in die Chromosomen und damit der Erhalt der therapeutischen DNA nach Zellteilung nicht nachgewiesen werden konnte. Als Hypothese zur Erklärung dieses Phänomens wurde eine spezielle Form der Kompartimentierung in zytosolische und nukleäre Anteile vorgeschlagen, die die DNA vor der Zerstörung durch DNAsen bewahrt [32]. Um die schnelle Degradation der therapeutischen DNA in den Endosomen zu bremsen und einen beschleunigten Transfer der DNA ins Zytosol herbeizuführen, haben Max Birnstiel und seine Kollegen versucht, das lytische Prinzip des Adenovirus zur Zerstörung der endozytierten Vesikel zu nutzen. Mit diesen DNA-Proteinadenoviruskonjugaten gelang es ihnen in vivo eine deutliche Steigerung der DNA-Transferraten zu erreichen [5]. Für ein abschließendes Urteil über die Leistungsfähigkeit dieses Verfahrens ist es jedoch zu früh und bedarf es weiterer und verfeinerter Entwicklungen, um alle Möglichkeiten dieses Systems auszuschöpfen.

Verbesserung bestehender Gentransfersysteme und alternative Entwicklungen

Keines der dargestellten Systeme vermag gegenwärtig 'in vivo' einen in Umfang und Dauer zufriedenstellenden therapeutischen Effekt zu gewährleisten. Hinzu kommt der, im Fall des retroviralen Systems, große chirurgische Aufwand, verbunden mit den entsprechenden Risiken für den Patienten, und die, insbesondere beim adenoviralen System auftretenden, bedeutenden immunologischen Probleme. Dennoch erscheint die Weiterentwicklung der bestehenden Systeme sinnvoll und möglich zu sein.

Die Notwendigkeit zur Leberteilresektion ergibt sich bei den gegenwärtig üblichen retroviralen System aus dem fehlenden Kerntransportmechanismus der verwendeten Retroviren. Das HIV verfügt aber beispielsweise über einen solchen Mechanismus. Gelingt es, die Fähigkeit zur stabilen Integration des verwendeten Systems mit einem solchen Kerntransportmechanismus zu kombinieren, würde eine Leberteilresektion überflüssig und die Anwendung eines solchen neuen Systems insgesamt risikoärmer und effizienter.

Ansätze zur Verbesserung sind auch beim adenoviralen System sichtbar. Das Problem der T-Zellvermittelten Abwehr ist eng verknüpft mit der nach Transfektion einer Zelle andauernden Expression viruseigener Gene. Durch die Blockierung viruseigener Transaktivatorfunktionen und eine Hemmung hochexprimierender viruseigener Gene, ist eine Milderung der immunologischen Abwehr möglich, wie bereits im Falle des DNA-binding-Proteins des Adenovirus gezeigt wurde [34], und damit möglicherweise eine Voraussetzung zur wiederholten risikoarmen Anwendung geschaffen.

Daneben werden z. Z. auch neue Vektormodelle erprobt.

Unter dem Begriff Rezeptor-Targeting wird untersucht, inwieweit sich 'in vitro' synthetisierte, Hepatitis-B-Virushüllen [11] an DNA-Proteinkomplexe gebunden, als leberspezifischer Vektor nutzen lassen. Die gewebespezifische Expression solcher Systeme soll durch den Einsatz neu rekombinierter Promotorelemente erhöht werden [16].

Einen weiteren Ansatz stellt die Verwendung von Insektenviren zum Transfer von Genen dar. Es handelt sich dabei um sog. Baculoviren. Die in der Forschung als Proteinexpressionssysteme weit verbreiteten Viren besitzen die Fähigkeit, Hepatozyten in Kultur mit hoher Spezifität zu transfizieren [12]. Darüber hinaus besitzt das System 2 weitere Vorzüge gegenüber dem adeno- und dem retroviralen System. Als Insektenvirus benötigt der Baculovirus insektenspezifische Transkriptionsfaktoren zur Expression seiner Gene, die in Säugetierzellen nicht vorhanden sind. Dies bedeutet, daß das Problem der Immuninduktion durch Expression von Virusgenen weitgehend entfällt. Die Variabilität und Größe des Genoms ermöglicht den Einbau großer therapeutischer Gene und schafft möglicherweise die Voraussetzung zur effektiven homologer Rekombination. Bislang wurde dieses System nur auf Zellkulturebene untersucht, daher sind Aussagen über eine 'In-vivo'-Anwendung noch nicht möglich.

In den letzten Jahren hat die verstärkte öffentliche Diskussion zu einem differenzierteren Verständnis von Gefahren und Nutzen molekulargenetischer Forschung geführt. In Deutschland existiert inzwischen eine ständig wachsende Zahl von Arbeitsgruppen, die sich gemeinsam bemühen, Ansätze zur gentherapeutischen Behandlung angeborener Leiden und tumoröser Erkrankungen zu entwickeln. Es bleibt angesichts der großen Zahl von Betroffenen zu hoffen, daß es gelingt, das therapeutische Potential, welches die Erkenntnisse der Molekularbiologie in sich birgt, schon in naher Zukunft für die Entwicklung sicherer und wirkungsvollerer Behandlungsverfahren zu nutzen.

Literatur

1. Bilheimer DW, Goldstein JL, Grundy SM, Brown MS (1975) Reduction in cholesterol and low density lipoprotein synthesis after portocaval shunt surgery in a patient with homozygous familial hypercholesterolemia. J Clin Invest 56:1420–1430
2. Bilheimer DW, Goldstein JL, Grundy SC, Starzl TE, Brown MS (1984) Liver transplantation to provide low-density-lipoprotein receptors and lower plasma cholesterol in a child with homozygous familial hypercholesterolemia. N Engl J Med 311:1658–1664
3. Brown MS, Goldstein JL, Havel RJ, Steinberg D (1994) Gene therapy for cholesterol. Nature Gen 7:349–350
4. Chowdhury RJ, Grossman M, Gupta S, Chrowdhurym NR, Baker JR, Wilson JM (1991) Long term improvement of hypercholesterolemia after ex vivo gene therapy in LDLR-deficient rabbits. Science 254:1802–1805
5. Curiel DT, Agarwal S, Wagner E, Cotten M (1991) Adenovirus enhancement of transferrin-polylysinemediated gene delivery. Proc Natl Acad Sci USA 88:8850–8854
6. Ghosh P, Bachawat B (1991) Targeting of liposomes to hepatocytes. In: Liver diseases, targeted diagnosis and therapy using specific receptors and ligands. Wu G, Wu C (eds) Marcel Dekker: New York, pp 87–103
7. Grossman M, Wilson JM (1993) Retroviruses: delivery vehicle to the liver. Curr Opin Genet Dev 3:110–114
8. Grossman M, Raper SE, Wilson JM (1991) Towards liver directed gene therapy: retrovirus-mediated gene transfer into human hepatocytes. Somat Cell Mol Genet 17:601–607
9. Grossman M, Raper SE, Wilson JM (1992) Transplantation of genetically modified autologous hepatocytes into nonhuman primates: feasibility and short-term toxicity. Hum Gene Ther 3:501–510
10. Grossman M, Raper SE, Kozarsky K, Stein EA, Engelhardt JF, Muller D, Lupien P, Wilson JM (1994) Successful ex vivo gene therapy directed to liver in a patient with familial hypercholesterolemia. Nature Genetics 6/4:335–341
11. Hofman C, Sandig V, Kirillowa I, Jennings G, Rudolph M, Schlag P, Strauss M (in press) Hepatocytespecific binding of L/S-HBV protein particles expressed in insect cells. Biol Chem Hoppe-Seyler (submitted)
12. Hofmann C, Sandig V, Kirillowa I, Jennings G, Rudolph M, Schlag P, Strauss M (in press) Selective infection of human hepatocytes by baculovirus. Proc Natl Acad Sci USA
13. Kay MA, Rothenberg S, Landen CN (1993) In vivo gene therapy of hemophilia B: sustained partial correction in factor IX deficient dogs. Science 262:117–119
14. Kozarsky K, McKinley DR, Austin LL, Raper SE, Straford-Perricaudet LD, Wilson JM (1994) In vivo correction of low density lipoproteinreceptor deficiency in the Watanabe heritable hyperlipidemic rabbit with recombinant adenoviruses. J Biol Chem 269/18:13695–13702

15. Levrero M, Barban V, Manteca S (1991) Defective and nondefective adenovirus vectors for expressing foreign genes in vitro and in vivo. Gene 101:195–202
16. Löser P, Sandig V, Kirillowa L, Strauss M (submitted) Evaluation of HBV promoters for use in hepatic gene therapy. Hum Gene Ther
17. Mulligan RC (1993) The basic science of gene therapy. Science 260:926–932
18. Nabel EG, Gordon D, Yang Z-Y, Xu L, San H, Plautz GE, Wu B-Y, Gao X, Huang L, Nabel GJ (1992) Gene transfer in vivo with DNA-liposome complexes: lack of autoimmunity and gonadal localisation. Hum Gene Ther 3:649–656
19. Nabel GJ, Chang A, Nabel EG, Plautz G, Fox BA, Huang L, Shu S (1992) Clinical Protocol: Immunotherapy of malignancy by in vivo gene transfer into tumors. Hum- Gene Ther 3:399–410
20. Nabel GJ, Chang A, Nabel EG, Plautz G, Fox BA, Huang L, Shu S (1992) Clinical protocol: Response to the points to consider for immunotherapy of malignancy by in vivo gene transfer into tumors. Hum Gene Ther 3:705–711
21. San H, Yang Z-Y, Pomili VJ, Jaffe ML, Plautz GE, Xu L, Felgner JH, Wheeler CJ, Felgner PL, Gao X, Huang L, Gordon D, Nabel G, Nabel EG (1993) Safety and short-term toxicity of a novel cationic lipid formulation for human gene therapy. Hum Gene Ther 4:781–788
22. Spajer J, Van Galen M, Roerdink F (1986) Intrahepatic distribution of small unilamellar liposomes as a function of liposomal lipid composition. Biochem Biophys Acta 863:224–230
23. Stratford-Perricaudet LD, Levrero M, Chasse JF, Perricaudet M, Briand P (1990) Evaluation of the transfer and expression in mice of an enzyme encoding gene using a human adenovirus vector. Hum Gene Ther 1:241–256
24. Wagner E, Zenke M, Cotten M, Beug H, Birnstiel ML (1990) Transferrin-polycation conjugates as carriers for DNA uptake into cells. Proc Natl Acad Sci USA 87:3410–3414
25. Wagner E, Cotten M, Foisner R, Birnstiel ML (1991) Transferrin-polycation-DNA complexes: the effect of polycations on the structure of the complexes and DNA delivery to cells. Proc Natl Acad Sci USA 88:4255–4259
26. Watanabe Y (1980) Serial inbreeding of rabbits with hereditary hyperlipidemia (WHHL rabbit). Atherosclerosis 36:261–268
27. Wilson J, Johnston D, Jefferson D, Mulligan R (1988) Correction of the genetic defect in hepatocytes from the Watanabe heritable hyperlipidemic rabbit. Proc Natl Acad Sci USA 85:4421–4425
28. Wilson JM, Grossman M, Raper SE, Baker JR, Newton RS, Thoene JG (1992) Ex vivo gene therapy of familial hypercholesterolemia. Hum Gene Ther 3:179–222
29. Wu G, Wu C (1987) Receptor-mediated in vitro gene transfections by a soluble DNA carrier system. J Biol Chem 262:4429–4432
30. Wu G, Wu C (1988) Receptor-mediated gene delivery and expression in vivo. J Biol Chem 263:14621–14624
31. Wu C, Wilson J, Wu G (1989) Targeting genes: delivery and persistent expression of a foreign gene driven by mammalian regulatory elements in vivo. J Biol Chem 264:16985–16987
32. Wu GY, Wilson JM, Shalaby F, Grossman M, Shafritz DA, Wu CH (1991) Receptor-mediated gene delivery in vivo. J Biol Chem 266:14338–14342
33. Yang Y, Hildegund C, Ertl J, Wilson JM (1994) MHC class I-restricted cytotoxic T-lymphocytes to viral antigens destroy hepatocytes in mice infected with E1-deleted recombinant adenoviruses. Immunity 1:433–442
34. Yang Y, Nunes F, Berencsi K, Gönczol E, Engelhardt JF, Wilson JM (1994) Inactivation of E2a in recombinant adenoviruses improves the prospect for gene therapy in cystic fibrosis. Nature Genetics 7:362–369
35. Zenke M, Steinlein P, Wagner E, Cotten M, Beug H, Birnstiel ML (1990) Receptor-mediated endocytosis of transferrin-polycation conjugates: an efficient way to introduce DNA into hematopoietic cells. Proc Natl Acad Sci USA 87:3655–3569
36. Zhu N, Liggitt D, Liu Y, Debs R (1993) Systemic gene expression after intravenous DNA delivery into adult mice. Science 261:209–211

Antisense-Behandlung bei Hepadnavirusinfektion

W.-B. Offensperger

Zusammenfassung

Die chronische Hepatitis-B-Virusinfektion stellt weltweit ein großes medizinisches Problem dar. Die einzige etablierte Therapieform, Interferon-α, ist in 30–40 % streng ausgewählter Patienten wirksam. Große Probleme sämtlicher therapeutischer Strategien gegen Hepadnavirusinfektionen sind die ungenügende Immunantwort sowie die Präsenz kovalent geschlossener, zirkulärer HBV-DNA im Zellkern. Viele Nukleosidanaloga und Hemmstoffe viraler Reverser Transkriptasen, die in vitro und in vivo getestet wurden, wiesen lediglich vorübergehende Wirkung auf und zeigten oftmals schwerwiegende Nebenwirkungen. Molekulare therapeutische Strategien beinhalten Antisense-DNA/RNA und Ribozyme. So konnte gezeigt werden, daß Antisense-Oligodesoxynukleotide in vitro die virale Replikation und Genexpression in menschlichen Hepatomzellinien hemmen. In vivo hemmte ein Antisense-Oligodesoxynukleotid, das gegen die 5'-Region des Prä-S-Gens des Entenhepatitis-B-Virus gerichtet war, die virale Replikation und Genexpression in Enten. Diese Ergebnisse unterstreichen den potentiellen klinischen Nutzen von Antisense DNA/RNA als antivirale Therapeutika.

Summary

Chronic infection with the hepatitis B virus is a major health problem worldwide. The only established therapy is interferon-alpha with an efficacy of only 30–40 % in highly selected patients. Major theoretical problems of therapeutical strategies against hepadnaviral infections are the limited immune response and the presence of covalently closed HBV DNA in the nucleus. Many nucleoside analogues and inhibitors of viral reverse transcriptases were tested in vitro and in vivo with transient effects and often severe side effects. Molecular therapeutic strategies include antisense DNA/RNA and ribozymes. In vitro antisense oligodeoxynucleotides could be shown to inhibit viral replication and gene expression in human hepatoma cell lines. In vivo an antisense oligodeoxynucleotide directed against the 5'-region of the pre-S gene of the duck hepatitis B virus inhibited the viral replication and gene expression in ducks. These results demonstrate the potential clinical use of antisense DNA/RNA as antiviral therapeutics.

Einleitung

Die Zahl der mit dem Hepatitis-B-Virus(HBV)-infizierten Personen wird weltweit auf 300 Mio. geschätzt. Folgen dieser chronischen Virusinfektion umfassen ein breites Spektrum klinischer Erscheinungsbilder vom gesunden Virusträger über die akute und chronische Hepatitis bis zur Leberzirrhose und dem hepatozellulären Karzinom. Während die HBV-Infektion durch passive und/ oder aktive Impfung verhindert werden kann, existiert für die chronisch infizierten Personen bisher keine effektive Therapie. Faktoren, die hierbei eine Rolle spielen, sind die ungenügende Immunantwort des Wirts, die Präsenz einer bislang therapierefraktären DNA-Form im Zellkern, der kovalent geschlossenen, zirkulären DNA (cccDNA), der fehlende zytopathische Effekt des Virus, der Nachweis von HBV in Nichthepatozyten und die Integration des HBV in das zelluläre Genom. Bei der Mehrzahl der Patienten mit chronischer HBV-Infektion, den prä- oder perinatal Infizierten der Entwicklungsländer, besteht Immuntoleranz. Bei der in späteren Lebensabschnitten erworbenen chronischen HBV-Infektion, wie in Europa und Nordamerika angetroffen, besteht oftmals eine ungenügende Immunantwort. In dieser Situation wurden unterschiedliche immunomodulatorische Substanzen getestet, von denen Interferon-α die beste Wirkung zeigte. Mit einer Erfolgsarate von 30–40 % bei einem selektionierten Patientengut ist die Wirkung des Interferons-α jedoch ungenügend [16]. Ein schwerwiegendes Problem bei antiviralen Therapieansätzen, z.B. mit Nukleosidanaloga, ist die Präsenz von cccDNA in den Kernen der infizierten Zellen. Diese cccDNA repliziert nicht selbst und ist somit Therapiestrategien, die z.B. auf dem Kettenabbruch beruhen, nicht zugänglich. Wird eine entsprechende Therapie abgesetzt, führt die therapierefraktäre cccDNA zu neuer viraler replikativer Aktivität. In vielen klinischen Studien mit Nukleosidanaloga zeigte sich zusätzlich eine hohe Toxizität, so daß antivirale Therapiestrategien auf Proteinebene bei der HBV-Infektion bisher nicht etabliert sind.

Einen großen Fortschritt bedeutete die Entdeckung sehr eng verwandter Viren, des Woodchuck-Hepatitisvirus, des Ground-squirrel-Hepatitis virus und des Entenhepatitis-B-Virus (DHBV, [9]), die mit dem HBV zur Gruppe der Hepadnaviren ("hepatotropic DNA viruses") zusammengefaßt werden. Insbesondere das Modell der DHBV-Infektion erwies sich als geeignet, antivirale Therapiestudien durchzuführen: In In-vitro-Versuchen bei mit DHBV infizierten Entenhepatozyten wurde z.B. der Effekt von Nukleosidanaloga, Phosphonoformat, Suramin und lysosomotropen Substanzen untersucht, in In-vivo-Versuchen der Effekt von Nukleosidanaloga [3, 6, 8], Phosphonoformat [13], Suramin [10] und M 13-DNA [7].

Bei ungenügender Effizienz immunomodulatorischer Therapieansätze und antiviraler Strategien auf Proteinebene gewinnen neuere Strategien, deren Ziel die Blockade der Genexpression ist, an Bedeutung. Auf der posttranskriptionellen Ebene können hierbei Antisense-DNA/RNA und Ribozyme unterschieden werden [5, 12].

Auf dem Gebiet der Hepadnavirusinfektionen beschreibt eine Arbeit die effektive Spaltung von HBV-DNA durch Ribozyme [15]. In In-vitro-Versuchen wurden deutliche Effekte von Antisense-Oligodesoxynukleotiden auf die Genexpression und Replikation des HBV in transfizierten humanen Hepatomzellinien gesehen [2, 4]. Auch wurde durch Benutzung eines Carriersystems eine Beschleunigung und Verbesserung der Aufnahme von Antisense-Oligodesoxynukleotiden in die mit HBV transformierte Hepatomzellinie beobachtet [17]. Eigene Arbeiten untersuchten den Effekt von Antisense Oligodesoxynukleotiden im DHBV-Modell [11].

Methodik

Primäre Entenhepatozytenkulturen

DHBV-DNA-negative Peking-Enten wurden innerhalb der ersten 5 Lebenstage durch intravenöse Injektion DHBV DNA-positiven Serums infiziert. Etwa 10–14 Tage später erfolgte die Isolierung der primären Entenhepatozyten nach dem Protokoll von Tuttleman et al. [14] Nach intraperitonealer Anästhesie wird die Leber über die Pfortader mit Kollagenase perfundiert. Nach mehreren Waschschritten werden die Hepatozyten ausplattiert und in Williams Medium E in Gegenwart von 20 mM HEPES (pH 7,4), 5 mM Glutamin, 0,066 uM Insulin, 10 mM Dexamethason, 100 ug/ml Penicillin, 100 ug/ml Streptomycin und 1,5 % DMSO bei 37°C und 5 % CO_2 mit täglichem Mediumwechsel über 2–3 Wochen kultiviert.

Analyse der intrazellulären DNA

DNA wird isoliert durch Homogenisierung in PBS, Inkubation mit SDS und Proteinase K, Extraktion mit Phenol, Inkubation mit RNAse und Reextraktion mit Phenol. Die isolierte DNA wird durch Southern-blot-Hybridisierung analysiert [1].

Analyse der Produktion viraler Proteine

Diese erfolgt mit polyklonalen Antikörpern gegen virale Oberflächen- und Kernproteine mit Hilfe der Western-blot-Technik.

In-vivo-Experimente

Hierzu werden die Entchen innerhalb der ersten 5 Tage nach Schlüpfen durch intravenöse Injektion DHBV-positiven Serums infiziert. Etwa 14 Tage danach startet die Behandlungsphase. Hierbei erfolgt die intravenöse Applikation der Substanz täglich in der Regel über einen Zeitraum von 10 Tagen.

Ergebnisse

In einem ersten Schritt wurde der Effekt von 9 gegen unterschiedliche Regionen des DHBV gerichteten Antisense-Oligodesoxynukleotiden in vitro getestet. Abbildung 1 zeigt die Lokalisation dieser 9 als Phosphorothioate modifizierten Oligodesoxynukleotide mit einer Länge zwischen 16 und 18 Nukleotiden. Bereits mit DHBV infizierte Entenhepatozyten wurden mit dem jeweiligen Oligodesoxynukleotid in einer Konzentration von 10 ug/ml oder 1,6 uM über einen Zeitraum von 10 Tagen inkubiert. Abbildung 2 zeigt den Nachweis des Effekts dieser unterschiedlichen Antisense-Oligodesoxynukleotide auf die Replikation des DHBV mit Hilfe der Southern-blot-Analyse. Das Oligodesoxynukleotid Nr. 2, gerichtet gegen den Start der Prä-S-Region, zeigte die besten Effekte mit fast vollständiger Hemmung der viralen Replikation. Um die Spezifität dieses Effekts nachzuweisen, testeten wir das entsprechende Sense-Oligodesoxynukleotid Nr. 2, das eine nur geringe inhibitorische Aktivität aufwies, was die Spezifität der Hemmung durch das Antisense-Oligodesoxynukleotid unterstreicht.

Durch Western-blot-Analyse der Produktion viraler Oberflächenproteine konnte weiterhin gezeigt werden, daß auch die virale Genexpression durch Antisense-Oligodesoxynukleotide effektiv in vitro gehemmt werden konnte.

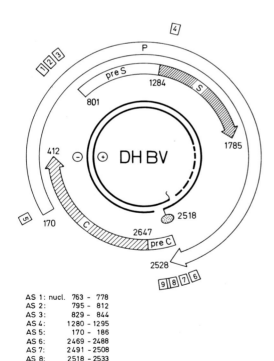

AS 1: nucl. 763 - 778
AS 2:   795 - 812
AS 3:   829 - 844
AS 4:   1280 - 1295
AS 5:   170 - 186
AS 6:   2469 - 2488
AS 7:   2491 - 2508
AS 8:   2518 - 2533
AS 9:   2529 - 2546

Abb. 1. Genetische Organisation des DHBV-Genoms und Lokalisation der 9 Antisense-Oligodesoxynukleotide, AS 1-9

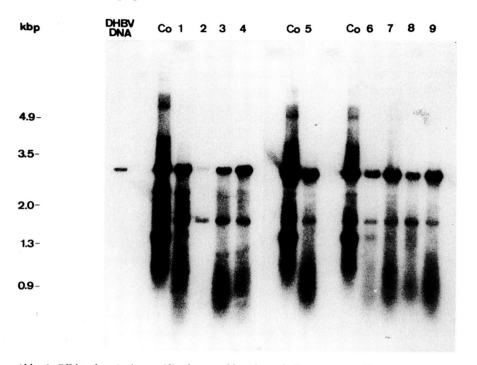

Abb. 2. Effekt der Antisense-Oligodesoxynukleotide auf die DHBV-Replikation in vitro. Co unbehandelte Kontrollzellen. Die Nummern der Antisense-Oligodesoxynukleotide entsprechen der Lokalisation in Abb 1. Molekulargewichtsmarker ist Hind III-verdaute Lambda-DNA und DHBV-DNA mit einer Länge von 3,0 kbp

Die nächsten Experimente wurden in vivo, in mit DHBV-infizierten Peking-Enten durchgeführt. Die Peking-Enten wurden 10 Tage lang durch tägliche intravenöse Applikation des Antisense-Oligodesoxynukleotids Nr. 2 in unterschiedlichen Konzentrationen therapiert. Abbildung 3 zeigt die Southern-blot-Analyse der viralen DNA nach Versuchende: Auch in vivo zeigt sich eine fast vollständige Hemmung viraler Replikation in Peking-Enten, die mit einer Konzentration des Antisense-Oligodesoxynukleotids Nr. 2 von 20 ug/g behandelt wurden. Abbildung 4 zeigt den In-vivo-Effekt auf der Proteinebene, in Teil a) die Western-blot-Analyse von Seren mit polyklonalem Antikörper gegen DHBV-Oberflächenproteine, in Teil b) die entsprechende Western-blot-Analyse von Lebergewebe mit Antikörper gegen die viralen Kernproteine. Es zeigt sich eine effektive Hemmung der Produktion sowohl der Oberflächen- als auch der Kernproteine. Auch in In-vivo-Versuchen konnte durch Verwendung von Sense-Oligodesoxynukleotiden und "Random-Oligodesoxynukleotiden" die Spezifität der Hemmung durch Antisense-Oligodesoxynukleotide demonstriert werden.

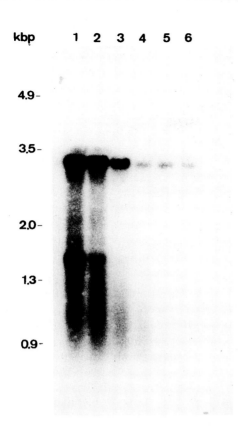

Abb. 3. Effekt des Antisense-Oligodesoxynukleotids Nr. 2 auf die DHBV-Replikation in vivo in DHBV-infizierten Enten. Spalte 1: Kontrollente. Spalten 2–6: Enten über 10 Tage durch tägliche Injektion von AS 2 in einer Konzentration von 5 µg (Spalte 2), 10 µg (Spalte 3) und 20 µg (Spalten 3–6) pro g Körpergewicht behandelt

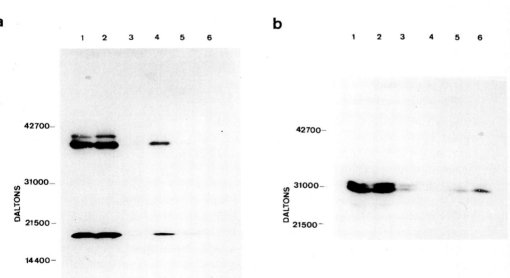

Abb. 4. a Western-blot-Analyse mit einem polyklonalen Antikörper gegen DHBsAg von Seren DHBV-infizierter Enten, die in vivo mit AS 2 behandelt wurden. Der experimentelle Ablauf entspricht Abb. 3: Spalte 1: Kontrollente. Spalten 2–6: Enten über 10 Tage durch tägliche Injektion von AS 2 in einer Konzentration von 5 µg (Spalte 2), 10 µg (Spalte 3) und 20 µg (Spalten 3–6) pro g Körpergewicht behandelt. **b** Western-blot-Analyse mit einem polyklonalen Antikörper gegen DHBcAg von Lebergewebe aus DHBV-infizierten Enten, die in vivo mit As 2 therapiert wurden. Der experimentelle Ablauf entsprechend Teil **a**

Diskussion

Antisense-DNA/RNA bietet die Möglichkeit, selektiv die Expression bestimmter Gene zu hemmen, indem eine komplementäre oder Antisense-Sequenz eingesetzt wird. Dieser Block der Genexpression beruht auf der Bildung eines Hybrids zwischen der Sense-RNA-Sequenz, die die genetische Information enthält, und der Antisense-Sequenz. Diese Antisense-Sequenz blockiert die Translation des Transkripts, indem andere Interaktionen mit dem einzelsträngigen Substrat verhindert werden, oder durch Aktivierung einer zellulären RNAse H. Um aktiv zu sein, muß ein Antisense-Oligodesoxynukleotid bestimmte Voraussetzungen erfüllen:

- Es muß in die Zielzelle effizient aufgenommen werden. Der genaue Mechanismus der Aufnahme von Oligodesoxynukleotiden ist nicht bekannt, ein endozytotischer Mechanismus wird angenommen.
- Das Antisense-Oligodesoxynukleotid muß stabil sein. Unmodifizierte Antisense-Oligodesoxynukleotide werden schnell durch Nukleasen degradiert. Durch Modifikationen als Phosphorothioate oder Methylphosphonate konnte ihre Resistenz gegenüber den Nukleasen wesentlich gebessert werden.
- Das Oligodesoxynukleotid sollte günstige Hybridisierungseigenschaften aufweisen, wobei die Länge, Sekundärstruktur und Modifikation des Oligodesoxynukleotids, die Lokalisation und Sekundärstruktur der Ziel-RNA-Sequenzen sowie intrazelluläre Faktoren wie Ionenverhältnisse und Anwesenheit von Nukleasen eine wichtige Rolle spielen.
- Das Oligodesoxynukleotid sollte Spezifität besitzen. Berechnungen konnten zeigen, daß ein Oligomer mit einer Länge zwischen 11 und 15 Nukleotiden eine einzige Zielsequenz in der zellulären RNA antrifft. Trotzdem sind unspezifische Wirkungen durch partielle Bindung denkbar. Weiterhin konnte gezeigt werden, daß modifizierte Oligodesoxynukleotide aufgrund unabhängiger Mechanismen (z.B. Hemmung viraler DNA Polymerasen) sequenzunspezifische Hemmeigenschaften aufweisen.

Unsere Untersuchungen im DHBV-Modell zeigen die Effizienz der Hemmung viraler Replikation und Genexpression durch Antisense Oligodesoxynukleotide. Der 2fache Effekt auf Replikation und Genexpression wird durch den Replikationsmechanismus der Hepadnaviren erklärt, der die Reverse Transkription eines RNA-Intermediates durch eine viral kodierte Reverse-Transkriptase einschließt. Die in vivo benutzte Dosierung entspricht etwa den In-vitro-Verhältnissen, was auf eine vergleichbare Aufnahme, Metabolismus und Abbau der Oligodesoxynukleotide in vivo schließen läßt. Nebenwirkungen der In-vivo-Therapie mit Antisense-Oligodesoxynukleotiden konnten unter Beobachtung des Wachstums der Enten und Bestimmung mehrerer Laborparameter nicht festgestellt werden. Eine Dosisreduktion ist sicherlich wünschenswert, ein denkbarer Weg wäre z.B. die Kopplung an Liposomen. Zusammengefaßt demonstrieren diese Ergebnisse die Effektivität der Antisense-Strategie in vivo, so daß es denkbar ist, daß Antisense-Oliogodesoxynukleotide in einiger Zeit einen Platz in der Therapie viraler Erkrankungen einnehmen könnten.

Literatur

1. Blum HE, Figus A, Haase AT, Vyas GN (1985) Laboratory diagnosis of hepatitis B virus infection by nucleic acid hybridization analyses and immunohistochemical detection of gene products. Dev Biol Stand 59:125–139
2. Blum HE, Galun E, Weizsäcker F von, Wands JR (1991) Inhibition of hepatitis B virus by antisense oligodeoxynucleotides. Lancet 337:1230
3. Fourel I, Saputelli J, Schaefer P, Mason WS (1994) The carbocyclic analog of 2′-Deoxyguanosine induces a prolonged inhibition of duck hepatitis B virus DNA synthesis in primary hepatocyte cultures and in the liver. J Virol 68:1059–1065
4. Goodarzi G, Gross SC, Tewari A, Watabe A (1990) Antisense oligodeoxyribonucleotides inhibit the expression of the gene for hepatitis B virus surface antigen. J Gen Virol 71:3021–3025
5. Helene C, Toulme J-J (1990) Specific regulation of gene expression by antisense, sense and antigene nucleic acids. Biochem Biophys Acta 1049:99–125
6. Hirota K, Sherker A, Omata M, Yokosuka O, Okuda K (1987) Effects of adenine arabinoside on serum and intrahepatic replicative forms of duck hepatitis B virus in chronic infection. Hepatology 7:24–28
7. Iizuka A, Watanabe T, Kubo T, Yamamoto M, Ogawa K, Ohkuma T, Kaji A (1994) M13 bacteriophage DNA inhibits duck hepatitis B virus during acute infection. Hepatology 19:1079–1087
8. Kassianides C, Hoofnagle JH, Miller RH, Doo E, Ford H, Broder S, Mitsuya H (1989) Inhibition of duck hepatitis B virus replication by 2′,3′-dideoxycytidine. Gastroenterology 97:1275–1280
9. Mason WS, Seal G, Summers J (1980) Virus of Pekin ducks with structural and biological relatedness to human hepatitis B virus. J Virol 36:829–836
10. Offensperger WB, Offensperger S, Walter E, Blum HE, Gerok W (1993) Suramin prevents duck hepatitis B virus infection in vivo. Antimicrob Agents Chemother 37:1539–1542
11. Offensperger WB, Offensperger S, Walter E, Teubner K, Igloi G, Blum HE, Gerok W (1993) In vivo inhibition of duck hepatitis B virus replication and gene expression by phosphorothioate modified antisense oligodeoxynucleotides. EMBO J 12:1257–1262
12. Stein CA, Cheng YC (1993) Antisense oligonucleotides as therapeutic agents- is the bullet really magical? Science 261:1004–1012
13. Sherker AH, Hirota K, Omata M, Okuda K (1986) Foscarnet decreases serum and liver duck hepatitis B virus DNA in chronically infected ducks. Gastroenterology 91:818–824
14. Tuttleman JS, Pugh JC, Summers J (1986) In vitro experimental infection of primary duck hepatocyte cultures with duck hepatitis B virus. J Virol 58:17–25
15. Weizsäcker F von, Blum HE, Wands JR (1992) Cleavage of hepatitis B virus RNA by three ribozymes transcribed from a single DNA template. Biochem Biophys Res Commun 189:743–748
16. Wong DKH, Cheung AM, O'Rourke K, Naylor CD, Detsky AS, Heathcote J (1993) Effect of alpha-interferon treatment in patients with hepatitis B e antigen-positive chronic hepatitis B. Ann Intern Med 119:312–323
17. Wu GY, Wu CH (1992) Specific inhibition of hepatitis B viral gene expression in vitro by targeted antisense oligonucleotides. gene expression in vitro by targeted antisense oligonucleotides. J Biol Chem 267:12436–12439

Hepatozytenrestringierte Gentransduktion

U. Lauer

Zusammenfassung

Für die somatische Lebergentherapie steht derzeit kein Vektorsystem zur Verfügung, das einen effizienten lebergewebespezifischen Gentransfer ermöglicht und gleichzeitig eine hinreichende, stabile Expression transferierter "therapeutischer" Gensequenzen in den genetisch modifizierten Hepatozyten gewährleistet.

Ein möglicher Lösungsansatz zur Erreichung dieser wichtigen Zielvorgaben besteht in der Modifikation von derzeit verwendeten retroviralen Vektoren. Durch gleichzeitiges Zusammenführen mehrerer Geweberestriktionsebenen wird eine weitgehende Expressionsbeschränkung auf das Organ Leber angestrebt.

Diese Grundlagenarbeiten sollen mittelfristig die Etablierung der somatischen In-vivo-Lebergentherapie als klinische Routinemethode zur Behandlung genetisch bedingter Stoffwechseldefekte der Leber, chronisch-viraler Hepatitiden sowie hepatozellulärer Karzinome ermöglichen.

Summary

Currently, in somatic liver gene therapy, there is no vector system available which efficiently transfers therapeutic genes specifically to liver cells and simultaneously yields stable expression within modified hepatocytes.

Expression restricted specifically to the liver may be achieved via modification of presently used retroviral vectors. This seems to be possible through a combination of modifications applied at various restriction levels (i.e., liver specific gene transduction/regulation and simultaneous regional application of modified vectors).

In the mid-term, this should enable application of somatic in vivo liver gene therapy as a routine method for treatment of in-born genetic errors, chronic hepatitis as well as hepatocellular carcinoma.

Einleitung

Im Juni 1992 kam die Somatische Lebergentherapie erstmals zum klinischen Einsatz. Bei einer Patientin mit homozygotem Gendefekt im "Low-density-lipoprotein receptor(LDLR)-Gen" (und damit schwerer Familiärer Hypercholesterinämie) wurden Leberzellen explantiert und anschließend – im Zellkulturlabor unter Verwendung eines retroviralen Vektors – mit intakten LDLR-Genkopien versehen. Diese Ex-vivo-Lebergensubstitution (Abb. 1 oben)

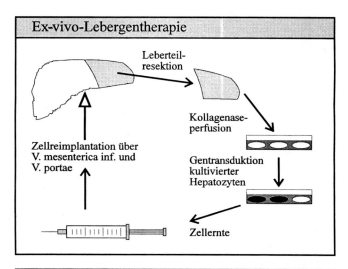

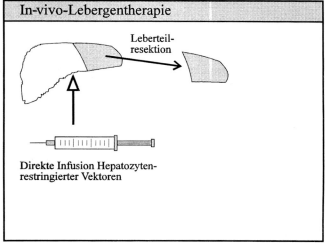

Abb. 1. Strategien zur Lebergentherapie. Ex-vivo-Lebergentherapie (oben). Partielle Leberteilresektion und gleichzeitige Insertion eines Hickman-Katheters in die V. mesenterica inferior zur späteren Zellreimplantation, Kollagenaseperfusion des resezierten Lebersegments, Herstellung einer Leberzellsuspension, Ausplattierung auf Gewebekulturschalen und anschließende Infektion mit replikationsdefizienten retroviralen Vektoren, Zellernte und abschließende Zellreimplantation nach Einschwemmung über V. mesenterica inferior und V. portae. In-vivo-Lebergentherapie (unten). Nach Leberteilresektion zur Stimulation der Leberzellteilung direkte Infusion replikationsdefizienter retroviraler Vektoren über die V. portae

führte nach Reimplantation der genetisch korrigierten Zellen zu einer Absenkung der LDL-Cholesterolkonzentration um ca. 20 % bzgl. der Werte vor Gentransduktion. Komplikationen als Folge des Gentransfers wurden nicht beobachtet [11]. Damit konnte erstmals die grundsätzliche Durchführbarkeit der Lebergentherapie gezeigt werden.

Für eine zukünftige routinemäßige klinische Anwendung, u.a. bei weiteren monogenetischen Lebergendefekten, bei chronisch-viralen Hepatitiden oder auch beim Leberzellkarzinom, erscheint dieser Ansatz jedoch aus verschiedenen Gründen ungeeignet:

Die gewählte Ex-vivo-Strategie der Lebergentherapie erfordert einen außerordentlich hohen personellen und materiellen Aufwand, der die Behandlung größerer Patientenkollektive begrenzt [9]. Die Hepatozytenkultivierung im großen Maßstab ($\approx 10^8$ Hepatozyten pro kg KG) beinhaltet eine immanente Kontaminationsgefahr. Die Effizienz der retroviral-vermittelten Lebergentransduktion wird durch die vergleichsweise niedrigen Titer limitiert, die mit der momentan verfügbaren Vektorengeneration erreicht werden kann. Nur ein relativ geringer Anteil (≈ 2 %) der genetisch veränderten Hepatozytenmasse wächst nach Reimplantation wieder an [12].

Alternative Vektorsysteme können derzeit insbesondere die Stabilität des therapeutischen Lebergentransfers noch nicht ausreichend gewährleisten (z.B. adenovirale Vektoren und nicht-virale/synthetische Gentransfersysteme) oder befinden sich noch in der tierexperimentellen Erprobung (z.B. Vektoren auf Basis des adenoassoziierten Virus, AAV; [10]).

Vor diesem Hintergrund kommt der Entwicklung hepatozytenrestringierter Vektorsysteme zum Einsatz für einen zukünftigen lebergewebespezifischen In-vivo-Gentransfer (s. Abb. 1 unten) eine besondere Bedeutung zu. Dies bildet gleichzeitig die wesentliche Voraussetzung zur Einführung der somatischen Lebergentherapie als klinische Routinemethode.

Ergebnisse und Diskussion

Für den therapeutischen In-vivo-Lebergentransfer bedarf es der Entwicklung von Gentransfersystemen mit hoher Lebergewebeselektivität. Die angestrebte Expressionsbeschränkung auf das Organ Leber soll durch die Zusammenführung mehrerer Gewebrestriktionsebenen realisiert werden.

Lösungsansätze zur hepatozytenrestringierten Gentransduktion
- Modifikation retroviraler Vektoren zur selektiven Ansteuerung hepatozytenrestringiert exprimierter Zelloberflächenrezeptoren
- Generierung lebergewebespezifischer Expressionskassetten
- Verfahren zum regionalisierten Lebergentransfer

Im folgenden werden entsprechende Lösungsansätze auf der Grundlage einer Modifikation derzeit verwendeter retroviraler Vektoren vorgestellt.

Hepatotrope retrovirale Pseudotypvektoren

Eine Modifikation des Tropismus retroviraler Vektoren im Hinblick auf die selektive Ansteuerung hepatozytenrestringiert exprimierter Zelloberflächenrezeptoren kann über die Generierung sog. Pseudotypen erfolgen [13]. Solche Pseudotypen definieren sich als retrovirale Corepartikel, die mit einer Virushülle heterologen Ursprungs versehen sind.

Die derzeit in der Gentherapie eingesetzen amphotropen murinen Retroviren infizieren Zellen der verschiedensten Gewebe und Spezies, da initial eine Bindung an einen zelltypunspezifisch exprimierten Zelloberflächenrezeptor erfolgt. Dies hat zur Folge, daß bei Verwendung dieser Wildtypretroviren sowohl Leberzellen als auch Nichtleberzellen gleichermaßen infiziert werden (in Abb. 2 rechts). Eine Möglichkeit zur selektiven Infektion von Leberzellen bietet der Austausch der

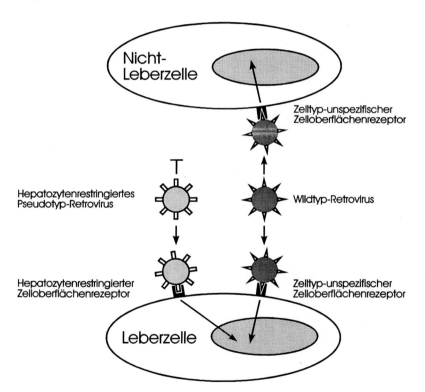

Abb. 2. Der Tropismus retroviraler Vektoren bestimmt sich durch die Interaktion retrovirale Hüllproteine ↔ Zielzelloberflächenrezeptor. Amphotrope murine Wildtypretroviren (rechts) infizieren Zellen der verschiedensten Gewebe (gleichermaßen Leberzellen und Nichtleberzellen), da initial eine Bindung an einen zelltypunspezifisch exprimierten Zelloberflächenrezeptor erfolgt. Nach Austausch der retroviralen Hüllproteine gegen Hüllproteine hepatotroper Viren (links) entsteht ein hepatozytenrestringiertes Pseudotypretrovirus, das nur noch mit dem leberspezifisch exprimierten Zelloberflächenrezeptor interagieren kann. Nichtleberzellen scheiden damit aus dem Kreis der Zielzellen aus

retroviralen Hüllproteine gegen Hüllproteine hepatotroper Viren (hierzu zählen in erster Linie die Hepatitisviren sowie Mutanten anderer Virusgruppen mit hepatotropen Eigenschaften). Ein solches hepatozytenrestringiertes Pseudotypretrovirus mit veränderter Virushülle (in Abb. 2 links) könnte initial nur noch an einen leberspezifisch exprimierten Zelloberflächenrezeptor binden. Nichtleberzellen würden damit aus dem Kreis der Zielzellen weitgehend ausgeschlossen.

Die Ausbildung viraler Pseudotypen wird bei behüllten Viren in großer Variationsbreite beobachtet [14]. Die gezielte Ausnutzung dieses Phänomens unter Anwendung rekombinanter Techniken bietet eine Perspektive zur systematischen Modifikation des retroviralen Tropismus, sowohl im Sinne einer Restriktion als auch einer Ausweitung des Wildtyptropismus. Vor kurzem konnte gezeigt werden, daß der Austausch der retroviralen Hüllproteingene gegen das Glykoproteingen von VSV (Vesikuläres Stomatitis Virus) zu einer Ausweitung des retroviralen Wirtsspektrums, u.a. auf nicht-mammale Spezies, führt [5]. Interessanterweise weisen solche Pseudotyppartikel auch eine deutlich erhöhte Virionstabilität auf [1], so daß durch Ultrazentrifugation – bei Erhalt der Infektiösität – eine Partikelanreicherung auf $>10^9$ "colony-forming units" (cfu)/ml erzielt werden konnte. Damit kann über die Herstellung von Pseudotypviren – neben einem veränderten Tropismus – im Einzelfall auch ein erhöhter Virustiter erreicht werden, was eine wesentliche Voraussetzung für einen effiziente In-vivo-Gentransfer darstellt.

Lebergewebespezifische Expressionskassetten

Eine wichtige Vorbedingung für die Durchführung zukünftiger In-vivo-Protokolle zur Lebergentherapie besteht in der Sicherstellung einer auf das Organ Leber restringierten Genexpression nach erfolgter retroviral-vermittelter Transduktion therapeutischer Gensequenzen.

Eine absolute, auf das Organ Leber restringierte Expression einzelner Gene ist nach dem gegenwärtigen Erkenntnisstand nicht gegeben [4]. In differenzierten Hepatozyten wird die Expression weitgehend leberspezifischer Gene maßgeblich durch die gleichzeitige und in ihrer Kombination gewebespezifische Präsenz mehrerer lebertypischer Transkriptionsfaktoren realisiert. Entsprechend finden sich innerhalb der Promotorsequenzen weitgehend leberspezifisch exprimierter Gene (wie z.B. dem Albumingen, Abb. 3 oben) Bindungsstellen für eine Kombination mehrerer leberspezifischer Transkriptionsfaktoren (Albumingen: C/EBP und HNF1) sowie Bindungsstellen für ubiquitäre Transkriptionsfaktoren (Albumingen: NF1 und NFY, [8]).

Solche natürliche, mammale Promotorsequenzen sind aus mehreren Gründen als nicht ideal für Anwendungen beim retroviral-vermittelten therapeutischen Gentransfer anzusehen. In ihrer Expressionsstärke sind sie starken viralen Promotoren, wie z.B. dem Promotor des Zytomegalievirus (CMV), unterlegen. Oftmals sind auch Bindungsstellen für "negative" Transkriptionsfaktoren

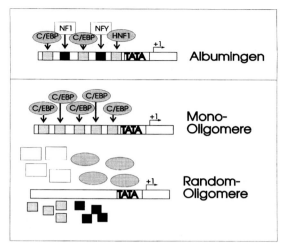

Transkriptionsfaktor und DNA-Bindungsstelle

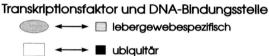

Abb. 3. Lebergewebespezifische Expressionskassetten. Das weitgehend leberspezifisch exprimierter Albumingen (oben) enthält in seiner Promotorregion Bindungsstellen für eine Kombination mehrerer leberspezifischer Transkriptionsfaktoren (C/EBP und HNF 1) sowie Bindungsstellen für ubiquitäre Transkriptionsfaktoren (NF 1 und NFY). "Artifizielle" Expressionskassetten werden durch Rekombination von Minimalpromotoren (TATA-Box) mit vorgeschalteten, synthetisch hergestellten Bindungsstellen für leberspezifische und ubiquitäre Transkriptionsfaktoren generiert. Die Hintereinanderschaltung mehrerer gleichartiger Transkriptionsfaktorbindungsstellen (Monooligomere, Mitte) resultiert in einer erhöhten Gentranskriptionsrate. Die Kombination verschiedener Monooligomere zu "Randomoligomeren" (unten) könnte idealerweise zu einer gesteigerten Transkriptionsrate bei gleichzeitigem Erhalt der Lebergewebespezifität der Expression und reduzierter Promotorlänge führen. C/EBP, HNF1: lebertypische Transkriptionsfaktoren; NF 1, NFY: ubiquitäre Transkriptionsfaktoren; TATA: TATA-Box (steht hier für den Bereich des Minimalpromotors); Rechtecke und Kreise: Transkriptionsfaktoren; Quadrate: Transkriptionsfaktobindungsstellen

enthalten, die das Ausmaß der Genexpression herabregulieren. Für die Erzielung einer tolerablen Expressionsrate werden bei Verwendung natürlicher Promotoren z.T. Abschnitte von einigen hundert Basenpaaren Länge benötigt.

Einen Lösungsansatz für diese Problematik stellt die Generierung "artifizieller" lebergewebespezifischer Expressionskassetten dar, die sich aus Minimalpromotoren mit vorgeschalteten, synthetisch hergestellten Bindungsstellen für leberspezifische und ubiquitäre Transkriptionsfaktoren zusammensetzen.

Durch Hintereinanderschaltung mehrerer gleichartiger Transkriptionsfaktorbindungsstellen (Monooligomere, Abb. 3 Mitte) soll dabei eine verstärkte Gentranskription erzielt werden (dabei würde eine alleinige Verwendung von Monooligomeren jedoch zu einem Verlust der Lebergewebespezifität der Expression führen, die erst durch Kombination mehrerer lebertypischer Transkriptionsfaktoren erzielt wird; s. oben). Eine Kombination verschiedener Monooligomere zu "Randomoligomeren" (Abb. 3 unten) könnte jedoch idealerweise zu einer gesteigerten Transkriptionsrate bei Erhalt der Lebergewebespezifität der Expression und gleichzeitig reduzierter Promotorlänge führen. Für eine erste funktionelle Charakterisierung solcher Sequenzen ist die Verwendung primärer Hepatozyten erforderlich, da immortalisierte Hepatomzellen bekanntermaßen ein verändertes Transkriptionsverhalten im Vergleich mit normalen Hepatozyten zeigen [3].

Lebergewebespezifische Expressionskassetten mit den gewünschten Eigenschaften können dann anschließend – nach Rekombination mit retroviralen Vektorsequenzen – zunächst im Tiermodell zur lebergewebespezifischen Expression therapeutischer Gene eingesetzt werden.

Regionalisierte In-vivo-Vektorapplikation

Über Verfahren zur selektiven Zufuhr von modifizierten retroviralen Vektoren in das Portalvenensystem kann auf einer weiteren Restriktionsebene eine auf das Organ Leber regionalisierte Gentransduktion erzielt werden [2, 6, 7, 12].

Zunächst wird eine Leberteilresektion (Abb. 1 unten) zur Induktion der Leberregeneration durchgeführt, da eine stabile Integration retroviraler Vektoren in das Zielzellchromosom sich teilende Zielzellen voraussetzt. 24 bis 48 h später – zum Zeitpunkt der höchsten Leberzellmitoserate – erfolgt eine asanguine Leberperfusion über einen Zeitraum von wenigen Minuten (Okklusion von A. hepatica und V. portae) bei gleichzeitiger Bolusgabe retrovirushaltiger Zellkulturüberstände in die okkludierte V. portae [12]. Über dieses Vorgehen wird eine Inaktivierung retroviraler Vektoren durch Serumkomplementfaktoren zu diesem Zeitpunkt vermieden. Andererseits kommt der Leberblutstrom aufgrund der "In-flow-Okklusion" vorübergehend zum Erliegen, was die Kontaktzeit Leberzelle ↔ retrovirale Vektoren und damit die Transduktionseffizienz erhöht.

Vom Zielorgan Leber während dieser kurzen Zeitspanne nicht aufgenommene retrovirale Vektoren gelangen nach Wiederaufhebung der Okklusion in den Kreislauf. Dabei wird ein Großteil der verbliebenen Viren von Komplementproteinen innerhalb weniger Minuten inaktiviert.

Da eine komplette Inaktivierung jedoch im Einzelfall nicht mit letzter Sicherheit gewährleistet werden kann, müssen die zur In-vivo-Lebergentherapie eingesetzten replikationsdefizienten Retroviren – insbondere zum Schutz der Keimbahnorgane vor unbeabsichtigter Gentransduktion – in der oben beschriebenen modifizierten Form vorliegen (Bindung ausschließlich an weitgehend leberspezifisch exprimierte Zelloberflächenrezeptoren, auf Leberzellen restringierte Genexpression).

Ausblick

In der Kombination der genannten Geweberestriktionsebenen soll somit eine weitgehende Expressionsbeschränkung auf das Organ Leber erzielt werden. Die dazu erforderlichen Grundlagenarbeiten dienen somit der Etablierung der somatischen In-vivo-Lebergentherapie als klinische Routinemethode. Über die aufgezeigte Fortentwicklung des retroviralen Vektorsystems ergeben sich damit mittelfristig neue Perspektiven in der Behandlung genetisch bedingter Stoffwechseldefekte der Leber, chronisch-viraler Hepatitiden und hepatozellulärer Karzinome.

Literatur

1. Burns J, Friedmann T, Driever W, Burrascano M, Yee J (1993) Vesicular stomatitis virus G glycoprotein pseudotyped retroviral vectors: concentration to very high titer and efficient gene transfer into mammalian and nonmammalian cells. Proc Natl Acad Sci USA 90:8033-8037
2. Cardoso J, Branchereau S, Jeyaraj P, Houssin D, Danos O, Heard J (1993) In situ retrovirus-mediated gene transfer into dog liver. Hum Gene Ther 4:411-418
3. Clayton D, Weiss M, Darnell J (1985) Liver specific RNA metabolism in hepatoma cells: variations in transcription rates and mRNA levels. Mol Cell Biol 5:2633-2641
4. De Simone V, Cortese R (1991) Transcriptional regulation of liver-specific gene expression. Curr Opinion Cell Biol 3:960-965
5. Emi N, Friedmann T, Yee J (1991) Pseudotype formation of murine leukemia virus with the G protein of Vesicular Stomatitis Virus. J Virol 65:1202-1207
6. Ferry N, Duplessis O, Houssin D, Danos O, Heard J (1991) Retroviral-mediated gene transfer into hepatocytes in vivo. Proc Natl Acad Sci USA 88:8377-8381
7. Kolodka T, Finegold M, Woo S (1993) Hepatic gene therapy: efficient retroviral-mediated gene transfer into rat hepatocytes in vivo. Som Cell Mol Gen 19:491-497
8. Lai E (1992) Regulation of hepatic gene expression and development. Semin Liver Dis 12:246-251
9. Ledley F (1993) Hepatic gene therapy: present and future. Hepatology 18:1263-1273
10. Mulligan R (1993) The basic science of gene therapy. Science 260:926-932
11. Randall T (1993) First gene therapy for inherited hypercholesterolemia a partial success. JAMA 269:837-838
12. Rettinger S, Kennedy S, Wu X, Saylors R, Hafenrichter D, Flye W, Ponder K (1994) Liver-directed gene therapy: quantitative evaluation of promoter elements by using in vivo retroviral transduction. Proc Natl Acad Sci USA 91:1460-1464
13. Salmons B, Günzburg W (1993) Targeting of retroviral vectors for gene therapy. Hum Gene Ther 4:129-141
14. Zavada J (1976) Viral pseudotypes and phenotypic mixing. Arch Virol 50:1-15

Sachverzeichnis

5-ASA 306
5-Fluorouracil 81

Achalasie 49
ACTH 155
Adenokarzinom 55
Adenosin-Deaminaseinsuffizienz 377, 394
Adhäsion 274
　Leukozyten 324
Adhäsionsmoleküle 335
Aflatoxin B1 115
ALK-Kinase 372
Allopurinol 282, 305
Amilorid 202
AML 76
Anabolie 234
Analspasmus 49
Annexin VI 193
Anti-Apoptose-Gene 373
Antigen-präsentierende Zellen (APC) 357
Antigenpräsentation 355
Antikörper
　Idiotypen 376
　Anti-CD3 389
Antioxidantien 102, 281, 302
Antisense, Oligonukleotide 14
Antisense-DNA/RNA 410, 416
Antisense-Technik 377
Antisenseoligodesoxynukleotide 377
Antizytokintherapie 345, 349
Apolipoproteine 197, 218
Apoptose 11, 12, 370, 373
　NO 326
ARDS 275
Asialoorosomukoid 396
Aufnahmekinetik 200
Autophagosomen 234
Azinuszellen 283

Baculovirus 407
Biradikale 251
Blasengalle 208

Bronchialkarzinom 82
Brustepithelzellen 387
Burkitt-Lymphom 371

cAMP 136
Carnitinpalmitoyltransferase II 205
cccDNA 411
cGMP 257
Chemilumineszenz 260
Chemotherapie 11
Cholangitis, primär sklerosierend 235
Cholesterin 195, 207
　Ester 197
　Steine 207
　Kristallisation 215
Cholezystokinin 127
　Rezeptor 216
　Übersättigung 216
Cholinmangeldiät 289
Chromosom
　paternes 370
　maternes 370
　Trisomie 371
Chylomikronen 193
　remnants 196, 240
CML 372
Colitis ulcerosa 186
　Sauerstoffradikale 302, 329, 345, 361
colon carcinoma kinase 17
Concanavalin A 217
COS 1-Zellen 202
CRF 152
CTL 109
Cytochrom-P450 254, 279

Darmimmunsystem, T-Lymphozyten 341, 357
DHBV-Modell 416
Diabetes mellitus 227
Diffusion, passive 199
Dimethylsulfoxid 289, 306
DNA, library 90
Dünndarmtransplantation 329

E-Cadherin 180
EDRF 312, 323
electro mobility shift assay 146
Elektronen-Spinresonanz-Spektroskopie 249
Elektrophorese 2D 219
Endopeptidase-Furin 26
Endosomen 193
Endotoxin 270
Endozytose 194, 224
Entenhepatozyten 413
Entzündung, Vasodilatation 324
epidermal growth factor, receptor 3
ERBB2 5
Erbkrankheiten 71
Ex-vivo-Lebergensubstitution 419
Ex-vivo-Leberperfusionsmodell 398
Exozytose 224
Expressionskassetten, leberspezifische 423

Fenton-Reaktion 257
Fibroblasten, 3T3 204
Fibrosarkom 82
FK506 329

G-Proteine 116, 223
GABA, Rezeptor 51
Gallenblase, Mucin 217
Gallensäuren 209
Gancyclovir 79
Gastrin 152
Gastrinrezeptoren 127
Gastroparese 186
Gelretardationsassay 102
Gen
  APC 180
  β-Actin 236
  β-Tubulin 236
  c-jun 236
  enhancer 74
  Ex-vivo/In-vitro-Gentransfer 74
  Expression 72, 230
  HBX 97
  HSV-TK 79
  Identifikation 369
  Insertion 71, 77, 94, 375
  Instablität, genomische 370
  Konstrukt 389
  LDL-Rezeptor 403, 419
  Mutation 370
  Repression 81
  Therapie, somatisch 75
  Transfektion 72
  Transfer 73, 82, 377, 393
  Transkription 371
  Vektorsysteme 73
  virales X-Protein 90
  Zytokin 77
Gentherapie 69
  Antisense 69
  Hepatozyten 393
Gl-Hormonrezeptoren 130
Gliome 79
Glukagon 232
Glutamin 231
Glutathion 304
Glutathiondisulfid (GSSG) 296
Glykogenolyse 233
Glykogensynthese 233
Graft-versus-host-Reaktion 329
Granine, Chromogranin A 45
GTP-bindende Proteine, rab6p 46, 52
GTP-Hydrolyse 225

Haemophilie B 404
Hämagglutinin HA-2 390
Harnblasenkarzinom 82
HBS, Antigen 89
HBV 89, 94, 107, 115, 398, 410
  chronische Infektion 109
  DNA-Sequenzen 95
  HBsAg 95, 109
  Kanzerogenese 107, 110
  Oberflächenantigen 95
  Pathogenese 108
  Protein 110
  transgene Mäuse 108
  Woodchuck 107
  X-Gen 111
HBV-Kompositvektor 398
HCV 89, 115
HDL 193, 238
Hepatektomie, partielle 406
Hepatitis 411, 418
Hepatitisvirus, Woodchuck 96
hepatotropic DNA viruses 411
Herzinfarkt 402
Histokompatibilitätsantigene 299
HIV-1 100
HLA
  Determinanten 79
  B7 79
Homöostase, biliär 214
Hormone, gastrointestinale
  Galanin 137
  Pankreastatin 137
  PYY 137
  NPY 137
HTLV-1 100
human artifical chromosome 397

Hydratation 230
Hydroxylradikal 253, 303
Hypercholesterinämie, familiäre 401
Hyperplasie 142
Hypertrophie 142

IL-1, Rezeptorantagonisten 154
IL-1α 158
IL-1β 152
Immunantwort
   Induktion 355
   Suppression 355, 362
Immunglobulin A 337
Immunophiline 375
Immuntoleranz 411
Impfstoff 376
In-situ-Hybridisierung 25, 345, 349
In-vitro-Lymphozytenadhärenzassay 339
In-vivo-Lebergentransfer 420
Inaktivierung, oxidative 306
Indikatorplasmid
   M1-Aktivator 99
   pSV2cat 99
Infektion
   low-dose 359
   high-dose 359
   HIV 360
Innervation, extrinsische 185
iNOS 313, 323
   Immunmodulatoren 314
   Inhibitoren 314
Insulin, Rezeptor 21, 155, 232
Integrine 179
   HML1 337

Jet-Junction-Technik 396

Karzinom, hepatozelluläres 94, 108
Kerntransportmechanismus 407
Kolonkarzinom 374
Komplementfaktoren 297

large dense core vesicles 45
LDL 193, 238
   receptorrelated protein 194
LDL-Rezeptor 401
Leberperfusion 424
Lebertransplantation 329, 403
Leberzellkarzinom 411, 418
Leberzirrhose 91, 107, 411
Lecithin 215
Lektin 25
Lektinaffinitätschromatographie 218
Leukämie 375
Leukämievirus, murines (MLV) 381

Leukotrien B4 298
Leukozyten 269
Lichtkatalyse 252
Linolensäure 284
Lipidperoxidation 307
Lipopolysaccharid 270
Lipoproteine 193
Liposome 72, 396, 403, 405
   kationische 396
   Komplexe 80
Lipoxygenase 144
LPS, NO-Produktion 313
Lymphozyten
   Homing 69, 339
   tethering 340
   triggering 340
   Th1-Zellen 358
   Th2-Zellen 358
Lymphozytenmigration 335
Lysosomen 234

M-Zellen 357
MAK 425 7
Malaria, NO 328
Malondialdehyd 260
MALT 355
Mammakarzinom 82
mammary carcinoma kinase 17
MAP-Kinasen 234
Mastzellaktivierung 347
MDR-1 375
Melanom 78, 392, 406
Membrancarrier 205
MEN 1 54
Metallkatalyse 252, 254
Metastasierung 55
MHC-Moleküle 357
   CD1-Rezeptor 363
Mikrozirkulation 271
MMTV-Promotor 384
Morbus Crohn, Sauerstoffradikale 302, 322, 345, 361
Motilität
   gastrointestinale 183
   intestinale 186
Mukoviszidose 70, 227, 402
Multiorganversagen 270
multiple tumor suppressor (p 16) 12
multivesicular bodies 193
Muzine 181

Na^+/K^+-ATPase 231
NADPH-Oxidase 296
Nekroinflammationstheorie 109
Nervensystem, enteritisches 184

Neurone 42
Neurotoxine 228
Neurotransmitter 44, 55, 128, 183, 224
Neurotrophin (Trk) 21
Nierenzellkarzinom 78
NO 52, 311
  Aktivität, antimikrobielle 326
  Arginin 316
  Autoimmunreaktion 315, 322, 329
  Biosynthese 53
  Camodulin 317
  Diabetes mellitus 322, 329
  EDRF 53
  G-Proteine 325
  Hepatozyten 315
  Immunantwort, spezifische 328
  Kofaktoren 317
  NMA 316
  Ödem 325
  Produktion 187
  septischer Schock 315
  Synthasen 53
  Synthetaseaktivität 187
  Tetrahydrobiopterin 316
  Zyklooxigenasen 325
NO-Produktion, endogene 312, 322
Northernblot 25, 65, 146
Nukleation 214

Onkogene 66, 120
  C-myc 90
  N-myc 90
Onkogenese 18
Onkogenprodukte 19
  v-kit 19
  c-kit 19

p16 13
  Expression 13
  Mutation 13
p21 10
  Induktion 10
p53 9, 66, 373
  Apoptose 11, 12
  ELISA 14
  gain of function 15
  hot spot regions 10
  Mutation 10
  Regulation 9
  Tumorsuppressorgen 10
  Wildtyp 14
  Zelltod 10
PAF 288
Paneth-Körnerzellen 178

Pankreas
  chronische Entzündung 29, 35
  duktales Karzinom 11
  Karzinom 29, 30
  Tumor 3
  Tumorzellinien 9
Pankreaskarzinom 61
  maligne Transformation 61
  Wachstumsfaktoren 61
Pankreatitis
  akut 186, 279
  chronisch 283
Pankreatitis-assoziiertes Protein 147
PCR 21, 91
Pentagastrin 157
Peptidhormone 128, 129, 186
Peritonitis, NO 327
Peroxide 249
Peyer-Plaques 337, 356
Phenylketonurie 402
Phospholipase A2 258
Phospholipase C 53
Phospholipide 208, 209
Pigmentsteine 208
Plasmid 406
Portalveneninfusion 405
Prodrug 79
  Aktivatoren 69, 81
  aktivierende Enzyme 81
Promotor
  a-Antitrypsin 101
  c-fos 101
  c-Ha-ras 101
  c-myc 101
Pronukleation 219
Prostaglandin 272
Protein
  Transport 225
  Wasting 235
Proteine, biliäre 209
Proteinkinase C 54, 130
Proteolyse 233
Proto-Onkogen 66, 114
Pseudotypen, virale 422

Radikal, Fänger 279
Radikale 250
Randomoligomere 424
ras-Oncogene 372
RB-Protein 374
receptor recycling compartment 195
Rekombination, homologe 378
Reparaturproteine 373
respiratory burst 304, 346

Retinoblastomgen 11
Rezeptor
   Konformation 19
   Monomere 19
   Targeting 407
Rezeptorantagonist, IL-1 348
RNA, virale Replikation 92
Rous Sarkoma Virus 100

Sauerstoff 294
Sauerstoffradikale 256, 270
   Fänger 276
Säuresekretion 153
Scavanger 290
Schmerz, NO 326
Schock, septischer 269
Selektin 274
Selektionspromotor
   AFP 75
   Amylase 75
   CEA 75
   Thyreoglobulin 75
   Villin 75
Selen 287
Signaltransduktion 49, 116, 132, 230
Somatostatin 152
   Lanreotid 49
   Octreotid 49
   Rezeptor 50
Southern-blot-Hybridisierung 412
Spin 252
Stickstoff 294
Stickstoffmonoxid, Synthase 296
Stickstoffmonoxid (NO) 257, 295
Strukturfunktionsanalyse 376
Suerstoffradikale, Entzündungskaskade 307
Sulfasalazin 306
Superantigenaktivität 385
Superoxiddismutase 276, 304
Superoxidradikal 253
Synaptobrevin 226
Synaptophysin 47
Synataxin 226

Theophyllintest 285
Thymidininkorporationsassay 14
TIL 77
TNF-Rezeptoren 349
Transaktivatoren
   MHBs 99
   Proteine 103
   Sequenzen 103
Transfektion 204
Transferrin 390

transforming growth factor β 3
   Expression 6
   Induktion 6
Transkription 146
Transkriptionsfaktor
   AP-1 94
   AP-2 94
   NF-kB 94
   Sp1 94
   SRE 94
Transportermolekül 44
Tumor
   Metastasierung 26
   neuroendokrin 43
   Progression 370
   Vakzine 389
Tumor nekrose faktor α
   Induktion 6
   RII-Expression 6
   Resistenz 6
Tumor, neuroendokrin 228
Tumorsuppressorgen, DCC 180
Tumorsuppressorgene 120
Tyrosinkinase 17, 116, 144, 372
   Rezeptoren 19
   Rezeptoren, Überexpression 19, 23
   Inhibitor 145

UV-Strahlen 373

Vagus 155
Vakziniavirus 100
Vektoren, retrovirale 380, 393, 421
Vektorpartikel 398
Verpackungszellen 394
Vesikel
   konstitutiv 48
   sekretorisch 48
   SSV-analog 46
VIP 51
Virus, Replikation 230
Virushepatitis 115
Virusinfektion, Onkogentheorie 109
Vitamin C 285
Vitamin E 255, 285
VLDL 239

Wachstumsfaktoren 372
   Amphiregulin 34
   c-erbB-2 28, 36, 64
   c-erbB-3 28, 32, 64
   c-erbB-4 64
   Cripto 28, 32
   EGF 28, 62, 139, 178

Wachstumsfaktoren (*Forts.*)
  FGF 64, 139, 178
  FGF-Rezeptor 64
  FLK 1 21
  GRB2 63
  HB-EGF 62
  HDGF 178
  HGF 178
  IGF-II 114, 118
  PDGF 23
  TGF 178
  TGF-α 30, 62, 114, 118
  TGF-β 65
  VEGF 21
Western blot 413
Whey-acidic-Protein (WAP) 383
WHV 91
Wildtyp-Virus 381
Wilms-Tumor 239

Xanthinoxidase 279, 303

Zelldifferenzierung 177
Zelle
  Adhäsionsmoleküle 17, 25, 179
  Interaktion 17
  neuroendokrin 42
  Regulation 18
  Schädigung 280
Zellproliferation 177
Zellzyklus 9
  Regulation 11
Zyklin-abhängige Kinasen 9, 11
Zyklooxygenase 144
Zyklosporin-A 329
Zytokine 183, 271
  GM-CSF 77, 346
  IFN-α 410
  IFN-γ 313, 324, 359
  IL-1 313, 324, 345
  IL-2 78
  IL-4 79
  IL-6 313, 325, 346
  IL-8 345
  Interferon-γ 77
  Liganden 143
  proinflammatorische 347
  Rezeptoren 127, 143, 153
  TGF-β 346
  TNF 313, 324, 345
  TNF-α 78
Zytomegalievirus 422

Druck: Mercedesdruck, Berlin
Verarbeitung: Buchbinderei Lüderitz & Bauer, Berlin